实用健康管理学

张庆军　祝淑珍　李俊琳　主编

科学出版社

北京

内 容 简 介

本书通过编者们长期的工作实践经验，梳理了健康管理的基本理论和知识，总结了健康管理实践中的一些方法，详细阐述了常用的健康管理干预方法，重点介绍了慢性病及其危险因素、特殊人群的健康管理等，为今后全面开展健康管理工作提供了依据。

本书主要为医院、公共卫生机构、基层医疗卫生机构，以及社会办健康管理机构的相关专业人员提供一些实用的健康管理知识和实践方法，作为他们健康管理工作的参考。

图书在版编目（CIP）数据

实用健康管理学/张庆军，祝淑珍，李俊琳主编. —北京：科学出版社，2017.6

ISBN 978-7-03-053076-9

Ⅰ. ①实… Ⅱ. ①张… ②祝… ③李… Ⅲ. ①健康-卫生管理学 Ⅳ. ①R19

中国版本图书馆 CIP 数据核字（2017）第 125922 号

责任编辑：高 嵘 / 责任校对：贾伟娟
责任印制：赵 博 / 封面设计：苏 波

科学出版社出版
北京东黄城根北街 16 号
邮政编码：100717
http://www.sciencep.com
北京凌奇印刷有限责任公司印刷
科学出版社发行 各地新华书店经销

*

2017 年 6 月第 一 版 开本：889×1194 1/16
2024 年 1 月第六次印刷 印张：17 1/2
字数：544 000

定价：85.00 元
（如有印装质量问题，我社负责调换）

编委会名单

主　审：黄希宝

主　编：张庆军　祝淑珍　李俊琳

副主编：石　青　周素华　周　芳　齐俊锋

编　委（按姓氏笔画排序）

方　星　石　青　白　天　任世成　刘　昊　刘　晋

齐俊锋　李　茜　李俊琳　肖　菁　张庆军　张佩君

张碧云　陈致泽　邵燕红　周　芳　周素华　祝淑珍

唐雨萌　韩胜红　潘敬菊　戴　馨

序

《"健康中国 2030"规划纲要》中提出：建设健康中国的战略主题是"共建共享、全民健康"，核心是以人民健康为中心，坚持以基层为重点，以改革创新为动力，预防为主，中西医并重，把健康融入所有政策，人民共建共享的卫生与健康工作方针，针对生活行为方式、生产生活环境及医疗卫生服务等健康影响因素，坚持政府主导与调动社会、个人的积极性相结合，推动人人参与、人人尽力、人人享有，落实预防为主，推行健康生活方式，减少疾病发生，强化早诊断、早治疗、早康复，实现全民健康覆盖。伴随着健康中国战略的实施，健康管理与相关产业必将发挥积极作用。

近年来，湖北省健康管理在省卫生和计划生育委员会的大力推动下得到了快速发展，健康管理学术理论研究和科技、科研初步开展，健康管理人才与教育培训体系初步建立，健康管理机构与学科建设初见成效，健康管理服务规范初步建立，健康管理相关产业呈现良好的发展态势。特别是 2013 年国务院《关于促进健康服务业发展的若干意见》出台以后，各级各类健康管理机构如雨后春笋般发展壮大起来，也进一步促进了健康管理技术规范的理论研究和科研的开展。但是由于健康管理在中国发展的时间不长，学科理论体系和相关技术方法尚不完善，特别是适宜于基层健康管理机构的技术标准和行业规范还相对缺乏，我国健康管理仍处在发展的初级阶段。

湖北省疾病预防控制中心作为我省疾病预防控制研究单位，长期坚持以预防为主的方针，坚持理论与实际相结合，开展适宜技术的研究，努力将最好的成果汇集并传播给大众，从而在社会不同阶段，为社会提供有关预防疾病和维护健康的知识。

《实用健康管理学》的编者查阅了大量的资料，并结合自身的工作实际，提炼出了健康管理学的理论知识、基础方法、慢性非传染性疾病（简称慢性病）相关危险因素的健康干预技术及不同人群的健康管理方法，冀望该书的出版会对基层健康管理机构和从事健康管理的专业人员开展工作有所帮助。

杨云彦

教授，博士生导师

湖北省卫生和计划生育委员会主任

2016 年 12 月

前　言

健康管理概念在我国始于 20 世纪 90 年代，经过多年理论研究和创新实践，已初步形成了一些健康管理学理论与实践经验，健康管理的理念也逐步被广泛接受。健康管理在防控慢性非传染性疾病，提高全民健康水平，缓解"看病难、看病贵"，减少医疗费用等方面显示出独特的优势和巨大的潜力。随着我国经济社会的快速发展和工业化、城镇化、老龄化的进程加快，原有的农耕社会生活方式消失，居民生活方式发生巨大改变，以高血压、糖尿病、恶性肿瘤为主的慢性非传染性疾病发病率和患病率逐年上升，慢性病已成为威胁人民健康的头号敌人和主要疾病负担。而这些慢性病是可以进行有效预防的，通过开展健康管理有效控制慢性病，满足居民日益增长的健康服务需求，是新时期赋予我们的历史使命。

本书编委会的主要成员，从一开始，就积极参与健康管理师培训及全国各类相关会议、培训班，2013 年起，陆续参与了湖北省健康管理的试点指导意见、工作方案及规范等文件的起草，并在各试点地区开展调研，积累了一定的实践经验。为了推动健康管理事业的发展，遏制慢性病上升势头，我们学习了大量的国内外优秀案例和科研成果，结合我们健康管理工作实践，编写了本书。本书的第一章至第五章，主要介绍了健康管理的基本理论和基础知识；第六章至第八章，介绍了健康管理实践中的一些方法学，包括循证医学、健康管理数据流行病学分析方法、健康教育及传播与促进；第九章至第十三章，则对膳食、身体活动、戒烟限酒、心理健康及中医养生等健康管理干预方法进行了阐述；第十四章至二十章对高血压、糖尿病、血脂异常、高尿酸、肥胖、颈腰椎病等慢性病及危险因素的健康管理进行了详细的介绍；最后的第二十一章至二十三章介绍了特殊人群的健康管理，为从事一线工作健康管理人员提供参考。

本书主要为医院、公共卫生机构、基层医疗卫生机构及社会办健康管理机构的相关专业人员提供一些实用的健康管理知识和实践方法，成为他们健康管理工作中的帮手。

本书的出版得到了科学出版社的大力支持，在此表示感谢。

本书的编写倾注了所有编者的心血，但由于编者的水平、实践经验及知识的广度、深度有限，书中难免存在不足之处，恳请有关专家和广大读者批评指正。

编　者

2016 年 10 月

目　录

第一章 绪 论

第一节 概 述

一、健康的概念

健康是人生的财富，人人享有健康的权利。完美的家庭、和谐的社会，都以个人健康为基石。健康更是每个人终身都追求的目标。何为健康呢？健康的英文为 wellness，健康状况/状态的英文为 health。在一些词典中，"健康"被简单地定义为"机体处于正常运作状态，没有疾病"，这是传统的健康概念。我们通常把疾病看成是机体受到干扰，导致功能下降，生活质量受到损害（主要由肉体疼痛引起）或早亡。

《辞海》将健康定义为："人体各器官系统发育良好、功能正常、体质健壮、精力充沛并具有良好劳动效能的状态，通常用人体测量、体格检查和各种生理指标来衡量"。这种解释要比"健康就是没有病"完善许多，但仍有不妥，因为它虽然提出了"劳动效能"这一概念，但仍然是把人作为生物有机体而不是社会人来对待。这种对健康的认识，在生物-医学模式时代被公认是正确的。

为何词典里会对健康有上述的注释呢？其原因不外乎两方面：一是编写词典的作者，不知道世界卫生组织（World Health Organizaiton，WHO）在 1946 年就有对"健康"的定义；二是他们对健康的认识本就如此，这样的知识传播，造成了很大的误区，应该说是"害人不浅"。然而，一般认为，健康就是"机体处于正常运作状态，没有疾病"，这在当时被广大群众所认可和接受，其中不乏医疗工作者。因为，过去的很长一段时间，我们对"心理和社会适应能力上的完好状态"处于无知状态，直到近二十余年来，心理和社会适应能力对健康的影响才开始受到重视。

关于健康和疾病的概念，习惯采用《简明不列颠百科全书》给出的定义，特别是在非医学界流传广泛，该书（1987 年）关于健康的定义是："健康，使个体能长时期地适应环境的身体、情绪、精神及社交方面的能力。疾病是以产生症状或体征的异常生理或心理状态，是人体在致病因素的影响下，器官组织的形态、功能偏离正常标准的状态。健康可用可测量的指标（如身高、体重、体温、脉搏、血压、视力等）来衡量，但其标准很难掌握"。这一概念虽提及心理因素，但在测量和疾病分类方面缺乏具体内容，可以说这是从生物-医学模式向生物-心理-社会医学模式过渡过程中的产物，一方面，这种转化尚缺少足够的临床实践资料提供理论的概括；另一方面，撰写者虽然接受了新的医学模式的思想，但难以做进一步的理论探讨。

至此，这种对健康的认知水平仍没有达到 1948 年 WHO 在其《宪章》中提出的健康定义："健康不仅是没有疾病和衰弱，而是保持体格方面、精神方面和社会方面的完美状态（Health is a state of complete physical，mental and social well-being and not merely the absence of disease or infirmity）"。30 年后的 1978 年，国际初级卫生保健大会在《阿拉木图宣言》中，又重申"健康不仅是疾病体弱的匿迹，而是身心健康、社会幸福的完美状态。"这个概念不仅阐明了生物学因素与健康的关系，而且强调了心理、社会因素对健康的影响。也就是说对个体而言，只有身体、情绪、智力、精神和社会五个方面都健康才称得上真正的健康。所以说，WHO 给出的健康定义，更加全面地诠释了健康的真正内涵。

事实上，想要对健康做出确切的定义很难，因为，即使没有明显的疾病，个人对健康或不健康的感觉也具有很大的主观性。毫无疑问，自觉身体健康，不等于身体没有病。现代健康的含义并不仅是传统所指的身体没有病而已，1989 年 WHO 将健康概念调整为"健康应包括身体健康、心理健康、社会适应良好和道德健康和谐"。

根据 WHO 的解释，健康不仅指一个人身体有没有出现疾病或虚弱现象，也包括在生理上、心理上和社会适应上的完好状态，这是现代关于健康的较为完整的科学概念。现代健康的含义是多元的、广泛的，包括生理、心理和社会适应性三个方面，其中社会适应性归根结底取决于生理和心理的素质状况。心理健康是身体健康的精神支柱，而身体健康又是心理健康的物质基础，作为身心统一体的个人，身体和心理是紧密依存的两个方面。良好的情绪状态可以使生理功能处于最佳状态，反之，则会降低或破坏某种功能而引起疾病；身体状况的改变可能带来相应的心理问题，生理上的缺陷、疾病，特别是痼疾，往往会使人产生烦恼、焦躁、忧虑、抑郁等不良情绪，导致各种不正常的心理状态。

WHO 认为，健康是每个人生活的资源，并非生活的目的。健康是社会和个人资源，是个人社会能力的重要体现。良好的居民健康是对整个社会扶贫、经济增长和长远经济发展的关键投入。

现代社会中，我们常常投身工作，却疏忽了自己的健康，往往是刚到 40 多岁，健康就亮起了红灯，腰酸背疼、血脂增高、视力严重衰退、肝功能异常、肾功能失调、容易疲倦、身体加速折旧、有些器官组织开始出现病变甚至长出了肿瘤……这些都是长期久坐、缺乏身体活动、过多交际应酬、过量饮酒、睡眠不足、工作压力过大、精神高度紧张、身体长期处于倦怠下而产生的一些症状。同样的生物机体，有的人只活到了不惑之年，有的人活到古稀之年，有的人活到耄耋之岁，有的人则长命百岁。一个人的寿命长短跟自己的健康管理有绝对的关系，这就像是一部汽车，有的人猛加油、猛刹车，新车不到一两年就糟蹋得差不多了；有的人注重保养，开了五六年还跟新车一样。

WHO 认为，健康由 15% 的遗传因素、17% 的环境因素、8% 的医疗条件和 60% 的生活方式构成，由此而知，对健康而言，若对群体和个体健康状况实施管理，控制了生活方式的 60%，就可以减少各种身体异常的出现和疾病的发生，提高健康期望寿命。综上所述，健康不仅是身体健康、心理健康、社会适应性良好和道德健康和谐，还应该增加健康的生活方式，才可称之为健康。

二、健康管理的基本概念

健康管理（health management）是一门尚不成熟的学科，它是一个综合了医学、卫生学、环境学、心理学、经济学、社会学等多学科前沿知识的一个独立学科。

健康管理是一种对个体或群体的健康危险因素进行全面管理的过程。其宗旨是调动个人、群体及整个社会的积极性，有效地利用有限的资源来达到最大的健康效果；健康管理对个体和群体的健康进行全面监测、分析、评估、提供健康咨询和指导，并对健康危险因素进行全程干预；健康管理的具体做法就是为个体和群体（包括政府）提供有针对性的科学健康信息并创造条件采取行动来改善健康。

健康管理的目的是以预防和控制疾病发生与发展，降低医疗费用，提高生命质量，针对个体及群体进行健康教育，提高自我管理意识和水平，并通过健康信息采集、健康检测、健康评估、个性化设计管理方案、健康干预等手段持续对其生活方式相关的健康危险因素加以改善的过程和方法。

相对狭义的健康管理则是指基于健康体检结果，建立专属健康档案，评估健康状况，并有针对性提出个性化健康管理方案（处方），由专业人员提供一对一咨询指导和跟踪辅导服务，使被管理者从社会、心理、环境、营养、运动等多个角度得到全面的健康维护和保障服务。在我国，健康管理服务由具有从业资格的健康管理师、社区医生等专业人员承担。

从医学角度而言，健康管理是对健康人群、亚健康人群和疾病人群的健康危险因素进行全面监测、分析、评估、预测、预防和维护的全过程。健康管理通过健康教育、健康促进手段来改善健康状况，降低疾病的发生率；通过早发现、早诊断、早治疗、降低患者死亡率，并预防各种并发症的发生，有效降低患者残疾率等。

健康管理是对个体和群体管理，是一种生命全过程的管理；也贯穿于整个医疗卫生机构从事的工作之中，广义而言，除了对生命体本身因素进行管理外，还对政治、经济、文化、环境等多种因素进行管理。一般而言，按照被管理者的所处功能分为个人健康管理和企业健康管理；从公共卫生角度则分为个体健康管理和群体健康管理。

个人健康管理是根据个人生活习惯、病史、健康体检等方面的数据分析提供健康教育、健康评估、健康促进、健康追踪、健康督导、导医陪诊及高血压、糖尿病、冠心病等慢性病防治的专业化健康管理服务。企业健康管理则是一项专门针对于企业用户开发的服务，属于企业人力资源管理范畴。要求企业管理者结合健康管理提供体检医疗服务，以及提供健康支持性环境和健康促进服务等。

综上所述，健康管理不仅是一个概念，也是一种方法，更是一套完善、周密的服务程序，其目的在于使患者以及健康人群更好地恢复健康、维护健康、促进健康，并节约经费开支，有效降低医疗支出。据此，我们可以给出一个概念，即健康管理是通过收集个体或群体的身体相关健康指标和影响疾病发生的相关危险因素，对个体或群体所处状况进行评价和评估，制订不同的预防控制方案，对可控危险因素进行有效干预，以降低危险因素对身心的危害，经过一定时间，再次进行评估，修订控制方案，最终目的是减少和延缓疾病的发生，提高生命质量，提高健康期望寿命。

三、健康管理发展史

健康管理这一概念的提出，最早可以追溯到 20 世纪 50 年代末的美国保险业，医生采用健康评价的手段来指导患者自我保健，有效降低了慢性病的发病率，且大大降低了医疗费用，同时也为保险公司控制了风险，其核心内容是医疗保险机构通过对其医疗保险客户（包括疾病患者或高危人群）开展系统的健康管理，达到有效控制疾病的发生发展，显著降低出险概率和实际医疗支出，从而减少医疗保险赔付损失的目的。美国最初的健康管理概念还包括医疗保险机构和医疗机构之间签订最经济适用处方协议，以保证医疗保险客户可以享受到较低的医疗费用，从而减轻医疗保险公司的赔付负担。这为健康管理事业的发展奠定了基础。

随着实际业务内容的不断充实和发展，健康管理逐步发展成为一套专门的系统方案和营运业务，开始出现区别于医院等传统医疗机构的专业健康管理公司，并作为第三方服务机构与医疗保险机构或直接面向个体需求，提供系统专业的健康管理服务。到 20 世纪 90 年代，企业决策层意识到员工的健康直接关系到企业的效益及发展，这一觉悟使健康管理第一次被当成一项真正的医疗保健消费战略，企业决策层开始转变为员工健康的投资导向，为此美国许多知名企业为员工提供健康管理，涉及制造业、服务业和保险业等。

在最早诞生健康管理的美国，健康管理发展日益迅速。自 1980 年开始，美国在全国实行了"健康人民"计划，由联邦卫生和社会服务部牵头，与地方政府、社区和民间及专业组织合作，每 10 年进行一次计划、执行和评价的健康管理循环，其特点是健康管理人人参与，覆盖面广。国家层面的全国健康计划为健康管理提供了宏观政策上的支持，医疗保险机构与医疗集团的合作，确保了健康管理的财政保障。美国健康管理主要包括以下 7 个方面：①生活方式管理，主要关注健康个体的生活方式、行为可能带来的健康风险，这些行为和风险将影响他们对医疗保健的需求。②需求管理，以群体为基础，帮助健康消费者维护健康，寻求适当的医疗保健来控制健康消费的支出和改善对医疗保健服务的利用。需求管理使用电话、互联网等远程患者管理方式来指导个体正确地利用各种医疗保健服务满足自己的健康需求。③疾病管理，强调利用循证医学指导和增强个人能力，预防疾病恶化，疾病管理以改善患者健康为基本标准来评价所采取行动的临床效果、社会效果和经济效果。④灾难性病伤管理，为患癌症等灾难性病伤的患者及家庭提供各种医疗服务，以高度专业化的疾病管理，解决相对少见和高价的问题：通过帮助协调医疗活动和管理多维化的治疗方案，减少花费和改善结果。⑤残疾管理，以减少工作地点发生残疾事故的频率和费用代价，并从雇主的角度出发，根据伤残程度分别进行处理，以尽量减少因残疾造成的劳动和生活能力下降。⑥综合的人群健康管理，通过协调不同的健康管理策略来对个体提供更为全面的健康和福利管理。

日本健康管理始于 20 世纪 60 年代，由于战后经济高速发展，生活水平提高，人们摄入过剩、运动不足导致高血脂、心脑血管疾病增加，为此日本加强初级保健，关口前移，推行健康管理。这一举措不仅在疾病预防和国民健康促进方面取得了明显的成效，最终更使人均寿命提高至 83 岁，位居世界前列。日本的医疗机构和养老机构均配备健康知识宣传资料，供人们免费索取，同时提供血压测量、身高体重测量设备方便使用，且大量日本企业对员工的体重做出了限制。在日本，许多人一生都在进行健康投资，日本家庭普遍都享有健康管理机构的保健医生长期跟踪服务，为家庭建立健康档案，负责家庭的健康管理。日本健康管理的成功主要归因于其健全的法律、配套的健康管理制度和网络，还有其重视健康教育，强化国民健康意识。

芬兰健康管理源于慢性病的防治。芬兰北卡地区曾是世界心脏病的高发地区，20 世纪六七十年代心脏病死亡率高达 672/10 万，在国际上排名居首。1972 年，在芬兰政府、专业及研究机构、企业、学校、非政府组织及社区等的共同努力下，北卡慢性病防控项目启动，并于五年之后逐步推广到芬兰全国。该项目旨在通过采取综合防控措施，改变自然和社会环境，影响人们对生活方式的选择。根据当地生活习惯，芬兰政府调整企业经营策略，降低健康食品价格，如将牛奶里的乳脂肪替换成大豆油，将黄油替换成富含多不饱和脂肪酸的软质人造黄油，增加蔬菜供应等，使芬兰成功减少了 82%的心脏病死亡人数，成为全球慢性病预防控制方面的典范。

芬兰健康管理是逐步探索一种改变人群生活习惯、发挥基层社区卫生服务组织的预防功能、从源头上降低疾病危险因素的新型健康管理模式，这种模式不仅改善了人口健康状况，提高了生命质量，且大大地提高了医疗资源的利用效率。该健康管理的特点在于开展社区合作，并由国家大众健康院（National Institute of Public Health）定期进行健康管理项目评估；加大媒体对健康保健、健康生活方式的宣传力度；医生与不良生活习惯的人群对话；基层医疗服务人员特别是全科医生、公共卫生护士的系统性参与；制订国家健康政策，由政府组织在村庄、企业、学校中进行健康指导、健康教育。同时，芬兰还通过与 WHO 等国际组织合作共同开展慢性病干预项目，并参加世界各地的健康促进活动。

另外，其他国家如德国、英国等也在逐步建立不同形式的健康管理组织。

健康管理在西方国家经历了 20 多年的发展，已经成为西方医疗服务体系中的重要一部分，同时也是以健康保险为核心的健康产业中的不可或缺的部分。但在我国，公共健康方面的服务几乎为零，一直以来，国人习惯于"生病就医"的医疗模式，在尚无明显症状的情况下对自己的健康状况不重视，甚至不了解。在生病住院之前，几乎没有其他渠道对自己的健康进行管理。显然，我们缺少一个防患于未然的健康管理体系，即找出隐蔽在人群中可能引起疾病的危险因素，加以预防和解决。因此，虽然早在 2003 年 12 月 25日，由卫生部、劳动和社会保障部及中国保险监督管理委员会三大部委联合举办的"健康管理与健康保险高层论坛"会议上，首次正式发出引入"健康管理"新理念的倡议，"健康管理"这一名词在国内市场上已经出现了十余年，但在我国仍属一个新概念。健康管理的现状是服务对象较狭窄，主要集中在经济收入较高的人群，公众的认知度不高，健康管理的一些理念尚未被公众所接受。随着我国卫生事业的不断发展，国家对于健康服务的政策性引导愈加完善。国务院《"十二五"医改规划（2012～2015 年）》中，提出了坚持统筹兼顾，统筹公共卫生、医疗服务、医疗保障、药品供应保障 4 个体系，强调基本、基层、中医药特色；坚持科学发展，推动卫生发展方式从注重疾病治疗向注重健康促进转变，从注重个体服务向注重家庭和社会群体服务转变。坚持政府主导、全社会参与；加大投入力度、多元化办医格局、医务人员主力军作用，健康教育引导、促进健康产业发展，坚持强化能力建设，以医药卫生人才队伍和信息化建设为战略重点；推进医药卫生信息化建设；建立涵盖基本药物供应使用、居民健康管理、基本医疗服务、绩效考核等功能的基层医疗卫生信息系统，提高基层医疗卫生服务水平；加快健康产业发展，建立并完善有利于健康服务业发展的体制和政策。鼓励社会资本大力发展健康服务业，推动老年护理、心理咨询、营养咨询、口腔保健、康复、临终关怀、健康体检与管理等服务业的开展，满足群众多层次需求；加强健康管理教育和培训，制定标准与规范，推动健康体检行业的规模化与产业化进程；大力发展中医医疗保健服务业。

2013 年 9 月 28 日，国务院下发了《关于促进健康服务业发展的若干意见》指出，健康服务业以维护和促进人民群众身心健康为目标，主要包括医疗服务、健康管理与促进、健康保险及相关服务，涉及药品、医疗器械、保健用品、保健食品、健身产品等支撑产业，覆盖面广、产业链长；加快发展健康服务业，是深化医改、改善民生、提升全民健康素质的必然要求，是进一步扩大内需、促进就业、转变经济发展方式的重要举措；对稳增长、调结构、促改革、惠民生、全面建成小康社会具有重要意义。该意见中提出了明确目标，到 2020 年，基本建立覆盖全生命周期、内涵丰富、结构合理的健康服务业体系，打造一批知名品牌和良性循环的健康服务产业集群，并形成一定的国际竞争力，基本满足广大人民群众的健康服务需求；健康服务业总规模达到 8 万亿元以上，成为推动经济社会持续发展的重要力量。实现五大目标：一是医疗服务能力大幅提升，医疗卫生服务体系更加完善，形成以非营利性医疗机构为主体、营利性医疗机构为补充，公立医疗机构为主导、非公立医疗机构共同发展的多元办医格局，康复、护理等服务业快速增长。各类医疗卫生机构服务质量进一步提升。二是健康管理与促进服务水平明显提高，中医医疗保健、健康养老以及健康体检、咨询管理、体质测定、体育健身、医疗保健旅游等多样化健康服务得到较大发展。三是健康保险服务进一步完善，商业健康保险产品更加丰富，参保人数大幅增加，商业健康保险支出占卫生总费用的比重大幅提高，形成较为完善的健康保险机制。四是健康服务相关支撑产业规模明显扩大，药品、医疗器械、康复辅助器具、保健用品、健身产品等研发制造技术水平有较大提升，具有自主知识产权产品的市场占有率大幅提升，相关流通行业有序发展。五是健康服务业发展环境不断优化，健康服务业政策和法规体系建立健全，行业规范、标准更加科学完善，行业管理和监督更加有效，人民群众健康意识和素养明显提高，形成全社会参与、支持健康服务业发展的良好环境。

特别是2015年中国共产党第八届五中全会上，提出了"健康中国"的新概念，将健康融入政策，将健康上升到国家战略高度。其"健康中国"的主要内涵包括以下几个方面：一是提供覆盖全民的基本公共卫生服务，加强重大疾病的防治。二是健全优质、高效、整合型的医疗卫生服务体系，完善分级诊疗制度，努力为居民提供全生命周期的健康管理和服务。三是健全医疗保障体系，完善药品供应保障机制。四是要建设健康的社会环境，影响个体健康的因素很复杂，包括社会环境的影响，所以要从大健康、大卫生的角度，来共同治理环境污染、食品安全等，要建设一个健康的社会环境。五是发展健康产业。六是要培育自主自律的健康行为，提高居民的健康素养，形成健康生活方式，把健康的"金钥匙"交给群众，放到全体人民自己手里。推进"健康中国"建设，与每个人都息息相关，要全社会参与，共建共享，这是个系统工程。这种决策将推动并成为新的医改核心，无疑会极大推动我国健康管理工作的进展。

四、现状和展望

早在1999年，WHO就指出：未来几十年，在全球范围内，尤其是发展中国家和地区，心血管疾病、精神疾病和肿瘤等将取代传统的疾病成为人类健康的首要威胁。与世界其他国家和地区一样，慢性病已成为威胁我国居民健康的头号杀手。2012年《中国卫生统计年鉴》显示，我国居民慢性病患病率（按人数）已由2003年的123.3‰上升到2008年的157.4‰；2011年我国部分市前十位疾病死亡率及死亡原因构成比中，位列前三的分别是恶性肿瘤、心脏病和脑血管疾病，总构成比高达69.31%。在同年发布的《中国慢性病防治工作规划（2012~2015年）》指出影响我国居民健康的常见慢性疾病包括癌症、心脑血管疾病、糖尿病、慢性呼吸系统疾病等。抛开这些专业的统计数据，在工作生活中，我们也越来越清晰地感受着慢性病对健康的威胁。

目前，医疗资源总量特别是优质的医疗资源无法满足人民群众的健康需求是我国突出的卫生问题之一。同时，医疗资源利用率较低、资源浪费严重等现象又加剧了这一矛盾，大医院的医疗资源垄断和良好的声誉往往左右患者的选择，而基层医疗服务机构由于技术和服务等问题使本来就不够充足的医疗资源被闲置。从医疗资源的分布情况看，地区分布失衡和城乡分布失衡是主要问题。各地区经济发展水平的差距导致医疗资源主要集中在人均收入高的地区，而经济较落后地区医疗资源相对匮乏；在城乡布局失衡方面，大中型城市集中了大量的优质医疗资源，而农村偏远地区的医疗资源缺乏。如何提高医疗资源的利用率，改善健康，是一直以来社会各界关注的问题。

医疗成本问题是卫生工作中的一个"老大难"。不仅仅在我国，包括美国等西方发达国家在如何降低医疗成本、保持国民健康的问题上，也在不断地探索和改革。随着国家新医改步伐不断加快，越来越多的合理政策被利用实施，但医疗费用问题仍然没有得到妥善解决。

面向21世纪，崭新的健康理念导向和医疗卫生保险制度的改革，必将对医疗保健市场的消费产生一系列重大影响，同时，由于社会各阶层收入的差异，健康消费也已呈现出高、中、低档结构。随着中国社会经济的总体发展和持续增长，中国医疗界无论从管理体系、运作机制，还是从软硬件设施、服务质量各方面来看都远远满足不了现代健康服务的需求。慢性病的严峻形势、医疗资源的不合理分布和昂贵的医疗成本问题都表明，在合理利用有限的卫生资源解决卫生问题、提升人群健康水平上，要开拓新领域。因此，将卫生服务模式由"治病救人"向"预防优先"转型，进行健康干预，从而遏制或降低慢性病等重大疾病患病率的新思路，被越来越多的人认可。

世界银行一项分析呼吁政府关注有效的慢病防控政策可能带来的潜在收益的研究结果显示，从微观经济层面，成年人健康状况的改善会使工作小时数增加16%，个人收入提高20%。因此，应对慢性病不但是一项宝贵的健康投资，也可视作是对生产力及其收入潜力的投资；从宏观经济层面，从2010年起，未来30年内，如果每年能够使心血管疾病死亡率降低1%，其总体净经济效益就会相当于2010年中国实际GDP的68%，或10.7万亿美金（按购买力平价）。这些数字表明，健康管理将带来重大的经济效益和社会效应。

有学者提出，健康管理主要是通过早期的资金和资源投入，达到预防疾病和促进健康的目的，从我国国情出发，微观健康管理可以针对个人、公司和企业；宏观上，健康管理应该针对政府和整个社会。无论是个人、社会、政府，都应该在健康问题上第一时间未雨绸缪，进行健康管理。

他山之石，可以攻玉。在探索和建立我国健康管理模式的过程中，除了要以国情为基础，借鉴国外先进经验也不可或缺。在最早施行健康管理的美国，健康管理发展迅速。美国密歇根大学健康管理研究中心主任第·艾鼎敦博士（Dee.W.Edington）曾经提出，健康管理经过在美国 20 多年的研究得出了这样一个结论：健康管理对于任何企业及个人都有这样一个秘密，即 90%和 10%，具体地说就是 90%的个人和企业通过健康管理后，医疗费用降到原来的 10%；10%的个人和企业未做健康管理，医疗费用比原来上升 90%。

现代人在应付快节奏的学习、工作和生活的同时要处理好各种错综复杂的社会人际关系，面对竞争和挑战，人们的生理和心理都在不断衰弱、老化和病变。目前，冠心病、高血压、高血脂、高血糖、糖尿病等各种"文明病"、"富贵病"发病率连年上升，且越来越趋于年轻化。最新流行疾病调查显示，中国城市人口有 70%的人群处于亚健康状态！这个巨大人群将对健康管理产生迫切需求。

早在两千多年前，《黄帝内经》中就已经提出"上医治未病，中医治欲病，下医治已病"，即医术最高明的医生并不是擅长治已经患病的人，而擅长预防疾病，而健康管理恰恰是"治未病"在现代医疗环境中的体现。随着我国居民整体生活质量的提升，人们越来越重视自身和家庭的健康问题，健康维护和健康促进的理念越来越深入人心，研究和实现健康管理的重要意义凸显。

第二节　健康与环境基础知识

一、人类的环境

（一）环境定义

环境，就其词义而言，是指周围的事物。但当我们谈论周围事物的时候，必然暗含着一个中心事物，否则"环境"一词就失去明确的含义。本节所涉及的是人类的环境，即以人或人类作为中心事物，其他生命和非生命物质被视为环境要素，构成人类的生存环境。也有人把人类和整个生物界作为环境的中心事物，而把其他非生命物质看作生物界的环境，生态学家往往持这种看法。

（二）环境分类

环境是一个非常复杂的体系，目前还没有形成统一的分类方法。一般按照环境的主体、环境的范围、环境的要素和人类对环境的利用或环境的功能等原则进行分类。

1. 按照环境的主体来分　目前有两种分类法：一种是以人或人类作为主体，其他的生命物质和非生命物质都被视为环境要素，即环境就是指人类的生存环境，在环境科学中多数人采用这种分类法。另一种是以生物体（界）作为环境的主体，不把人以外的生物看成环境要素。

2. 按照环境的范围大小来分　此种分类法比较简单，如把环境分为车间环境（劳动环境）、生活区环境（居室环境、院落环境等）、城市环境、区域环境（流域环境、行政区域环境等）、全球环境和宇宙环境等。

3. 在环境健康学领域，人们以前主要关注一般的生活环境、工作环境、居住环境以及娱乐环境与人体健康的关系　近年来，人们逐渐从生态学的角度认识环境，从致病因子、环境以及人体本身之间的相互关系认识人类健康与疾病的发生、发展规律。从这种意义上，环境可分为自然环境和社会环境两大类，其中自然环境包括物理、化学及生物因素，社会环境包括教育、社会学、经济、文化以及医疗保健等因素。人们的生活环境、工作环境、居住环境以及娱乐环境与上述自然环境、社会环境中的诸多因素相互关联，对人群健康产生直接或间接的影响。

二、环境与健康的关系

300 万年前，地球上出现人类，人类的生存与自然环境之间存在着十分密切的关系；人在整个生命活动中，通过呼吸、饮水、进食、排泄等各种方式与其周围环境进行着多种形式的物质和能量交换；在漫长的生物进化过程中，人类对环境条件越来越适应，其表现为人类机体中的物质组成及其含量与地壳中元素丰度之间有明显的关系，人体与各环境参数之间逐渐建立并保持着动态平衡；如果一种因素由于自然作用或人为活动的结果而发生变化，则将会在人体或生物体中出现相应的生态效应，一旦缺少了所需要的某种环境因素，人与生物将无法生存；一个正常、稳定的环境，应是自然界中各个环境因素与人群、生物群之间，基本上保持着的一种相对的生态平衡关系；在一般情况下，自然界中某些环境因素的变化，不足以引起自然环境的异常，凭借自然界的自净能力和人类对环境的自我调节，在一定时期内可以重新建立起新的相对平衡状态。

三、人体的基本知识

（一）人体的基本结构

1. 细胞、组织、器官、系统 细胞是机体的最基本构成单位，形态功能相同的细胞构成组织，两种或两种以上组织构成器官，功能相关的器官构成系统。

（1）组织：根据形态和功能的不同，分为 4 种基本组织——上皮组织、结缔组织、肌肉组织和神经组织。

1）上皮组织具有保护、吸收、分泌和排泄等功能，如消化道上皮、皮肤上皮等。

2）结缔组织具有连接、支持、营养、修复、保护、防御和物质运输等功能。

3）血液约占体重的 7%，普通成人全身血容量约 5L 左右，血液由血细胞和血浆组成：细胞占血液的 45%，包括红细胞、白细胞和血小板；血浆占血液的 55%，血液中 90% 是水，其余为血浆蛋白、脂蛋白等。血细胞形态、数量、比例和血红蛋白含量等总称为血象。患病时血象会有变化，所以检查血象对了解身体状况和诊断疾病十分重要。

4）几乎人体所有的钙（99% 以上）和大部分磷（85% 以上）都贮存在骨组织中，所以骨又是人体的钙、磷贮存库。

5）肌肉组织占成人体重的一半，主要功能是收缩产热和产生力量。

6）神经组织由神经细胞和神经胶质细胞组成，主要功能是产生与传导电信号和化学信号。人体约有一千亿个神经细胞，也叫神经元，是有突起的细胞，可以接受刺激、传导冲动，是神经系统的形态与功能单位。分布在体表和骨骼肌的神经叫躯体神经；分布在内脏、心血管和腺体的神经叫内脏神经或自主神经，自主神经又分为交感神经和副交感神经。

（2）器官：是由两种或两种以上组织构成的身体结构。胃、肝、心、肾等都是身体内部的器官。

（3）系统：由执行相关生理功能的器官组成。人体的系统包括：神经系统、循环系统、呼吸系统、消化系统、泌尿系统、生殖系统、内分泌系统、免疫系统、运动系统等，其中神经系统、内分泌系统和免疫系统对全身各系统起控制和协助作用，保证人体是一个协调统一的有机生命体。

2. 人体的遗传物质 遗传现象的发生是因为身体内带有遗传物质，即细胞核内染色体中的基因。一条染色体就是一条近 2 米长的脱氧核糖核酸（简称 DNA）链，DNA 链上带有遗传信息的片段叫基因，即决定人体所有生命现象的最基本因子。基因携带的遗传信息实质上是化学信息指令，指导细胞制造其需要的各种蛋白质，这些化学信息指令是通过 DNA 链上碱基排列顺序来表达的。

DNA 是双螺旋结构，由 4 种不同的碱基配对构成，碱基排列顺序决定了不同的遗传信息，共 32 亿种排列方法。每个细胞有 23 对染色体，即 46 个双螺旋 DNA 分子。

23 对染色体中的 23 条来自父亲的精子，另外 23 条来自母亲的卵子。其中 22 对为常染色体，一对为性染色体（X，Y），性染色体决定后代的性别。若受精卵从父母亲那里获得的都是 X 性染色体，则为女儿；若受精卵从母亲那里获取 X 染色体，从父亲那里获取 Y 染色体，则为男孩。

人类基因组就是人的细胞中 23 条染色体中的 DNA 总和，包含了人体的所有遗传信息。目前人类短期内能够实现的是通过基因检测、预测和诊断某种可能发生的疾病，以便有针对性地预防。

（二）人体各系统及功能

1. 神经系统 神经系统是人体的重要调节机构，它与内分泌系统和感觉器官一起，完成对人体各系统、器官功能的调节和控制，从而使人体成为完整的统一体并保持内外环境的平衡。神经系统可分为中枢神经系统和周围神经系统两大部分，中枢神经系统包括脑和脊髓，具有调节呼吸、心血管、消化等生理功能，这些中枢如受损伤则可危及生命，大脑是意识、思维、运动和感觉的最高中枢，对全身有精细的调节作用；周围神经系统，其中嗅神经开始于鼻腔嗅区黏膜的嗅细胞，经颅前窝进入嗅球，将嗅觉冲动传入大脑；视神经开始于视网膜神经节细胞，传导视觉冲动入间脑。

2. 循环系统 循环系统是封闭的管道系统，包括心血管系统（血液循环）和淋巴管系统（淋巴循环）两部分。

心血管系统是一个完整的封闭的循环管道，以心脏为中心，通过动脉、静脉和毛细血管与全身各器官、组织相连，血液在其中循环流动，输送营养和 O_2 同时把全身各部组织的代谢产物如 CO_2、尿素等，分别运送到肺、肾和皮肤等处排出体外，从而维持人体的新陈代谢和内环境的稳定。

淋巴循环的主要功能是回收蛋白质、运输营养物质、调节体内液体平衡；消除组织中的红细胞、细菌、异物；此外，淋巴结尚能产生淋巴细胞和浆细胞，参与免疫反应，因此淋巴系统还具有防御的功能。

3. 呼吸系统 呼吸系统包括鼻、咽、喉、气管、支气管和肺等器官，从气管至肺内的肺泡，是连续而反复分支的管道系统。呼吸系统可分为导气部和呼吸部。导气部从鼻腔开始直至肺内的终末细支气管，具有保持气道畅通和净化吸入空气的作用；鼻还有嗅觉功能，鼻和喉等又与发音有关。呼吸部是从肺内的细支气管开始直至终端的肺泡，这部分管道都有肺泡，行使气体交换功能，即吸入 O_2 进入循环系统，呼出 CO_2，排除代谢残余气体回归自然界。此外，肺还参与机体多种物质的合成和代谢功能。

4. 消化系统 消化系统由消化管和消化腺两大部分组成。消化管包括口腔、咽、食管、胃、小肠（包括十二指肠、空肠、回肠）和大肠（包括盲肠、阑尾、结肠、直肠），消化管分为上消化管（十二指肠以上的消化管）和下消化管（十二指肠以下的消化管）；消化腺包括涎腺、肝、胰腺以及消化管壁上的许多小腺体，其主要功能是分泌消化液。

食物中的营养物质除维生素、水和无机盐可被直接吸收利用外，蛋白质、脂肪和糖类等物质均不能被机体直接吸收利用，需在消化管内被分解为结构简单的小分子物质，这种小分子物质透过消化管黏膜上皮细胞进入血液和淋巴液的过程，就是吸收。未被吸收的残渣部分则通过大肠排出。

5. 泌尿系统 泌尿系统包括肾脏、输尿管、膀胱和尿道等器官。肾是泌尿器官，其余为贮尿和排尿器官，肾脏不断生成尿液，经输尿管运送到膀胱，在膀胱内暂时储存，达到一定容量时就从尿道排出体外。在泌尿过程中，肾脏可以随机体的不同状况改变尿的质和量来调节水、电解质平衡和酸碱平衡，从而维持内环境的相对稳定。

6. 生殖系统 生殖系统是产生生殖细胞、繁殖后代、分泌性激素维持副性征的器官的总称。女性生殖系统包括输卵管、子宫、阴道等；男性生殖系统包括睾丸、附睾阴茎、阴囊等器官。

生殖系统具有很强的防御功能，由阴道壁分泌的黏液中所含的酸性物质和白细胞及由生殖道内纤毛产生的逆向流，都能有效杀死入侵的有害微生物。

妊娠期间，由于胚胎包含了来自父体和母体的两种不同遗传物质，母体的免疫系统便视之为"异体"而产生抗体对其进行攻击，所幸的是子宫能够阻止大部分抗体进入，保护胎儿免受母体天然防御的伤害。

7. 内分泌系统 内分泌系统分泌微量化学物质——激素，通过血液循环到达靶细胞与相应的受体相结合，影响代谢过程而发挥其广泛的全身性作用。

内分泌系统与由外胚层发育分化的神经系统相配合，维持机体内环境的平衡，这是维持生命和保持种族延续的必要条件。任何一种内分泌细胞的功能失常所致的一种激素分泌过多或缺乏，均可引起相应的病理生理变化，如生长激素分泌过多导致巨人症或肢端肥大症，分泌过少产生侏儒症等。

8. 免疫系统 免疫系统的主要功能是对各种异己物质的防御，包括外来的（病毒、细菌等致病微生物、其他带有抗原性的物质）和内生的（细胞存活过程中的衰老细胞、细胞分化过程中出现的变异细胞）异己物质。消灭外来病原微生物及毒素，称为免疫防御功能；清除体内突变的肿瘤细胞，称为免疫监视功能；淘汰自身衰老的死亡细胞，称为免疫自稳功能。

9. 运动系统 运动系统由骨、骨连接和骨骼肌 3 种器官所组成，占人体体重的大部分，并构成人体的轮廓。运动系统的功能如下。

（1）人的运动相当复杂，包括简单的移位和高级活动，如语言、书写等（都是以神经系统支配下的肌肉收缩而实现的）。

（2）支持：包括构成人体体形、支撑体重和内部器官以及维持体姿。

（3）保护：人的躯干形成了几个体腔，加上肌肉反射性的收缩，起着缓冲打击和震荡的重要作用。

（4）骨组织还有一个非常重要的功能，就是制造血细胞：腿骨、髋骨、胸骨等外层中的红骨髓是循环系统和白细胞、其他血细胞的源泉，细胞的祖先（即通常所谓的干细胞），增殖分化为许多不同种类的免疫细胞，如粒细胞、单核细胞和淋巴细胞等。

（三）人体的化学组成与物质代谢

1. 人体的化学组成 人类是物质世界的组成部分，物质的基本单元是化学元素，因此，可以认为人体是由化学元素组成的。细胞内有 100 多种化学元素，其中 O、C、H、N 4 种主要元素占人体构成的 96%，在体内以无机化合物和有机化合物的形式出现。无机化合物主要是酸、碱和水；有机化合物主要是碳水化合物类、脂类、氨基酸和核酸。生命功能主要是通过有机化合物在细胞内外的转运而完成的，氨基酸是有机化合物中最重要的组成部分。

在体内的各种元素中，铁参与制造血红蛋白，钾和钠参与肌肉系统的工作；钴、钼、锰、硒是人体新陈代谢不可缺少的微量元素，人体对这些元素的需要量很少，而耐受程度也很低。如硒对生命活动至关重要，但多一点就可以让生命停止活动。目前，关于微量元素在正常生命活动中的作用及其对健康的影响，人类还知之甚少，因此，需要慎重对待市场上推出的此类保健食品。

（1）必需元素：至今为止，人体内发现了近 60 种元素，但并不是所有的元素都是人体必需的，人体 99.9% 以上的质量是由碳、氢、氧、氮、磷、硫、氯、钠、钾、钙和镁 11 种元素组成，成为常量元素；不到 0.1% 是由硅、铁、氟、锌、碘、铜、钡、锰、镍、钴、铬、硒、锡和钒等 14 种元素组成，称为人体的微量元素。

目前，在已经检验出的微量元素中，铁、氟、锌的含量最多，科学家把微量元素称为"生命的钥匙"：医生可根据人体组织或体液中某一元素的含量作为疾病诊断和治疗的依据；营养师可根据人体内对某元素的需求和现含水平，掌握人体营养状况并进行调节；微量元素是人体激素、酶和维生素的组成。微量元素一部分经过植物和动物的吸收和富集，经由食物链进入人体；另一部分则由水、空气直接进入人体。微量元素对人体的影响见表 1-1。

表 1-1 部分微量元素对人体的影响

元素	生理功能	缺量引起的症状	积累过量引起的症状	摄入来源
铁	组成血红蛋白、细胞色素、铁硫蛋白，贮存、输送氧，参与多种新陈代谢过程	缺铁性贫血、龋齿、无力	智力发育迟缓、肝硬化	肝脏、肉、蛋、水果、绿叶蔬菜、海带等
锌	控制代谢酶的活性部位，参与多种新陈代谢过程，胰岛素的成分	贫血、高血压、早衰、侏儒症、皮炎	头晕、呕吐、腹泻、皮肤病、胃癌	肉、蛋、奶、谷物、豆类
锰	多种酶的活性部位	影响生殖腺、骨变形、营养不良	头痛、嗜睡、内分泌失调、精神病	干果、粗谷物、核桃仁、菇类、板栗
铜	血红蛋白和多种酶的中药成分，有解毒作用，促进铁的吸收和利用	低蛋白血症、贫血、冠心病、头发退色	类风湿关节炎、肝硬化、精神病、低血压	干果、葡萄干、葵花籽、肝、茶、蔬菜
钴	形成血红蛋白必需的组分，维生素 B_{12} 的核心组分	贫血、心血管病	心脏病、血红蛋白增多症	肝、瘦肉、奶、蛋、鱼、花生、大豆、核桃
铬	调节胰岛素发挥正常功能、调节糖代谢	糖尿病、糖代谢异常、心血管病	肺癌、鼻膜穿孔	各种动物肉中均含微量铬

（2）非必需元素：除了上述 25 种元素外，还有些元素普遍存在于组织中，它们的浓度是变化的，生物效应和作用还未被人们所认识，所以称为非必需元素，按照对人体的生物学作用，又可将非必需元素分成惰性（铝、铷、锆等）和毒性元素（铍、镉、汞、砷、铊等）两类。必需和非必需元素是相互对应的，发现了 7 种必需元素的美国科学家施瓦兹曾预言，所有元素可能最终都显示其生物学作用。

综上所述，环境、微量元素与人体之间存在着十分密切的关系，为了维持人体的正常生理活动，人们必须从生活环境中摄取并排泄适量的微量元素。若人类的正常环境受到污染或破坏，环境中的微量元素就会出现过多或过少的异常情况，导致体内微量元素的含量比例失衡，结果机体的功能平衡遭到破坏，从而危及人体健康。

2. 人体内环境的调节

（1）体液和体液调节：体重的 60%是水分和溶解在水中的物质，统称为体液。其中 2/3 存在于细胞内，称为细胞内液；约 1/3 分布于细胞外，包括血浆、组织液、淋巴液、脑脊液等，称为细胞外液。组织液、血浆等细胞外液是细胞直接生活的场所，称为人体内环境。

细胞外液化学成分和理化特性保持相对稳定的状态，称为稳态。稳态是细胞进行正常生命活动的必要条件，稳态一旦遭到破坏，机体某些功能将会出现紊乱，甚至引起疾病。

体液调节可保证身体一切运转正常，许多内分泌细胞分泌的各种激素，就是借体液循环的通路到达全身各器官组织，对机体功能进行调节，如胰岛 B 细胞分泌的胰岛素能调节组织、细胞的糖、脂肪及新陈代谢，有降低血糖的作用，血糖浓度之所以能保持相对稳定，主要依靠这种体液调节。

（2）神经调节：神经调节的基本过程是神经反射。神经反射包括 5 个基本环节：感受器、传入神经、神经中枢、传出神经和效应器。感受器是接受刺激的器官；效应器是产生反应的器官；神经中枢在脑和脊髓中；传入和传出神经是将神经中枢与感受器和效应器联系起来的通路。当血液中氧气缺少时，颈动脉化学感受器就会兴奋，通过传入神经将信息传至呼吸中枢导致中枢兴奋，再通过传出神经使呼吸肌运动加强，吸入更多的氧使血液中氧气增加，维持内环境的稳态。神经反射调节是身体重要的调节机制。

（3）自身调节：自身调节是指组织、细胞在不依赖于外来的神经或体液调节情况下，自身对刺激发生的适应性反应过程。例如，骨骼肌或心肌的收缩前长度能对收缩力量起调节作用，当收缩前长度在一定限度内增大时，收缩力量会相应增加；收缩前长度缩短时，收缩力量就会减小。一般来说，自身调节的幅度较小，也不十分灵敏，但对于生理功能的调节仍有一定意义。在不依赖于外来的神经或体液调节情况下，器官自身对刺激发生的适应性反应过程也属于自身调节。

3. 生命活动的基本概念　在正常的生命过程中，生物体内总是不断地进行着新物质替代旧物质的过程。机体与周围环境之间进行物质交换和能量转化，以实现自我更新的过程叫新陈代谢，是人体生命活动的基本特征，为身体提供生命所需的能量和细胞组织发育生长和更新换代的原料。据估计，一个人在 60 年间新陈代谢的物质相当于一个成年人体重的 1000 倍。

新陈代谢包括合成代谢（同化作用）和分解代谢（异化作用）两个方面。合成代谢指机体从外界环境中摄取营养物质，用以合成为自身物质的过程。合成代谢伴随着能量的吸收（或储备）；分解代谢指机体氧化分解摄取的营养物质或分解自身结构，同时释放能量以供生命活动和合成物质的需要，并把分解的产物排出体外的过程；一般物质分解时释放能量，物质合成时吸收能量；后者所需要的能量正是由前者提供的。

新陈代谢包括物质代谢和能量代谢，机体只有在与环境进行物质与能量交换的基础上，才能不断地自我更新，以维持正常生命；在疾病状态下，机体的新陈代谢都有不同程度的改变。新陈代谢是生命活动的最基本特征、新陈代谢一旦停止，生命也就终止。

基础代谢是人体处在清醒、安静、不受外界因素干扰的状态时维持生命活动的最基本代谢，在 20～30℃的环境中最稳定，通常男性的基础代谢率高于女性；年龄越小，基础代谢率越低。人在劳动或运动时能量代谢和氧耗量显著增加，最多可达基础代谢时的 10～20 倍。外界温度升高或降低时身体能量代谢也会增加，精神过度紧张时、身体新陈代谢会加快，产热量明显增加；若进食超过身体新陈代谢的需要，过多的热量就会转化成脂肪储存在体内，造成超重和肥胖，威胁健康。

刺激、反应、兴奋性的概念：机体的组织细胞感受刺激发生反应的能力，称为兴奋性。能引起机体或其组织细胞发生反应的环境变化，成为刺激。刺激引起机体或其组织细胞的代谢变化或其活动变化，称为反应。反应可分为两种：一种是由相对静止变为活动状态，或者活动由弱变强，称为兴奋；另一种是由活动变为相对静止状态，或活动由强变弱，称为抑制。刺激引起的反应是兴奋还是抑制，取决于刺激的质和量以及机体当时所处的机能状态等。

刺激与反应的关系：机体的环境经常发生变化，但并不是任何变化都能引起机体或其组织细胞发生反应的。刺激有物理性刺激，如声、光、电、机械、温度等；化学性刺激，如酸、碱、药物等；生物性刺激，如昆虫叮咬等；心理性刺激，如社会因素的影响。刺激作用于组织细胞时，必须要持续一定时间并达到一定强度，才能引起反应。一般将刚引起组织发生反应的最小刺激强度称为阈强度或阈刺激，阈强度的大小能反映组织兴奋性的高低，组织兴奋性高所需要的阈刺激则小，兴奋性低所需要的阈刺激则大。机体对环境变化作出适当的反应，是机体生存的必要条件，所以兴奋性也是生命的基本特征，不同的组织具有不同的兴奋性，一种组织细胞的兴奋性也不是一成不变的，其兴奋性的高低与其机能状态有关，在疾病状态下，细胞的兴奋性都有不同程度的改变。

第三节 健康管理预防医学基础知识

一、预防医学和健康管理的概念

预防医学（preventive medicine）是医学的一个分支，是以"环境-人群-健康"为模式，以人群健康为研究对象，运用临床医学、卫生统计学、流行病学、环境医学、社会医学、健康教育学、卫生管理学等20多个学科的理论和方法，研究环境、社会、心理、行为因素等对人群健康的影响规律，制定改善不良环境因素、改变不良生活方式、减少危险因素等相应的公共卫生策略和措施，预防和控制疾病，增进健康、提高人群生命质量和期望寿命。

预防医学与临床医学相辅相成、紧密结合，但又侧重不同。临床医学注重针对个体的症状和实验室辅助检查等资料进行治疗和处理；而预防医学则是以人群为关注重点。随着医学模式的转变，临床医生不仅需承担疾病的诊治，更应承担疾病的预防、亚健康人群的干预和促进疾病的康复等，将疾病防控在早期，以减轻患者的痛苦，节约医疗费用等卫生资源。因此，预防医学的实践在临床运用之前至关重要。

健康管理是"一种以控制健康危险因素为核心，运用预防医学和临床医学的模式及方法，对个体或群体的健康危险因素进行检测、分析、评估和干预的全面管理过程"。

健康管理的工作模式主要为一、二、三级预防并举；实施方法则主要是通过健康监测、评估、干预这3个环节不断循环运行，有效落实三级预防，达到减少或降低危险因素的个数和级别，保持低风险水平的核心目标。

二、健康管理和疾病分级预防

疾病的分级预防是根据疾病的自然史，在疾病不同的病程阶段针对特异性致病因素、暴露方式、分布特征等采取相应的预防、治疗等措施，防止疾病的发生或恶化。根据疾病发生、发展的过程，针对致病因子、发病前期及发病期采取三级预防措施。

（一）一级预防

一级预防（primary prevention）又称病因预防，是在疾病未发生前针对致病因素（或危险因素）采取有效的健康管理措施，降低有害暴露水平，增强个体对抗有害暴露的能力，预防和消灭疾病（或伤害）的发生。找出疾病的潜在危险因子，"医未病之病"是一级预防的目的，健康促进和健康保护是一级预防的主要手段。

1. 预防对象 一级预防主要针对某种疾病潜在的致病因素或危险因素，减少或阻断致病因素暴露的机会，将疾病扼杀在萌芽中。如吸烟为肺癌的重要致病因素；超重和肥胖、长期过量饮酒、食盐和脂肪的过度摄入、缺乏体力活动和运动、长期精神紧张和心理压力等是肥胖、高血压、糖尿病、血脂异常、脑卒中和冠心病的危险因素。

2. 预防内容

（1）针对个体的预防：在致病因子未出现之前，培养良好的健康生活方式和卫生习惯，从饮食、运动、心理、日常卫生等方面进行全面的自我调整。健康生活方式不仅可以帮助抵御传染病，更是预防和控制慢性病的基础。为此，2007年原卫生部疾病预防控制局、全国爱国卫生运动委员会办公室和中国疾病预防控制中心共同发起了以"和谐我生活，健康中国人"为主题的全民健康生活方式行动，对倡导和促进健康生活方式，改善全民健康状况提出了诸多倡议：

1）树立健康新形象，改变不良生活习惯，不吸烟，不酗酒，公共场所不喧哗，保持公共秩序，礼貌谦让，塑造健康、向上的国民个体形象。

2）合理搭配膳食结构，规律用餐，保持营养平衡，维持健康体重。

3）少静多动，适度量力，不拘形式，贵在坚持。

4）保持良好的心理状态，自信乐观，喜怒有度，静心处事，诚心待人。

（2）针对社区（环境）的预防：为使城市环境卫生质量得到显著改善，居民健康卫生水平得到明显提高，通过开展健康城市、卫生城市活动，彻底改变城市脏、乱、差的面貌，达到水碧、天蓝、地绿、整洁、宁静、有序，人与自然和谐统一，通过建设健康单位、健康社区等，为人民群众创造良好的工作、学习、生活环境。

1）保护大气、水源、土壤等社会环境，防止大气污染、水土污染、噪声污染、食品污染等；加强废气、废水、废渣的排放管理，需经过处理，无毒无害后排放。

2）开展健康宣传教育，普及各种疾病的卫生防治知识，使群众了解各种不良生活习惯对健康的影响和危害。

3）健康促进，通过保护和改善生产生活环境使人们减少对致病因素的暴露，积极控制可逆转的危险因素。

（二）二级预防

二级预防（secondary prevention）为临床前期预防，又称"三早"预防，即早发现、早诊断、早治疗，主要是在发病前期采取的阻止或减缓疾病发展的健康管理措施，预防和控制疾病的发展或恶化，防止疾病的复发和转为慢性病，促使疾病早愈或不加重。二级预防是对疾病进行早期干预，"医欲病之病"。

1. 预防对象　二级预防针对未出现器官损害和相关临床症状的亚健康人群，重点在于主动从表面健康的人群中发现患病人群。

2. 预防内容　二级预防是在亚临床期通过"三早"手段阻止或减缓疾病进展。早发现可采取普查、重点筛检、定期健康检查、高危人群重点项目检查以及设立专门的防治机构等措施，如在医院各科室实施"35岁以上首诊测血压"制度，以早期发现高血压患者和高危人群，早期进行诊断、治疗和干预，有效降低和延缓心脑血管疾病的发生和发展；在医疗卫生机构为城乡居民建立居民健康档案，涵盖居民个人基本信息、健康体检记录、重点人群健康管理及其他卫生服务记录，以健康检查为基础，动态连续且全面的记录过程，通过其中详细完整的健康记录为居民提供各种健康管理服务，达到治未病的效果；传染病的"三早预防"有助于患者及时得到隔离治疗，减少大规模传染的可能性；定期对妇女进行宫颈涂片检查，可早期发现宫颈癌；在肝癌高发区做甲胎蛋白测定，可以早期发现肝癌等；也有些肿瘤科通过自我检查早期发现，如通过乳房自检可早期发现乳腺癌。

做好二级预防的关键在于向群众宣传疾病的早期筛查和早期治疗的相关知识，提高群众对疾病的认识，达到早发现、早诊断、早治疗的"三早预防"的目的，并通过系统的技术培训，提升医护人员的业务技能和水平，使专技人员能更有效地发现、诊断和治疗相关疾病。

（三）三级预防

三级预防（tertiary prevention）又称临床预防，主要在发病期对患者采取及时、积极的临床治疗措施和健康管理方法，防止病情恶化，减少痛苦，防止伤残和促进功能恢复，提高生存质量，延长寿命。包括对症治疗和康复治疗。三级预防是采取正确的治疗方法，"医已病之病"。

1. 预防对象　三级预防针对已出现临床症状的患病者、丧失劳动力或伤残者以及需要心理治疗的人群。

2. 预防内容　对症治疗：针对已患病者积极治疗，改善症状、减轻痛苦、防止恶化、复发及转移；对慢性病患者除积极治疗外，还要长期跟踪，进行医学监护，减少疾病带来的不良作用；及时进行心理治疗，减少并发症，防止伤残，延长寿命。康复治疗：对已丧失劳动力或伤残者通过功能康复、心理康复、社会康复和职业康复等方法，依靠家人和医护人员的帮助，促进其身心康复，使其恢复劳动力，努力实现"病而不残、残而不废"，维持和恢复患者的正常生活能力。

（四）初级预防

"初级预防"由 Farquhar 在 1999 年提出，主张将干预措施用在危险因素对人群影响之前，在国内被称为"零级预防"。两者的共同目的均是采取措施来阻止危险因素的产生，而"零级预防"更加明确地强调了作为政策的制定和执行主体的政府在防病中的重要性。

三、"三级预防"的组织实施

健康管理的服务方法，主要是通过健康监测（收集服务对象个体健康信息，是持续实施健康管理的前提和基础）、健康评估（预测各种疾病发生的危险性，是实施健康管理的根本保证）、健康干预（帮助服务对象采取行动控制危险因素，是实施健康管理的最终目标）这 3 个环节不断循环运行，达到减少或降低危险因素的个数和级别，保持低风险水平的核心目标。要达到以上服务目的，则必须通过医疗卫生服务体系中的三级预防的具体实施来落实。

（一）完善基层三级防制网

基层医疗卫生机构是居民首先接触的医疗服务，以现行医疗卫生服务体系为主体，在疾控中心、卫生服务中心、卫生院及村、社区、街道的医疗卫生服务机构建立、完善三级防制网。并可在此基础上进一步设置和完善健康管理服务组织，鼓励和引导保险机构和其他社会资本投资健康管理服务业，搭建健康管理服务平台和网络。各级机构和网点协调、合作，共同完成"三级预防"工作。各级机构和网点需及时掌握疫情动态、收集危险因素，实施"三级预防"措施、进行跟踪、随访治疗、保存基础资料、参加现场调查研究工作等。

（二）建立基层疾病防制队伍

基层医护人员是居民健康问题的"守门员"，居民的健康由他们最先掌控。因此，基层疾病防制工作需要一支人员配备相对稳定、医学知识丰富、医疗技术过硬、预防方法先进的防制技术队伍。各级医务人员应将临床医学与预防医学相结合，推动健康管理工作模式，全面满足患者与健康人群的医疗卫生需求。

要特别注重健康管理人才和技术队伍建设，加强健康管理相关专业人员的在职培训和人才引进，大力培养健康管理专业人才。可将健康管理培训纳入疾控技能培训、临床全科医师培训与基本公共卫生服务项目培训的重要内容，提高医疗卫生专业人员开展健康管理的意识，切实加强健康管理从业人员开展生活方式管理、需求管理、患者管理、综合人群健康管理的能力，注重实战性、可操作的互动性培训。

（三）建立健全工作制度和模式

为规范疾病防治工作，保证防治工作的顺利进行，建立普查、登记、统计、随访等各项制度，规范工作流程。同时，应及时调整服务模式，从"以疾病为中心"向"以人的健康为中心"转变，提供主动、连续、系统、全面的健康管理服务。加强与健康保险机构合作，规范社会性健康管理服务机构服务。探索高危人群与患者的医院、社区、社会健康管理机构的多向转诊机制和分类管理方法。

（四）积极参加调研工作

基层卫生工作是探索发病规律、寻找病因线索和评价防疫措施效果的基础，积极组织基层卫生人员参加现场调查研究工作，开展健康监测，提供准确的基础资料；进行健康评估，为制定预防策略和措施提供更为有力的参考依据；落实健康干预，帮助服务群体采取行动控制危险因素，提高人群健康水平，达到健康管理的终极服务目标。

第二章　健康管理内容与基本路径

第一节　健康管理的服务内容

一、健康档案管理

（一）健康档案的定义

建立健康档案是健康管理所必需的。健康档案是用来记录生命体征及自身所发生过的与健康相关的行为与事件，主要包括健康现状、既往史、诊断治疗情况、家族史、历次体检结果及个体生理、心理、社会、文化、压力调适、生活行为等。健康档案是一个动态连续且全面的过程，通过详细完整的健康记录可以为被管理者提供全方位的健康服务。

（二）健康档案的内涵

健康档案管理服务包括：

1. 既往史医疗资料的收集、整理、建档　这些资料包括生活方式、行为习惯、体格检查、疾病状态等与健康相关的信息资料；个体健康信息资料收集、被评估者提供的家族史、健康史、生活方式、膳食结构、体格报告以及相关实验室检查报告。

2. 个体健康状况动态跟踪和记录　包括过去健康状况、既往史、现在健康状况、现病史、家族史等状况的演变、警示，进行全面动态跟踪，全程记录与更新维护。

3. 疾病治疗方案及效果评估存档　包括既往史、现病史的治疗情况、效果评价并对治疗方案进行调整。

（三）做好健康档案管理的意义

健康档案可为健康管理中疾病预防控制工作提供可靠的参考和依据，是疾病预防控制工作不可或缺的重要组成部分。推进健康档案信息化，对开发利用疾病预防控制档案信息资源，实现资源共享，极大地提高健康管理与医疗救治工作效率等有着重要意义。

在 2005 年新奥尔良飓风中，美国丢失了 50 多万人的纸质医学档案，当地州政府认为这是一个巨大的事故，可以看出建立电子化病历的紧迫性和重要性。资料统计显示，通过电子病历可将患者入院的时间缩短 10%，可大大优化病床管理，接纳入院患者的能力可提高 40%，并可降低账单的差错率。对医生来讲，病历信息不再是劳力劳财的库存，而成为研究资源，医生可以彻底从手工病历的工作中解放出来；而对整个医疗行业来讲，可以使医改真正进入实质性进程。

1. 对社区医生的意义　可为医生提供患者全面的基础资料，是医生全面了解居民个体及其家庭健康问题、做出正确临床决策的重要基础；保障了社区医生为居民提供针对性和连续性的服务，体现了生物-心理-社会医学模式在健康档案中的应用；为开展三级预防提供基础性资料；利用家庭健康档案，掌握家庭卫生问题和卫生资源情况，更好地实现慢病管理；可以建立健康教育、预防保健数据库，普及推广健康教育知识。

2. 对社区居民的意义　通过建立社区居民健康档案，能够了解社区居民的整体健康状况，为社区诊断提供依据。掌握社区疾病的分类情况，通过流行病学调查，评估出危害居民健康的危险因素，从而能够有针对性地开展工作。通过建立社区居民健康档案，能够更多地了解社区居民的综合情况，从而更有针对性地为居民提供预防、治疗、保健、康复、健康教育和计划生育指导等多方位的社区卫生服务。

3. 对社区管理人员的意义　患者在社区医院看完病后，不用拿转诊单，到任何一家医院，医师在电脑上输入一个密码，患者在各医疗机构的历史诊断信息就展现在医师面前。实现双向转诊的重要一点就是信息共享与沟通，在加强信息化建设的基础上，各类医疗机构之间才能够在转诊时共享信息，从而实现"提高质量、降低费用"的目的。所以，健康档案可使社区卫生服务中心日常工作更加方便、快捷、规范，提高工作效率，为居民提供更好的服务；其次，健康档案使社区卫生服务中心工作人员从大量的手工工作中解脱出来，快速、方便、准确地找到需要的数据，强化了社区的管理。

二、健康体检

（一）健康体检的定义

对受检者的健康与疾病状态检测并根据检测结果进行全面评估，体检项目的设计要有针对性和个性化，这是与常规医疗体检最本质的区别。

（二）健康体检的内涵

健康体检包括：

1. 体检设计　通过健康档案收集的相关资料，针对性地制订个性化的健康检查方案，包括适宜检测体检与危险因素调查监测。由于受检者的性别、年龄、职业、身体状况不同，所以体检项目也有差别，为了向受检者提供一种科学的体检方式和处置方式，健康管理专家将根据每个受检者的健康状况，出具一个体检项目单，受检者根据自己的意愿选择体检方式。

2. 体检服务　定期进行健康检测与监测。

3. 体检评估　体检机构出具汇总报告，再由健康管理专家会诊评估，并撰写评估报告，对检出的异常指标或疾病，及时安排检后诊疗服务，跟踪指导保健，并纳入健康管理服务流程。

体检完成后，健康管理专家对每个受检者的体检报告进行分析评估，包括对异常指标的分析、检后的医疗安排建议及必要的健康指导，使体检报告不再晦涩难懂，检后诊疗意见也不再流于形式。

（三）健康体检的意义

常规健康体检主要是检查疾病，无病即可，不会重视边缘指标对健康的影响。而以健康管理为目的的体检则是在两个维度上给予筛检，一方面是发现疾病、寻找病因并积极治疗，已患疾病防止其进展和延缓并发症的发生；另一方面是通过体检发现边缘及异常指标，进行健康风险评估与预测，予以疾病前的干预，未病先防，实现临床早期早发现、早治疗。健康体检是健康信息采集的一个重要手段，是进行评估的必要资料。

三、健康风险分析与评估

（一）健康风险分析与评估的定义

健康风险分析与评估也称为健康危险度评估，是将生活方式等因素转化为可测量的指标，预测个体在未来一定时间发生疾病或死亡的危险，同时评估个体降低危险的潜在可能，并将信息反馈给个体。健康风险分析与评估是对个体的健康状况及未来患病和（或）死亡危险的量化评估，也是进行健康风险管理的基础和关键。健康危险度评估属于疾病的初级预防，在疾病尚未出现时评估危险因素对疾病的影响，通过健康教育的方式促进人们建立健康的生活方式。

（二）健康风险分析与评估的内涵

主要针对个体的生活方式、行为方式、饮食习惯、运动方式、身体功能指标、生化检查、疾病状态、环境因素、精神因素等逐一进行分析、比对和全面综合评估。健康危险风险分析与评估是一项积极的健康促进措施，也是预防慢性病的有效手段。

（三）健康风险分析与评估的作用

无任何临床症状的人群可能处于潜在疾病的发展中，将来有可能进展为疾病并导致过早死亡，而导致这种状况的危险因素可以被检查出来，且有些风险因素可以被消除或者控制，从而防止或减轻疾病进展，防止或延迟患病或死亡。

（四）健康风险分析与评估的目的

危险度评估最重要的意义不在于精确地预测未来是否会进展为疾病，而是作为预防疾病的手段，使个体及时识别目前存在的危险因素，改变不良的生活方式，促进健康。

通过对群体进行健康风险分析与评估，可了解群体的健康状况，为确定优先干预的危险因素提供参考，达到促进健康的目的。

（五）健康风险分析与评估的意义

健康风险分析与评估的意义是通过观察被评估者生物医学指标变化情况，发现导致疾病发生、发展的危险因素，为采取有效的预防措施和监测管理提供可靠依据，同时可将被评估者的健康状况进行分级管理，并制订出个性化的健康干预改善计划和方案，使健康得到有效的干预管理。

四、生活方式管理

（一）生活方式管理的概念

从卫生服务的角度来说，生活方式管理是指以个体或自我为核心的卫生保健活动。该定义强调个体选择行为方式的重要性，因为后者直接影响人们的健康。生活方式管理通过健康促进技术，如行为纠正和健康教育，来保护人们远离不良行为，减少健康危险因素对健康的损害，预防疾病、改善健康。与危害的严重性相对应，膳食、体力活动、吸烟、适度饮酒、精神压力等是目前对我国居民进行生活方式管理的重点。

（二）生活方式管理的特点

1. 以个体为中心，强调个体的健康责任和作用　不难理解，选择何种生活方式纯属个体的意愿或行为，但我们可以告诉人们，什么样的生活方式是有利于健康应该坚持的，如不吸烟、平衡饮食等；也可以通过多种方法和渠道帮助人们做出决策，如提供条件（健康小屋等）供大家体验健康生活方式，指导人们掌握如何改善生活方式的技巧等，但这一切都不能替代个体做出选择何种生活方式的决策，即使一时替代性地做出，也很难长久坚持。

2. 以预防为主，有效整合三级预防　预防是生活方式管理的核心，其含义不仅是预防疾病的发生，还在于逆转或延缓疾病的发展过程（如果疾病已不可避免的话）。因此，生活方式管理是旨在控制健康危险因素，将疾病控制在尚未发生之时的一级预防；通过早发现、早诊断、早治疗而防止或减缓疾病发展的二级预防；以及防止伤残、促进功能恢复、提高生存质量、延长寿命、降低病死率的三级预防，在生活方式管理中都很重要，其中尤以一级预防最为重要。针对个体和群体的特点，有效地整合三级预防，而非生搬硬套地采用三个级别的预防措施，是生活方式管理的真谛。

3. 通常与其他健康管理策略联合进行　与许多医疗保健措施需要付出高昂费用为代价相反，预防措施通常便宜而有效，它们不仅节约了更多的成本，更收获了很大的附加效益。根据循证医学研究结果，美国疾病预防控制中心已经确定乳腺癌、宫颈癌、直肠癌、心脏病、老年肺炎、与骑自行车有关的头部伤害、低出生体重、乙肝、结核等19种疾病或伤害是具有较好成本效果的预防领域，其中最典型的例子就是疫苗的应用，如在麻疹预防上花费1美元的疫苗可以节省11.9美元可能发生的医疗费用。

（三）健康行为改变的技术

生活方式管理可以说是其他群体健康管理策略的基础。生活方式的干预技术在生活方式管理中举足轻重。在实践中，4种主要技术常用于促进人们改变生活方式：①教育，传递知识，确立态度，改变行为；②激励，通过正面强化、反面强化、反馈促进、惩罚等措施进行行为矫正；③训练，通过一系列的参与式训练与体验，培训个体掌握行为矫正的技术；④营销，利用社会营销的技术推广健康行为，营造健康的大环境，促进个体改变不健康的行为。

单独应用或联合应用健康行为改变技术，可以帮助人们朝着有利于健康的方向改变生活方式。实践证明，行为改变绝非易事，形成习惯并终生坚持是健康行为改变的终极目标，在此过程中，亲朋好友、社区等社会支持系统的帮助非常重要，可以在传播信息、采取行动方面提供有利的环境和条件。在实际应用中，生活方式管理以多种不同的形式出现，也可以融入到健康管理的其他策略中去，如生活方式管理可以纳入疾病管理项目中，用于减少疾病的发生率，或降低疾病的损害；可以在需求管理项目中出现，帮助人们更好地选择食物，提醒人们进行预防性的医学检查等。不管应用了何种方法和技术，生活方式管理的目的都是通过选择健康的生活方式，减少疾病的危险因素，预防疾病或伤害的发生。

（四）生活方式管理的内涵

生活方式管理包括：

1. 对个体生活方式与行为等进行分析　发现不利于健康的危险因素，予以提示和预警，以便及时改善和调整。

2. 监测身体状况的变化　过去健康并不意味着现在健康，随时掌握自身机体变化，使机体处于稳定的健康状态。

3. 健康知识、健康方法的学习　使个体掌握一套自我保健和防病抗衰老的有效方法,维护和促进健康,起到益寿延年的作用。

人体健康与疾病的发生是一个动态演变的缓慢过程。通过营养、心理、生活方式、运动等调整,积极的健康改善措施来提高及维护个体健康,使个体能更有效地受益于膳食及生活方式的改变,使健康呈现最佳状态,大大地降低疾病发生的可能性。

（五）生活方式管理的目的

主要是针对健康、亚临床和患者群体的健康管理,其目的是做到未病先防,防患于未然,保持正常的健康状态,并且通过生活方式管理能够为健康人群带来明显的近期收益,如通过提高抵抗力来降低患流感及相关疾病的可能性。简而言之,保持好的健康状态是改善生活质量的有效措施。

五、亚临床管理

（一）亚临床管理的定义

亚临床管理是对亚临床症状的个体或群体健康进行综合调理,将疾病消灭在萌芽状态,转归为健康状态,是健康的守门人。基于个体的各种健康状态,提供有针对性的健康指导建议和健康干预措施。

（二）亚临床管理的内涵

亚临床管理包括:

（1）对体检异常指标制订管理计划,并跟踪督导执行实施行动和效果。

（2）综合分析影响健康的危险因素,有重点、有步骤地实施防控计划。

（3）定期与健康管理专家、营养保健专家见面咨询,及时了解健康的最新动态,调整健康饮食结构。

（4）适时安排流行病预防接种,很多人觉得健康就是没有疾病,但却忽视了从健康到疾病有一个漫长的亚临床过程,如高血压、糖尿病、冠心病、脑卒中、癌症等都很难确定病程从何时开始,都是从确诊开始即持续终生治疗,疗效几乎完全取决于能否在早期获得良好的治疗。因此,要积极抓住预防保健这一重要环节,守住健康的第一道大门。

（三）亚临床管理的时效性

健康管理师或健康管理专家对亚临床人群进行管理后,可避免危险因素升级而发展成疾病、改善健康状况、提高工作效率和生活质量。亚临床管理对健康的维护不仅是治疗疾病,更重要的是在疾病没有到来之前的"预防",亚临床的管理是健康管理的重要核心部分。

六、疾 病 管 理

（一）疾病管理的定义

疾病管理是有组织地、主动地通过多种途径和方法为个体或群体中患有某种特定疾病的所有患者提供卫生保健服务。为整个疾病的发生、发展过程及并发症预防等,以卫生服务相关方面为重点提供一体化的医疗保健服务。疾病管理是建立医患体系,着眼于一种或多种特定疾病（慢性病）,为患者提供需要的医疗保健服务,主要是在整个医疗服务系统中为患者协调医疗资源,对疾病控制诊疗过程采取综合干预措施,使疾病得到全面连续性地医治,提高生活质量;同时做好协调者和督导者,对疾病进行治疗与转归的监督和指导服务,与诊疗服务不同的是注重效果与保健。

疾病管理强调患者自我保健的重要性,实质上是患者自我管理。患者必须监督自己疾病的进展,改善不良生活方式,如坚持服药、饮食和症状监控等。患者必须每天和医护人员交流自己的疾病状态。研究显示,慢性病患者接受如何管理自己疾病的教育后重复看病的频率降低。

（二）疾病管理的内涵

疾病管理包括:

（1）汇总连续的疾病诊疗档案,为多次就医提供详尽的资料。

（2）提供就医导航,指导选择最佳的就诊医院和医生。

（3）指导和跟踪治疗医嘱的执行情况,纳入健康管理流程。

（4）提供就医服务,快速安排疾病诊疗相关事宜。

（5）慢性病建档管理,重点观察和记录重要疾病指标,控制疾病发展。

目前，慢性病是影响人类生活质量的一个重要问题。慢性病不仅影响个体的健康，导致生命质量下降，且昂贵的医药费用给个体、家庭、社会带来沉重的经济负担和精神困扰，那么一旦明确了个人患慢性病的危险性及疾病危险因素分布，即可以实施个体化的健康促进，通过对个体的具体指导，采取一系列针对性强、目标明确的健康管理措施，降低患慢性病的风险。美国前十位致死疾病中不良行为和不良生活方式占致病因素的 70%，美国经过 30 年的努力使心血管疾病的死亡率下降 50%，其中 2/3 是通过改善行为和生活方式取得的。

（三）疾病管理实现的目标

通过对各种慢性疾病的健康规范管理，将逐步实现"四降"、"三减"、"二改变"、"一学会"的综合防治目标，以提升患者群体的健康生活品质，促进社会、家庭和谐：①四降，降血糖、降血压、降血脂、降体重。②三减，减少用药量，减少医疗费支出，减少住院率。③二改变，改变不合理饮食习惯，改变不良的生活方式。④一学会，学会一套自我管理和日常保健的方法。

七、健康需求管理

（一）健康需求管理的定义

由于人们物质生活水平日益提高，社会健康需求不断增加，在人群老龄化凸显、未老先衰、英年早逝等社会化问题越来越突出的情况下，健康需求管理是以满足个体或群体健康需求为主导的服务，促进和维护人类健康。

（二）健康需求管理的内涵

健康需求管理的内涵是针对社会健康需求建立生活、起居、环境、工作、家庭等卫生保健服务和医疗需求服务的管理服务，以减少个体或群体因不良的饮食、行为、睡眠、压力、运动等造成对机体伤害的担心和不必要的经费支出。

针对小病提供自助决策和行为支持，使个体更好地利用医疗卫生保健资源维护自身健康，寻求恰当的卫生服务，控制卫生成本。通过决策支持信息系统等的帮助，个体可以在合适的时间、合适的地点获取合适的服务。

健康需求管理帮助个体选择合适的医疗方式来解决日常生活中的健康问题，控制费用，更有效地利用医疗服务。许多误以为必要的、昂贵的医疗服务在临床上不一定有必要，健康需求管理帮助个体减少这些浪费。

（三）健康需求管理的方法

健康需求管理的主要工具和常见的方法，包括 24h 电话就诊分流服务与转诊服务、基于互联网的卫生信息数据库、健康课堂、服务预约等。有时，健康需求管理还会以"守门人"的面目出现在疾病管理项目中。

（四）健康需求管理的手段

健康需求管理常用的手段，包括寻找手术的替代疗法、帮助患者减少特定的危险因素并接受健康的生活方式、鼓励自我保健或干预等。

八、健康知识管理

（一）健康知识管理的定义

健康知识管理是帮助个体或群体树立科学的健康观，正确地引导对健康和疾病的认识，提高自我健康意识，学习健康知识和保健方法，正视健康，面对疾病，维护健康。

健康知识管理即是健康教育中一项有计划、有目的、有评价的关于医药卫生、心理学、行为学、营养学等基础知识和基本理论的传播教育活动，以帮助人们知晓影响健康的行为，并自觉地选择有益于健康的生活方式，提供改变行为的知识、技能和卫生服务，以预防疾病、促进健康。健康知识管理旨在帮助个体或群体改善健康相关行为系统的社会活动。

（二）健康知识管理的内涵

健康知识管理的内涵是定期或不定期地举办健康保健和疾病防治知识的专题讲座或沙龙等活动，在活动中进行互动交流，通过受益者分享自身体会和经验，建立互助互动的学习平台，传播健康文化，播撒关爱的火种。

（三）健康知识管理的方式和途径

在健康管理过程中，一个常被忽视的问题是健康知识的学习和运用。

通过电话、短信、互联网、健康讲座、科普宣传读物、视频媒体、杂志、手册、书刊、影碟、面对面交流等方式与途径，都是健康知识传播的有利工具。

（四）实现健康知识管理的有效方法

健康管理专家不仅是健康监护人，还是健康知识的宣传者、咨询者和教育者。在健康管理的每一个环节，为管理对象提供各种健康与疾病问题咨询服务、解释各种相关资料，并利用各种机会和形式对管理对象进行深入细致的健康教育。有效方法：通过健康教育的"知信行"手段则可以达到健康知识管理的良好效果。

九、动态跟踪管理

（一）动态跟踪管理的定义

动态跟踪管理是对个体或群体在实施健康管理服务过程中的机体健康变化予以实时的关注和观察，以随时掌握其健康状况的变化，为有效地实施健康管理服务提供健康数据和指标，并依据其变化调整健康干预方案，促进达到良好的健康干预效果。

（二）动态跟踪管理的内涵

机体处于不断变化之中，因此对其监测、跟踪与干预服务是健康管理服务中的重要步骤。通过短信、电话、互联网、邮件、上门等来跟踪个体执行健康管理计划的状况，并定期进行评估，不断调整和修订健康指导方案，使健康得到有效的管理和维护。

（三）实施动态跟踪管理的意义

对个体的诊疗、保健实施起督导作用，对阶段性管理目标、计划的执行和异常指标定期复查等事务要给予提示和预约安排。定期进行健康电话随访或上门随访，及时了解被管理对象的健康状况最新动态。依据被管理对象的健康现状，及时进行个体化《健康管理干预方案》的修正补充和调整。对阶段性的管理目标、计划执行、季度和年度健康管理效果进行评估总结，并指导被管理对象做好今后的健康维护。

第二节 健康管理实施步骤

一、收 集 信 息

收集被管理对象的个人健康信息，即健康信息，包括个体一般情况（性别、年龄等）、目前健康状况和家族史、生活方式（膳食、体力活动、吸烟、饮酒等）、体格检查（身高、体重、血压等）和血、尿实验室检查（血脂、血糖等）。

二、健 康 评 估

健康评估是对个体进行健康和疾病的风险评估，即根据所收集的个人健康信息，在体检的基础上对个体的健康状况及未来患病或死亡的危险性用数学模型进行量化评估。其主要目的是帮助被管理者综合认识健康风险，鼓励和帮助被管理者纠正不健康的行为和习惯，制订个性化的健康干预措施并对其效果进行评估。

三、健 康 干 预

在收集信息和健康评估的基础上，由健康管理师制订出一套完整的健康管理干预计划和实施方案，根据干预计划和方案来进行管理服务与督导，以期达到健康干预与维护的目的。

依据健康管理干预计划，有步骤地以多种形式来帮助个体采取行动、纠正不良的生活方式和习惯，控制健康危险因素，实现个体健康管理计划的目标。健康干预与一般健康教育和健康促进不同，健康管理过程中的健康干预是个性化的，即根据个体的健康危险因素，由健康管理师进行个体指导，设定个体目标，并动态追踪效果。如健康体重管理、糖尿病管理等，通过个体健康管理日记、参加专项健康维护课程及随访措施来达到健康改善效果，如1名糖尿病高危个体，其除血糖偏高外，还有超重和吸烟等危险因素，因此除控制血糖外，健康管理师对其的指导还应包括减轻体重（膳食、体力活动）和戒烟等内容。

四、健 康 跟 踪

健康跟踪是对健康改善的状态进行跟踪随访。基于健康管理干预措施的实施方法和手段，健康管理师对被管理者进行动态随访，观察其健康改善的效果与健康动向，以便更好地评价健康管理效果。

第三节　健康管理路径与流程

一、采集健康信息

（一）首诊服务内容

1. 介绍健康管理的意义及目的　健康管理师向服务对象详细介绍健康管理服务的内容、流程，给对方带来的益处、服务范畴、边界等。

2. 询问受检者健康管理需求　了解服务对象接受健康管理的目的，询问其健康管理需求，针对性地推荐所提供的健康管理服务内容。

3. 建立健康档案　健康档案的内容是多方面的，而且是动态变化、不断更新和填充的。健康档案管理内容包含：健康档案首页、个人健康信息表、病史摘要、既往健康体检报告（个体、群体）、最新健康体检报告（个体、群体）、健康检测与监测指标记录表、健康管理动态跟踪记录表、膳食管理日记表、运动管理日记表、健康咨询与反馈记录表、专家会诊与干预服务记录表、健康管理服务预约记录表等。

4. 制订健康体检项目　健康体检项目的设计要针对不同年龄、不同人群、不同工作性质给予个性化的设计，由专业的健康管理专家或健康管理师完成。

5. 体检时间安排与预约　根据服务对象的情况进行规划。

（二）健康体检服务流程

不同健康管理中心的健康体检服务流程不尽相同，但基本分为预约、登记、领取体检手册或体检单、体检、归还体检手册或体检单、通知领取结果、专家评估等，见图 2-1。

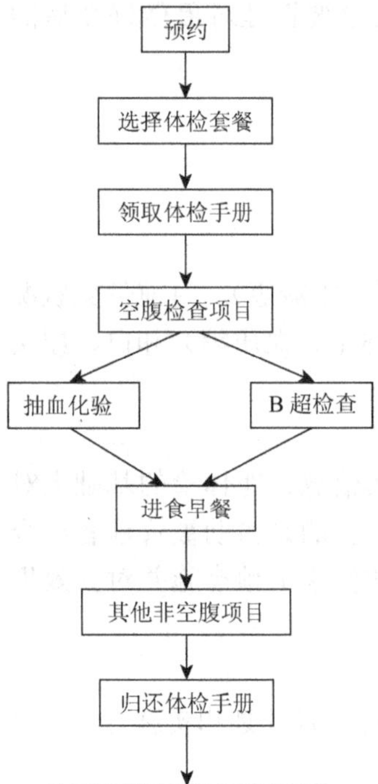

（三）健康问卷的问询流程

1. 健康问卷内容

（1）个人基本信息：包括姓名、性别、年龄、民族、血型、文化程度、婚姻状况、职业、经济水平、联系电话、电子邮件、家庭住址等。

（2）个人目前健康状况：个人史，包括既往疾病或伤残史、手术史，用药、输血及过敏史，妇女月经及婚育史等；家族史，包括遗传病史，慢性病家族史等；健康体检史，包括首次体检时间、主要阳性发现、跟踪管理处置情况等。

（3）生活方式：包括膳食习惯、体力活动、吸烟、饮酒、生活起居，睡眠，心理状况等。

2. 问询的方式　访谈最宜采取的是健康管理师与服务对象面对面进行的方式，有利于取得服务对象的信赖，促进沟通顺畅。

目前较为推崇的访谈是 SOAP 咨询法，是国外较为流行的健康咨询方法，此法方便、简单、易行，包括了咨询的主要内容，其中 S 是主观询问（subjective）、O 是客观检查（objective）、A 是评估（assessment）、P 是支持

图 2-1　健康体检服务流程图

计划（plan），SOAP 是以上 4 个英文单词的英文首字母缩写。

（1）S：主观询问是受检者提供的主诉（健康问题）、症状、健康信息、既往史、现患史、家族史、生活习惯、行为习惯、饮食结构等，通常用服务对象的语言描述和表达。

（2）O：客观检查是在健康体检或疾病检查过程中所观察到的服务对象的资料。包括体检所见到的体征、实验室检查、X线检查、心电图检查、CT检查及服务对象的态度、行为等。

（3）A：评估是SOAP中最重要的环节，也是能否做好访谈咨询的一个难点，完整的评估应包括初步分析判断、临床判断。

（4）P：支持计划是与健康问题相关的实施计划，是针对健康问题而提出的，每一个健康问题都应有一个相应的实施计划，包括诊断计划、治疗计划、管理计划、干预计划、个性化指导、各项保健指导、生活方式改善指导和健康教育等。

3. 注意事项 认真阅读或听取问卷，按实际情况如实、客观地填写或回答，勿不填、漏填项目；对标有多项选择的问题，可按实际情况选择多个答案；没有标明的，则按单项选择填写；填写调查问卷前，工作人员须向服务对象讲解填写要求和注意事项。

二、开展健康风险评估

（一）健康风险评估流程

1. 采集个体健康基础信息（健康问卷、体检指标），即通过健康问卷的问询了解服务对象个人生活方式、行为习惯、运动情况、既往史、现患史、家族史、心理健康状况以及相关的体检指标检测结果等信息。

2. 通过选定的健康风险评估软件系统录入个人健康信息，并将服务对象体检的结果导入健康风险评估软件。

3. 通过软件系统进行健康及疾病风险评估，即根据所收集的个人健康信息，对个人健康状况评估未来的健康情况。

（二）健康风险评估内容

1. 生活方式评估 不良生活方式和行为如吸烟、膳食不合理及身体活动不足，是主要慢性病（心血管疾病、糖尿病、肿瘤、呼吸道疾病）的共同危险因素。对生活方式或行为评估主要通过对吸烟状况、体力活动、膳食状况的评估，帮助个体识别自身的不健康行为方式，充分认识到这些行为和风险对生命和健康造成的不良影响，并针对性地提出改善建议，促使个体修正不健康行为。

2. 疾病风险评估 目前，健康风险评估已逐步扩展到以疾病为基础的危险性评价，疾病风险评估就是指对特定疾病患病风险的评估。主要有以下4个步骤：①选择要预测的疾病（病种）；②不断发现并确定与该疾病发生有关的危险因素；③应用适当的预测方法建立疾病风险预测模型；④验证评估模型的正确性和准确性。

目前已建立多种慢性病风险评估模型，并设计风险评估软件，使用时只需将服务对象的健康信息和体检信息录入或导入，即可评测服务对象患心血管疾病、糖尿病、肿瘤等慢性病的风险。

三、制订健康干预计划和方案

（一）制订健康干预计划

1. 干预目标 ①包括近期干预目标，对亚临床状态的异常指标、生活方式等进行干预；②中期干预目标，对单病种疾病、生活方式等进行干预；③远期干预目标，对多种疾病特别是慢性病、生活方式等进行干预。

2. 干预方法 从膳食营养、体力活动等生活方式及生理、心理和社会环境等角度制订健康干预方法，对每个个体进行全面的健康管理服务，以有效地帮助、指导人们成功把握与维护自身的健康。包括认知干预、膳食干预、运动干预、心理干预、行为干预和环境干预等。

（二）制订健康干预方案

1. 干预内容 针对服务对象健康的健康风险评估结果，制订个性化的干预方案，包括生活方式、指标异常、单种或多种疾病及其他健康问题的综合干预方案。

2. 干预途径 通过门诊、会诊、特诊、监测的途径进行疾病干预。

3. 干预频率 根据被管理者情况由健康管理师制订。

4. 干预手段 通过短信、电话、互联网及邮件等手段来跟踪个体执行健康干预方案的状况。

（三）健康干预的实施

1. 制订实施的工作时间表 使各项活动在项目周期内得到合理安排，并且使项目人员能够遵循时间表协调一致地开展活动，从而保障项目的时间进度。时间表通常应该明确以下内容。

（1）活动内容：即每一项活动的具体内容，明确工作范围，如"召开协调会"、"培训项目实施人员"、"举办健康讲座"等。

（2）工作指标：主要体现项目活动应该达到的要求和标准，如"培训项目实施人员"的要求包括培训对象有哪些人，培训者是谁，培训多长时间，培训哪些内容等。

（3）活动时间：指每项活动在什么时间进行，可以是具体的时间点，也可以是一个时间段。

（4）负责人员：指项目活动由哪个部门或具体的哪个人负责，以及活动中的工作人员包括哪些。

（5）活动资源：明确开展上述活动需要的设备设施、经费，确保活动如期顺利实施。

2. 组织机构建设 群体健康管理项目取得成功的影响因素是多方面的，想要有效动员目标人群参与活动，把各项干预活动落到实处，需要组织保障及政策环境的支持，也可能需要多部门合作。因此，建立健康管理实施的组织网络是必不可少的环节。

（1）组织机构：设立在人群所在工作场所或社区，全面对项目工作进行管理和协调，可将工作场所、社区已有的负责人群及健康管理的科室、机构进行整合。

（2）组织间协调：健康管理项目在一些情况下，还需要与社区其他组织机构、企事业单位内不同科室协调，以确保各项活动的落实，如企业的各个科室要组织员工参加健康管理项目设计的活动。因此，要动员多部门参与，并协调有关部门在项目中发挥积极作用。

（3）政策支持：政策与环境支持是改变行为生活方式的有效措施，也是健康管理项目取得成效的必要保障。通过项目组织机构和协调机制，可以有效促成社区、企事业单位和学校等开展健康管理项目的场所利用已有的健康相关政策，或制订有益于项目实施及目标人群健康的政策，并通过政策动员资源投入，营造有益于项目实施的环境，也是项目组织机构的任务之一。如某些企业通过制订自我健康管理绩效考核制度，与年终奖挂钩，并定期通报健康管理目标实施情况，就是一种健康自我管理的环境和制度支持方式，有利于在员工之间营造健康管理的环境。

3. 实施的质量控制 健康管理项目实施的质量监测包括进度监测、内容监测、活动数量与覆盖范围监测、费用监测以及目标人群监测。

（1）进度监测：主要关注项目活动进度是否与项目计划一致，是否在特定的时期完成了特定的工作或活动。

（2）内容监测：内容监测关注的是项目执行的活动内容计划，有无额外添加的活动或更改的活动，添加或更改的理由是什么。

（3）数量与范围监测：工作、活动数量与范围是项目质量监测的重点内容，也是项目工作质量的基础，如在开展健康知识讲座中，需要监测参加讲座的人数是否达到计划要求的数量，讲座覆盖范围是否与计划一致。

（4）费用监测：每一项工作或活动都有其特定的预算，只有每一项活动严格执行预算，才能确保整个项目的经费得到合理使用，既杜绝浪费，又能确保活动质量。

（5）目标人群监测：随时了解目标人群参加项目的情况、目标人群认知、行为的变化，可以更好地对项目活动做出更加符合目标人群需要的调整。

四、健康随访与效果评估

（一）随访目的

通过定期进行健康管理方案的实施情况随访，能够帮助了解计划和方案执行的进度，指导计划和方案的执行，同时在随访过程中发现计划和方案中存在的问题，针对性地调整和优化计划和方案，确保干预措施的实施效果。

（二）随访方式

1. 短信、邮件随访 通过软件平台，群发或有针对性地群发短信或邮件的方式，适用于大范围地提醒服务对象实施健康干预，也可通过软件设置针对特殊人群进行特殊内容的随访。

2. 互联网、电话、上门随访 借助网络对话、电话或上门面对面等随访方式，实施"一对一"的主动随访。

（三）随访的内容

1. 生活方式的变化 了解服务对象在饮食、运动、吸烟、饮酒等生活方式的改善情况，并给出针对性的建议。

2. 健康危险因素的变化 询问服务对象近期测量的一些简单的生理指标如体重、腰围、血压等，掌握这些健康危险因素的变化情况。

3. 异常指标的变化 询问服务对象近期是否做过相关体格检查和实验室检查，了解其开始进行健康管理时的异常指标是否有改变。

4. 慢性病的发病、检查治疗及转归情况 了解患有慢性病的服务对象的疾病转归情况，询问患者的用药和其他相关治疗情况。

5. 新发疾病情况 了解服务对象近期是否有新发疾病，并就疾病给予相关的就医建议。

6. 干预对象所遇到的其他问题 了解服务对象在健康管理实施中所遇到的相关问题，并给出解决的建议。

（四）效果评价的意义

1. 效果评价是健康管理项目取得成功的必要保障 通过形成评价确定适应的干预内容和方法，可以确保健康管理项目计划的先进性和合理性；通过效果评价，可以保证计划实施的质量和进度。

2. 通过评价可以科学地说明健康管理项目的价值 通过效果评价，能够科学地说明健康管理项目对健康行为、健康风险及健康状况的影响，确定健康管理计划是否达到预期目标，其可持续性如何，明确项目的贡献与价值。

3. 通过评价可以提高健康管理的实践与理论水平 通过过程评价可以了解项目进程中的混杂因素对其他项目的影响程度，可以丰富健康管理师的经验，总结健康管理项目的经验教训，提高其健康管理理论与实践水平。

（五）效果评价的内容

1. 行为影响因素评价 人的健康行为生活方式的形成和发展会受到个体因素和环境因素双重影响，个体因素主要包括卫生保健知识、健康价值观、对健康相关行为的态度，对疾病严重性的了解程度，采纳促进健康行为的动机、行为意向，以及实现健康行为生活方式必需的技能，这是个体、群体采纳健康行为生活方式的基础。

2. 行为生活方式评价 行为生活方式是影响健康的重要因素之一，也是健康管理重点干预内容，如增加运动、控制饮食、戒烟限酒，从而减少发生心脑血管疾病、糖尿病等慢性病的风险。进行行为生活方式评价的目的在于观察项目实施前后目标人群、个体的健康相关行为发生了何种改变，各种变化在人群中的分布情况如何，如烟草使用、食物选择、运动锻炼等。

3. 健康状况评价 健康状况的改善是健康管理本质，但是对不同的健康问题，通过健康管理能达到的健康目标并不一致。在学校实施健康管理项目，通过改变饮食、运动等行为降低超重、肥胖的发生率，可能在数月就可以观察到健康结局，可以观察到儿童超重、肥胖等健康问题的改善，但无法看到由于超重、肥胖减少导致的心脑血管症病患病率的变化。在中老年群体开展的健康管理项目，一方面可以看到超重、肥胖比例的变化，另一方面也能看到血压、血脂、血糖控制情况的变化，如果项目持续的时间足够长，还可以看到心脑血管病患病情况的变化。因此，不同群体、个体关注的健康重点不同，针对的健康问题也有差异，评价指标也不尽相同，建议尽可能找到相对敏感的健康指标进行测量。

4. 生活质量评价 健康是个体发展、实现自我价值的基础，是家庭幸福的保障，是企事业单位创造产值、服务社会的资源，是社会进步与发展的力量。因此，健康管理效果评价中还应对健康管理项目引起的社会、经济影响进行评价。

5. 社会经济评价 社会经济评价观察的是健康管理项目实施后对于目标个体、群体社会参与度、经济花费等方面的改变。

第三章　健康体检与筛查

一、健康体检的意义

健康体检或称健康检查是指对个体及群体的健康状况进行医学检查与评价的医学服务行为及过程，其重点是对慢性病及其风险因素进行筛查与风险甄别评估，并提供健康指导建议及健康干预方案。健康体检是实施疾病早期预防和开展健康管理的基本途径及有效手段之一。

二、健康体检基本项目制订应遵循的原则

（1）以健康评价和健康风险筛查为目的，重点掌握受检者健康状况、早期发现疾病线索。

（2）体检采用的技术方法或手段要科学适宜并有很好的可及性和可接受性。

（3）为保证健康体检的质量和安全，体检项目所采用的仪器、设备及试剂必须是经国家食品药品监督管理局（SFDA）认证，有正式批准文号。

（4）体检项目要充分体现最佳成本效益原则，避免优先采用一些高精尖医疗技术设备，以免加重受检者的经济负担。

三、基本项目架构与主要内容

健康体检包括核心项目及扩展项目，其中核心项目构成了体检基本项目目录，主要内容如下：

（一）体检基本项目目录（核心项目）

该基本项目目录的设置应遵循科学性、适宜性及实用性的原则，为核心体检项目，包括健康体检自测问卷、体格检查、实验室检查、辅助检查、体检报告首页等5个部分。

1. 健康体检自测问卷　该问卷基于现代多维度健康概念和健康测量指标体系，学习借鉴了国内外相关问卷，并经过信效度评价而形成。内容除基本信息采集外，主要包括健康史、躯体症状、生活方式和环境、心理健康与精神压力、睡眠健康、健康素养6个维度和87项具体条目。

基本信息填写项目与国家电子病历及健康档案相一致，符合国家卫生行业信息标准的统一要求。自测问卷的主体内容包括：

（1）健康史：包括家族史、现病史、过敏史、用药史、手术史、月经生育史等，除按照诊断学要求的问诊内容外，重点强调了对主要慢性病家族遗传信息的询问，如早发心血管病家庭史（男性55岁，女性65岁）等。

（2）躯体症状：内容设置主要依据诊断学和相关慢性病预防指南，是对主要慢性病高危人群进行的症状与体征的系统询问，包括循环、呼吸、消化、内分泌、神经、泌尿、妇科系统疾病以及视听功能等。

（3）生活方式和环境健康：该部分内容主要依据引起主要慢性病的生活方式与环境风险因素而设置，包括饮食、吸烟、饮酒、运动锻炼、环境健康风险等，其中不健康饮食、吸烟、过量饮酒、体力活动不足和有害环境暴露均是具有高级别循证医学证据的项目及指标。

（4）心理健康与精神压力：该部分内容包括情绪、精神压力、焦虑抑郁状态等，用于精神心理问题的初筛和精神压力的评估。

（5）睡眠健康：包括睡眠时间、睡眠质量、睡眠障碍及其影响因素等内容。睡眠一方面影响人的健康状况和工作能力，另一方面睡眠问题容易引发多种身心疾病，特别是与心血管系统、糖尿病等慢性病密切相关，故该量表中专门设置了有关睡眠健康的条目内容。

（6）健康素养：包括健康理念、健康意识、健康知识和健康技能等内容，是该量表区别国内外相关或类同量表的创新之处。国内外研究表明，健康素养反映居民的健康基础水平，健康素养低可增加慢性病发生率及疾病负担，应该作为健康体检问卷调查的必备内容。

2. 体格检查　包括一般检查和物理检查两个部分。一般检查包括身高、体重、腰围、臀围、血压、脉搏；物理检查包括内科、外科、眼科、耳鼻咽喉科、口腔科、妇科等。

3. 实验室检查　包括常规检查、生化检查、细胞学检查 3 个部分。常规检查包括血常规、尿常规、粪便常规+潜血实验，粪便潜血实验是直、结肠癌早期风险筛查指南中推荐的筛查项目；生化检查包括肝功能、肾功能、血脂、血糖、尿酸；宫颈刮片细胞学检查是女性宫颈癌的早期初筛项目。

4. 辅助检查　包括心电图检查、X 线检查、超声检查 3 个部分。X 线检查项目只对成年人进行胸部 X 线正/侧位拍片检查，取消了胸部透视检查。

5. 健康体检报告首页　根据国家卫生信息标准化要求，参照电子病历首页和居民健康档案首页的设置格式，依据现行健康体检基本项目目录和健康体检自测问卷的主要内容而形成体检信息摘要。内容除基本信息外，包括健康自测问卷结果以及发现的主要健康危险因素、健康体检基本项目结果摘要、已明确诊断的主要疾病和异常、健康风险评估与风险分层等。

体检报告首页是健康体检基本项目与健康体检产出的统一要求，是未来将健康体检纳入国家健康信息统计的基本途径。规范体检报告首页和体检信息收集与统计标准，为开展检后管理和体检数据的挖掘利用提供基本依据。

（二）扩展项目

扩展检查项目为慢性病早期风险筛查，包括心血管疾病（高血压、冠心病、脑卒中、外周血管病）、糖尿病、慢性阻塞性肺疾病（COPD）、慢性肾病和部分恶性肿瘤（食管癌、胃癌、直结肠癌、肺癌、乳腺癌、宫颈癌、前列腺癌）等。

扩展项目指出了每个专项检查的适宜人群和年龄范围，以满足当前对健康体检及健康管理服务多样化的要求，为健康管理（体检）机构的体检项目及套餐设置提供了基本学术遵循，并为进一步研究制订相关技术标准与操作指南提供依据。

（三）核心项目与扩展检查的关系

"核心项目"是基础，是开展健康体检服务的基本检测项目，也是形成健康体检报告及个人健康管理档案的必备项目；"扩展项目"是个体化深度体检项目，主要针对不同年龄、性别及慢性病风险个体进行的专业化筛查项目（见附录 1）。

四、使用建议与注意事项

（1）一般要求：开展健康体检基本项目的机构和人员必须符合原卫生部《健康体检管理暂行规定》的要求，具有相应的执业资质并持证上岗，并具备完成健康体检基本项目内容所规定的场地、仪器设备、质量控制及信息化要求。

（2）体检基本项目目录的使用要求：该目录是开展健康体检服务的基础，健康管理（体检）机构，必须在保证完成基本项目目录的前提下，方可根据所在地区的实际情况和健康管理机构具备的人员、技术设备等条件选择开展备选项目，特别是推荐开展与心血管疾病、糖尿病、部分恶性肿瘤相关的风险筛查与监测项目。

考虑到各地体检机构设备条件及发展的不均衡性，允许对体检项目目录中的具体指标及内容（三级指标和内容）适当放宽，如血脂四项（三酰甘油、总胆固醇、低密度脂蛋白、高密度脂蛋白）中不一定均要测量高密度脂蛋白和低密度脂蛋白，只要求完成总胆固醇和三酰甘油两项即可。

特别说明：进行扩展项目检查时必须首先参考基本项目内容，以避免项目的重复检查（如血压、体重指数检查为基本项目，在冠心病、脑卒中风险筛查套餐中未再列入）；按照国家卫计委有关规定，基本体检项目不包含"乙肝五项"及除 X 线胸片外的有关放射检查；本体检基本项目适合成年人健康体检，不包含妇幼保健、职业病、入职（入学）体检，不涉及疾病的诊断与治疗评价。

（3）健康体检自测问卷的使用要求：健康体检自测问卷是开展健康体检基本项目服务的重要内容之一，问卷获取的健康信息及数据与医学检查设备获取的健康信息同等重要，是形成健康体检报告首页的重要内容，并为开展检后健康评估与开展个性化健康管理服务提供基础信息。因此，各级各类健康管理（体检）机构必须将体检自测问卷纳入开展健康体检服务的必备项目及体检套餐。该问卷主要适用于成年人。问卷采用多样化采集方式，包括电子问卷、纸质问卷、面对面问答、远程移动终端等。

答题前先仔细阅读问卷引导语、答题要求及注意事项，建议每个被检者必须完成自测问卷后方可获取健康评估及健康指导报告。对自测问卷填写不合乎要求或存在漏填、错填、误填者要及时剔除，以免影响体检报告首页质量。

（4）填写体检报告首页的注意事项：体检报告首页是基于健康体检项目和健康自测问卷信息采集基础上形成的个体体检信息摘要，体检报告首页的内容应突出重点，体现规范化和个性化要求。

所谓突出重点即突出体检发现的主要疾病及异常，指出健康风险分层及健康走向。所谓规范化即指按照体检报告首页的统一格式及要求进行填写，以便于体检信息的互通、互享、统计分析及交流。所谓个性化即要反映每一个受检者的实际情况和体检结果的针对性。

第四章　健康风险评估

健康风险评估（health risk appraisal，HRA）是一种方法或工具，通过收集与随访反映个体身体健康状况的各种信息，描述其完成日常生活活动的能力与健康水平，并利用预测模型来确定某一个体目前的健康状况及发展趋势，了解其未来发生某种特定疾病或因为某种特定疾病导致死亡的可能性，与其他健康人相比危险性有多大。这种分析过程目的在于估计特定时间内疾病发生的可能性，而不在于做出明确的诊断。通过所收集的大量的个体健康信息，分析建立生活方式、环境、遗传和医疗卫生服务等危险因素与健康状态之间的量化关系，对个体健康状况及未来患病或死亡危险性进行量化评估。健康风险评估包括健康状态、未来患病或死亡危险、量化评估3个关键词。

健康评估是健康管理服务中重要的一环，主要用于测量或评估个体生理健康、功能健康、心理健康和社会适应状态各维度的健康问题。个体健康风险评价结果，主要用于针对健康危险因素为个体提供保持和改善健康的方法，包括帮助降低个体患慢性病的危险性，维持与个体年龄一致的良好状态，有利于对个体的慢性病进行控制和管理并使之健康幸福地生活。在个体评估的基础上，还可以进行群体评价，可以用于了解危险因素在人群当中的分布和严重程度，为确定疾病防治工作的重点、制订防治措施和对策提供依据。

第一节　健康风险评估的原理与步骤

一、健康风险评估的基本原理

健康风险评估以问卷和体检等方式搜集个体生活方式及健康危险因素信息，在此基础上进行健康风险评估，定性或定量预测具有一定健康特征的个体是否会在一定时间内发生某些疾病或健康结果。目前，绝大多数健康风险评估已计算机化，可以通过软件实现。

健康风险评估最初是以死亡为结果的危险性评估，随着技术的发展及健康管理需求的变化，逐步扩展到以疾病为基础的危险性评估和完成日常生活能力、自报健康水平等个体健康功能及生命质量的评估。在评估时，收集疾病风险因素及危害程度（相对危险度），分析人群死亡率的资料和流行病学资料（如各危险因素的相对危险度和各危险因素在人群中的发生率），依据一定的数理统计模型，将各种危险因素转换成危险分数，即将危险因素的危害程度量化，从而可以定量描述个体患病或死亡危险与各种危险因素之间的联系。在疾病危险性评价及预测方面一般有两种方法，一是建立在单一危险因素与发病率的基础上，将这些单一因素与发病率的关系以相对危险度来表示其强度，得出的各相关因素的加权分数即为患病的危险性，这种方法简单实用，是健康管理发展早期的主要危险性评价方法；二是建立在多因素数理分析基础上，即采用统计学概率理论的方法来得出患病危险性与危险因素之间的关系模型。

健康风险评估需要阶段性地连续进行，要根据不同性别、不同年龄段健康风险因素、易患疾病和高死亡的原因等差异，设计在不同年龄段应做的健康检查项目，进行周期性的健康检查和健康风险评估，可为个体积累连续的健康基础信息，以帮助个体进行有效的健康决策和健康维护。

二、健康评估的步骤

（一）搜集和整理基础健康资料

调查研究，搜集资料是健康评估的第一步。认识疾病，要了解个体生活行为习惯、症状和体征及进行必要的辅助检查。正确的评估来源于周密的调查和健康监测。问卷调查、询问病史、体格检查、实验室检查和器械检查等都是对疾病进行调查研究和搜集资料的手段，在搜集和整理资料过程中应注意其真实性、系统性和完整性，防止主观臆断和片面性的倾向。

（二）风险计算

搜集所获得的基础资料可能较零乱，缺乏系统性，利用信息技术软件和通用的健康评估量表，可以进行健康风险计算，以更系统方便地提示个体主要健康危险因素和疾病风险。

风险评估或预测的结果主要用绝对风险和相对风险来表示。绝对风险基于队列研究构建，估计未来若干年内患某种疾病的可能性，用以估计多个危险因素对疾病的效应，如 5 年患病的绝对风险为 10%，表示 5 年内将发生被评估疾病的概率为 10%，评估疾病绝对风险的主要目的是确定干预措施的绝对效果。相对风险是具有某一危险因素的个体与不具有这种危险因素的个体相比，发生某种疾病的概率之比。相对风险是对某一个危险因素单独表示，以提示人们对某些行为（如吸烟）或某种生理异常（如高血压）进行干预，目前相对风险评估通常是指个体危险性与同年龄同性别人群平均水平或增减量之比。

（三）综合分析评估

基于系统软件的风险计算虽然便捷方便，但难免千篇一律，而且也许对每个个体的情况分析与掌握并不全面，还需要健康管理师根据个体的基本情况并结合实际经验做出进一步更合理的个性化分析与判断。健康管理师在对各种健康资料进行分析、评价和整理后，结合掌握的医学知识和临床经验，将可能性较大的几个疾病和健康危害因素排列出来，逐一进行鉴别，形成初步判断。由于受到信息获取不充分、健康状况变化复杂和健康管理师认识水平局限等影响，健康管理师可能只发现了某些自己认为特异的征象，导致评估思维方法片面、主观，因此健康评估作出的对疾病初步判断只能为进一步确立诊断和修正诊断提供建议。健康管理师在进行推理和判断的过程中要特别注意现象与本质、局部与整体、主要矛盾与次要矛盾、共性与个性、典型与不典型等几个问题，并注意结合既往评估结果进行动态分析。

（四）确立干预方案

在综合分析评估的基础上，健康管理师应根据医学知识，提出切合实际的生活指导方案、治疗方案、预防措施等全方位计划。初步判断后，必须在随访和实践过程中不断地观察思考，验证判断，及时补充或更正初步判断，进一步充实评估资料，通过动态的观察，使健康指导更有针对性。总之，准确掌握健康基本信息是正确评估的前提，缜密思考分析是正确评估的关键，动态观察对评估进行验证是正确评估的保证。

（五）出具评估报告

评估报告是健康管理提供者与服务对象进行信息沟通的有效手段，有助于服务对象更好地理解健康风险的概念与意义，并接受干预服务。

健康风险评估包括个体评估报告和群体评估报告，无论是个体评估报告还是群体评估报告，都应与评估目的相对应。个体评估报告一般包括体检结果、健康风险分析与评估的结果与分析，有针对性地提供健康教育信息，甚至包括饮食、运动等干预方案等。群体报告主要通过对服务群体的人口特征、患病状况、危险因素进行总结，提出健康干预方法与措施建议等。评估结果是健康风险评估报告的主要内容，为方便理解，评估报告一般都会辅之以简要解释和医生的详细解读，健康教育信息则依据个体评估结果针对性地给出。

第二节　健康评估的内容与方法

一、健康评估的种类

（一）个体性健康评估

通过问卷调查、体检等方式系统地收集个人健康信息，定性和定量地分析个体疾病预防与健康维护的信息，以全面反映个体健康状况、预防及早期发现疾病，对主要的健康问题和危险因素进行总结和概括，尤其针对可以修正的健康风险因素，从而增加个体改善健康的动力，并帮助提高健康管理项目的参加率。个体性评估包括生活方式/行为危险因素评估、疾病风险评估、临床生理指标危险因素评估、生命质量评估等。

1. 生活方式/行为危险因素评估　生活方式是一种特定的行为模式，这种行为模式受个体特征和社会关系制约，稳定的生活方式包括饮食习惯、社会生活习惯等。不良生活方式和行为对健康影响较大，膳食不合理、身体活动不足及吸烟是造成多种慢性病的三大行为危险因素。生活方式/行为危险因素评估主要是通过对身体活动、膳食状况、吸烟状况、精神状况的评估，帮助个体识别自身的不健康生活方式，明确个体存在健康危险因素的数量和严重程度，充分认识到这些行为和风险对生命和健康造成的不良影响，并针对性地提出改善建议。①身体活动评估的目的是评估机体能量消耗情况，为健身防病及疾病辅助治疗提供指导，从活动项目强度、持续时间和频率3个方面进行评估，主要的方法和工具包括身体活动日记、身体活动回顾调查及计步器、运动心率表等。②膳食评估的目的是评估个体及群体的营养状况，提出有益的营养及膳食建议，膳食评估的基础是膳食调查，主要方法有膳食回顾及血、尿的生化分析，常用的工具有食物频率调查表、膳食日记、24h 膳食回顾等。③精神压力评估产生的基础是科学研究所提示的精神压力与健康结果之间的关系，评估方法主要有心理生理方法、访谈和客观评分法、自报法3种方法，其中自报法最常用，典型的量表包括用于生活事件应激源评价的"社会再适应评定量表"、用于焦虑、抑郁测评的"明尼苏达多相人格量表"、用于认知评估的德若伽提斯压力分析量表。

2. 疾病风险评估　疾病风险评估指的是对特定疾病患病风险的评估，是有关患病可能程度的评估，其作用是帮助评估对象发现患某些疾病的可能和严重程度，促进评估对象积极采取措施，改善饮食、习惯等生活方式，或到医院进一步做临床检查。疾病风险评估作为健康风险评估的主要类型，与健康管理措施有密切联系。选择开展风险预测评估的疾病病种一般为发病率高、危害严重及现代医学对之已有较好干预或控制效果的疾病，且流行病学研究已发现和确定与该疾病发生有关的危险因素，并随之建立有效的疾病预测模型，该模型具有较好的正确性和准确性。

3. 生理指标危险因素评估　生理指标危险因素评估是通过检测个体血压、血脂、血糖、体重、身高、腰围等生理指标，明确个体或群体各项生理指标的危险程度及同时存在其他危险因素的数量，评估个体或人群的危险度，进行危险度分层管理，如高血压分层管理，血脂异常危险度分层管理等。高血压、高血脂、高血糖、肥胖等本身既是疾病状态，同时又是冠心病、脑卒中、糖尿病及慢性阻塞性肺病的危险因素。因此，在进行相关指标危险度分层和疾病管理分类时，还需考虑年龄、性别、家族史、其他体格检查和实验室检查的生理指标等，使评估对象可以量化地了解自己的健康状况、患病危险性、疾病严重程度与可能进展、并发症及预后等，以提高评估对象的治疗依从性与主动进行健康管理的积极性。

4. 健康功能评估　健康功能评估即生命质量评估，是以社会经济、文化背景和价值取向为基础，评估对象对自己的身体状态、心理功能、社会能力及个人生活状况的感受和理解。作为一种新的医学评价技术，全面评价疾病及治疗对患者造成的生理、心理和社会生活以及生活态度等方面的影响。评估的基本内容主要包含身体健康、心理健康、社会功能、疾病状况、对健康总体感受5个方面，多采用各种量表进行测量，包括一般性生命质量调查量表、各类临床生命质量调查量表和特殊病种生命质量调查量表等。

（二）公共卫生监测与人群健康评估

群体性评估是从群体的角度进行相关公共卫生监测，开展大众健康评估。包括对自然环境、社会环境、食品安全、职业卫生、生物遗传、医疗卫生保健服务、不良个体行为等方面进行调查与监测，综合了解社会经济状况与人群健康水平，为制定群体性干预方案、确定优先干预策略和制定政策提供依据。群体的风险评估建立在个体的评估基础上，必须先有个体的评估方案，然后才有群体评估。将个体风险度评估方法运用于群体，可计算目标人群中目前的发病危险和建立健康生活方式后可以减少的发病危险，从而确定人群中危险因素的属性，计算目标人群中不同危险因素给群体发病带来的危险及可能减少的风险，为确定优先干预项目提供参考。

（三）管理效果评估

对管理对象的膳食、运动执行情况、治疗依从性及各项生理指标的动态变化进行监测与分析，评估干预管理的效果，并在评估的基础上制定新的健康指导与管理方案。

二、健康评估的内容

（一）个体化评估的主要内容

1. 服务对象基本健康信息　根据体检与监测结果的综合报告，分析评估整体健康状况，进行综合健康评分并分析主要健康危险因素，重点描述主要健康问题（疾病诊断、阳性发现、既往史、家族史）和需要关注的主要生理指标情况（体重、腰围、血压、血糖、尿酸、血脂）等。有连续体检与监测结果的服务对象，还应分析历次体检重要指标趋势对健康状况的反映，主要有体质指数、血压、空腹血糖、血脂等。

2. 常见慢性病的风险评估　现行的技术已发展出多达数十种慢性病的风险评估模块，常见的有高血压病风险评估、糖尿病风险评估、肥胖症风险评估、脑卒中高危人群风险初筛评估、缺血性心血管病发病风险评估、代谢综合征风险评估、肺癌等肿瘤的风险评估。在实际的疾病风险评估中，不需要面面俱到，应根据实际情况选择对个体关联度大和危险程度高的病种进行分析评估。疾病风险评估包括个体未来若干年内患某种疾病的可能性（概率值）；与同龄、同性别的人群平均水平相比，个体患病危险性的高低（群体中的百分比或与群体平均危险水平相比的倍率）。

3. 对生活方式进行分析和制订健康处方　通过对收集的生活方式信息进行汇总分析后得出报告，总结服务对象目前主要的生活方式，并给出指导意见。对饮食、运动、吸烟、饮酒、睡眠、心理等主要生活方式与行为习惯进行评估分析，并分类提出通过监测、体检发现的与不良生活方式相关的疾病指标异常，如报告评估对象饮食热量超标，且膳食结构不合理，提出与饮食相关的异常指标，包括脂肪肝、超重、胆结石、血压偏高、三酰甘油偏高等；如运动相关的异常指标，包括脂肪肝、超重、血压偏高；与饮酒相关的异常指标，包括脂肪肝、血压偏高。通过不良生活方式的分析可以让评估对象充分了解生活方式与疾病的相关性，关注慢性病发生的"一因多果"与"一果多因"，树立通过生活方式干预促进健康的理念并落实干预措施。针对个体的主要健康危险因素提出干预方案与建议，提出饮食、运动、心理、中医养生等健康处方，各项处方的提出应与评估对象充分沟通协商，根据其意愿和能力，选择合适的方式。①饮食保健处方，应根据客户的能量消耗水平，推荐每天摄入的能量，制订饮食保健方案，包括营养摄入参考、食物能量配比建议、油和盐的建议、一日食谱推荐及饮食注意事项。②运动保健处方，包括运动项目、频率、强度、时间建议，自觉疲劳分级（RPE）测试与评分，运动强度自我估算的简便方法与技巧，根据运动当量进行常见运动步数换算方法，运动注意事项等。③心理保健处方，包括睡眠质量、精神压力自我认知等心理与精神状况相关指标分析，使用相关心理健康量表进行测试和结果分析，并给出合理化建议，以优化生活方式、提高缓解压力的技能，并对有需求者推荐到专科就诊。④中医体质养生建议，应基于如实填写标准的中医体质辨识量表，必要时候仍需要专业中医医生进行判断，尤其是出现几种体质同时存在的情况，需要中医医生根据患者实际情况进行综合判断，在明确体质类型后，给出适宜的中医食疗、药膳、运动养生等调理建议。⑤对吸烟人群应建议戒烟，并提供相关评估和药物干预。

4. 就医体检建议　体检发现异常或可疑问题需进一步明确诊断的，应该及时通知复检复诊或推荐到各专科就诊，进一步寻求医学专家的处理意见。疾病只有早发现、早治疗，才能防止其进展、恶化，从而有可能避免产生不良的后果。如体检新发现血压偏高，应通知该体检者再次测量和明确诊断；发现肿瘤标志物阳性者，应建议进一步医院就医。

（二）群体性评估的主要内容

1. 服务群体健康信息综合分析　群体性评估实际上可以认为是对一定范围内人群的监测结果进行分析，包括群体基本信息、群体生活方式及危险因素分析、群体主要疾病分布与重要生理指标监测结果等。①群体性评估的基本信息，包括接受健康监测与体检的群体总数、性别、年龄分布等基本情况。②服务群体生活方式及危险因素分析，包括吸烟率、经常饮酒率、饮食习惯不良发生率、运动水平、心理评估测评得分分布等。③群体主要疾病分布，描述与分析对群体影响最大、发生率最高的主要的疾病与体检异常结果，应描述高血压、糖尿病、结石、高血脂、骨质疏松等主要疾病的人群分布特征及患病率，对有肿瘤标志物超标等人群还应有特别提示。④重要生理指标监测分析，描述对体质指数、血压、空腹血糖、血脂、尿酸等生理指标的平均水平与指标异常的分布情况的描述。⑤慢性病风险评估整体分析，汇总和统计服务群体疾病风险评估结果，分析高血压、糖尿病、肿瘤等疾病的患病率，高危、中危、低危等不同类别人群所占比例，了解群体的主要慢性病风险，并明确群体性防控重点。

2. 历史数据纵向比较 对有连续性体检与监测数据的群体，对主要健康问题和健康危害因素的历年数据进行纵向比较，可以反映单位整体健康状况变化趋势，比较的重点为高血压、糖尿病、高脂血症、高尿酸血症、肥胖、超重、颈椎病、腰椎退行性病变、冠心病等疾病及吸烟、饮食、身体活动等主要生活行为方式。

3. 主要健康问题分析及建议 具体解读分析监测和体检发现的群体最常见健康问题，并结合相关健康危险因素和医疗保健政策、健康环境分析，提出医疗保健、健康环境创建、人群健康行为改进等方面的建议。

三、健康风险评估工具的利用

（一）健康评估软件的使用

健康评估软件多从流行病学工作者的角度开发设计，强化了疾病监测、健康档案管理、运动膳食指导的功能，符合社区慢性病防治工作中"健康教育+健康督导"的工作模式。健康评估功能设置方面力求向深度和实用发展，而不是片面追求广度。目前常见的健康评估软件体系结构灵活，能够通过网络实现健康管理师与服务对象的互动，对服务对象的运动和膳食等生活方式提供量化监测并实现个性化指导；按照健康管理的要求，健康评估软件操作步骤程序化，并通过直观的图和数据及时给出提示预警信息，使健康管理过程更直观、便捷；内置完善的专家督导系统和健康信息库，弥补因健康管理师知识结构的差异而导致干预效果不一致的缺陷，实现规范化、系统化的管理。

健康评估软件的基本功能一般包括高血压、糖尿病、冠心病、脑卒中、代谢综合征、动脉粥样化性疾病、部分肿瘤等疾病的危险评估模块；个人膳食营养分析、运动指导分析模块；食物热量换算功能模块和改进危险因素方案模块等。健康评估软件集成健康档案管理、健康状况分析、健康干预指导、患者指标趋势图、简易处理流程等应用系统，适用于高血压病、2型糖尿病、高脂血症、冠心病、脑卒中等疾病的患者管理，也适合对健康成年人进行运动、膳食指导。目前许多评估系统还可与对服务对象进行饮食、运动等个体化监测的设备或终端配合使用，可为高危人群及患有生活方式疾病的患者提供科学量化的非药物干预方案。健康评估软件还可以帮助健康管理师完成以下工作：对社区人群、高危人群的慢性病进行监测随访，健康档案管理；随访、评价患者病情，记录各项理化指标及其变化趋势；处理繁杂的膳食营养素摄入计算及营养配餐工作；根据运动、膳食、平衡原则向服务对象提供个体化的运动和膳食方案。

（二）健康评估量表

SF-36量表是全球健康研究和实践中使用最为广泛的健康状况评估量表之一，其评估指标与临床疾病发病、治愈、严重程度及预后有关，既适合健康人群，也适合患者。SF-36量表在中国人群的性能测试中，表现出良好的信度和效度，该量表保持了原量表的涵义和结构，达到国际生命质量评价项目所要求的心理测量标准，验证了SF-36量表在中国人群健康评价中的适用性，这促进了SF-36量表作为健康评价工具在我国的应用。

SF-36是一种有36个项目组成的健康调查方法，由患者对自己的健康状况进行自我评价，内容分为8个方面：分别是①社会功能（SF），躯体健康或平常社会活动中的情感问题的影响力；②情绪角色功能（RE），哪种程度的情感问题会引起他们在工作或其他日常活动中工作量或运动量减少、缺席，或工作不认真；③心理健康（MH），焦虑、抑郁、行为或情感控制力丧失等心理状态；④精力（VT），精力和疲劳的评估来获得自我满足感；⑤躯体健康（PF），躯体活动受限的程度；⑥躯体角色功能（RP），在工作或其他平常活动中躯体健康受限的程度，引起他们工作或平常活动缺勤的时间数量，以及引起他们完成工作或其他平常活动的困难；⑦躯体疼痛（BP），疼痛或不舒适感的频率以及在平常活动中由于疼痛而受干扰的程度；⑧总体健康（GH），对自己目前健康状况的总体评价，对疾病的易感性，以及对未来健康的期望。各部分均有最低分值与最高可能评分，8个维度总评分最低分值为35分，最高分值为145分。

每个方面还可以通过分值转换计算其达到理想标准的百分比，其转换方法为：转换尺度=[（实际分值-最低可能的分值）/可能的分值间距]×100%。例如，身体功能最低为10分，最高为30分，其患者自我评价为 21 分。则：[（21-10）/20]×100%=55%。说明该患者身体功能只及完全健康状况的 55%。100% 代表最大分值，或者说是最佳健康状态。因此，功能维度得分越高表示功能越好，精神健康维度得分越高表示心理越健康，疼痛维度得分越高表示疼痛越轻。

第三节　健康风险评估的结果应用

一、识别健康问题及健康风险因素

健康风险评估应用于识别健康问题及健康风险问题，提高干预的有效性，由于健康风险因素对健康的影响有一定的过程，通过收集健康风险因素的资料，定性和定量地分析评估健康风险因素与健康、患病、死亡之间的关系，通过个体目前所处的危险因素计算其预期患病或死亡率，与平均患病或死亡率进行比较，预测个体暴露在这种危险因素情况下，未来若干年患病或死亡的概率；针对这些健康风险因素，制订个性化的健康管理计划，并在医生的指导下，采取积极的、行之有效的干预措施，促使个体或群体努力改变或减少这些危险因素，则可预防由这些危险因素所致的健康问题。

二、实施个性化的健康教育与健康促进

健康风险评估是健康教育和健康促进的重要工具和手段，通过健康风险评估可以较为明确地了解评估对象暴露于哪些健康风险因素，尤其是存在哪些不良的生活行为方式等，并反馈给评估对象，针对这些风险因素制订个性化的健康教育和健康促进计划，努力使评估对象自觉采纳健康生活方式的建议，以降低或消除影响健康的风险因素。健康风险因素的评估结果也可用于评价健康教育的效果。

三、降低慢性病的死亡风险和医疗费用

流行病学资料显示，生活方式和一些生物测量指标如（血压、血脂、血糖）异常与健康状况存在明显负相关。久坐、吸烟、过度饮酒、药物滥用、营养不良、肥胖、不良饮食习惯、体重过高或过低、高胆固醇、高应激状态、高血压、高血脂、抑郁等健康危险因素会影响健康并最终引起伤残和死亡；而降低这些危险因素，相应的发病率及死亡率会明显降低。同时，健康危险因素与医疗费用存在密切关系，不良生活方式和健康危险因素会增加经济负担，有危险因素的个体即使在短时间内其医疗费用也高于无危险因素者。目前，一些健康保险公司正在利用健康风险评估进行疾病管理，并将健康风险评估及健康教育作为一二级预防的重要内容以控制不断上涨的医疗费用。

四、维护职业人群健康和降低伤残率

健康危险因素与企业生产率、缺勤率有密切关系，健康危险因素增加，生产率下降，缺勤率增加。工作效率指数与健康危险因素的种类和数量有关，随健康危险因素数目增加，雇员的工作效率下降。研究表明，可以通过工作场所的健康促进活动有效改善个体的行为生活方式，如为员工提供健康促进项目活动，使其采取健康的行为方式降低危险因素；通过建立健康的企业文化支持个体的健康行为。一些危险因素与伤残的发生有密切关系，认识这些危险因素并加以改变能降低伤残率，伤残不仅显著影响员工的生命质量及企业生产率，而且会带来大量的医疗费用。

五、评价卫生服务的需要与利用

卫生服务是卫生系统借助一定的卫生资源，向居民提供的医疗、预防、保健、康复等各种活动，是对个体和群体进行的有益健康的医学行为的全方位人性化管理和看护。我国人口众多，卫生资源的配置与居民的卫生服务需求有一定差距，且卫生服务需求受服务价格、个体经济收入、健康知识储备和卫生普惠政策等多种因素制约。研究表明，有健康危险因素者其门诊次数、住院次数及访问医疗机构的频率均高于无危险因素者。通过健康风险因素评估，可以根据不同个体和群体的需求合理配置卫生资源，使居民在早期合理利用卫生服务，提高卫生服务的需求，而不是到了疾病晚期甚至不可治愈的阶段才利用卫生资源。

六、实施人群的健康管理

利用健康危险因素评估可以了解群体危险因素的种类及数量，以便对人群进行分类管理，以提高干预的针对性和有效性，同时也降低干预实施的成本。根据健康风险的程度分为低风险组与高风险组，对低风

险组的个体和群体采取集中的健康教育及健康促进活动，实施生活方式管理和需求管理，对高风险组的个体和群体采取有针对性的干预，实施疾病专案管理。根据健康需求分为近期有需求和无需求，有需求的又可根据不同的需求内容分组，对近期有需求的个体和群体应及时开展健康风险评估，提供相关健康服务，减少使用原以为必需的、昂贵的、临床上不一定有必要的医疗保健服务，也可以通过电话、互联网等远程管理方式来指导个体和群体正确地利用各种医疗保健服务满足自己的健康需求。此外，还可以根据不同的年龄、性别、干预风险因素、疾病种类、干预措施等开展人群分类管理。

七、评价健康管理的效果

健康管理的效果评价包括风险因素的控制、患病危险性的变化、成本效果评价和满意度评价4个方面。

1. 风险因素的控制　是通过观察风险因素干预前后的变化和差异，评价风险因素控制程度、发展趋势和人群中风险因素控制的比例等。

2. 患病危险性的变化　是在健康管理的时间范围内，评估服务对象针对特定疾病的患病风险的变化方向和幅度，总结干预的有效性。

3. 成本效果评价　运用经济学的手段和方法，评价干预措施的成本和达到某种效果之间的比例，了解个体或群体在经济上的回报。

4. 满意度评价　是收集服务对象和健康管理师的反馈意见，了解健康风险评估和健康管理服务及整体效果的满意度。

第四节　健康风险评估报告的解读

一、评估报告解读的主要内容和步骤

（一）综合健康信息

综合健康信息是全面汇总评估对象目前健康状况、家族史、饮食习惯、生活方式、心理状况及体检结果等。目的是对评估对象进行健康风险提醒和体检结果的通俗解读。

1. 健康风险信息汇总　对客户"问卷"中提供的目前经常出现的症状、既往史、家族史、不良的饮食习惯和生活方式及体检结果的异常信息进行汇总。

2. 健康风险信息提示　针对"健康风险信息汇总"中的异常信息进行专业的、通俗的提示和解释。

（二）疾病风险评估解读

疾病风险评估是对评估对象未来5～10年内某种疾病的发病风险进行预测，并提示致病风险因素及其危险度，目的是通过量化的方式对客户进行健康风险预警。

1. 报告内容与方式

（1）疾病风险示意图：以直方图形式简单明了地显示该评估对象患某种疾病的实际风险、最佳状态、最低风险及与人群平均风险的对比关系。①实际风险是指评估对象在目前健康状况下未来5～10年内发生某种疾病的可能性；②最佳状态是指评估对象最好健康状态的数值；③最低风险是指评估对象通过充分控制可控的风险因素后患某种疾病的可能性；④平均风险是指与评估对象相似人群（同性别、同年龄段、同地域）患某种疾病的可能性。

（2）风险分析：包括评估对象目前患某种疾病的实际风险度值，与人群平均风险进行对比而得出的倍数值和风险控制的目标（最低风险）。

（3）主要风险因素和风险程度：提示评估对象目前存在的患某种疾病的主要致病风险因素及该风险因素在疾病发病风险中所占的比例。发病风险程度分级：低风险、中度风险、高风险、很高风险、可诊断。

2. 报告特别说明

（1）健康风险评估系统计算出来的发病风险，是一种概率风险，是指与某评估对象具有相同风险因素的人群患某种疾病的可能性。该发病风险并不能确切地告诉评估对象会不会得某种疾病，也不能作为疾病诊断的依据，但这种量化的概率风险，能够起到很好的预警作用。

（2）健康风险评估是对将来发生某种疾病的可能性进行预测，如果评估对象目前或曾经患有某种疾病，

或者某些体检指标对某种疾病的诊断具有较明确意义，本系统将不对该疾病进行预测。

（3）健康风险评估主要适用于 20~69 岁成年人，这是因为该人群的疾病风险预测相关数据资料较完整，能更好地理解和填写"问卷"；20 岁以下人群身体处于发展阶段，生活方式尚未定型，同时该人群的疾病风险预测相关数据资料较少，疾病风险预测的准确率较低；70 岁以上的老年人群中大多数可能发生的慢性病已经发生了，疾病风险预测意义不大。

（三）保健建议解读

保健建议解读是在对评估对象目前的健康状况和疾病风险进行综合分析与评价的基础上，结合临床医学、营养学、运动医学等原理和知识，初步形成的对某些健康风险因素进行管理的目标、时程和措施等。在计划实施过程当中，健康管理师可以根据客户健康状况的变化对本计划的目标、时程和措施进行相应修订。

（四）体检报告总检结论及治疗建议解读

1. 监测项目释义　向评估对象列举监测与体检的主要项目，并对其检查意义进行简要的描述，让评估对象清楚本次监测与体检所涉及的范围，为其下次监测与体检项目选择提供依据。

2. 异常结果提示与解读　按疾病诊断、阳性发现和其他异常，列出所发现的问题，并给出相应的医学解释、原因分析和建议。

3. 进一步就医建议　鉴于医学技术发展的局限性及所选择的检查项目并未涵盖全身所有脏器，所以建议对异常结果进行随访和其他相关检查，以便健康管理师进一步诊断、治疗和及时调整健康管理计划。使评估对象了解自己的健康状况，起到无病早防、有病早治、促进健康、增强体质的作用。

二、报 告 解 读

报告解读实际上是开展针对性健康教育和做好进一步营销的过程。健康管理师应具备良好的人际沟通能力，并掌握一定的营销技能，抓住报告解读这一服务环节，准确地了解甚至创造并经营客户的需要，做好客户维护和进一步服务推广，抓住合适时机，迅速有效地将信息传达给对方，建立长期的顾客关系。

（一）个人评估报告的解读技巧

（1）建立信任关系：健康管理师所提供服务的每一步都会影响客户对服务质量的总体印象，这被称作"瞬间真实"。健康管理师应把握住每一个瞬间真实，向客户传达一个完整的总体印象。因为服务是无法与健康管理师分离，客户对专业服务人士的印象，从专业程度、形象衣着到谈吐风度，都将影响他对服务质量的判断。健康管理师要掌握沟通技巧，提高客户的满意度，建立信任关系，是获得客户长期满意的重要因素，是取得市场长期成功的关键所在。

（2）了解客户的需求：在为客户解读报告过程中，与其进行愉快的沟通，掌握他的工作情况、生活现状、行为方式及心理健康状况等，结合报告，全面详细地了解他的健康欲望、要求与需求，为下一步的健康维护计划做准备。

（3）教育客户：宣讲健康管理知识，让客户非常清楚自己目前的健康需求是什么，如肥胖是引起冠心病、糖尿病、癌症等慢性病的主要危险因素，控制体重又需要科学的方法，在医生、健康管理师的帮助下科学减肥是十分重要和安全的。

（4）制定健康管理计划：当客户决定接受进一步的健康管理服务后，立即强化其信心，如你参加了健康体重管理项目，就朝着你的健康迈出了第一步，下一步就是你在健康管理师的指导下积极地行动，你的目标一定能够实现。例如，某某客户进行了 6 个月的体重管理，体重下降了 3kg 等。在获得必需的相关健康信息的基础上，经过充分沟通与协商，与客户共同制订一份有价值的"个人健康维护计划"，并明确健康指导频度与内容，与客户建立长期友好的合作关系。

（二）团体报告的解读技巧

（1）建立相互间信任与支持关系：团体健康管理服务需要得到单位工会等支撑健康管理工作的核心部门的支持、配合，才能更好地完成好团体健康服务计划。健康管理服务机构必须强化健康管理师的形象意识、服务意识、职业道德意识，提高专业技能、职业素养。凭借健康管理师对客户的态度及处理特殊要求反应的灵敏性、对客户个性化需求的满足及团队合作精神，合作单位就可直接判断健康管理队伍是否值得信赖，决定是否继续建立良好协作关系起到很重要的作用。

（2）做好团体健康情况整体分析：在团体报告解读过程中，详细讲解、分析单位员工健康状况，各疾病的发病率，影响健康的原因，员工心理状况等，根据单位员工年龄分布情况、职业、生活习惯、环境因素等，结合患病率，提出一个合理化团体健康干预计划。

（3）强调团体健康管理的作用：对核心部门和客户进行健康管理知识宣教，让客户认识到可通过对单位团体健康管理服务，使单位以最小的投入获取最大健康收益，不但能有效地提高劳动出勤率、降低因生病缺失生产力的概率、有效地降低单位医疗费的支出，而且能激励员工士气、充分调动员工的积极性、使员工保持最佳工作状态和旺盛工作精力、提高了单位的生产率。

（4）介绍健康管理服务内容：患者第一需求是得到医院的医疗服务，这些服务主要在医院内完成。治疗后的院外健康维护需求，并没有任何医院能够提供长期的帮助。健康管理机构可为健康人群或疾病治疗后人群提供以疾病预防为目的的健康管理服务，客户的全部健康需求都能够得到满足。向客户详细介绍可以提供何种健康服务，共同商议健康服务计划及组织实施，建立长期的健康服务体系，使客户依赖于健康管理机构。

第五章　健康管理干预与随访

第一节　健康管理干预

一、概　念

健康管理干预指根据所处环境，针对高风险因素以多种形式来帮助个体或群体采取行动、纠正不良的生活方式和习惯，控制健康危险因素，实现个体及群体健康管理计划的目标的全过程。本章所述的健康管理过程中的健康干预是个性化的，是随时调整的。干预必须在矫正不良生活方式和疾病管理上狠下功夫，坚持全程动态性健康监测，即根据个体及群体的健康状况、危险因素及环境，由健康管理师指导，设定目标，并动态追踪效果。如健康体重管理、血糖管理、血脂管理等。通过健康管理日记、参加专项健康维护课程及跟踪随访措施来达到健康改善效果。

二、干 预 目 标

（1）近期干预目标：对亚临床状态的异常指标、生活方式等进行干预。
（2）中期干预目标：对单病种疾病、生活方式等进行干预。
（3）远期干预目标：对多种疾病特别是慢性非传染性疾病、生活方式等进行干预。

三、干 预 方 法

（一）干预种类

健康管理干预将从膳食营养、体力活动等生活方式及生理、精神心理、社会环境等角度制订健康干预方法，对每个服务对象进行全面的健康管理服务，以有效地帮助、指导人们成功把握与维护自身健康。

1. 认知干预　通过健康教育、健康宣传、随访管理等方式，培养和建立科学的健康观、健康的生活方式，树立疾病可防可治的信念。

2. 行为干预　通过建立和运用健康相关的行为和行动，达到促进健康、维护健康、恢复健康、预防疾病的目的。

3. 环境干预　通过对服务对象生活和工作环境、饮用水等进行专业评测，针对评测结果制订相关的方案。

（二）干预途径

利用门诊、义诊、机会性筛查、讲座、宣传活动、监测、入户等途径进行疾病干预。

1. 聘请专家开展专题讲座　可定期开展健康大讲堂活动，利用校报、广播、宣传单进行宣传；发放高血压、糖尿病自我管理小册子和高血压、糖尿病胸卡等。

2. 高血压、糖尿病自我管理小组　糖尿病沙龙和高血压俱乐部等，促进慢性病患者间相互交流。

3. 组织适合社区开展的体育和文娱活动　如每天带领辖区居民尤其慢性病患者做手指操、打太极拳和跳健身舞等。

4. 社区医院成立健康教育讲师团　动员组织老年人等慢性病高风险人群及患者举办慢性病防治、健康生活方式和自我管理技能等讲座。

5. 在各社区（村）设置慢性病防治健康教育宣传栏　每季度至少将内容更换一次；发放慢性病防治知识宣传册。

6. 发挥群众性自发组织作用　并给予技术指导，如徒步行走团、自行车健身队和广场舞团等。

7. 结合政府部门组织的文体活动进行健康管理的随访与干预。

8. 利用企业社团组织及网络开展健康管理　如工会、内设的健康管理部门、企业和医院等。

（三）干预步骤

1. 采集健康状况及危险因素信息　根据被服务对象的家族史、遗传史、既往史及已有的健康信息，制订个性化的身体检测方案。采集被服务对象的体检报告、实验室检查报告及个人的家族史、健康史、生活方式、膳食结构、环境等相关健康状况信息。

2. 诊断和评估健康状况　根据采集的健康信息准确有效地评估出被服务对象目前的健康状况、未来患相关慢性病的危险程度、发展趋势及与其相关的危险因素，并确定该服务对象处于"健康"、"亚健康"、"高风险"或"患病"的状态。根据相关指标，可提出某种指标对某种疾病发生的预警；对处于"亚健康""高风险"或"患病"的服务对象，对其危险因素进行分析，并确定所有相关危险因素。

3. 建立健康档案　以个体为基础建立包括有所有健康相关信息在内的健康档案，可建立纸质档案，有条件也可建立电子档案。档案包含被服务对象个人基本资料、个人健康状况、既往史、家庭史、各项检查报告、就医记录等，也应该包括生活方式、膳食状况、环境等情况。

4. 设计健康干预方案　根据被服务对象的健康及疾病状况，提供针对性的健康指导建议，并为被服务对象订期制订个性化健康干预方案，以邮件或短信的形式定期发送，帮助被服务对象建立合理、健康的生活方式。

5. 经过6～12个月的干预后　再次进行身体检测，以调整干预方案。

四、干预内容

（一）健康危险因素干预

健康危险因素干预是针对服务对象存在的不良生活方式进行风险评估并预警，以制订有针对性的干预方案。其核心是改变不良生活行为习惯，养成健康向上的生活方式。

生活方式是一个内容丰富、内涵广泛的概念，通常是指人们在社会活动、日常工作与生活中衣、食、住、行、玩的方式，是人们生活习惯、爱好、生活目的及对生活的态度的总和。

1. 膳食干预　通过个性化的膳食营养方案，指导人们合理饮食，均衡营养，达到养生、防病、治病的目的。

2. 运动干预　通过改变不利于健康的久坐少动的生活方式，指导合理运动，避免运动损伤，达到增强体质，预防和辅助治疗疾病，提高生命质量的目的。运动干预办法包括日常运动方案和专门针对某种疾病的专项健身方案。

3. 心理干预　通过积极的引导、启发、转移、排解等方法达到缓解精神心理压力的目的，并能给予积极的治疗建议。心理干预办法包括日常心理健康和特殊心理调节。

4. 戒烟限酒干预。

5. 环境干预　针对被干预人群的工作和生活环境开展有针对性的健康管理及干预。

（二）慢性病高风险人群干预

1. 发现高危个体

（1）创造方便发现慢性病高风险人群的条件和政策环境，宣传高风险人群早发现的重要性和方法，鼓励在家庭、社区、单位、公共场所提供便利条件，发现高风险人群。

（2）医疗卫生机构可通过日常诊疗、健康自测、建立健康档案、单位员工和社区居民定期体检、从业人员体检、开展大型人群研究项目等方法发现高风险人群。

（3）慢性病高风险人群为具有以下特征之一者：①血压水平为130～139/（85～89）mmHg）（1mmHg=133.3Pa）。②现在吸烟者。③空腹血糖水平（FBG）为6.1≤FBG<7.0mmol/L。④血清总胆固醇（TC）水平为5.2≤TC<6.2mmol/L。⑤男性腰围≥90cm，女性腰围≥85cm。

2. 高风险人群的健康干预　为防止或延缓高风险人群发展为慢性病患者，需要对其加强健康干预，定期监测危险因素水平，不断调整生活方式干预强度，必要时进行药物预防。针对具有任何1项高风险人群特征者，可以通过群体健康干预，促进其对自身进行动态监测和生活方式自我调整；针对具有3项及以上高风险人群特征者，应当纳入个体健康干预范围。

（1）动态监测危险因素指标变化：血压在130～139/（85～89）mmHg之间者，每半年测量血压1次；男性腰围≥90cm，女性腰围≥85cm，每季度测量体重及腰围1次；6.1≤FBG<7.0mmol/L者，每年测血糖1次；5.2≤TC<6.2mmol/L者，每年测量1次。医疗卫生机构通过健康教育等方式指导

具有上述任何 1 项高风险人群特征者按照上述要求主动监测自身指标变化情况；对具有 3 项及以上高风险人群特征者，基层医疗卫生机构应当将其纳入管理，定期随访其指标变化情况。此外，对于吸烟者，应每半年询问一次吸烟情况。对伴有多种危险因素和同时伴有其他慢性病的患者，监测频率还需加强。

（2）生活方式自我调整和强化干预：对具有任何 1 项高风险人群特征者通过健康教育，促进其对自身的生活方式进行自我调整。对具有 3 项及以上高风险人群特征者，基层医疗卫生机构应当对其开展强化干预，包括合理膳食、减少钠盐摄入、适当活动、缓解心理压力、避免过量饮酒等。

1）强化生活方式干预需要坚持以下原则：①强度适中，循序渐进，需针对个体情况，医患共商，确定干预可能达到的阶段性目标。②长期坚持，形成习惯，长期坚持良好的生活方式，逐步形成习惯，才能取得良好的效果。③亲友互助，强化习惯，强化干预需要家人和朋友的配合。首先，亲友的配合为实现戒烟、合理膳食等行为提供支持，其次，亲友的支持有助于增进感情，使家庭和睦社会和谐；第三，高危个体的家人甚至是同事往往具有相似的行为习惯，共同培养健康生活方式有助于亲友的健康。④同伴共勉，提高信心和技能，发挥同伴教育的作用，充分运用"自我管理"技能，如参加"兴趣俱乐部"等，有助于同伴间交流经验，增强信心，长期坚持，降低成本。

2）强化生活方式干预需遵循以下步骤：①确定个体存在的危险因素和所处水平，了解其知识、态度和行为改变状况；②分析控制各种危险因素对预防慢性病作用的大小，提出循证医学建议；③结合实际情况，综合考虑各种危险因素控制的难度和可行性，制订危险因素控制优先顺序、阶段目标和干预计划；④创造方便的危险因素监测、咨询和随访管理的支持性环境，鼓励高危个体争取亲友、同事的配合，积极参与有关活动组织；⑤结合经常性的监测与评价，适时调整干预策略和措施。

（三）慢性病干预

慢性病干预指对已患慢性病患者的干预，包括心脑血管疾病、糖尿病、代谢综合征、慢性阻塞性肺病、骨质疏松症、恶性肿瘤等疾病的管理干预，其内容包括指标异常和单种、多种疾病及其他健康问题的综合干预方案。具体可参见本书其他章节。

五、干预的评价

为确保健康干预取得实效，应当对健康干预措施的落实情况建立监督与效果评价机制，考评指标可分为个体和群体两种。

（一）个体健康干预的主要考评指标

个体健康干预的主要考评指标有：落实健康教育计划，落实健康管理医务人员的培训计划，提高健康知识认知水平，按规定时限对服务对象进行随访，不良生活方式和行为得到有效的矫正，危险因素（体重、总胆固醇、血脂、血压、血糖等）的控制程度，易患疾病患病危险性的下降幅度，服务对象的满意度评价。

（二）群体健康干预的主要考评指标

群体健康干预的主要考评指标有：落实健康教育计划，落实健康监测方案，不良生活方式和行为得到有效的矫正，提高群体整体健康知识知晓率，危险因素（体重、总胆固醇、血脂、血压、血糖等）的控制程度，整体健康水平得到提高，慢性非传染性疾病的患病率下降，医疗总费用的下降幅度，服务对象的满意度评价。

第二节　健康管理随访

一、概　　念

健康管理随访指制订随访计划，通过家庭访视、电话随访、信函通知和门诊等方式进行访问，并及时修正干预过程中所出现的系列问题，以达到预期目标的全过程。

二、随访管理的目的及意义

通过随访管理能够有效监测、控制慢性病；改善不健康的生活方式，减少或延缓并发症的发生，降低致残率、死亡率；评估个性化治疗效果，及时调整治疗方案，使相关指标稳定维持目标水平；促进患者坚持自我管理，掌握双向转诊，减轻患者负担。

三、随访管理的信息搜集方法

随访管理需搜集服务对象的大量健康信息，包括相关身体测量指标、生化指标及生活行为方式信息等。健康信息搜集是健康管理的重要环节，只有通过全程动态性的搜集才能及时掌握服务对象健康状态的变化，判断健康干预的效果，为随访管理提供基础数据。健康信息可通过以下来源进行搜集。

（一）自我监测

自我监测是服务对象对自身健康状态进行经常性监测的重要手段。及时记录各种自测项目（血压、血糖等）的监测结果，医务人员要定期搜集服务对象的监测结果，并及时给予指导。

（二）医疗机构

服务对象定期到医疗机构进行健康检查，从而获得相关健康指标，及时掌握身体健康状况。

（三）远程监测

通过网络系统实施，有条件时配备必要的远程监测仪器（手机健康相关软件、智能手环等）。医务人员要及时收集、汇总和分析这些监测资料，随时掌握服务对象的健康动态。若健康状态处于正转变，则积极鼓励其执行既定的健康干预措施；若健康状态发生负转变，则要及时采取应对措施并修订健康干预方案。

（四）其他途径

通过门诊、义诊、家庭访视、询问等各种活动获得服务对象的健康信息。

四、随访团队的组建

组建家庭医生团队，包括 1 名医生、1 名护士、1 名公共卫生人员，也可以有药剂师、营养师参与，每个团队固定随访一定数量的慢性病患者，使团队成员与慢性病患者建立相对固定而长期的关系，经过多次的随访，社区居民与团队成员逐步熟悉并建立感情，达到能叫出每一个慢性病患者的名字，并为其家庭绘制家系图，评估家庭慢性病发病趋势。对社区家庭医生团队成员进行职责分工并制订奖罚制度，做到职责明确、以充分调动社区责任医生工作的积极性。

五、随访管理内容

（一）健康危险因素的随访管理

健康危险因素随访管理是针对服务对象存在的不良生活方式进行风险评估，针对生活方式中的健康危险因素来制订有针对性的随访管理方案。

（二）慢性病患者的随访管理

慢性病随访的内容包括：了解患者病情，观察临床表现，评估治疗情况；了解慢性病的治疗效果，包括非药物治疗和药物治疗的执行情况，了解服药依从性及不良反应，及时调整治疗方案，提高患者治疗依从性；相关指标的检查和监测，督促患者每年 2 次进行相关实验室检查，每年 1 次全面健康体检；健康教育和患者自我管理指导；高风险人群定期体检，及早发现患者。根据患者病情制订个性化随访复查计划，同时要取得亲属及家庭的支持与配合。

六、随访管理主体

慢性病随访应由全科医生、社区护士以及健康管理专业人员组成服务团队进行分工负责，以利于随访计划的落实。

七、随访管理形式

具体随访形式可采取门诊预约、电话、短信、互联网、邮件、家庭访视和集体座谈等多种形式来跟踪被服务对象健康的状况，社区医务人员通过接诊或电话预约后门诊随访或主动巡诊上门服务进行随访，通过设立高血压俱乐部，组织糖尿病沙龙活动等形式在各种活动场所（居委会、社区义诊）开展群体随访，结合随访要求进行检查并填写随访记录表。

八、随访的转诊

在慢性病随访中应根据患者的情况及时做好转诊工作，慢性病患者若出现下述情况，应及时转到相应的上级医疗机构：①需要获得专科、专用设备的诊断治疗；②并发症的出现使诊断和治疗变得复杂化，需要进一步明确诊断和确定治疗方案；③缺乏相应治疗药物；④缺乏实验室或仪器设备检查；⑤出于患者或家属的焦虑或压力，到相应专家处证实全科医生的诊断和治疗方案；⑥借专家之口向不遵医嘱的患者施加权威影响，使其配合治疗。

九、随访管理要求

（一）注重随访沟通技巧

注重沟通的方式方法及效果，让患者在医护人员随访过程中体会到对他们的关爱之心，耐心、细心、全面地介绍随访的有关内容，要平易近人，让患者感到被尊重、被重视；慢性病规范化管理可以减少并发症，责任医生的康复指导可帮助患者建立健康的生活方式，对患者起着至关重要的作用，而且提供的均为免费性服务，时刻在想着减少医疗费用，用实际行动说明此举不为推销产品，不是推销药物，进一步消除患者对社区医务人员的误解，让他们对医务人员产生信任感。

根据慢性病患者情绪选择合适的谈话时机，边交谈边工作比较随便，而且让患者感到很自然，从心理上拉近了与患者的距离。将沟通与交流贯穿在整个随访过程中，患者在住院期间、甚至出院以后的问题，医务人员都应该抓住时机、随时随地解决，最大限度地满足患者的需求，密切医患关系。与慢性病患者建立相对固定而长期的关系，有利于相互沟通。

加强与患者的信息沟通，某些患者可能说不清自己的病情感受，责任医师要通过耐心细致的提问启发、帮助其说出自己的症状和感受，完善沟通内容、改进沟通方式、畅通沟通渠道、注重沟通效果，促使医患之间相互尊重、相互理解、诚信合作，共同战胜慢性病。

（二）随访时间的选择

根据具体情况而定，以被服务对象方便为主，如被服务对象为老年慢性病患者，时间最好选择在上午九点到十点，下午三点到四点，避免影响患者的休息，尽量避开早晨、午休或晚上。

（三）随访管理的标准化

入户随访应统一着装，佩戴社区医院胸卡，携带工具箱，包括简单的医疗器具，如温度计、听诊器、血压计、血糖仪、体质指数测量仪等为社区居民做简单的体检，使慢性病患者在家就可对自己的健康状况有了初步的了解，激发居民参与健康活动的积极性。

总之医务人员需尊重患者、善于总结工作经验、掌握医患沟通技巧、规范慢性病管理，并进行慢性病健康教育等，提高自身慢性病管理综合业务素质、增强医患沟通能力、加强团队密切协作、建立稳定的医患关系等，从而提高团队成员慢性病管理能力，进一步提高慢性病患者自我管理能力，降低慢性病致残率、致死率。

第六章 健康管理的循证医学

第一节 循证医学概述与健康管理中的应用

一、循证医学概述

循证医学（evidence-based medicine，EBM）的最新定义为：循证医学是最佳研究证据、临床经验与患者需求的结合，即医生对患者的诊断、治疗、预防、康复等其他决策应建立在这三者的科学结合基础之上。循证医学是一种理性的医学，其核心理念是将个人临床经验和最科学的研究证据相结合，强调任何医疗卫生决策的制订应该遵循科学证据，并在此基础上进行应用。在循证医学中，随机对照临床试验（randomized controlled trials，RCTs）是最可靠的科学证据来源，即所谓的金标准。高质量的系统评价或 Meta 分析（Meta-Analysis）的研究结果与 RCT 相近，是在循证医学中产生高质量证据的重要方法之一，因而近年来逐渐被推荐为疗效评价的金标准。但在没有这些金标准的情况下，其他类型的研究如病因学研究，队列研究和病例对照研究也是主要的证据来源。循证医学的形成和发展对临床医学研究、教育和科研、医学信息利用和管理均产生了巨大的影响。

系统评价是循证医学研究与实践的主要目的，而 Meta 分析是系统评价的一种类型，当系统评价用定量合成的方法对资料进行统计学分析时称为 Meta 分析。在医疗卫生决策的研究与实践过程中，系统评价或 Meta 分析是一种科学快速处理海量信息的方法，其研究结果在促进知识转化、缩短研究与实践差距中起到重要的桥梁作用。

二、循证医学对健康管理的意义

（一）为制订健康管理决策提供科学依据

世界医学的发展趋势已经从临床经验医学逐渐向循证医学这一新的医疗模式发展，代表了现代医学的前进方向。健康管理工作模式也应该顺应这一发展趋势，按照循证医学的核心思想推进医疗模式和科研模式等方面的更新，全面提高健康管理工作的质量。在健康管理的工作中，干预措施的制定和实施属于公共卫生决策，其决策效果将直接影响居民的健康及公共资源的使用效率，因此决策的科学性和可行性尤其重要。患者的治疗、群体的预防决策和国家卫生政策的决策就是循证医学的核心。在健康管理中引入循证医学的理念、原则和方法，可以帮助健康管理工作者掌握自我更新医学知识和储备临床技能的方法和技巧，在健康管理决策中将现有最好医学研究证据融入进去。

（二）节约健康相关的公共卫生资源

目前我国的公共卫生资源有限，通过循证医学手段来评价健康管理干预项目在人群中的有效性，同时根据当地的实际情况和居民的服务需求，制订出切实可行的卫生政策，一方面可以提高决策的科学性；另一方面可以避免资源分配不均，降低决策的政治风险。因此要首先加大对循证医学公共卫生决策研究的投入，鼓励实施以中国人群为研究对象的高质量前瞻性研究和社区干预试验，并加强危险因素和相关疾病的日常监测。在实施健康管理工作和社区干预研究等公共卫生研究前，建议采用与临床试验注册方式类似的登记方法，需先注册而后开展研究，并发表研究成果，以方便查找所有发表或未发表的前瞻性队列研究和社区干预研究成果，不然会导致发表偏倚并造成资源浪费。

（三）加强患者的健康管理

循证医学的最终目标是获取最佳研究证据，逐渐淘汰那些无效的防治措施，增加医学实践中有效防治措施的比例，提高医疗卫生服务的质量和效益，实现安全、有效的医疗服务。基于最佳医疗实践和医学证据的疾病治疗、预防和健康管理，真正做到大病进医院，小病在社区，为患者提供持续、及时的医疗关怀。实施循证医学意味着健康管理师应以循证医学最好的研究证据为指导，并结合临床经验和患者的意见综合进行健康管理决策。以循证医学为指导的健康管理对低危个体更经济更有效，而药物或非药物的治疗措施对降低疾病高危个体的危险因素水平更加有效。医生的早诊断、早治疗和行为干预对患者减少病痛、延长生命、预防残疾，提高生活质量至关重要。

第二节　循证医学的分析方法

作为循证医学的主要分析手段，系统评价和 Meta 分析同其他科学研究过程一样，同样经历从选题、研究方案设计，再到按照研究方案实施分析评价，最后撰写论文。系统评价是针对某一具体的临床问题，全面系统地收集所有相关的临床研究，严格评价后筛选出符合纳入标准的研究，运用定性或定量的描述和分析方法得出可靠的结论。Meta 分析是根据纳入研究数据的异质性大小来决定是采用固定效应模型还是随机效应模型，将多个具有相同主题的研究进行合并分析的过程。系统评价常和 Meta 分析交叉使用，当系统评价采用了定量合成的方法对资料进行统计学处理时即称为 Meta 分析。选择循证医学分析方法时要考虑，如果纳入研究间不存在异质性，且可以从中获得恰当的定量数据时，可进行 Meta 分析；若纳入研究存在异质性，则不能简单地进行分析合并，特别是当研究数据不完整时只能进行定性分析，而非 Meta 分析。这绝非简单的将文献重新整合或论文写作，也不仅是一种统计学方法，其研究对象是原始临床试验报告。

系统评价和 Meta 分析虽然都属于文献综述的类型，但与传统的文献综述相比更加科学、有效、有重复性，具体有如下几个优点：①尽量检索所有发表和未发表的研究，用明确的方法降低纳入和排除过程中的偏倚。②有清楚的纳入排除标准，以减少评价者的选择性偏倚。③系统审核原始研究方法和质量，并探讨潜在的偏倚和异质性来源，必要时划分亚组提出新的假设。④基于不同研究的结果得到的结论更加精确和可信。⑤缩短了研究发现到实施诊断和治疗决策之间的时间。⑥大部分信息能够迅速被医疗人员、研究者和卫生决策者利用。高质量的系统评价结果和高质量的随机对照试验同样能得出科学可靠的结论，被循证医学列入质量最高的证据级别，并作为权威治疗方法指南的重要证据基础。

从方法学上，循证医学公共卫生的系统评价包括随机对照试验的系统评价、非随机对照试验的系统评价、病例对照研究的系统评价、诊断性试验的系统评价、动物实验的系统评价及系统评价的再评价。在循证医学的分析方法中，Meta 分析是最佳证据的重要来源之一，是当前临床医学领域使用最广泛的研究工具之一。随机对照试验的 Meta 分析和流行病学研究（队列研究、病例对照研究和横断面研究）的 Meta 分析相比有本质的区别，前者能给临床医生提供更加可靠的证据，是一种可行性强的文献资料汇总分析方法，而后者本身存在较多的偏倚和混杂因素会导致各研究间存在异质性。

科学的临床证据是循证医学的基础，证据质量高低不同对临床实践和卫生决策产生的指导意义强度也不同，而 Meta 分析是产生证据的重要方法之一。高质量的证据有 6 个特点：科学和真实，系统和量化，动态和更新，共享和实用，分类和分级，肯定、否定和不确定。在国际上根据证据的真实性级别将证据分为 I～IV 级：I 级证据来源于所有相关的随机对照试验；II 级证据来源于至少一个应用了正确随机对照设计的试验；III1 级证据来源于设计良好但是未用随机方法；III2 级证据来源于设计良好的队列研究或病例对照研究；III3 级证据来源于多个时间序列，无对照但效果显著的试验；IV 级证据来源于权威的专家基于临床经验的描述性研究及专家委员会意见。系统评价是一个利用现有研究资料的回顾性研究，因此资料质量的好坏直接影响系统评价的质量，对以往的临床试验进行 Meta 分析可以验证或质疑现有的结论，避免再次耗费大量的人力物力财力进行大规模、重复性的试验研究，是最为经济、快速、便捷的方法。

第三节　循证医学实施的步骤

循证医学追求"最好研究证据与临床技术和患者价值的结合"，为了达到这一点，可采取以下步骤：①提出拟回答的问题，将对信息的需要转换成可回答的问题，即研究目的。②确定纳入标准和排除标准（研究对象、干预措施及对照措施、结局指标、研究设计和方法学质量）。③制订检索策略，全面系统地收集资料，筛选资料，提取最好的证据（应包括临床对照试验资料库，该资料库未涵盖的电子数据库及试验注册库，检索纳入研究的参考文献、关键的期刊，以及本领域的专家）。④选择研究，要求至少两位评价员独立评价，记录排除的研究及其原因。⑤至少两位评价员独立评估研究的质量，使用简明的清单。⑥提取数据，设计表格进行预提取并不断优化，至少两位评价员独立提取。⑦列表来描述每个研究的基本情况，计算整体研究的 Meta 分析及各亚组的 Meta 分析的结果，探讨可能的异质性来源，进行敏感性分析。⑧对结果进行合理解释，讨论本研究的局限性，包括存在的各种偏倚，考虑证据的强度、适用性、经济学意义及对下一步研究的启发。同理，公共卫生循证方法追求用目前最好的证据来对社区和居民护理（包括健康防护、疾病预防、健康维护和改善等方面）做出负责、明确而明智的决定，为了达到这一点，其方法步骤如下：①形成对事件的初始陈述。②科学文献检索并组织收集到的信息。③用已经存在的数据资源将事件量化。④形成项目方法并对按其优劣性进行排序，执行干预。⑤评价项目或策略。

一、系统评价的选题

系统评价的选题关系到确定纳入哪些研究、临床研究收集、资料提取、确定结局指标及怎样评价研究的质量（包括真实性和权重）等环节。进行系统评价的首要任务就是对待解决的问题进行精确描述，包括人群类型、治疗手段、暴露因素的种类、预期结果等，合理选择待评价的指标。一个完整的系统评价问题应该详细说明研究对象（participants）、干预措施（intervention）、对照（comparison）和结局（outcomes），简称 PICO 原则。例如："短期胰岛素强化治疗（干预措施）与口服降糖药（对照措施）相比能改变 2 型糖尿病患者（研究对象）的血糖控制、缓解率及胰岛 B 细胞功能等方面（临床结局）的影响吗？"这一问题就包括了 PICO 原则，是一个内容完整清晰的临床问题。

系统评价的题目应围绕研究问题明确 4 个要点：①研究对象的类型，包括疾病的类型及诊断标准，研究对象的特征，人群是否有年龄、性别、种族等的差异，研究场所等；②干预措施和作为对照的措施，包括阴性干预措施（安慰剂、无治疗等）、阳性干预措施（同一干预措施的不同类型、不同药物等）、干预措施内容、使用强度、使用频率、实施方式、持续时间等；③研究的结局指标，包括死亡率（生存率）、临床事件（脑卒中或心肌梗死）、患者报告结局（症状和生活质量）、生活负担（后遗症对生活方式的限制）和经济成本（如对资源的使用）等；④研究类型，如关注随机对照研究还是非随机对照研究。恰当地确定选题范围对系统评价也非常重要，应考虑现有的资源和条件、临床意义和研究质量等问题，切忌选题范围过宽或过窄。

二、文献检索和纳入研究的选择

进行系统评价工作时必须全面检索所有相关的临床研究，避免遗漏有价值和最新的文献，产生系统偏倚，同时也要检索各种类型的文献，包括 RCT 研究、队列研究和病例对照研究等。因此，需要制订适用于不同研究类型的检索策略，既要注意检索的特异性，更要注意检索的敏感性。系统评价和 Meta 分析的文献检索模式与传统医学的检索模式相比，有以下特点：①广泛使用丰富的网络资源，信息来源广，除了已发表的临床证据，也包括正在进行（ongoing）和未正式发表（unpublished）的临床研究文献（也称为灰色文献）。②检索范围广，几乎可以获得当前可得到的所有文献，没有语种和国家的限制。③主要采取计算机检索，也可用手工检索或其他检索来辅助，必要时可以联系本领域专家或向作者索要原文。④制订的检索策略严谨科学，检索方式建议采用主题词和自由词相结合，需通过预检索和具体数据库特点来不断调整和优化。⑤对检索结果进行质量评价，包括文献的真实性和方法学等。

系统评价和 Meta 分析的原始研究检索策略通常有 3 种检索方式，包括检索疾病相关情况，干预措施或暴露因素，以及准备纳入研究的设计类型。一般包括以下几个步骤：①明确检索问题和需求，将临床或社会问题转化为"PICO"模式，即研究对象、干预措施、结局、研究设计，某些情况下还包括时间。②明确检索来源，全面选择和纳入数据源，包括综合性文献数据库资源、专业数据库或其他相关资源，检索前要基本了解所选数据库的专业范围、收录文献类型、时间跨度和检索方法。③确定最佳检索词，建议结合"PICO"模式找出最能代表研究主题的检索词，主题词和自由词联合应用，通过不断的预检索确定最终的检索词。④确定和优化检索策略，检索策略遵循全面性和可重复性，不仅指狭义上的检索策略，也包括确定检索的数据库、检索词、检索词之间的逻辑关系及检索步骤。⑤正式检索、结果输出和管理，检索时要同时考虑查准率和查全率，检索后通过查看文献检索结果的数量和相关程度，来评价检索策略的好坏。⑥获取原始研究，获取的原则是由近及远，主要是利用检索来获得文献线索。

三、数据的提取

数据提取是指从原始研究收集相关数据的过程，这一过程不仅提取信息，还包括数据处理或者换算，如将相对危险度（RR）值转换为比值比（OR）值，将标准误换算为标准差等。在系统评价的撰写过程中，数据提取是至关重要的步骤，包括研究内容、研究方法、研究时间地点、研究对象、研究人员、干预措施、结果指标及出版信息等，数据提取作为数据分析和合并的直接依据，直接决定了系统评价的结果和结论。在进行原始研究文献的数据提取时，应客观、提前对人员进行培训、预提取试验、多人参与、解决意见分歧等原则，尽可能准确，避免偏倚、人为错误和重复劳动，保证系统评价的真实性和可靠性。

系统评价或 Meta 分析数据的主要来源是已发表的文献，文献发表形式可以是期刊、书籍、论文集、会议摘要和网站等，其中发表于专业期刊网站的文献可靠性和详尽程度最高。在数据提取过程中，也会遇到很多文献并不能提供完整的全部信息，这时需要联系研究者以获得更多的信息。联系作者可以通过电子邮件直接向作者提问，也可以将数据提取表的空白项直接展示给作者以获得精确的信息，还可以尝试索取原始信息。

（一）数据提取基本步骤

遵循科学、明确的步骤进行数据提取，可以在保证准确性的前提下，避免重复劳动。一般来说数据提取的基本步骤包括：①根据纳入研究文献的数量、研究人员的数量、研究时限和经费等来明确数据提取过程中需要纳入哪些数据类型。②数据提取人员最好包括对研究领域熟悉的专家和掌握基本统计原理的专业技术人员，通常需要两名及以上评价员分别进行数据提取工作。③设计一个全面的、原始的、合适的数据提取表格，是数据提取的核心过程。④经预试验不断完善修改后的数据提取表可被正式采用，根据提取表要求进行信息摘抄、数据换算及合并。⑤至少两名评价员独立提取数据后，还应再次核对检查提取后的数据，对存在不一致的地方核对原始文献进行修改。⑥由于评价员可能对原始文献理解存在分歧，导致有些数据提取存在的分歧，而并非评价员的粗心或错误所致，这时就需要评价员协商解决或者请第三人进行独立评价。

（二）数据提取表的设计

数据提取表可分为书面提取表和电子提取表，前者适用于纳入研究少和相关内容少的系统评价或 Meta 分析，后者则适用于纳入研究多、题目涉及广的系统评价或 Meta 分析。设计数据提取表时通常应该纳入以下信息：①基本信息包括原始研究题目，原始研究出处（包括期刊名称、年份、期卷、页码），纳入研究的编号（可以是第一作者的姓和发表年份的组合，如 Steven 2010 等），数据提取者的姓名或代码，填写表格的时间，作者及其联系方式等。②对研究方法的详细记录用于将来的研究质量评价和偏倚风险评估，包括研究设计方案、研究期限、随机方案的产生、具体分组方法、分组方法是否隐藏、是否采用盲法、是否有结局数据失访、其他偏倚等。③研究对象特征的详细信息记录可作为讨论异质性的来源，将作为数据下一步是否能进行合并或是否进行亚组分析的重要依据，包括年龄、性别、种族、疾病严重程度、研究地点和社会人口学特征等。④若研究涉及干预措施，则试验组和对照组接受的所有干预措施的细节都应记录到数据提取表，如当干预措施是药物时，需要收集药物名称、给药途径、剂量、开始给药时间和疗程等，若干预措施复杂时还需要评估和提取干预措施完整性的相关信息。⑤结局指标应包括结局指标的定义、计量单位（或分级方法）、测定时间、测定方式、上下限值、不良反应等。⑥对于研究结果的收集，均需收集样本量、分组情况、治疗时间、测量标准和时点、数据类型、统计学数据等，建议先将数据按照原始研究报告的格式收集到数据提取表，然后再进行统计学数据转换。⑦其他需要收集的信息包括有无混杂因素及是否进行校正，研究资助的来源，潜在利益冲突及作者重要的结论或讨论。

四、统计学过程

在数据提取完毕后，Meta 分析的首要步骤就是区分效应量指标的数据类型，效应量是指临床上有意义或实用价值的数值或观察指标变量，是单个研究结果的综合指标，需根据研究的性质、资料的类型确定。

（一）合并统计量的选择

根据原始研究的设计类型不同，Meta 分析时也应该选择相应的效应量，正确选择合并效应量是 Meta 分析结果内部真实性的重要保证之一。需要分析的指标包括二分类变量和数值变量，其中二分类变量包括 OR、RR 和率差（rate difference，RD），数值变量包括加权均数差（weighted mean difference，WMD）或标准化均数差（standardised mean difference，SMD）。

（二）异质性检验

Meta 分析所使用的统计模型主要分为固定效应模型（fixed effect model）和随机效应模型（random effect model）。按照统计学的原理，只有同质的研究结果才能进行统计量的合并，所以 Meta 分析过程需要对各个研究的结果进行异质性检验（tests for heterogeneity），以判断多个研究是否具有同质性。固定效应模型应用的前提是假设全部研究结果的方向和效应大小基本相同，异质性检验差异无统计学意义，适用于各独立研究间无差异或差异较小的研究；而随机效应模型假设各独立研究来自不同的总体（如不同年龄、种族的人群），不同研究结果的差异来自于研究间差异（总体不同）与研究内变异（随机抽样）。目前异质性检验多用卡方检验（χ^2）的方法，当异质性检验的结果为 $P>0.05$ 时，可认为纳入的研究之间具有同质性，可以选择固定效应模型；而当 $P<0.05$ 时，可认为有异质性的存在，应进一步使用异质性处理方法，如亚组分析或敏感性分析，待达到同质以后再使用固定效应模型。若使用异质性处理方法仍不能解决存在异质性的问题，可选择随机效应模型计算合并统计量。用随机效应模型方法可以代替固定效应模型，但固定效应模型不能完全代替随机效应模型，同时随机效应模型处理的结果可能削弱了质量好的大样本信息，增大了质量差的小样本信息，故应当慎重使用随机效应模型。

（三）合并统计量的假设检验

采用任何方法计算得到的合并统计量，都需要用假设检验的方法来判定这些独立研究的合并统计量是否具有统计学意义。最常用的方法是 $z(u)$ 检验，根据 u 值得到统计量的概率 P 值。当 $P>0.05$ 时，其合并的统计量差异无统计学意义；反之当 $P<0.05$ 时，合并统计量差异有统计学意义。置信区间（confidence interval，CI）是按预先给定检验水准 α，确定总体参数值（总体均数、总体率）的可能范围，这个范围称为被估计参数的置信区间。置信区间既可以估计总体参数，又可以用来做假设检验。例如，当置信区间的范围越窄，用样本指标估计总体参数的可信度就越好，反之可信度就越差。当效应指标是 OR 或 RR 时，若 95% CI 包含了 1，意味着 $P>0.05$，说明差异无统计学意义，若上限下限均大于 1 或均小于 1，则等价于 $P<0.05$ 即差异有统计学意义。当效应指标为 RD、WMD 或 SMD 时，其值等于 0 时试验效应无效，此时其 95% CI 包含了 0，等价于 $P>0.05$，即差异无统计学意义；若其上下限不包含 0，则等价于 $P<0.05$，即差异有统计学意义。

（四）森林图

Meta 分析通常使用森林图（forest plots）来展示其统计分析的结果。在森林图中，每条横线为每个研究的 95% CI 上下限的连线，其线条长短表示置信区间的范围；线条中间的正方形为统计量的位置（RR、OR 或 WMD 值等），正方形大小为该研究权重大小；竖线为无效线，即无统计学意义的值。若某个研究 95% CI 的线条横跨无效竖线，则表示该研究无统计学意义；若该横线不与无效竖线相交，落在无效竖线的左侧或者右侧，则该研究有统计学意义。RR 和 OR 值无效竖线的横轴尺度为 1，RD、WMD 和 SMD 值无效竖线的横轴尺度为 0。

（五）亚组分析

在出现异质性，或者要回答某些特定干预措施、特定研究、特定患者的问题时，需要进行亚组分析来探讨异质性的来源，根本上解决同质性研究才能合并效应量的问题。可以根据年龄、性别、种族、病情严重程度、设计方案、治疗时间和随访时间等分成不同的亚组，分析其结果是否因为这些因素的存在而不同。由于亚组分析是将纳入分析的数据分成更小的单元，所以假阴性和假阳性的概率将会大大增加，也容易产生一些误导性的建议，只有在后来的高质量研究中得到证明或样本量足够大时，亚组分析的结果才比较可靠。Cochrane 系统评价建议，应在设计阶段就事先设定好待分析的重要亚组，以避免事后亚组分析，且亚组数量不要太多。

五、结果解释要点

（一）结果报告的原则和内容

1. 原则　经统计学分析得出的结果是系统评价或 Meta 分析的重要组成部分，对结果的报告应遵循以下几点原则：①结果报告应合理使用简便实用的表格和图表，可提供文字表述中未能提及的具体细节，如森林图、漏斗图等。②结果报告应明确告知每个结局指标所用的具体统计方法。③总结数据时要遵循客观公正的原则，而不是陈述作者的观点。④每个结果都要有相应的数据支持，并且紧密围绕所要评价的问题。

2. 内容 系统评价结果报告必须包含的内容包括：①原始研究的基本特征，研究方法、受试者、干预措施、结局。②纳入研究的质量评价，Cochrane 系统评价中偏倚风险评估通常包括随机、分配隐藏、盲法、不完全结局、选择性结局报告等部分。③原始研究结果及 Meta 分析结果，包括主要结局指标和次要结局指标，Meta 分析结果通常用森林图表示。以连续性结局资料为例，评价森林图的组成部分包括：所有研究的原始数据，如均数、标准差和样本量；用文字、方块和线条分别表示研究结局的点估计和区间估计；用文字和菱形分别表示每个亚组的 Meta 分析结果；试验组和对照组的受试者人数；异质性检验的统计量；Meta 分析总平均效应的检验结果；每个研究所占的权重百分比。

（二）报告偏倚的评价

1. 漏斗图 漏斗图用于观察某个系统评价或 Meta 分析结果是否存在发表偏倚或其他偏倚，如果资料不存在偏倚，则漏斗图对称性较好；若存在偏倚，会出现不对称的漏斗图，不对称越明显，偏倚程度越大。绘制漏斗图时，应以每个研究的处理效应估计值为 X 轴，样本含量大小为 Y 轴，且处理效应估计的精确性是随样本含量的增加而增加。做 Meta 分析时注意研究个数较少时，不宜做漏斗图，一般推荐当研究个数在 10 个以上时才需做漏斗图。当效应指标是 RR 或 OR 时，应该使用这些指标的对数尺度为 X 轴来绘制漏斗图，以确保相同效应尺度但方向相反的量与 1 保持等距。

2. 敏感性分析 敏感性分析是一种评价系统评价或 Meta 分析结果是否稳定且可靠的分析方法，若敏感性分析对结果没有本质性的改变，则分析结果的可靠性大大提高，反之则意味着得出相关结论和解释需谨慎。Meta 分析过程中，如遇到一些小样本的研究证据时，评价者应通过敏感性分析来观察结果是否发生改变，以检验是否存在小样本研究有关的偏倚。应用敏感性分析来重新检验决策和假设的类型包括：①根据试验类型、试验对象、干预措施及结果的测量方式调整纳入标准。②对不确定是否符合纳入标准的研究进行重新排除或纳入。③当结果存在某种不确定性时，如对结果的界定或者如何报道结果存在分歧，合理地使用部分研究结果重新分析数据。④换另一种检验方法重新分析数据，如将固定效应模型换成随机效应模型。⑤对缺失数据进行合理的估计后重新分析。对统计学上有异质性表现的研究，也可将其去除后，再进行敏感性分析，不过这可能会增加产生偏倚的概率。

（三）结果解释要点

待系统评价结果出来以后，作者需要对结果进行解释说明，为保证结果解释部分的全面性和逻辑性，结果解释要遵循以下要点：①简洁归纳所有重要结局指标结果，包括阳性（有利结果）和阴性（不利结果）结果，并给出重要结局指标的证据质量。②说明证据的适用人群及在某些环境下不适用的原因，如社会人口学差异、生物学差异、文化差异等。③探讨应怎样实施干预措施才能获得收益、降低风险，实现负担和成本的平衡。④从总体水平客观评价纳入研究的质量和证据的质量。⑤真实说明该系统评价或 Meta 分析可能存在的偏倚和局限性。⑥将本次系统评价或 Meta 分析的结果与其他相关的原始研究或系统综述进行比较，寻找相同之处和不同之处，讨论其中可能的机制或引起差异的原因。⑦注重帮助读者理解目前的证据对实践决策的影响及目前证据支持研究结果的适用条件。

第四节 循证医学在健康管理中的应用

将循证医学应用于健康管理，就是利用循证医学的思想方法解决患者群体或健康群体的公共卫生问题，其强调对个体和群体的任何保健策略和措施的制订不仅要考虑资源，还要以当前科学研究的最佳成果为依据。

一、建立基于循证医学的个人健康管理系统

2010 年北京大学人民医院建立国内首个基于循证医学的个人健康管理原型系统，其中社区医疗卫生服务门户的技术平台对内连接北京大学人民医院的内部系统，提供包括预约挂号、检查、检验、双向转诊、

检查和检验结果共享、电子健康档案的共享与传递等应用功能。这个基于循证医学的个人健康管理原型系统，将实现居民电子健康档案、基于临床指南的决策支持（慢性病管理）系统和移动医疗支撑系统三大功能，并管理与之相关的健康计划。

基于循证医学的个人健康管理原型系统改进了医疗质量、降低成本，合理整合和利用医疗信息，可以为患者提供完整的电子健康档案，并实现动态、长期观察，从而有利于开展健康评估和提升健康与疾病管理水平；使医生在诊疗过程中可以及时获取全面的患者信息，最佳的诊疗实践和医学证据；使医院可以借助区域医疗协同，为患者提供更好的服务，更好的监控临床指南的执行情况，评估执行的效果。

二、将循证医学信息资源转化为公众健康信息服务

现阶段大众虽然可以通过各种媒体平台接触到大量健康信息，但我国居民具备健康素养的总体水平仅有不到 7%。公众通过获取有效健康信息，将这些健康信息运用到自身的健康管理，在知晓和理解健康服务的情况下去选择健康服务，将有效地提高公众健康水平和保健能力，也可以提高健康管理的效果。要实现这样的目标，需要专业人员将循证医学信息资源转化成公众可以理解和使用的信息。

为达成上述目标：①首先，要从循证医学数据库对信息进行收集和转化，如 Cochrane 图书馆和中国循证医学中心数据库等。②其次，将收集到的循证医学信息资源梳理和整合，形成便于老百姓理解和接受的健康信息，如将收集到的分散于不同信息载体的循证医学信息按照不同的健康问题（如糖尿病）梳理，与其相关的信息（如症状、体征、治疗、预防等信息）整合，达到可以作为向公众提供健康服务的基本要求。③同时，也可以从循证医学信息利用的角度制订个性化服务系统，通过系统应用与个体信息的关联性和智能化的互动过程，增加个体的参与感和对健康指导措施的依从性，从而改变服务对象的生活方式。转化的过程应注意信息资源的可靠性、可读性及读者的接受程度。

三、主要慢性病的循证医学案例

近年来，循证医学的理念和方法渗透到医疗卫生的各个领域，形成了以循证思维为主体的多个分支学科群。在临床医学领域产生了诸如循证医疗、循证心血管病、循证糖尿病学等多个循证分支学科。循证分支学科的发展，推动了各个临床专业用研究证据解决具体临床问题的循证实践过程的进展，如循证医学证据的查新与检索、信息系统中的医生工作站、医生的掌上电脑内存储的大量临床实践指南，可在查房、会诊、临床教学等方面发挥作用。

近年来以循证医学为基础的一些大型临床试验及其资料的 Mate 分析结果对心血管疾病的防治产生了巨大影响，也肯定了某些干预手段及药物的疗效，同时也否定了一些传统无效或有害的干预手段和药物，此外，还对一些缺乏证据的干预方法提出了进一步的研究方向。

循证医学在心血管疾病药物预防的另外一个成就是他汀类药物的革命。尽管在他汀类药物之前有多种降脂药物，但他汀类药物的研发是人类征服冠心病的第一道曙光。有关他汀类药物对心血管疾病贡献的证据非常充分，他汀类药物可使心肌梗死的初发（一级预防）或复发（二级预防）的风险减少 30%～40%，可使动脉粥样硬化斑块稳定、发展延缓甚至逆转，而且他汀类药物非常安全。如今对心血管疾病高危人群的血脂异常干预是以他汀类药物为基础的联合用药。

例如，高血压的治疗，50 年来最重要的成就和证据是降压达标。与安慰剂或不治疗相比，使用传统降压药物可以使收缩压下降 10～12mmHg，舒张压下降 5～6mmHg，脑卒中减少 40%，心肌梗死减少 16%，心力衰竭减少 50%，而且不增加癌症和其他非心血管疾病的死亡风险。降血压效果达标可更大幅度降低致残率和致死率。硝苯地平等第一代钙离子拮抗剂一直被认为是一种安全有效的降压药，甚至在没有确凿医学证据的前提下就应用于急性心肌梗死、不稳定心绞痛和心力衰竭。但是，循证医学的多个 RCT 研究表明，大剂量地使用硝苯地平等第一代钙离子拮抗剂，患者有发生心肌梗死及死亡的危险，并且危险性随着剂量增加而愈加明显。钙离子拮抗剂作为一种已广泛应用 20 年的药物，正是由于循证医学概念的引入，最终才被认识到其安全性存在问题。

又如心律失常的治疗，在 20 世纪 80 年代中期，抗心律失常药物用于治疗合并频发、复杂的室性早搏或非持续性室性心动过速的心肌梗死患者。但在 1989 年发表的著名心律失常抑制试验（CAST）的结果却

让人大吃一惊，此类药物虽可减少或控制心律失常，但显著增加心肌梗死患者猝死或死亡的危险；在心肌梗死后最初 2 周，使用雷莫西嗪也会产生不良反应。自 CAST 试验结果发表后，抗心律失常类药物几乎不再用于心肌梗死后患者的早搏治疗，其他该类药物也有逐渐少用的趋势。

心血管疾病可防可控，合理使用卫生资源需要科学证据，需要用循证医学来引领健康和指导预防，需要根据科学证据制订预防策略。预防应该从青少年抓起，中年强化（尤其是 30～40 岁的男性），老年继续，健康要终生管理。从青少年开始启动主要针对肥胖和代谢综合征的预防，强调健康生活方式，预防危险因素的形成。到中年，尤其是男性，吸烟、肥胖、血压高、血脂异常等危险因素已经形成，已经从不良生活方式转化为代谢指标的改变。这段时间最重要的是控制危险因素和干预代谢指标，应定期筛查血压、血糖、血脂，注意亚临床变化，及时干预危险因素。老年阶段要继续危险因素的控制，健康管理是终生管理。医务工作者既是实践者也是探索者，强调预后终点是非常重要的，因为循证医学的临床试验提供的就是预后终点。无论是哪一种治疗方式必须能延长生存率，提高生命质量，改善预后，如减少心肌梗死和脑卒中的发病率，同时成本效益也合理。循证医学的意义就在于以科学的方式促进和保证经验向理论升华。在临床实践中，面对日益增高的心血管病发病率，循证医学为心血管医生提供了正确的逻辑思维方式和快速获取信息的方法，要求医务人员在心血管疾病诊断和治疗的临床实践中，将自己长期积累的专业技能和临床经验与新近系列研究所获得的客观科学证据有机结合，从广大患者的利益出发，解除或减轻患者的痛苦。

第七章　健康管理信息的收集与利用

第一节　健康管理信息

健康管理信息是指与人的健康或疾病相关的信息总和，包括健康相关信息（生理、心理、社会适应性、营养与环境、运动与生活方式等）、疾病相关信息、健康素质能力、健康寿命、医疗卫生服务等信息，是与健康管理相关的各种数据、指令和知识的总称。要想利用现代信息技术来帮助实现健康管理，需要充分认识健康管理信息的特点，对这些信息进行全面的收集、有效的传输、妥善的储存，并对这些信息进行相关统计评价和挖掘提炼，为促进人类健康发挥应有的作用。

一、健康管理信息的分类

健康管理信息大致可以分为两大部分：一是健康的环境和社会信息；二是实施健康管理服务中采集利用的信息。

（一）环境和资源信息

1. 社区环境信息

（1）人口状况：由人口数、年龄、性别、职业构成，还包括人口的迁移与流动等。

（2）经济状况：工农业生产总值，财政收入与支出，家庭、个人经济收入，人均收入水平及收入差别，主要收入来源等。

（3）文化观念：居民的受教育程度，风俗习惯，居民对健康与疾病的看法及对各种卫生服务的认知与态度等。

（4）社会环境：包括物理社会环境、生物社会环境和心理社会环境。物理社会环境包括建筑物，公共设施，供水和煤电系统，食物供应，排泄物处理设施，废弃物处理设施，行政区划、学校及其他组织状况，社会支持系统状况，政府对卫生工作的支持与社会技术资源状况等；生物社会环境包括植被、绿化、微生物昆虫、家禽牲畜等；心理社会环境包括婚姻状况、家庭结构及成员关系，人的行为、风俗习惯、法律和语言等。

（5）自然环境：地理特征（水文、地貌等），气候状况，生态环境，生物环境，地下资源环境等。

（6）科技环境：生物、医学及相关学科与及时的发展动态等，远程辅助医学诊断与远程医学教育信息管理等，药品、制剂、器械、新技术新方法等。

（7）政策环境：卫生政策、法规及改革方针，财务、工商、物价管理等。

2. 居民健康状况信息

（1）总体健康：总死亡率、婴儿死亡率、孕产妇死亡率、期望寿命等。

（2）身体健康：传染病、地方病、职业病及癌症、心脑血管疾病等的发病（患病）与死亡情况等。

（3）心理健康：主要精神疾病（紧张、焦虑、强迫症、抑郁症等）的患病情况等。

（4）社会健康：社会交往与人际关系障碍情况以及社会适应能力等。

3. 居民卫生行为信息

（1）吸烟行为：吸烟总人数及其人群分布，以及吸烟量大小、开始吸烟的年龄、吸烟年限等。

（2）饮酒行为：饮酒人数与分布，饮酒量与频度，饮酒起始年龄与年限等。

（3）饮食习惯：居民的主食品种、口味，以及偏食和烟熏等食品的摄入情况等。

（4）吸毒与性乱：有无吸毒现象存在，有无同性恋、性关系混乱、商业性性服务等现象存在等。

（5）就医行为：居民计划免疫、妇幼保健等服务的接受与参与程度，居民生病后就医的及时程度及对医嘱的依从性大小等。

4. 卫生资源信息

（1）人力资源：卫生人员的数量与种类、年龄结构、专业分布与构成等。

（2）经费资源：财政拨款、专项建设费用、业务收入及各项支出等。

（3）物质资源：药房、诊所、病房等的数量、状况与分布等，药品的供应情况，诊疗仪器、床位、交通工具等的数量、完好状况与利用率等。

（4）信息资源：书籍与手册，记录与报告，社区调查研究资料等的拥有量、质量与利用等。

5. 卫生服务信息

（1）医疗服务：不同地区、不同层次提供的医疗服务的种类、数量和质量等。

（2）预防服务：计划免疫、健康教育、改水改厕等的开展情况。

（3）保健服务：孕产妇系统管理、妇女常见病防治及儿童生长发育监测工作情况等。

（4）康复服务：残疾人的治疗、设施提供及社区康复工作开展情况等。

6. 卫生产出信息

（1）效率与效果：不同健康管理服务机构所提供的卫生服务的数量与质量，各类卫生服务的成本效益大小等。

（2）公平性：不同人群对卫生服务的利用情况等。

（3）满意度：居民对卫生服务的满意度状况、意见和要求等。

7. 卫生管理信息

（1）目标计划：组织的功能、使命与目标，组织的规划与计划机制和过程等。

（2）组织制度：组织的管理体制、制度等。

（3）监督控制：上级对下级的技术与管理指导等。

（二）健康管理中采集利用的信息

健康管理中采集利用的信息主要有健康档案和医院病历。健康档案指居民身心健康（正常的健康状况、亚健康的疾病预防和健康保护促进、非健康的疾病治疗等）过程的规范、科学记录。其主要内容包括个人基本情况、生活习惯、家族史、既往史、诊断治疗情况、历次体检结果等。是以居民个体健康为核心、贯穿整个生命过程、涵盖各种健康相关因素、实现信息多渠道动态收集、满足居民自身需要和健康管理的信息资源。具体包括个人行为和生活方式：如吸烟、饮酒、体力活动情况、睡眠情况等；环境因素：如经济收入、居住条件、家庭关系、工作环境、心理刺激等；生物遗传因素：如年龄、性别、种族、身高、体重等；医疗卫生服务：如是否定期健康检查、直肠镜检查、阴道涂片、甲胎蛋白检测等，以及体检结果，如血压、血糖、血脂等实验检查；既往史、生育史、家族史等：如有无原因不明的肛门出血、慢性支气管炎、肺气肿、糖尿病等，了解初婚年龄、妊娠年龄、生育胎数等，家庭中是否有人死于或患有心脏病、乳腺癌、糖尿病、自杀等。健康档案不是简单地将纸质病历记载的各项内容输入电脑，还记载了居民平时生活中居民健康档案的点滴健康相关信息，在任何时间、任何地点收集居民的健康管理信息，不仅能记录病史、病程、诊疗情况，也可以完成以居民健康为中心的信息集成。健康档案是实现一切健康指导和诊疗服务的基础，因此健康档案是健康管理信息最主要，也是最重要的部分。

医院病历信息是指医疗工作的全面记录，客观地反映疾病病情、检查、诊断、治疗及其转归的全过程，是医务人员在医疗活动过程中形成的所有文字、数据、图表、影像等资料的有机整合。病历分为住院病历和门诊病历，主要由临床医生及护理、医技等医务人员实现。他们根据问诊、体格检查、辅助检查、诊断、治疗、护理等医疗活动所获得的资料，经过归纳、分析、整理而完成病历。病历不仅记录病情，而且也记录医生对病情的分析、诊断、治疗、护理的过程，对预后的估计，以及各级医师查房和会诊的意见。因此，病历既是病情的实际记录，也反映了医疗、护理的质量和学术水平。病历作为患者整个诊疗过程的原始记录，记载了患者入院后由患者或家属陈述的发病经过和医护人员对患者进行诊断、治疗、理化检查，直至患者出院或死亡全过程的真实情况。

二、健康管理信息的作用

（一）是决策和计划的基础

制订决策与计划是管理中最重要的职能和任务，但科学的决策与计划必须以全面反映客观实际的信息为依据。从一定意义上来说，决策的水平和质量取决于信息工作的水平和质量。如要制订"高血压疾病管理"工作年度计划，就必须以近几年"高血压疾病管理"服务工作开展情况为依据，结合来年可能发生的主、客观因素的影响加以分析，然后才能作出计划。

（二）是控制和监督健康管理工作的依据

任何一项健康管理工作的完成，都或多或少会遇到一些意想不到的外部因素的干扰，使健康管理工作不可能完全按照预先的决策和计划实施，需要协调和控制，这就必须了解偏差并消除这种偏差，为此必须依靠信息的传递来实现。

"检查"是一种管理职能，是实施控制的一个方法。检查工作的目的，是衡量目前的健康管理工作成绩，找出影响健康管理工作效能的因素，以期达到预定的目标。实际上这是一种信息及反馈调节，检查就是要取得工作实际情况的信息，再加以衡量，从而促进健康管理工作。

控制的基础是信息，一切信息传递都是为了控制，而任何控制又都需要通过信息反馈来实现，没有反馈，就无法实现控制。

（三）是评价系统实现目标的手段

决策与规划（计划）的制订需要以可靠、有效的信息为依据，为了实现规划（计划）的预期目标，必须对规划的执行过程进行科学管理，即实行监督和评价，这也必须有信息的支持。健康管理服务评价是总结计划实施后的健康管理服务所取得的成效和工作经验，找出存在的问题，吸取教训，改进工作的系统工程。评价工作不是在健康管理服务计划完成之后进行，而是在计划的实施过程中便开始。通过评价工作可以鉴定健康管理服务计划实施的进度、效果和效益，以及对控制疾病发生和促进个体健康所取得的影响和效果，并以此说明健康管理服务计划的实施得以顺利进行，同时对发现的问题、存在的矛盾以及失误、遗漏和不完善、不可行的内容，随时进行评价并予以修订和调整。

（四）是沟通系统内部和外部联系的纽带

为使系统内部各层次、各部门的活动协调，必须借助于信息来实现上下左右的联系，沟通系统内部和外部各方面的情况。如果没有一个四通八达的信息网，就无法实现有效的管理。健康管理服务系统内部、部门与部门、科室与科室之间的联系都是靠信息传递来实现的。领导通过现场调查、听取汇报、召开会议等方法来与科室保持联系。科室与科室之间的工作关系是通过有关的规章制度如接诊、会诊等实现（规章制度本身即是一种相对固定的信息），信息的传递则通过会诊通知、会诊意见书等形式来实现。

（五）信息是研究工作延续的保证

人类几千年文明史说明，今天的知识是前人劳动的成果，我们是在巨人的肩膀上腾飞的。目前信息量随着时代的进步和科学技术的发展越来越大，以达到所谓"信息爆炸"的程度。随着信息科学的发展，加强对健康管理服务各种信息的管理已成为健康管理服务管理的一个重要组成部分。

第二节 健康管理信息的收集与处理

信息资源的管理过程由一系列的环节组成，包括信息资源的采集和组织、传递、利用等过程。信息采集是指根据特定的目的和要求，将分散蕴含在不同时空的有关信息采掘和集聚起来的过程，是信息资源能够得以充分开发和有效利用的基础。

一、健康管理信息收集方法

健康管理信息收集方法包括主观法、客观法、综合法，具体来说有问卷调查、个别访谈、健康体检、收集常规资料等，信息来源也可以在政府各部门网站上收集年鉴资料、工作报告等，在各文献数据库查找需要的信息等。

（一）常规资料的收集

常规资料是医疗、卫生防疫、保健部门日常工作记录、报告卡、统计报表、年鉴等。常规资料包括两类：一类是日常工作记录和报告卡；另一类是定期归纳整理出来的统计报表和年鉴。

1. 日常工作记录和报告卡

（1）医院日常工作记录和报告卡：如医院的门诊病历、住院病历，病理或其他医学检验记录等。这部分资料可在医院病案室或相应的科室及医学检验、影像诊断等部门获取。医院常规的报告卡分为传染病、职业病、地方病报告卡，除此之外，还有恶性肿瘤发病或死亡报告卡、出生报告卡和死亡报告单等。

（2）卫生防疫部门日常工作记录和报告卡：如疫情报告、死亡报告、出生资料、传染病发病资料、慢性病及肿瘤监测的资料。

（3）其他部门的日常工作记录：如工业记录、学生保健记录、商业部门及气象部门的记录等。

收集和使用上述三种资料时，要特别注意资料的完整性和正确性。因为，这类记录和报告卡的填写者涉及很多人，这些人可能不固定，也可能是在一个相当长的时期内不断填写出来的，所以，这部分资料经常会出现重复、漏项、填写不清，甚至错误。其中，报告卡最容易出现重复和填错。因此要经常检查与核对常规资料，及时纠正错误，而不能等到大量积累后或面临分析时才核实纠正，届时已为时晚矣。

2. 统计报表和卫生年鉴　统计报表来自医疗卫生单位和非医疗卫生单位，是国家规定的报告制度，由医疗卫生机构和非医疗卫生机构将日常工作记录和报告卡定期整理逐级上报。统计报表有周报、月报、季报和年报等。

年鉴作为工具书的一种，记载的是一个行政区域内各地区、各部门、各行业上一年度内经济社会的新进展、新情况、新经验、新问题，它的重要功能之一是供读者查找资料、了解情况。年鉴是系统汇集年度重要文献信息的资料性工具书。

（二）问卷调查

问卷调查是为了解某种疾病或健康状况于特定时间、地区及人群中的分布，了解人群的某些特征与疾病或健康状态之间的联系，了解人群的健康水平，从而找出卫生防疫和保健方面应该开展的工作等。通过普查或抽样调查的方法，对特定人群中某种疾病或健康状况及相关因素的情况进行调查，从而描述该病或健康状况的分布及其与相关因素的关系。

在调查分析过程中，基本人口统计学资料必不可少，因为它是计算各种率，如发病率、患病率、死亡率的分母。最常使用的人口资料是人口总数，按性别、年龄、民族、职业、文化程度等特征分组的不同时期的人口数。在不同地区进行率的比较时，需要根据世界或中国的标准人口年龄构成，即各年龄组人口占总人口的百分比进行率的标准化。人口资料是由原始的卡片或登记表整理统计出来的。常规资料主要依靠户籍制度所得，一时性资料典型来源就是人口普查。全国人口普查填写特别设计的人口普查登记表，户籍的人口统计则依靠户口卡片、生命统计资料，如出生、死产、活产、结婚和死亡等。

（三）访谈法

访谈法也称访问法、晤谈法，是指通过访员和受访者面对面地交谈来了解受访者的心理和行为的心理学基本研究方法。因研究问题的性质、目的或对象的不同，访谈法具有不同的形式。根据访谈进程的标准化程度，可将其分为结构型访谈和非结构型访谈，前者的特点是按定向的标准程序进行，通常是采用问卷或调查表；后者指没有定向标准化程序的自由交谈。访谈法运用面广，能够简单而叙述地收集多方面的工作分析资料。

调查员要准备好谈话计划，包括关键问题的准确措辞及对受访者所做回答的分类方法。对受访者的经历、个性、地位、职业、专长、兴趣等有所了解；要分析受访者能否提供有价值的材料；要考虑如何取得受访者的信任和合作。另外，在访谈时要掌握好发问的技巧，善于察觉受访者的心理变化，善于随机应变，巧妙使用直接法、间接法等。

访谈者可以对员工的工作态度与工作动机等较深层次的内容有比较详细的了解；运用面广，能够简单而迅速地收集多方面的工作分析资料；由员工亲口讲出工作内容，具体而准确；使访员了解到短期内直接观察法不容易发现的情况，有助于管理者发现问题；为员工解释工作分析的必要性及功能；有助于与员工的沟通，缓解工作压力。

（四）健康体检

健康体检是用医学手段和方法进行身体检查，包括临床各科室的基本检查，包括超声、心电、放射等医疗设备检查，还包括血常规、尿常规和粪便的化验检查。健康体检是以健康为中心的身体检查，一般认为健康体检是指在身体尚未出现明显疾病时，对身体进行的全面检查。健康体检有利于了解身体情况，筛查身体疾病，即应用体检手段对健康人群进行体格检查，就是"健康体检"，或称之为"预防保健性体检"。健康体检用于了解受检者健康状况，医疗工作者根据检查结果，明确有无异常体征，进一步分析这些异常体征的性质；有些异常体征本身就是生理性变异，可以定期复查；有些异常体征可能是疾病危险因素，需要通过健康促进手段去干预和纠正；而有些体征则就是疾病的诊断依据，需要进一步检查和确诊。

体检是健康管理的重要环节。由于以往都是有病才去找大夫，一般把以疾病诊治为目的的体检，称之为"医疗性体检"。在办理入职、入学、入伍、驾照、出国、结婚、保险等手续时的体检，是以某项特定工作或行为的体检，称之为"社会性体检"。而针对未病、初病或将病的健康或亚健康人群的体检，属于健康体检。

健康体检项目主要内容见第三章。

二、健康管理信息的加工处理方法

信息处理就是对信息的接收、存储、转化、传送和发布等。随着计算机科学的不断发展，计算机已经从初期的以"计算"为主的一种计算工具，发展成为以信息处理为主、集计算和信息处理于一体、与工作、学习和生活密不可分的一个工具。目前有大量软件公司开发了相关信息处理软件，各侧重点有异，可选择使用。

（一）信息的接收

1. 信息接收软件 公共卫生中常用的信息接收软件有 Epi Info、SPSS Date Entry、Quantum、EpiData、Excel、Access 等。

（1）Epi Info：是专门为公共卫生专业技术人员开发的一套综合统计软件，可用于爆发调查、公共卫生监测及其他工作的数据管理、一般的数据库管理和统计分析工作。医生、流行病学家、其他公共卫生和医疗工作者使用 Epi Info 软件，可以在计算机上快速地建立调查问卷和调查表，编制数据录入程序，录入并分析数据。Epi Info 软件采用 Access 文件格式，可与商业数据库标准兼容。为最大限度地与其他系统兼容，Epi Info 软件以 Access 文件格式存储数据，但仍然可以分析多种不同类型的数据，并允许进行文件格式的转换。Epi Info 软件因其操作简单，易学，能方便地进行建库、录入、核对及简单的数据分析，其数据形式直接或转化后也能与大多数统计分析软件进行对接，因此成为最常用的信息接收软件之一。Epi Info 软件可以在 www.cdc.gov/epiinfo 网站免费下载，该网站也会更新 Epi Info 的最新版本信息及常见问题解答，可免费下载最新版本软件。

（2）SPSS Data Entry 软件：由 SPSS 公司开发的专门针对问卷设计、输入环节开发的专用软件，是一种快速、精确地输入数据的有力工具。其功能主要有问卷设计和问卷录入、核对。包括建立数据库结构，数据有效性检验、字段间逻辑关系检验、条件跳转等，可处理多选题。该软件功能强大，在实际的使用过程中，数据输入的优化方法几乎都可以完成得尽善尽美。

（3）Quantum 软件：是一套综合统计软件，一共由 5 个部分组成，分别是：quanqest，主要是设计问卷；quancept，CATI；quinput，数据录入，包括包含逻辑查错功能；quantum，程序编写，包括包含再查错功能；quanver，交叉分析功能，并与 SPSS、SAS 有交口，轻松得到 SPSS 格式数据，其中常用的就是 quinput 的部分。与 SPSS Data Entry 软件类似，quinput 同样是一个优秀的输入优化方案，其方便程度不输于 SPSS Data Entry 软件，国内很多的市场调查公司使用的都是这款软件。

（4）Epidata 软件：是一群丹麦的程序开发员针对 Epi Info 在输入方面的弊端开发的免费专用输入软件。该软件可以实现 Epi Info 软件在数据输入方面的所有功能，且在输入过程中因为采用的是类似数据库的输入方式，所以效率更高；而且整个软件占内存较小，运行速度快，使用起来相当顺手；同时 Epidata 软件能够实现双输入功能，大大提高了输入的正确率，可在网站 http：//www.epidata.dk/下载。

（5）Access 软件：是微软办公软件中的一个重要组成部分，该软件提供了表、查询、窗体、报表、页、宏和模块共 7 种用来建立数据库系统的对象；提供了多种向导、生成器、模板，把数据存储、数据查询、界面设计、报表生成等操作规范化；为建立功能完善的数据库管理系统提供了方便，也使得普通用户不必编写代码，就可以完成大部分数据管理的任务。Access 软件可通过设置窗体创建进入数据录入界面，通过设置宏创建各种跳转、条件等，而且可以在同一数据库中的不同表之间建立链接，是录入小型数据的较好选择。

（6）Excel 软件：是微软办公套装软件（Microsoft office）的一个重要组成部分，可以进行各种数据的录入、处理、统计分析和辅助决策操作。它的优点是直观易用，有强大的公示处理能力和丰富的函数运算能力；具有解决多种复杂问题的内置模型，与微软的其他软件无缝协作，并且可编程、可升级。但 Excel 的强项在于作图和统计分析，录入数据只是其作为数据表最基础的一项功能，但 Excel 没有跳转等录入优化功能，录入数据时不易控制误差和核对，因此只作为没有其他录入软件时的选择。

2. 数据清理　数据录入完毕后，形成的数据文件为.mdb，可直接导入其他数据管理和统计分析软件使用。但由于原始信息中可能包含错误的、不完整的信息，因此需要对数据进行清理，才能获得真正有效的信息。

（1）数据审核：数据录入结束后，应先进行数据审核，包括审核数据的完整性和准确性。审核数据完整性主要是检查应调查的群体或个体是否有遗漏，所有的调查指标是否齐全；审核数据准确性主要是检查数据是否有错误，计算是否正确等。用户可以抽查数据库中部分数据与原始调查表进行对照，了解数据输入质量；也可以用统计软件对变量作些简单的统计描述，如通过观察变量的频数分布判断是否有异常值，对数据进行排序以了解分布情况等；还可以针对各调查项目间的逻辑关系，检查数据间是否存在逻辑矛盾。

数据审核一般使用求频数命令对每个变量的原始数据进行逐一检查。如审核调查表中某一变量，若是分类型变量，可在 Epi Info 软件上使用数据分析模块中的求频数命令，在弹出窗口中选择该变量名称后确认就可以显示该变量的频数分布结果；若是数值型变量，可用求均数命令，可以计算该变量均值、中位数、标准差、最大值、最小值等常用统计量，用户根据调查的要求，结合变量的特点、专业知识等判断该变量是否满足要求。如发现数据有缺失，则根据是否影响统计结果的判定来决定是否需要补充调查。如怀疑数据有错误，则需要进行核对、修改。

（2）数据修改：对数据审核过程中怀疑有错误的记录，用户不能随意修改和删除，一定要检查、核对相应的原始调查表，了解是否真正存在错误，还是调查结果确定如此。如发现确定是录入错误，则可以对数据进行修改。数据修改时，可以先用选择数据功能选定待修改的数据，然后再对这些数据进行修改操作。

（二）信息的处理

信息转化为数据库，经过数据清理之后，就可以进入处理步骤，即统计分析。统计分析的目的是要进行定量分析，一般首先运用 SPSS 软件计算出频数分布表；接着根据变量类型绘制不同类型的统计图，如分类型变量用条形图或饼图，有序的分类型变量和分段的数值型变量用直方图等；然后根据数据类型进行 t 检验、单因素和多因素方差分析、秩和检验等假设检验，比较总体均数；如果有因果关系的变量，可以做回归分析，包括线性回归、Logistic 回归、Poisson 回归等；如为生存数据，可以进行生存分析；分析多个变量之间的关系，可以根据需要进行主成分分析、聚类分析、判别分析、路径分析等。

统计分析可以采用 SAS、SPSS、Stata、Excel 等软件进行，前面介绍的 Epi Info 也可以进行一些初步的定量分析。

1. SAS 软件　SAS 软件是目前国际上最为流行的一种大型统计分析系统，被誉为统计分析的标准软件。使用该软件需要对各统计方法和软件的各过程步有相当的了解，编写程序运行才能进行统计分析，而且对结果的解释也需要有一定的统计学基础才能看懂，尽管现在已经尽量"傻瓜化"，但是仍然需要一定的训练才可以使用。因此，该统计软件主要适用于统计工作者和科研工作者使用。

2. SPSS 软件　SPSS 软件作为仅次于 SAS 的统计软件工具包，在社会科学领域有着广泛的应用。SPSS 软件是世界上最早的统计分析软件，由美国斯坦福大学的 3 位研究生于 20 世纪 60 年代末开发。由于 SPSS 软件容易操作，输出漂亮、功能齐全、价格合理，所以很快应用于自然科学、技术科学、社会科学的各个领域，世界上许多有影响的报刊杂志纷纷就 SPSS 软件的自动统计绘图、数据的深入分析、使用方便、功能齐全等方面给予了高度的评价与称赞。全球约有 25 万 SPSS 软件用户，分布于通讯、医疗、银行、证券、保险、制造、商业、市场研究、科研教育等多个领域和行业，是世界上应用最广泛的专业统计软件。国际学术界有条不成文的规定，即在国际学术交流中，凡使用 SPSS 软件完成的计算和统计分析，可以不必说明算法，由此可见其影响力之大和信誉之高。SPSS 软件对非统计工作者来讲也是很好的选择。

3. Excel 软件 Excel 严格说来并不是统计软件，但作为数据表格软件，必然有一定统计计算功能。而且凡是有 Microsoft Office 的计算机，基本上都装有 Excel。但要注意，只有装了数据分析功能的 Excel，才具有统计分析功能，当然，画图功能是都具备的。对简单分析，Excel 还算方便，但随着问题的深入，Excel 需要使用函数，甚至进行编写宏来进行数据分析。多数专门一些的统计推断问题还需要其他专门的统计软件来处理。

综上所述，SPSS 软件操作最简便，好学又易懂，也最能为非专业人士和初级统计分析工作者所接受。

第三节 健康管理信息报告

健康相关信息通过形成电子数据库，经过统计分析得到的分析结果，还需进一步进行专业解释，描述信息的情况，并挖掘信息的深层意义，最终形成报告，提供给特定对象、个体或政府相关部门，使其系统地了解健康相关的情况，为进一步做出相应的决策提供科学的依据。下面以相关的健康报告为例，描述报告的编制。

一、个人健康体检报告

体检报告是体检机构交给受检者的体检结果，有纸质体检报告和（或）电子体检报告两种，前者便于受检者就医、开展深入的诊疗工作；后者便于受检者对信息保存、异地调阅、动态对比等。体检报告由调查问卷结果、体检所获取的生理信息、本次体检的阳性发现（或称异常发现）和体检建议等组成。

1. 将调查问卷中偏离健康生活的内容，按不同维度分类小结，使受检者对自己的测试结果有清晰的认识和深刻的印象。

2. 将体检所获取的生理信息分类显示，便于受检者阅读，如物理检查、检验检查、仪器检查、特殊检查等。要求各个栏目名称规范，条目全面，检验检查和部分定量的仪器检查显示正常参考值。

3. 阳性发现或异常发现，是指体检中所采集到的生理信息偏离正常值或参考范围，问卷调查中发现的躯体症状和影响健康的危害因素。生理信息的阳性发现包括 3 种情况：①检验、检查数据达到了疾病的诊断标准，诊断明确的疾病。②检验、检查结果处于正常与疾病之间，或不能成为独立的诊断标准。③结果虽是正常范围，但不是最佳状态。问卷中的阳性发现，是指某一测量维度偏离正常范围。

4. 体检建议是针对阳性发现，给受检者提出建议，包括生活方式的调整、部分生理指标的复查监测、专科的深入检查与会诊、直接接受专科治疗等。体检建议的表达应该通俗易懂，便于受检者理解、掌握、实施。体检建议之后，应该附有体检中心的咨询电话，以备受检者咨询并提供相应的协助。

二、团体健康体检报告

团体体检报告不同于个体的体检报告，它包括体检计划的实施情况、群体主要健康问题、健康问题与职业特征的关系、健康教育和健康干预的重点内容、下年度体检时的注意事项等。

1. 体检计划实施情况 体检项目设置（按性别、年龄分层），应到人数、实到人数、各个部门到位率、总到位率。为单位开展健康体检目标考评，为进一步推动下年度体检工作的实施，奠定基础。

2. 主要健康问题 将阳性发现或异常发现汇总，按发生频次排序，以发生频次最高的健康问题为主，说明受检群体的健康状况。特别是对慢性病形成因素进行分析。

3. 主要健康问题的发生人员 将每种主要健康问题发生的人员，分别列入表中，便于单位卫生部门随访、管理，为健康管理实施提供信息保障。

三、区域健康状况报告

综合分析区域内的各种健康管理信息，形成区域健康状况报告，全面准确地介绍在居民健康方面的政策主张、原则立场、措施办法及现状分析、取得的进展等，并根据结果确定今后预防工作的侧重点，为行政部门提供政策建议。区域健康状况报告的主要内容包括区域政策环境状况、居民人口基本情况、慢性病及相关危险因素、传染病发病情况、残疾人口状况、精神疾病、儿童青少年健康状况、健康素养、医疗卫生服务、健康环境状况等。若有连续性阶段数据，可与往年的数据比较，绘制户籍居民人口结构变化的情况（"人口金字塔"）图，疾病顺位改变等；若有更详细的数据，也可汇总户籍居民期望寿命、吸烟情况的调查结果、肥胖儿童慢性病风险评估、控烟立法等与居民健康密切相关的内容和信息。

1. 区域健康指标情况 主要包括反映区域人口数量的指标，如常住人口数、人口增长率；反映妇幼保健水平的指标，如户籍人口婴儿死亡率、5 岁以下儿童死亡率、孕产妇死亡率等；反映区域综合卫生状况的指标，如户籍居民期望寿命、性别期望寿命等；反映户籍居民人口负担的指标，如 60 岁以上老年人口数量和户籍人口占比、65 岁以上老年人口数量和户籍人口占比、人口出生率等。这些指标显示了当前区域人口的健康状况，并可预测区域居民健康趋势特征，比如老龄化、人口负担等。

2. 健康或不良生活方式 包括 18～79 岁常住居民吸烟率、有害饮酒率、危险饮酒率等，各年龄层运动情况、膳食情况、作息情况等。这些指标的分析可反映区域人群的生活状况，并可与相关的传染病、慢性病指标进行相关分析。

3. 传染病病情指标 包括甲、乙、丙类传染病的报告数、发病率、死亡率和病死率等。对传染病病情指标进行分析，可了解区域传染病的类型、传播方式和传播速度等特点，有助于当地政府采取有针对性的免疫接种、健康教育等预防措施。

4. 慢性病病情指标 包括中小学生视力不良检出率、肥胖检出率及各年龄层各类慢性病患病率，如高血压、糖尿病、恶性肿瘤、心脑血管病、慢阻肺、精神疾病等；如有死亡资料，还可分析死亡原因顺位、各类恶性肿瘤死亡率等。慢性病病情指标有助于确定慢病防控的重点及方向。

5. 健康支持性环境指标 包括社区、单位、学校、食堂、餐厅、步道、主题公园、集中式生活饮用水水源地水质、城市和县城集中式供水普及率、人均公园绿地面积、垃圾处理率、污水处理率、道路清扫保洁面积和各类健康传播途径的可及率等。

第八章　健康教育的基本理论与方法

健康教育和健康促进是健康管理的一项重要内容。健康管理师要为患者等被管理者提供健康促进服务，教给人们防治疾病的知识，使其对疾病能防患于未然，增强自我保健能力，不断提高健康水平。健康教育本身就是健康管理干预实施过程中的主要手段之一。因此，学习健康教育的理论与方法对理解、丰富健康管理的理论和实践知识大有帮助。

第一节　健康教育与健康促进概述

一、健康教育、健康促进的概念与联系

（一）健康教育的概念及内涵

健康教育是通过信息传播和行为干预，帮助个体和群体掌握卫生保健知识，树立健康观念，自愿采纳有利于健康的行为和生活方式的教育活动与过程。健康教育是有计划、有组织、有系统和有评价的社会活动和教育活动，并通过健康教育提供改变行为所必需的知识、技能与服务，促使人们自觉地形成有益于健康的行为和生活方式，消除或减轻影响健康的危险因素，预防疾病的发生，促进健康，提高生活质量。健康教育也是一门交叉学科，健康教育的理论由预防医学、传播学、社会学、教育学、行为学、心理学、社会市场学等学科的理论融合发展而来。如今，健康教育已形成了自己独立的学科领域，不仅具有很强的理论性，也具有极强的实践性，对提高人们的健康水平有十分重要的意义。

1979年，美国卫生总署发布关于健康促进和疾病预防的报告——《健康的人民》，标志健康促进的开始。1986年，第一届国际健康促进大会在加拿大渥太华召开，由此而发表的《渥太华宪章》是健康促进发展史上的一个里程碑，宣言指出："健康促进是促使人们提高、维护和改善他们自身健康的过程"，表明健康促进行动的范围更为广泛，涉及整个人群的健康，包括人们日常生活的各个方面，而非仅限于造成疾病的某些特定危险因素。为使健康促进的定义更具有可操作性，我们采用劳伦斯·格林教授关于健康促进的定义："健康促进是指一切能促使行为和生活条件向有益于健康改变的教育与生态学支持的综合体"，其中教育指健康教育，生态学是指健康与环境的整合，环境包括社会、政治、经济和自然环境，而支持即指政策、立法、财政、组织、社会开发等各个系统。结合我国的实践经验和文化背景，健康促进的概念可定义为：充分利用行政手段，广泛动员和协调个人、家庭、学校、社区、企业、医疗卫生机构以及社会各相关部门履行各自对健康和环境的责任，共同维护和促进健康的一种社会行为和社会战略。综上所述，健康促进的基本内涵包含了个体行为改变和政府行为（社会环境）改变两个方面，是一个包括卫生工作、社会工作、政府职能、环境建设、理论研究与指导等庞大的综合性系统工程。

（二）健康教育与健康促进的联系

健康教育是健康促进的一个重要基础，健康促进比健康教育更具社会性，更为宏观。健康促进如果不以健康教育为先导，就会成为无源之水，无本之木；而健康教育如果不向健康促进发展，其效果及影响就会受到极大的限制。健康促进不仅包括了健康教育的行为干预内容，同时还强调行为改变所需的组织支持、政策支持、经济支持等环境改变的各项策略，是一项社会性很强的事业。健康促进不仅是卫生部门的工作，而且要求全社会参与、多部门合作。可见，健康促进的概念要比健康教育更完整，健康教育到健康促进的发展绝不是一种单纯的替代关系，更不是后者对前者的摒弃，而是为适应公共卫生事业的发展，在内容上的深化、形式上的扩展和功能上的完善，二者间有着不可分割的内在联系。

二、健康教育在健康管理中的应用与能力要求

健康管理是把健康监测和维护、健康相关行为及治疗和康复都纳入管理并实施干预，干预手段主要是非临床的方法，即教育和管理。因此，健康教育无论是针对个体的健康管理，还是针对群体的健康管理，都是一种非常基本和重要的方法和策略。

（一）健康教育在健康管理中的应用

健康教育是健康管理的重要组成部分，健康管理师只有在满足被管理者的各项保健需求的同时，做好对被管理者的健康教育，才能真正实现健康管理的目标。没有健康教育的健康管理是不完整的，也是不成功的。

1. 在个体健康管理中的应用　在对个体进行健康教育干预时，要应用健康教育中常用的人际传播和行为干预方法，如自我导向学习法。

2. 在群体健康管理中的应用　在健康管理领域，健康管理师除了要做个体化的健康管理外，还要针对社区、企事业单位、学校等以场所、人群为基础的群体进行健康干预。健康教育与健康促进是群体健康管理工作的重要工具和方法，在群体健康干预中，健康管理师要运用到比针对个体更加全方位、多样化的手段，创造有利于健康的社会、社区环境以及工作和家庭氛围，包括大众传播、人际沟通的技巧与方法，群体行为干预的理论与方法，如开展健康讲座、采取同伴教育等。

（二）进行健康教育对管理者的能力要求

在对个体和群体进行健康教育时，作为一名健康管理师应该具备以下能力：

1. 坚实的健康教育基本理论知识　健康教育的基本策略是信息传播和行为干预，因此，熟练掌握健康传播和健康相关行为改变的理论知识是开展健康教育的基础。

2. 进行个体和群体健康教育需求评估　通过问卷调查、访谈、必要的躯体检查和实验室检查，对个体和群体进行健康教育需求评估，为后续的健康教育干预及提供健康管理对策提供依据。

3. 将专业知识进行通俗化、操作化的能力　健康管理师面对的是社会大众，专业的疾病预防保健知识对他们来讲显得晦涩难懂，不易理解，更难以在日常生活中应用。为此，健康管理师犹如桥梁，需要将专业理论知识转变为通俗易懂的语言、文字及可以操作的日常活动，这样才能帮助人们理解和运用预防保健知识。

4. 人际沟通能力　具有亲和力，善于表达，使用简洁明快、生动、富有激情的语言、体语，将预防保健知识传播给目标人群，也就是要掌握人际传播技巧。

5. 教学能力　较强的教学能力包括健康传播材料的制作、课件的制作、讲座授课技巧等能力。

6. 组织与协调能力

7. 健康教育计划设计执行与评价能力

第二节　健 康 传 播

一、健康传播概述

健康传播是健康教育、健康管理重要的干预措施之一。要成功地达到预防疾病、促进健康的目标，必须依赖个体和社会的有效参与，也就是要广泛开展健康传播活动。

（一）传播与健康传播的概念

1. 传播　是指人与人之间通过一定的符号进行的信息交流与分享，是人类普遍存在的一种社会行为。传播是一种社会性传递信息的行为，是个体之间、群体之间及群体与个体之间交换传递新闻、事实、意见的信息过程。

2. 健康传播　是指以"人人健康"为出发点，运用各种传播媒介、渠道和方法，为维护和促进人类健康为目的而制作、传递、分散、交流、分享健康信息的过程。社区健康传播是指社区居委会和卫生服务中心利用各种媒体，将各种健康知识、资讯、观念和行为等有计划地与居民进行交流和分享的过程。健康传播是社区健康教育的基本策略，是促进公众健康的重要手段。

3. 健康传播主要传播类型　健康教育工作主要有人际传播和大众传播两种类型。

（三）传播要素

一次完整的传播活动需要一些基本因素存在，这些基本因素称为传播要素。下面介绍常见的6种传播要素。

1. 传播者　又称传者，是在传播过程中信息的主动发出者。在社会传播过程中，传播者可以是个体（如健康管理师），也可以是群体或组织（如报社、电台、通讯社）。

2. 信息　是传播者所要传递的内容。

3. 传播媒介　又称传播渠道，是信息的载体，也是将传播过程中各种要素相互联系起来的纽带，如报纸、收音机和宣传画等。

4. 受传者　是信息的接受者，即传播者的作用对象（如听众、观众）。同样，受传者可以是个体、群体或组织，大量的受传者称为受众。

5. 传播效果　是指受传者接受信息后，在知识、情感、态度和行为等方面发生的反应，通常意味着传播活动在多大程度上实现了传播者的意图或目的。

6. 反馈　指传播者获知受传者接受信息后的心理和行为反应。在传播活动中，反馈可能存在或不存在，可能通过直接或间接的方式获得反馈，可能是受传者主动反馈或传播者主动搜集。

例如，健康管理师利用宣传画向肺癌患者宣传戒烟的好处，健康管理师就是信息的传播者，画面上讲的"烟的烟雾（特别是其中所含的焦油）是致癌物质"就是信息，宣传画是传播的媒介，肺癌患者就是信息的受传者。肺癌患者听到这些信息后的反应就是传播效果，健康管理师了解到这些效果就是得到了反馈。

二、健康传播策略

传播策略是一个有组织、有系统的为达到某种预订目标，在特定时间内通过某（几）种传播渠道向目标人群（受众）传播特定讯息的全面计划。

健康传播可利用多种传播形式，既可以利用人际传播，如在社区开展慢性病防治知识讲座；也可以利用报纸、电视等媒体进行大众传播，如提倡全民健康生活方式、倡导不吸烟等；还可以将人际传播、大众传播相结合，以便提高传播效果，保证传播目标的实现。如开展"5·15防治碘缺乏病日"大型宣传教育活动。

制订一个好的传播策略往往是一项健康教育计划取得成功的关键，在制订健康传播策略的时候一般按照以下的思路和步骤进行工作。

（一）明确需要解决的问题

为了达到健康传播的目的，首先要在目标人群中做需求调查，了解目标人群的情况，即了解他们懂得什么，不懂得什么，他们真正需要什么信息。如在糖尿病健康管理中，健康教育工作者首先应查阅相关资料，制订或利用现成的糖尿病相关知识及行为调查问卷，在社区卫生服务中心医生的协助下，随机抽取一定样本量的糖尿病患者开展问卷调查，同时可对社区医生等知情人进行访谈，通过对问卷调查和访谈结果的分析，了解社区居民对糖尿病相关知识的需求点，具有哪些糖尿病危险行为，喜爱何种健康传播方式等。通过分析需求调查的结果，发现大多数糖尿病患者知道饮食控制是治疗糖尿病的基础，但对各类食物的平衡膳食了解不足；糖尿病患者自我保健知识不足；除大众媒体外，居民比较喜欢的传播材料为图文并茂的传单、小册子。

（二）明确传播要达到的目标和评价指标

根据需求调查所了解的目标人群在相关知识和行为方面的基线水平，制订合理可行的传播目标和传播效果评价指标。仍以糖尿病健康管理为例，以目标人群对糖尿病自我保健知识的知晓率上升30%以上为传播目标。某种不健康行为的改变率、某种正确信念的持有率可作为传播效果的评价指标，如在烟酒习惯干预中，30%的吸烟者实现戒烟并保持不复吸，80%的吸烟者相信能够戒烟并能说出戒烟的好处为评价指标。

（三）确定传播的核心内容应具备的特点

传播的核心内容应具备以下特点：

1. 信息量适合　首先应该选择受众需要的最基本、最重要的信息，然后经过总结、概括确定传播核心内容，其信息量不宜过多，以免使传播效率降低。

2. 清晰明确　信息内容清楚，越具体越好，避免笼统、模糊的信息。

3. 简明实用　提供简单明了、通俗易懂的信息，避免使用过多的专业术语，所传播的健康信息应该是目标人群能够马上有条件应用的。

4. 科学严谨 必须是真正科学的信息，而不能传播不科学或者伪科学的信息。

5. 适合受众 了解掌握目标人群的年龄、职业、文化程度、接受信息的习惯和渠道等情况，根据目标人群的特点，有针对性地传播健康信息，才能取得好的效果。

6. 适合于所选媒介和传播材料 信息的容量、表达方式应适合所选的传播媒介和传播材料。

（四）确定传播方式

根据需求调查中所获得的目标人群的选择喜好，结合当地实际可利用的资源和经费预算，确定传播方式。可以考虑在超市等人流量多的场所设点宣传，在社区开展讲座，在居委会播放录像，在学校开展主题活动，利用广播、电视和报纸等大众传播媒介进行传播等。可以考虑的传播材料包括宣传画、小册子、折页、展板、幻灯片、录像、生活用品（围裙、毛巾、冰箱贴、T恤衫、袖套、钥匙扣、纸杯、纸巾、扑克牌等）和学生用品（笔记本、课程表、塑料尺、书签等）。可以利用的场地包括社区活动室、社区卫生服务中心健康管理室、公共场所（广场、车站等）、小学和乡镇卫生院等。

（五）制作传播材料

在确定了传播材料种类之后，要考虑如何制作传播材料，制作过程包括设计、印刷、生产、物流运送等多个环节，在制作时应考虑以下内容：

1. 设计初稿应该从需求调查的资料中找出目标人群中存在哪些与实现传播目标有障碍的事实，也就是分析目标人群有哪些与实现传播目标密切相关的知识和信息需求，然后列出传播材料要传播的核心信息，在核心信息的基础上写出文字内容，然后写出表现形式的构思。这些步骤应该由健康教育专业人员来完成，然后在这个基础上由设计人员开始美化设计。

2. 在寻找传播材料制作厂家时，应"货比三家"，综合考虑价格、产品质量和运输等因素。

3. 拿到传播材料样品后，应先在一部分目标人群（或其特征与目标人群接近的方便接触到的人群）中做预传播，根据预传播中人们对传播材料的评价（如是否理解传播材料的内容，是否喜欢传播材料的表现形式等），进一步修订传播材料，定稿后再印刷或生产。

（六）评价传播效果

评价是一项健康传播策略中的重要组成部分，从一开始制订传播策略时就应考虑到评价，评价贯穿于健康传播活动的始终。评价包括开始时的基线调查、进展过程中的过程评价（包括传播材料的评价、传播活动是否按时保质开展、经费使用情况等）、效果评价（包括目标人群相关知识知晓率、不健康行为改变率是否达到预期设定的指标，目标人群对传播过程满意度等）。评价方法可采用问卷调查、知情人访谈等。

三、健康信息传播方法

（一）人际传播

人际传播也称人际交流，是指人与人之间进行直接信息沟通的一类双向交流活动。人际传播具有针对性强、交流充分、反馈及时等特点而在健康教育活动中具有重要的作用和地位。但是，相对大众传播而言，人际传播的信息量比较少，信息覆盖人群范围比较小，传播速度也比较慢。

人际传播是传播健康信息的最常用、最简便易行的方法。人际传播技巧运用的好坏往往直接影响到健康教育活动的效果，因此，作为健康管理师必须不断改善和提高自身的人际交流技巧。人际传播是通过语言和非语言的交流方式来影响或改变受传者的知识、态度和行为的过程，主要包括说的技巧、看的技巧、倾听技巧、提问技巧、反馈技巧和非语言传播技巧。

1. 说的技巧

（1）建立良好的"第一印象"，以合适的称谓称呼对方，如"阿姨，您请坐"，并主动向对方作自我介绍，消除其紧张和焦虑的心理。

（2）语言通俗易懂，尽量用对方熟悉、易懂的语言代替专业词汇，必要时使用当地方言和老百姓的习惯用语。

（3）口气和蔼亲切，发音吐字清晰，让对方能听清楚。

（4）语速适中，避免过快和过慢；声音应有高低起伏，避免平铺直叙；语气要生动。

（5）谈话过程中适当停顿，避免长时间一个人说话，以便给对方提问和思考的机会。

（6）谈话内容简单明确：一次谈话紧紧围绕一个主题，避免涉及内容过多。

（7）适当重复重要的和不易被理解的概念：对比较重要或对方难以理解的内容可适当重复，以加深理解和记忆。

2. 看的技巧　看的技巧主要是细心、全面和敏锐地观察，善于捕捉到细微的变化。交谈过程中对方往往会不自觉地以表情、动作等非语言方式表达他的感受，要注意观察其内心活动的变化，从而获得有用的信息。

3. 倾听技巧　倾听不仅是认真地听，还要从听到的话语中有意识地了解对方的真正意图和情感。只有了解清楚对方存在的问题、对问题的想法及其产生的原因，才能有效地进行健康教育。

（1）在听的过程中，用双目注视对方的眼睛，或点头、或发出"嗯嗯"等鼻音的方式，鼓励对方说话。

（2）专心听对方讲话，不受外界的干扰，即使是偶尔被打断，也要及时把注意力收回来。

（3）不轻易打断对方的讲话，耐心地等对方讲完，但对离题过远者，可适当地给以引导。

（4）不轻易地对对方的话做出评论，也不要急于表达自己的观点和意见。

（5）对敏感的问题，更要善于听出话外音，以捕捉真实信息。

4. 提问技巧　提问是交流中获取信息的重要手段。有技巧的发问，可以鼓励对方倾谈，从而清晰完整地获得所需要的信息。①提问时，不要一个紧接一个问题地问。②设法使对方感到所提的问题与自己的切身利益有关，才能吸引对方注意和回答问题。③注意提问时的口气，不要把提问变成质问。④注意对敏感问题的提问，不要单刀直入，可以先问一般性问题，再逐步深入地询问。采取不同类型的提问方式会产生不同的谈话效果。

（1）封闭式提问：要求对方简单明确地回答"是"或"不是"、"有"或"没有"、"好"或"不好"以及姓名、年龄、时间、数量等问题，如"您今年有多大岁数了？"，适用于搜集简明的事实性材料，但不能获得较多的信息。

（2）开放式提问：能诱发对方说出自己的感觉、认识、态度和想法，有助于对方真实地反映情况，提问者可以获得较多的信息。其常用句式为"怎么"、"什么"、"哪些"等。如"你对健康管理的重要性是怎么看的？""您认为糖尿病患者在饮食方面应该注意哪些问题？"

（3）试探性提问：提问者对对方进行试探，以证实某种估测。如"你是不是以前咨询过？"、"你家离这里不远吧？"，在人际交流中时常用此类提问打破僵局，开始双方的交流。

（4）探索式提问：为了解对方存在某种认识、观点、行为产生的原因而进行更深层次的提问，也就是问一个"为什么"。如"你为什么没有坚持做体检呢？"，适用于对某一问题深入了解。

（5）倾向性提问：也称诱导性提问，提问者把自己的观点加在问话中，有暗示或诱导对方做出自己想要得到的答案的倾向。如"你感觉今天好点了吧？"更容易使人回答"嗯，好多了"。在了解病情、健康咨询等以收集信息为主要目的的交谈中，应避免使用此类提问方式。但可以用于有意提示对方注意某事的场合，如"你今天该去做定期产检了吧？"

5. 反馈技巧　反馈技巧是指对对方表达出来的情感或言行做出及时的、恰当的反应，可使谈话进一步深入，也可使对方获得激励和指导。常用的反馈方式有两种：①语言反馈，即用语言来表达反馈信息；②体语"反馈，即交谈双方用动作、表情等"身体语言"给予反馈。常用的反馈方法包括以下几种：

（1）肯定性反馈：也称积极性反馈，对对方的正确言行表示理解、赞同和支持。如"是的"、"很好"、"我认为你说的对"；或用点头、微笑、伸大拇指等身体语言予以肯定。这种肯定性反馈会使对方受到鼓舞而易于接受，尤其是运用在技能培训、健康咨询和行为干预中效果更加明显。

（2）否定性反馈：对谈话中对方不正确的言行或存在的问题表示不赞同或反对。为了取得预期效果，应首先肯定对方值得肯定的一面，然后用建议的方式耐心地指出问题所在。如"你这样说有一定道理，但是……"，而不要直接"一棍子打死"。

（3）模糊性反馈：向对方作出没有明确态度和立场的反应，如说"哦"、"是吗？"适用于暂时回避对方某些难以回答或敏感的问题。

（4）鞭策性反馈：有些情况下，需要用这种方法向教育对象提出更高的要求和行为目标。运用这种反馈方法，需首先对对方的言行做出客观的评价；然后说明这种言行给你的印象；而后，向对方提出要求；最后请对方做出答复，即为"四步谈话法"。如"你不愿意谈论这个问题，使我感到你不敢正视它，希望我们能一起分析问题的原因，一起找到解决的方法，你觉得呢？"这种反馈富有激励性，既指出了存在的问题，又以征求意见的方式要求对方做出改变。

6. 非语言传播技巧　非语言传播是以身体语言、类语言和时空语言等非语言形式传递信息的过程，非语言传播形式融会贯通在说、倾听、提问、反馈等技巧之中。

（1）动态体语：以微笑、握手表示友好；以点头、皱眉表示对对方的理解和同情；用亲切的目光注视对方表示尊重。

（2）静态体语：服饰整洁、举止稳重，使对方易于信任和接近，有利于树立自身良好形象。

（3）类语言：在交谈中适时适度地改变声调节奏和音量，可有效地引起对方注意、调节气氛。

（4）时间语：提前到达会场或准时赴约，表现出敬业精神和对对方的尊重。

（5）空间语：安静整洁的交谈环境给人以安全感和轻松感，与对方保持适当的空间位置和距离有利于增进交流，如与小孩弯下腰说话，双方处于同一高度时，较易建立融洽的交流关系，传播者切忌不要有"居高临下"之势。

（二）大众传播

在现代社会，大众传播的信息接受者众多、信息量大、覆盖范围广、传播速度快。然而大众传播基本上是单向传播，信息反馈速度缓慢，且缺乏主动性。但随着大众传播中"热线"形式的开通与流行，部分弥补了传受双方信息反馈的不足。充分利用和发挥大众传媒的作用开展健康教育，可以使健康信息在短时间内传入千家万户，提高人们的健康管理意识。

1. 大众传播形式　根据传播内容划分，大众传播的常见形式有以下几种。

（1）卫生新闻报道：包括国家出台的卫生政策、疾病流行情况报告、某个健康教育活动的报道等。如全省各地开展"全民健康生活方式日"宣传活动、某市成立慢病患者俱乐部启动仪式等，都需要提前撰写新闻通讯，联系媒体记者，以便媒体及时报道。

（2）健康科普文章：为传播健康知识，一般发表在报纸、期刊杂志、网站的健康栏目中。

（3）健康教育活动直播或录播：活动可由电视台或网络视频播出，如荆楚网播出的"2014 年湖北省突发急性传染病防控应急处置技能竞赛"。

（4）电视系列片：某个健康专题的系列故事短片或某个主题的系列活动，如中央电视台科教频道播出的《健康之路》、湖北经视播出的《健康金管家》节目。

（5）公益广告：内容紧凑简短、形式灵活、可适度夸张、达到精辟警策的效果。如中央电视台曾播过警告吸烟危害生命的公益广告。

（6）手机短信：通过电信部门向公众发送健康信息的短信，如在预防高血压日，通过短信向公众传播预防高血压的健康知识。

2. 与大众媒体建立合作关系　学会与当地大众媒体建立合作关系是健康管理工作者应必备的职业素养之一，通过利用公共关系手段在健康管理部门与大众媒体之间建立一种工作性质的、相对稳定的、符合共同兴趣的协调机制，以此来促进健康信息传播活动。

（1）寻找共同的兴趣点：电视、报纸、网络等大众媒体一般都设有健康栏目，他们需要大量的符合自己媒体特点和时效性的健康节目，健康教育工作者则需要通过媒体这座"桥梁"，把健康知识和信息传递给大众。在与大众媒体接触寻找共同兴趣点之前，需要做一些准备工作，如列出需要传播的内容和信息大纲，可能提供的政策支持、经费支持，合作形式和合作时间等。

（2）与大众媒体建立伙伴关系：与大众媒体打交道是一种组织行为，与媒体建立的伙伴关系是互相支持、互相配合的协作关系。在与媒体的合作中，需要了解媒体的工作规范，熟悉有关栏目的工作流程和节目要求，以便实现较好的传播效果。同时，充分发挥媒体自身承担的社会责任，避免传播活动完全依靠卫生经费支出。

3. 避免大众传播风险　大众传播的风险主要有以下两个方面：

（1）过度报道：特别是在突发公共卫生事件时期，媒体为了抢新闻、制造热点来吸引受众的眼球和耳朵，从不同角度大量报道某一事件，造成过度渲染。如在 2003 年的非典流行严重期间，报纸、电视、网络等媒体整天报道非典的信息，出现了"社会心理恐慌"，许多人被恐惧的心理所笼罩。诚然，疾病的严重性是造成恐慌的根本原因，但是媒体的过度报道大大增加了恐怖气氛，影响社会正常秩序，反而不利于疾病的有效防控。

（2）失实报道：根据其性质来说，可分为非故意性失实和故意性失实两种。非故意性失实是在采写编新闻中，作者没有觉察自己报道的事实与实际情况不符；故意性失实是明知道自己所写的新闻与实际情况不符，却为了吸引公众眼球，断章取义、无中生有，如"纸箱包子馅"就是制造假新闻的典型案例。

四、传播材料的制作方法与使用

传播材料制作是健康教育工作者必须熟悉掌握的基础技能之一。制作和使用传播材料的目的是为了通过使用材料获取好的信息传播效果。因此，在制作思路上应该一切围绕"效果"考虑。例如，如果目的是告知公众某项活动的消息（健康检查、健康咨询等），那么传播材料设计时最重要的是考虑如何表现才能引起群众的注意；如果目的在于增加公众的健康知识（认识高血压、糖尿病等），则只是引起群众注意力还不够，必须进一步思考设计的知识内容是不是合适，是否简单易懂，群众能不能理解和记忆。

为了使材料获得好的信息传播效果，在设计制作传播材料时应遵循如图 8-1 所示的科学程序：

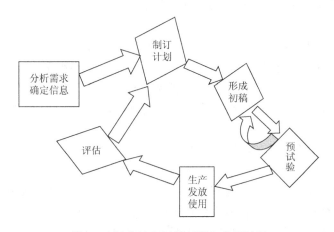

图 8-1　健康教育材料制作和使用过程

（一）传单的制作

健康教育传单制作简单，耗费资源少，而且传播信息简明，常在街头健康教育宣传咨询活动中使用，但健康教育传单也有不易被受传者收藏等缺点。健康教育传单一般用幅面 A4 或 16 开纸或者 32 开纸印刷。传单在制作过程中应注意以下几点：

1. 信息量不宜过大　传单是传看的单页材料，和小册子、报纸等文字材料不同，不能传播过多的信息。因此，每份传单应当只有一个主题，围绕这个主题所要传播的信息应当尽量简洁。

2. 印刷字迹清晰　一般传单以四号字印刷为宜（每份 16 开传单印 500 字左右）。字体过小，受传者阅读困难；字体过大，会限制信息量。而且字体过小或过大都会损害材料的美感。

3. 插图最好是说明性的　由于传单容量小，一般不宜用装饰性插图。插图最好是说明性插图，对文字是一个直观的解释或强化，如漫画、风格清新的图画或精美的照片等。

4. 传单的语言必须通俗易懂　也可以运用顺口溜、歌谣等受传者喜闻乐见的形式编写。

（二）折页的制作

健康教育折页制作较简单，耗费资源较少，传播信息清晰明了，常在街头健康教育宣传活动中使用。健康教育折页比传单耗费资源多，但是有比传单易被受传者收藏等优点。

健康教育折页一般用 16 开、24 开或 32 开纸印制，对折或三折。也有的折页用 8 开、12 开纸印刷后四折或六折。一般折页插有图片，使用胶版纸或铜版纸印刷。通常主体画、标题、署名印在第一页，也有的折页把署名印在最后一页，其他空间印制折页内容。折页制作过程中应注意以下几点：

1. 语言通俗、简洁，使用说明性语言，不用描写、议论等语言。

2. 插图最好是说明性的，一般不宜用装饰性插图，插图和文字最好互为补充、相互呼应，如漫画、风格清新的图画或精美的照片等。

3. 信息量不宜过大，每份折页应当只有一个主题，围绕这个主题，简要地介绍所要传播的知识。

4. 印刷字迹清晰，一般折页中的文字不小于小四号字。

5. 最好每页都表示完整的内容，即同一内容在当页排完，不要转下页。

6. 折页的整体设计应当简洁明快，留有空白。

（三）展板的制作

健康教育展板的制作较简单，耗费资源较少，常用于健康教育宣传栏、街头健康教育宣传咨询活动、会议、培训班等。

健康教育展板常用木板、胶合板、聚酯板或 KT 板等材料制作。展板的形式是图文结合，可以设计成广告（宣传画）形式，也可以设计成图解或其他形式。无论采用哪种形式制作，都应当注意以下几点：

1. 文字稿的写作要求 一般展板的文字稿要求语言通俗、简洁，文体不限，可以是说明文字，也可以用诗歌、顺口溜、对话、故事和问答等形式表述传播内容。

2. 展板所用图片最好是说明性的 形式可以是卡通、漫画、照片等，图片和文字最好互为补充、互相呼应。

3. 信息量不宜过大 每块展板应当只有一个主题，围绕这个主题，简要地介绍所要传播的知识。

4. 图文并茂、色彩鲜明、字迹清晰 一般来说，展板中的文字不小于 2.5cm×2.5cm。如果设计刊头，要使刊头不仅能起到美化展板的作用，还应表明本展板（本套展板）的主题。版面内容要分层展开，排列形式要多样化，既不能呆板，也不能纷繁杂乱。如果使用标题，标题应突出、醒目。

（四）传播材料的使用

传播材料的使用并不是一个简单的问题，不要以为只要把材料发下去了就算是完成了任务，以为必然会取得良好的传播效果。其实，要取得传播效果就必须把材料使用好，否则，会使花了大量精力和经费制作出来的材料或随处飘零、或束之高阁，或不能引起目标人群的重视而不能发挥应有的作用，造成浪费。根据受传者不同，健康教育材料的选择和使用技巧可分为以下几个方面：

1. 使用面向个体的材料 一般来说，发放给个体或家庭中使用的健康教育折页、小册子等材料，应当对材料的使用方法给予具体指导。主要技巧有：①向教育对象强调学习和使用该材料的重要性，引起对方重视。②提示材料中的重点内容，使对方加深印象。③讲解具体的使用或操作方法，使教育对象能够遵照有关步骤自行操作，如怎样量血压等。

2. 使用面向大众的材料 在公共场所或单位张贴的宣传画、卫生报刊、设置的宣传栏等属于此类。使用时应注意以下几点：①地点，选择人们经常通过而又易于驻足的地方，如社区卫生服务中心的候诊室、街道上的布告栏。②位置，挂贴的高度应以成年人看阅时不必过于仰头为宜。③光线，传播材料应挂贴在光线明亮的地方。④更换，定期更换材料，以便读者保持新鲜感。

第三节　健康相关行为改变的理论

健康教育和健康管理都非常关注行为和生活方式，在健康教育计划制订中对行为的分析非常关键，这些分析要依据一些行为理论。同时，行为是一种复杂的活动，生活方式更是已经形成的行为定型，行为和生活方式的改变是一个相当复杂、艰苦的过程，是一件说起来容易，做起来艰难并且痛苦的事，尤其在开始的阶段，改变自己长期养成的生活习惯，意味着一些原有生活乐趣的丧失，并打破现有舒适状态，如戒烟限酒，限制饮食。

一些常用的行为理论可以帮助健康管理师充分地解释行为，找到改变行为的可能途径，有些行为干预理论也可以直接用来指导行为的干预。本节将介绍作为一名健康管理师，应该掌握的健康相关行为概念、行为诊断的方法和常用的行为改变理论知识。

一、健康相关行为

健康相关行为是指个体或团体与健康和疾病有关的行为，按照行为者对自身和他人健康状况的影响，健康相关行为可分为促进健康行为和危害健康行为两大类。

（一）促进健康行为

促进健康行为是个体或群体表现出的、客观上有利于自身和他人健康的一组行为。健康促进行为表现为不同的方面：①基本健康行为，指日常生活中一系列有益于健康的基本行为，如合理营养、平衡膳食、适量睡眠、积极锻炼等。②保健行为，指有效、合理利用医疗保健服务，如定期体检、预防接种、患病后及时就诊、遵从医嘱、配合治疗、积极康复等。③避开环境危害的行为，如离开污染的环境、采取措施减轻环境污染等。④预警行为，指对可能发生的危害健康的事件预先采取预防措施从而预防事故发生，以及能在事故发生后正确处置的行为，如驾车使用安全带、溺水、火灾等意外事故发生后的自救和他救行为。

可以将有益于健康的行为和生活方式归纳为：积极休息与适量睡眠、合理营养与平衡膳食、适度的运动锻炼、戒烟限烟、预防意外伤害、合理利用卫生服务等。

（二）危害健康行为

危害健康行为是偏离个体、他人和社会的健康期望，不利于健康的行为。危害健康行为表现为不同的方面：①不良生活方式与习惯，指某些习以为常的、对健康有害的行为习惯，如吸烟、酗酒、缺乏体育锻炼；高盐、高脂、高糖饮食；偏食、挑食、过多吃零食；嗜好含致癌物的食品以及不良进食习惯等。②不良疾病行为，指个体从感知到自身有病到疾病康复全过程所表现出来的一系列行为，不良疾病行为可能发生在上述过程的任何阶段，常见的行为表现形式有疑病、恐惧、讳疾忌医、不及时就诊、不遵医嘱、迷信、乃至自暴自弃等。③违反社会法律、道德的危害健康行为，这些行为既直接危害行为者个人健康，又严重影响社会健康与正常的社会秩序，如吸毒贩毒、性乱，公共场所吸烟等。④致病行为模式，指导致特异性疾病发生的行为模式，国内外研究较多的是 A 型行为模式和 C 型行为模式。A 型行为模式是一种与冠心病密切相关的行为模式，表现为争强好胜，工作节奏快，有时间紧迫感；警戒性和敌对意识较强，勇于接受挑战并主动出击，而一旦受挫就容易不耐烦。有关研究表明，具有 A 型模式行为者冠心病的发生率、复发率和死亡率均显著高于非 A 型模式行为者。C 型行为模式是一种与肿瘤发生有关的行为模式，其核心行为表现是情绪过分压抑和自我克制，爱生闷气，表面隐忍而内在情绪起伏大。研究表明：C 型模式行为者患宫颈癌、胃癌、结肠癌、肝癌、恶性黑色素瘤的发生率高出其他人 3 倍左右。

二、行为的诊断分析

行为的诊断分析中应重点区分的概念包括如下几点：

（一）区分引起健康问题的行为与非行为因素

对已知的一个健康问题必须分析其是否因行为因素的影响所致。以高血压为例，过量饮酒、高盐饮食是行为因素，而遗传倾向、年龄等是非行为因素。对一些貌似生理的因素要作具体分析，会发现实际上与行为密切相关，如单纯性肥胖看起来是一个人的生理体质体型，但往往是摄入过多，久坐而不锻炼的行为所导致的结果。

（二）区分重要行为与不重要行为

区别重要行为与不重要行为有两条原则，一是行为与健康问题密切相关，科学研究证明两者有明确的因果关系；二是经常发生的行为。如果行为与健康的关系不甚密切或者它们的关系仅仅是间接的，而且行为也很少出现，即可认为是不重要的行为。以心血管疾病的相关行为为例，吸烟与心血管疾病的相关性极强，而且吸烟者为数众多，因而吸烟就成为心血管疾病重要的危险行为。但如是否吃早餐、是否喜欢喝茶等生活行为习惯，与心血管疾病一级预防关系并不十分密切，可认为此行为相对于吸烟来说是不重要行为。

（三）区分高可变性行为与低可变性行为

所谓高可变性行为与低可变性行为是指通过健康教育干预，某行为发生定向改变的难易程度。通常以下列几点作为判断高可变性和低可变性的标准。高可变性行为是正处在发展时期或刚形成的行为，与文化传统或传统的生活方式关系不大，在其他计划中已有成功改变的实证；社会不赞成的行为。低可变性行为是形成时间已久，深深的植根于文化传统或传统的生活方式之中，既往没有成功改变的实例。

由于许多危险因素与多种慢性病是多因多果的关系，大体而言，慢性病的危险因素中高可改变性行为危险因素包括：吸烟、过量饮酒、不健康膳食、运动或体力活动不足、长期心理或精神紧张和心情郁闷；而低可改变行为的危险因素有年龄、性别、种族和遗传，这些因素虽然不可干预，但对于疾病风险的预测与评估有很大参考意义。

健康管理就是要重点干预高可改变性行为危险因素，认识低可改变性行为危险因素，在此基础上掌握管理危险因素（如肥胖、高血压、血脂异常等）的方法，同时理解、熟悉一些常见慢性病（如冠心病、糖尿病等）的临床过程和规律（早期识别、常见并发症等），以便开展疾病管理，提高患者对治疗方案的依从性，管理患者的健康相关行为以配合治疗。

三、常用的行为改变理论

行为诊断分析的目的是确定重点干预的行为，这些行为又有许多影响因素，因此需要依据行为改变理论具体分析影响因素，从而找到教育干预的切入点。健康行为个体理论包括"知信行"模式、健康信念模式、自我效能理论、行为改变阶段理论，健康行为群体理论有群体动力论。

（一）"知信行"模式

"知信行"是知识、信念和行为的简称，健康教育的"知信行"模式实质上是认知理论在健康教育中的应用。"知信行"模式认为，卫生保健知识和信息是建立积极、正确的信念与态度，进而改变健康相关行为的基础，而信念和态度则是行为改变的动力。只有了解了有关的健康知识，建立起积极、正确的信念与态度，才有可能主动地形成有益于健康的行为，改变危害健康的行为。

"知信行"理论可以简单地表示为：知识→信念→行为。

知识、信念与态度、行为之间存在着因果关系，但有了前者并不是一定导致后者。行为改变是目标，若要改变行为，必须有相关的知识为基础，以信念为动力。知识是行为改变的必要条件，但不是充分条件，只有对知识进行积极的思考，才有可能逐步上升为信念，产生行为动力。在健康教育促使人们形成健康行为或改变危害健康行为的实践中，常常遇到"知而不信"、"信而不行"的情况，"知而不信"的可能原因是所传播信息的可信性、权威性受到质疑，感染力不强，不足以激发人们的信念；"信而不行"的可能原因是人们在建立行为或改变行为中存在一些不易克服的障碍，或者需要付出较大的代价，这些障碍和代价抵消了行为的益处，因此不产生行动。由此可见，只有全面掌握"知信行"转变的复杂过程，才能及时、有效地消除或减弱不利影响，促进形成有利环境，进而达到改变行为的目的。

（二）健康信念模式

健康信念模式用于解释人们的预防保健行为，特别是分析哪些因素影响人们遵从医学建议的行为（图8-2）。该理论强调感知在决策中的重要性，影响感知的因素很多，是运用社会心理学方法解释健康相

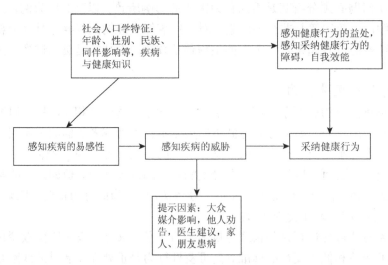

图8-2　健康信念模式图

关行为的理论模式。健康信念模式理论认为，信念是人们采纳有利于健康的行为的基础，人们如果具有与疾病、健康相关的信念，就会采纳健康行为，改变危险行为。信念一方面体现在对疾病威胁的感知上，一方面体现在对所建议的行为的结局期望上，其中前者由对疾病易感性的感知和对疾病严重性的感知构成，是促使人们产生行为动力的直接原因，后者由对采纳所建议行为的益处和障碍的感知构成。20世纪70年代自我效能作为一个独立的因素被引入健康信念模式，它是个体对自己能力的评价和判断，即是否相信自己有能力控制内外因素而成功改变行为，并取得期望结果。健康信念模式还包含了另外两方面的因素，即反映个体特征的社会人口学因素（如性别、年龄等）和诱发健康行为发生的提示因素（如大众媒介的疾病预防与控制运动、医生建议采纳健康行为、家人或朋友患有此种疾病等）。

　　人们在决定是否采纳其健康行为时，首先要对疾病的威胁进行判断，然后对预防疾病的价值、采纳健康行为对改善健康状况的期望和能够克服行动障碍的能力作出判断，最后才会作出是否采纳健康行为的决定。

　　下面以针对高血压病的低钠盐饮食行为为例，介绍健康信念模式的应用。男性，60岁，近期查体发现患有高血压病，由于几十年来饮食口味很咸，医生建议他每天降低钠盐摄入量。如果他认识到自己高盐饮食习惯会导致高血压（感知疾病的易感性），高血压病可能导致脑卒中，脑卒中可能带来严重的后遗症甚至导致死亡（感知疾病的严重性），他相信控制钠盐的摄入对控制血压有好处（感知健康行为的益处），同时觉得改掉多年来养成的饮食习惯太难了（感知健康行为的障碍），但是他相信自己通过努力可以做到低盐饮食（自我效能），在这种情况下，医生的建议（提示因素）帮助他做出减盐的决定，综合以上因素，这位患者可能逐渐采纳低钠盐饮食行为。

（三）自我效能理论

　　自我效能指个体对自己组织、执行某特定行为并达到预期结果的能力的主观判断。即个体对自己有能力控制内外因素而成功采纳健康行为并取得期望结果的自信心、自我控制能力。自我效能是人类行为动力、健康和个体成就的基础，是决定人们能否产生行为动力和产生行为的一个重要因素。因为只有相信他们的行动能够导致预期结果，才愿意付出行动，否则人们在面对困难时就不会有太强的动机也不愿长期坚持。自我效能高的人，更有可能采纳所建议的有益于健康的行为。自我效能可以通过以下4种途径产生和提高：

　　1. 自己成功完成过某行为　一次成功能帮助人们增加其对熟练掌握某一行为的期望值，是表明自己有能力执行该行为的最有力的证据。

　　2. 他人间接的经验　看到别人成功完成了某行为并且结果良好，而增强了自己通过努力和坚持也可以完成该行为的自信心。

　　3. 口头劝说　通过别人的劝说和成功经历的介绍，对自己执行某行为的自信力增加。

　　4. 情感激发　焦虑、紧张、情绪低落等不良情绪会影响人们对自己能力的判断，因此，可通过一些手段消除不良情绪，激发积极的情感，从而提高人们对自己能力的自信心。

（四）行为改变阶段理论

　　行为改变阶段理论的主要依据是：人的行为变化是一个渐进、连续的过程而不是一次性的事件，而且处于每个行为改变阶段的人都有不同的需要和动机，只有针对其需要提供不同的干预帮助，才能促使教育对象向下一阶段转变，最终采纳有益于健康的行为。行为阶段理论把行为转变分为5个阶段，对于成瘾行为来说，还有第6个阶段即终止阶段。

　　1. 没有打算阶段　在最近6个月内，没有考虑改变自己的行为，或者有意坚持不改变，被教育对象不知道或没有意识到自己存在不利于健康的行为及其危害性，对行为转变没有兴趣，或者觉得浪费时间，或者认为自己没有能力改变自己的行为。处于该阶段的人常会提出一些理由来抵触行为干预，不愿意参加健康教育或治疗。

　　2. 打算阶段　在最近6个月内，被教育对象开始意识到问题的存在及其严重性，意识到改变行为可能带来的益处，也知道改变行为需要代价，因此在益处和代价之间权衡，处于犹豫不决的矛盾心态。

　　3. 准备阶段　处于这一阶段的被教育对象倾向于在近期采取行动（通常指在未来1个月内），如制订行动计划、参加健康教育课程、购买有关资料、寻求咨询、摸索自我改变方法等。

4. 行动阶段 在 6 个月内，被教育对象已经做出了行为改变。要注意这与传统观点有区别，它只是 5 个阶段之一，不是所有的改变都称之为行动，行动应该有明确标准，如戒烟应以完全戒除为目标。

5. 维持阶段 处于这一阶段的被教育对象保持已改变了的行为状态。减少诱惑和增加信心有利于保持这一状态，许多被教育对象在取得了行为改变的初步成功后，由于自身的松懈、经不住诱惑等原因造成复发。

6. 终止阶段 在某些行为，特别是成瘾性行为中可能有这个阶段。在此阶段中，被教育对象不再受到诱惑，对行为改变的维持有高度的自信心。可能有过沮丧、无聊、孤独、愤怒的情绪，但能坚持、确保不再回到过去的行为状态。

开展行为干预首先要确定目标人群所处的阶段，然后有针对性地采取干预措施，才能取得预期的效果，以戒烟为例来说明针对不同阶段使用的干预策略，见表 8-1。

表 8-1 戒烟不同阶段的干预策略表

变化阶段	主要表现	干预策略
不打算阶段	未考虑过在未来 6 个月内戒烟	普及吸烟对健康危害的认识，让患者对吸烟行为感到恐惧、焦虑、担心等，意识到在自己周围环境中，吸烟已经成为一种不健康行为
打算阶段	正在考虑在未来 6 个月内如何改变自己的吸烟习惯	了解患者对吸烟和戒烟利弊的看法，进行循循诱导，观察其转变，适时刺激患者尽快行动
准备阶段	想在未来一个月之内戒烟，并已做了一些准备工作	患者倾向于接受访问，并愿意讨论吸烟对他们和家人的影响，这时向他们提出一些建议是必要的
行动阶段	正在采取行动戒烟（如自己戒烟、参加戒烟活动、使用戒烟产品）	向患者提供治疗计划和指导，治疗计划最好由患者和健康管理师共同讨论而形成。如果患者以前曾经戒过烟，要了解清楚导致复吸的原因并采取相应的对策
维持阶段	戒烟成功（6 个月以上不吸烟）并保持戒烟状态	与患者保持接触以使其获得及时的帮助和支持，有时可以通过电话联系。观察戒断症状的发生，与患者一同讨论如何应对面对的困难，及时调整治疗方案和方法，给予关心和帮助
终止阶段	防止复吸	较长时间的随访，当患者遇到其他生活问题时给予他们支持，帮助防止复吸

（五）群体动力论

群体动力论借用了力学原理来解释群体对群体中个体的影响，进而揭示群体行为的特点。群体中的个体间会不断相互作用、相互适应，从而形成群体压力、群体规范、群体凝聚力等，既影响和规范群体中个体的行为，也最终改变群体行为。群体动力论中的要素包括以下几个方面：

1. 群体规范 指群体形成的、群体成员需要遵守的行为准则，可以是明文规定、守则、规范，也可以是不成文的、约定俗成的概念框架。群体规范可以约束群体中个体的行为，也有助于形成群体凝聚力。

2. 群体凝聚力 指的是群体对其成员的吸引力和群体成员间的相互吸引力。群体凝聚力与群体规范有关，但还受其他人文因素的影响。在凝聚力大的群体中，个体的集体意识强，人际关系良好，产生的群体行为强度大。

3. 群体士气 在行为科学中，把群体中个体对群体的满足感、自豪感、归属感等统称为群体士气。在士气高的群体中，个体对群体的满意度高，更能自觉遵守群体规范。

4. 群体压力 指的是群体中形成的一种氛围，使得个体不得不按照群体规范行事，与群体中的绝大多数保持一致。

在针对以学校、企事业单位、社区为基础的群体行为干预中，可以充分运用群体动力论。例如，在开展社区居民的运动、控烟干预时，如果对个体分散实施干预，个体的积极性不高，缺乏他人监督和鼓励，往往难以坚持下去，最终半途而废，不了了之；但若将同一社区的几十名年龄及健康问题相似的个体组织起来，结成一个小组，开展群体干预时，其效果比个体分散干预好得多。由于群体所确立的目标是全体成员的行为指向，因此绝大多数成员会积极支持和参与团体的目标行为，并成为自己的自觉行为。群体成员之间往往具有亲密的关系，每个成员有群体归属感和集体荣誉感，在这样的群体环境下，率先改变行为的个体可能成为群体中的骨干，起到示范与带动他人共同行动的作用；另一方面，由于归属感和集体荣誉感的存在，群体成员会受到群体规范的制约，形成群体压力。这种支持与压力的联合作用，能有效的促使群体中的个体形成健康行为，改变危险行为。在群体间可以引入竞争与评价机制，利用群体凝聚力，激发群体的强大力量，促使群体成员健康行为的形成与巩固。评价可以总结成功的经验，发现存在的问题，激励行为干预取得良好效果的成员，督促还存在差距的个体，最终达到集体增进健康的目的。

第四节　健康教育干预方法

一、健　康　讲　座

讲座是健康信息传播中一种常用的手段，其优点在于简便、易行，主讲人可以一个人同时面对众多的听众，是健康教育干预活动中一种常用的方法。

讲座可以准确传递信息，传播健康知识，引起听众的共鸣，从而达到动员听众、激发听众共同行动的目的。主讲人是讲座活动的中心，是对讲座的成败起决定作用的因素。健康讲座的内容丰富、专业性和实践性强，主讲人需具备以下能力：

1. 扎实的有关健康教育的理论和方法及相关学科知识技能　主讲人有了丰富的学识，讲起来才有说服力，才能达到健康教育的目的。

2. 正确的观念和坚定的信念　主讲人所讲授内容观点一定要明确。

3. 良好的表达能力　讲座主要是"讲"，必须讲的清晰、流畅、抑扬顿挫，主讲人的语言要简洁精炼、准确规范、形象生动，不仅要用恰当准确、简洁明快的语言来表达丰富复杂的思想内容，深入浅出地阐明观点，还要注意选用流畅生动的语言，把抽象的道理具体化，把抽象的概念形象化。

4. 较强的教学能力　如教学前的准备，善于使用辅助教具等。

5. 良好的心理素质　只有良好的心理素质和讲授前充分的心理准备，才能在面对听众讲话时，排除各种干扰，充分发挥授课水平。

6. 健康信息传播技能　如健康教育讲课课件的制作、传播过程实施和传播效果的评估等。

7. 组织协调能力和控制场面的能力　一次成功的健康讲座除了要求拥有正确的、高质量的信息和主讲人的自我完善外，还应有一定的技巧。拥有一定的授课技巧能提高听众的可接受性，激发听众的兴趣，从而达到预期的效果。健康讲座授课技巧包括授课前的准备、开场白和结束语技巧、课件的设计与制作技巧、课件展示技巧、临场控制技巧等。

（一）授课前的准备

好的开头是成功的一半。只有做好了充分的准备，胸有成竹，授课才能成功。因此，授课前必须做好以下准备：

1. 了解听众　主讲人要明确讲座的目的和预期效果不仅取决于所讲的内容、表达的方式，而且与听众密切相关。必须首先了解听众，包括他们来自哪里，他们背景如何，他们有什么需求，他们对讲座的主题了解多少，在授课过程中他们可能会提出哪些问题等。对听众了解得越详细，授课就越有针对性。

2. 试讲　多媒体教学以其课堂信息含量大、节省板书时间、题材丰富、形象和形式活泼多样等优势，广泛应用于在健康讲座中，但在运用中，往往出现时间控制不准，导致授课时间提前或延长，影响授课效果。提前试讲可控制各个环节，使之在正式讲授时，能在规定时间内准确传授信息，收到满意效果。

（二）开场白技巧

讲座开头要想吸引人，必须直接从问题的实质或从能引人入胜的事物开始，一开口就抓住听众的心，让其自始至终都随着你的思维转动。一般而言，一次活动开始时的两三分钟是人思想最集中、最为注意的时候，因此，应精心设计开场白，力求以最快的速度吸引听众，把听众带入一个求知的世界。开场白的方式是多种多样的，如提问式、悬念式、忠告式、赞扬式和幽默式等。

二、健　康　咨　询

健康咨询是人际传播的一种形式，是指一个有健康需求的个体（如患者）与一个能提供支持和鼓励的个体（如健康管理师）接触，通过讨论，使有需求的个体获得自信并找到解决健康问题办法的过程。如高血压患者对健康管理师进行心理咨询、营养咨询。健康咨询是临床场所尤其是初级卫生保健场所帮助个体及家庭改变不良行为最常用的一种健康教育方式。

健康咨询有 5 个基本的步骤，称为"5A 模式"：①评估，以病情、知识、技能、自信心为主。②劝告，指提供有关健康危害的相关信息，行为改变的益处等。③达成共识，指根据患者的兴趣、能力共同设定一个改善健康或行为的目标。④协助，为患者找出行动可能遇到的障碍，帮助确定正确的策略、解决问题的技巧及获得社会支持。⑤安排随访，指明确随访的时间、方式与行动计划。最终通过患者自己的行动计划，达到既定的目标。

健康咨询的形式多种多样，如现场咨询（包括街头咨询）、门诊咨询、随访咨询、电话咨询、网络咨询等。健康管理中常用的咨询方式包括以下几种：

1. 门诊咨询各级 医院或健康管理公司根据实际需要设有不同服务内容的健康咨询门诊，如计划生育、儿童保健、优生与遗传等知识的咨询。咨询门诊的优点是：有专业知识和经验丰富的医务人员专门负责，正规、专业性强，但只能坐等咨询对象上门，缺乏主动性。

2. 街头咨询 配合"世界无烟日"、"全国高血压日"等重大卫生宣传日活动，健康教育人员走上街头，或深入集市，结合展览、广播、发放宣传单、义务体检（如测血压）等开展咨询活动。街头咨询具有主题鲜明、颇有声势、方便群众的特点。

3. 广播咨询 在一定范围内，在规定的广播时间，就某一普遍问题向听众进行解答。广播咨询可以获得较大的影响面，但是缺乏针对性和互动性。

三、同 伴 教 育

所谓同伴，指的是年龄相近（如同学）、性别相同，或具有相同背景、共同经验、相似生活状况（如同事、同乡、邻居等），或由于某种原因使其有共同语言的人（如参与特定活动、到特定场所的人们、健康俱乐部的成员），也可以是具有同样生理、行为特征的人（如孕妇、吸烟者、同种疾病的患者）。同伴教育是同伴在一起分享信息、观念和行为技能，以人际交流为基础的一种教育干预方法，一般由经过培训的同伴教育者向同伴讲述自身经历和体会，或充当积极的榜样角色，以唤起共鸣，激发情感，共同采纳有益健康的行动。

同伴教育有正式与非正式之分，非正式的同伴教育可以随时发生，任何具有同伴特征的人们在一起分享信息、观念或行为技能，向同伴们讲述自己的经历或体会，唤起其他同伴共鸣，从而影响他们的态度、观念，乃至行为，都可称之为非正式的同伴教育，但其目的并不十分明确，也没有事先确定的教育目标。非正式的同伴教育可以发生在任何人们感到方便的地方，如办公室、宿舍、车间、社区，甚至街头巷尾，同伴们随时随地都可以以教育者或被教育者的身份交流信息，并且可以角色互换，如在某社区的高血压俱乐部，患者之间以现身说法，交流保健信息。

同伴教育形式多样、感染力强、经济实用，适用范围十分广泛，在健康管理中可用于营养改善计划、促进运动的计划、劝阻吸烟等方面。如在社区里，老年人是相互间比较熟悉的群体，面临的健康问题也相近，他们平日里聊天说到健康问题，就是一种非正式的同伴教育。如果找到其中比较活跃、热心的一个甚至几个人，给予相应的培训和指导，完全可以胜任同伴教育者的角色，从而在该群体中进行较为正式、有组织的同伴教育。国内外实践表明，由于儿童易受环境影响，同伴的行为往往比家庭的影响更大，因此在儿童健康管理中可以采用同伴教育的健康教育方式。

例如，北京大学医学部在北京市西城区某社区对高脂血症患者采用同伴教育的方法，开展干预活动。从社区高脂血症患者中挑选同伴教育者，纳入标准：具有一定的文化水平，口齿清楚，善于表达，热心参加社区活动，经专业人员培训合格后上岗。由健康教育专业人员组成项目监督小组，监督小组成员随堂听课，观察并记录教育进行中的各种情况，如同伴教育者教育内容讲授情况、被教育者的参与情况和课堂气氛等。除同伴教育者进行必要的文字讲解外，还将教育内容与知识性游戏相结合，寓教于乐，使受教育者在娱乐中接受教育。为调动教育对象的积极性，活动中对回答正确或优胜者发给小奖品予以鼓励。社区居民积极参与此次干预活动，课堂气氛良好，居民普遍认为寓教于乐，提高了对高脂血症危险因素的认识、膳食平衡的要点及安全适量有氧运动的知识理解及掌握程度提高。

四、自我导向学习法

自我导向学习是指个体无论在有没有他人协助的情况下，以个人责任为出发点，主动诊断自己的健康需求，形成学习目标，应用人、物等资源，选择、安排、执行适合自己的学习计划，评估自己的学习成果，以达到自我实现健康目标的学习方式。简言之，自我导向学习就是学习者自动、自主、自我负责地学习，学习者能够决定自己要学什么，怎样学习，用什么资源来学习，以及如何评价自己的学习是否成功。自我导向学习非常符合成年人终身学习的特性，虽然成人的生理机能逐渐退化，智力开始衰退，但学习能力没有下降，生活经验非常丰富，而且由于警觉到衰老而日益重视健康。

依据学习内容的弹性和学习者之间的互动性，可以将自我导向学习分为 4 种类型：①独立式学习，指自己一个人学习，在学习内容的选择上有很大的自主性，如查找资料、请教别人。②个人式学习，同样也是自学，但学习内容弹性较小，而是依据某种指导程序进行自学，如跟着广播、电视中的电化教育一起学习。③集体式学习，指自愿与他人一起学习，课程内容是既定的，如听保健课、参加培训班。④小团体式学习，指自愿参加某学习组织，大家共同学习，资源共享，互通有无，学习内容弹性很大。

研究经验证明，在 4 种类型中，以小团体式自我导向学习的效果最好，在小团体式的学习活动中，参加者有充分的机会表达自己的见解，与他人交流、分享经验，在互动的过程中，可以激发每个人的学习潜能，并增强自信。

健康教育工作者可以运用自我导向学习法在社区、医院、工作场所等地开展健康教育活动。健康教育工作人员是自我导向学习的协助者和促进者，其职责包括以下几个方面：

1. 协助学习者确立学习计划的起始点，了解自我导向学习的方式。

2. 鼓励学习者认识自身健康状况，认识自我学习的价值，树立自信心。

3. 协助学习者组成小团体，商议学习计划、目标、方法及评估标准。

4. 分析学习者的人格特征和学习特点。

5. 协助学习者获得确定学习目标、方法、资源、评价的技能。

6. 为学习者提供范例和学习指导等适用教材、教具。

7. 协助学习者发现和利用学习资源。

8. 运用现身说法、经验交流等技巧，使学习者得以发挥其丰富的经验。

9. 为学习者提供反馈、交流其学习心得的机会。

10. 当学习者达到其学习目标时，及时给予承认和积极性反馈。

在健康管理中，4 种类型的学习都可以采用。个人式学习和独立式学习主要以个人自学为主。而集体式学习和小团体式学习需要健康管理师的组织和安排，前者以专家、医生讲授为主，组织起来容易，后者以学员主体共同学习，学员的参与性更强，组织起来相对不太容易，但是效果最好。

例如，为推广正确、合理婴幼儿喂养方式，转变农村地区孩子喂养方式，某健康教育所在某市某村开展了"农村地区婴幼儿营养的健康促进项目"，以聊天小组式自我导向学习法开展干预活动。通过培训村里能说会道的乡村医生、干部和有名望的文化人，在村里组织 3 岁以下婴幼儿的监护人，组建聊天小组，在村委会、小卖部、农家乐等场地，开展"摆摆龙门阵，话聊育儿经"活动，讨论孩子科学喂养问题，传授制作辅食技能，公开村里孩子抚养问题上的经验和教训，对该村孩子带养人在推广正确、合理婴幼儿喂养方式的方面起到了良好的作用。

示例：急救常识自我导向学习计划，见表 8-2。

表 8-2　急救常识自我导向学习计划表

学习目标	学习资源及策略	效果评价
了解什么情况容易造成疼痛，收集事例，了解其处理过程、结果、困难及建议 　　肚子疼痛 　　头疼 　　耳痛 　　牙痛 　　抽筋痉挛 了解这些疼痛的可能原因有哪些 了解这些疼痛发生时的症状及应注意事项；肚子疼痛如何判断为是否阑尾炎 了解发生这些问题时的紧急处理方法	向亲友、医护人员收集实例及资料 去图书馆翻阅相关书报及杂志，网上查询相关资料 疾控中心及相关单位提供的健康教育处方 听讲演 参考书籍：家庭急救书册，图解急救手册，漫画急救小百科……	能报告容易造成疼痛的原因有哪些 能正确报告发生疼痛时的症状及应注意的问题 能演练发生疼痛时的紧急处理方法和步骤

第九章 膳食干预

第一节 基础知识

WHO 早在 20 年前就将合理膳食列在健康四大基石之首。就像中央电视台热播的纪录片《舌尖上的中国》所表达的思想一样，饮食是一种古老的文化，而营养则是一门年轻的科学。营养学是一个大众化的学科，与我们的健康密切相关，民以食为天，我们每天要摄取各种各样的食物来满足营养需要，维系健康。

合理的营养能维系健康，同时营养失衡会损害健康。营养的重要性体现在以下几个方面：营养维持生命，营养维系健康，科学合理的营养能够促进我们的生长发育和智力发育，良好的营养状态能够增强抵抗力，同时使我们有一个良好的工作状态和学习状态，良好的营养还可以延长寿命，影响国民整体身体素质。

一、平 衡 膳 食

（一）能量平衡

能量平衡是指我们吃进去的能量要与消耗的能量保持平衡。简单地说，就是吃多少要消耗多少。

如果摄取的能量长期超过人体的需要，就会造成体内脂肪堆积，使人变得肥胖，而肥胖者易患高血压、心脏病、糖尿病、脂肪肝等多种疾病。如果摄取的能量长期不能满足人体的需要，会导致营养不良，同时可诱发多种疾病，如贫血、结核、癌症等。

（二）营养素平衡

营养素是指食物中可给人体提供能量、构成机体和组织修复以及具有生理调节功能的化学成分。凡是能维持人体健康以及提供生长、发育和劳动所需要的各种物质称为营养素。所谓营养素平衡，是指膳食中所含的营养素种类齐全、数量充足、比例恰当。

人体所必需的营养素有蛋白质、脂肪、碳水化合物、无机盐（矿物质）、维生素、水和膳食纤维 7 类，还包含许多非必须营养素。其中蛋白质、脂肪、碳水化合物三大宏亮营养素，在体内代谢过程中可产生能量，被称为"产能营养素"。人体必需的营养素有 40 余种，这些营养素均需从食物中获得。良好的膳食模式可以提供人体充足的营养，保障膳食能量平衡、宏亮营养素摄入水平合理性。三类产能营养素在总能量供给中应有一个恰当的比例，根据我国的饮食特点，成人碳水化合物供给的能量以占总能量的 50%～65%、脂肪占 20%～30%、蛋白质点 10%～20%为宜。不同人群的营养素需要量的多少可以从《中国居民膳食营养素参考摄入量》中查到。

营养素失衡主要表现在营养素的缺乏或者过剩两个方面。一般来说，导致营养缺失或者过剩的原因主要在于个人的饮食偏好，即不合理的膳食结构。当人体缺乏对某一类食物的摄入，机体就会表现为营养素缺乏症。如人体长期缺乏维生素 A 则会造成夜间视力低下，容易患上夜盲症。人体对某种营养素过度摄入，则容易造成营养的失衡，如高糖、高脂饮食带来的体重超标，从而引发高血脂、高胆固醇等慢性疾病。

二、中国居民膳食指南、平衡膳食宝塔和平衡膳食餐盘

（一）中国居民膳食指南

一般人群膳食指南适用于 6 岁以上的健康人群，以促进居民达到平衡膳食、合理营养、保证健康的目的。

1. 食物多样，谷类为主 关键推荐：每天的膳食应包括谷薯类、蔬菜水果类、畜禽鱼蛋奶类、大豆坚果类等食物；平均每天摄入 12 种以上食物，每周 25 种以上；每天摄入谷薯类食物 250～400g，其中全谷物和杂豆类 50～150g，薯类 50～100g。食物多样、谷类为主是平衡膳食模式的重要特征。

2. 吃动平衡，健康体重（详见运动章节） 关键推荐：各年龄段人群都应天天运动、保持健康体重；食不过量，控制总能量摄入，保持能量平衡；坚持日常身体活动，每周至少进行 5d 中等强度身体活动，累计 150min 以上；主动身体活动最好每天 6000 步；减少久坐时间，每小时起来动一动。

3. 多吃蔬果、奶类、大豆 关键推荐：蔬菜水果是平衡膳食的重要组成部分，奶类富含钙，大豆富含

优质蛋白质；餐餐有蔬菜，保证每天摄入 300～500g 蔬菜，深色蔬菜应占 1/2；天天吃水果，保证每天摄入 200～350g 新鲜水果，果汁不能代替鲜果；吃各种各样的奶制品，相当于每天液态奶 300g；经常吃豆制品，适量吃坚果。

4. 适量吃鱼、禽、蛋、瘦肉 关键推荐：鱼、禽、蛋和瘦肉摄入要适量；每周吃鱼 280～525g，畜禽肉 280～525g，蛋类 280～350g，平均每天摄入总量 120～200g；优先选择鱼类和禽类；吃鸡蛋不弃蛋黄；少吃肥肉、烟熏和腌制肉制品。

5. 少盐少油，控糖限酒 关键推荐：培养清淡饮食习惯，少吃高盐和油炸食品。成人每天食盐不超过 6g，每天烹调油 25～30g；控制添加糖的摄入量，每天摄入不超过 50g，最好控制在 25g 以下；每日反式脂肪酸摄入量不超过 2g；足量饮水，成年人每天 7～8 杯（1500～1700ml），提倡饮用白开水和茶水；不喝或少喝含糖饮料；儿童少年、孕妇、哺乳期妇女不应饮酒。成人如饮酒，男性一天饮酒的酒精量不超过 25g，女性不超过 15g。

6. 杜绝浪费，兴饮食文明新风 关键推荐：珍惜食物，按需备餐，提倡分餐不浪费；选择新鲜卫生的食物和适宜的烹调方式；食物制备生熟分开、熟食二次加热要热透；学会阅读食品标签，合理选择食品；多回家吃饭，享受食物和亲情。

传承优良文化，兴饮食文明新风。

（二）平衡膳食宝塔

中国居民平衡膳食宝塔见图 9-1。

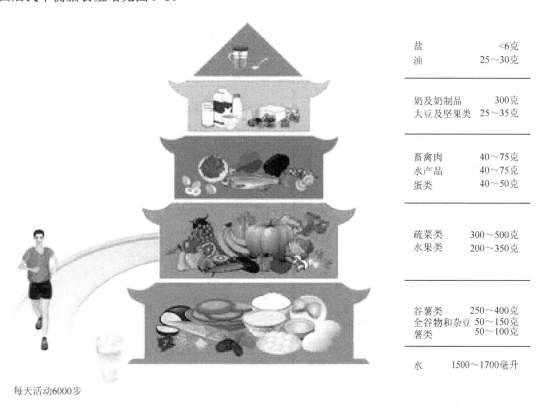

每天活动6000步

图 9-1 中国居民平衡膳食宝塔（2016）

1. 膳食宝塔的结构 膳食宝塔分五层，包括我们每天应吃的主要食物种类。膳食宝塔各层位置和面积不同，这反映各类食物在膳食中的低位和应占的比例。

（1）第一层：谷薯类是膳食能量的主要来源，成人每人每天应该摄入谷、薯、杂豆类在 250～400g 之间，其中全谷类 50～150g（包括杂豆类），新鲜薯类 50～100g。

（2）第二层：蔬菜水果是膳食指南中鼓励多摄入的两类食物，推荐每人每天蔬菜摄入量应在 300～500g，水果 200～350g。

（3）第三层：鱼、禽、肉、蛋等动物性食物是膳食指南推荐适量食用的一类食物，推荐每天鱼、禽、肉、蛋摄入量共计120~200g。建议每天畜禽肉的摄入量为40~75g，鱼、虾和贝壳类推荐每天摄入量40~75g。

（4）第四层：乳类、大豆和坚果，乳类、豆类是鼓励多摄入的，推荐每天应摄入相当于鲜奶300g的奶类及奶制品，推荐大豆及坚果制品摄入量25~35g。

（5）第五层：烹调油和盐，油、盐作为烹饪调料，是建议尽量少摄入的食物。推荐成人每天烹调油不超过25~30g，食盐不超过6g。

（6）运动和饮水：推荐一天中饮水和整体膳食（包括食物中的水，如汤、粥、奶等）水摄入总计共2700~3000ml。建议成年人每天进行累计相当于步行6000步以上的身体活动。如果身体条件允许，每天最好进行30min高强度的运动。

2. 膳食宝塔的应用原则

（1）确定适合自己的能量水平：膳食宝塔中建议的每人每日各类食物适宜摄入量范围适用于一般健康成年人，在实际应用时要根据个人年龄、性别、身高、体重、劳动强度、季节等情况适当调整（表9-1）。能量是决定摄入量的首要因素，一般来说人们的进食量可自动调节，当一个人的食欲得到满足时，对能量的需要也就会得到满足。体重是判定正常成人能量平衡的最好指标，每个人应根据自身的体重及变化适当调整食物的摄入，主要应调整的是含能量较多的食物。

中国居民膳食能量推荐摄入量可以作为消费者选择能量摄入水平的参考。在实际应用时每个人要根据自己的生理状态、生活特点、身体活动程度及体重情况进行调整。

表9-1　中国居民膳食能量推荐摄入量（RNIs）

年龄（岁）	RNI MJ/d 男	MJ/d 女	kcal/d 男	kcal/d 女	年龄（岁）	RNI MJ/d 男	MJ/d 女	kcal/d 男	kcal/d 女
0~	0.4MJ/kg·d*		95kg·d*		中体力活动	11.30	9.62	2700	2300
0.5~	0.4MJ/kg·d*		95kg·d*		中体力活动	13.38	11.30	3200	2700
1~	4.60	4.40	1100	1050	孕妇（4~6）个月	+0.84		+200	
2~	5.02	4.81	1200	1150	孕妇（7~9）个月	+0.84			
3~	5.64	5.43	1350	1300	哺乳期妇女	+0.29		+500	
4~	6.06	5.85	1450	1400	50~				
5~	6.70	6.27	1600	1500	轻体力活动	9.62	7.94	2300	1900
6~	7.10	6.70	1700	1600	中全力活动	10.87	8.36	2600	2000
7~	7.53	7.10	1800	1700	重体力活动	13.00	9.20	3100	2200
8~	7.84	7.53	1900	1800	60~				
9~	8.36	7.94	2000	1900	轻体力活动	7.94	7.53	1900	1800
10~	8.80	8.36	2100	2000	中体力活动	9.20	8.36	2200	2000
11~	10.04	9.20	2400	2200	70~				
14~	12.13	10.04	2900	2400	轻体力活动	7.94	7.10	1900	1700
18~					中体力活动	8.80	7.94	2100	1900
轻体力活动	10.04	8.80	2400	2100	80~	7.94	7.10	1900	1700

*为AI，非母乳喂养应增加20%，1kcal=4.184kJ。

（2）根据自己的能量水平确定食物需要：膳食宝塔建议的每人每日各类食物适宜摄入量范围适用于一般健康成年人，按照7个能量水平分别建议了10类食物的摄入量（表9-2），应用时要根据自身的能量需要进行选择。建议量均为食物可食部分的质量。

表 9-2 按照 7 个不同能量水平建议的食物摄入量 单位：g/d

能量水平	6 700kJ 1 600kcal	7 550kJ 1 800kcal	8 350kJ 2 000kcal	9 200kJ 2 200kcal	10 050kJ 2 400kcal	10 900kJ 2 600kcal	11 700kJ 2 800kcal
谷类	225	250	300	300	350	400	450
大豆类	30	30	40	40	40	50	50
蔬菜	300	300	350	400	450	500	500
水果	200	200	300	300	400	400	500
肉类	50	50	50	75	75	75	75
乳类	300	300	300	300	300	300	300
蛋类	25	25	25	50	50	50	50
水产品	50	50	75	75	75	100	100
烹调油	25	25	25	25	30	30	30
食盐	6	6	6	6	6	6	6

膳食宝塔建议的各类食物摄入量是一个平均值。每日膳食中应尽量包含膳食宝塔中的各类食物。但无需每日都严格按照着膳食宝塔建议的各类食物的量吃，如烧鱼比较麻烦，就不一定要每天都吃 50～100g鱼，可以改成每周吃 2～3 次鱼、每次 150～200g 较为切实可行。实际上每日喜欢吃鱼的多吃些鱼、愿吃鸡的多吃些鸡都无妨，重要的是一定要经常遵循膳食宝塔各层中各类食物的大体比例。如在一周内，各类食物摄入量的平均值应当符合膳食宝塔的建议量。

（3）食物同类互换，调配丰富多彩的膳食：人们吃多种多样的食物不仅是为了获得均衡的营养，也是为了使饮食更加丰富多彩，以满足人们的口味享受。假如人们每天都吃同样的 50g 肉、40g 豆，难免日久生厌，那么合理的营养也就无从谈起了。膳食宝塔包含的每一类食物都有许多品种，虽然每种食物都与另一种不完全相同，但同一类食物所含营养成分往往在大体上近似，在膳食中可以互相替换。

应用膳食宝塔可把营养与美味结合起来，按照同类互换、多种多样的原则调配一日三餐，同类互换就是以粮换粮、以豆换豆、以肉换肉。如大米可与相应量的面条或杂粮互换；大豆可与相当量的豆制品互换；瘦肉可与等量的鸡、鸭、牛、羊、兔肉互换；鱼可与虾、蟹等水产品互换。

多种多样就是选用品种、形态、颜色、口感多样的食物和变换烹调方法。如每天吃 40g 豆类和豆制品，掌握了同类互换多种多样的原则就可以变化变换出多种吃法，可以全量互换，即全换成相当量的豆浆或豆干，今天喝豆浆、明天吃豆干；也可以分量互换，如 1/3 换豆浆、1/3 换腐竹、1/3 换豆腐。早餐喝豆浆，中餐吃凉拌腐竹，晚餐再喝碗酸辣豆腐汤。表 9-3～表 9-6 列出了常见食物互换表。

表 9-3 谷类食物互换表（相当于 100g 米、面的谷类食物） 单位：g

食物名称	质量	食物名称	质量
大米、糯米、小米	100	烧饼	140
富强粉、标准粉	100	烙饼	150
玉米面、玉米糁	100	馒头、花卷	160
挂面	100	窝头	140
面条（切面）	120	鲜玉米	750～800
面包	120～140	饼干	100

表 9-4 豆类食物互换表（相当于 40g 大豆的豆类食物） 单位：g

食物名称	质量	食物名称	质量
大豆（黄豆）	40	豆腐干、薰豆腐干、豆腐泡	80
腐竹	35	素肝尖、素鸡、素火腿	80

续表

食物名称	质量	食物名称	质量
豆粉	40	素什锦	100
青豆、黑豆	40	北豆腐	120～160
膨化豆粕（大豆蛋白）	40	南豆腐	200～240
蚕豆（炸、烤）	50	内酯豆腐（盒装）	280
五香豆豉、千张、豆腐丝（油）	60	豆奶、酸豆奶	600～640
豌豆、绿豆、芸豆	65	豆浆	640～680
红小豆	70		

表 9-5　乳类食物互换表（相当于 100g 鲜牛奶的乳类食物）　　　　　单位：g

食物名称	质量	食物名称	质量
鲜牛奶	100	酸奶	100
速溶全脂奶粉	13～15	奶酪	12
速溶脱脂奶粉	13～15	奶片	25
蒸发淡奶	50	乳饮料	300
炼乳（罐头、甜）	40		

表 9-6　肉类互换表（相当于 100g 生肉的肉类食物）　　　　　单位：g

食物名称	质量	食物名称	质量
瘦猪肉	100	瘦牛肉	100
猪肉松	50	酱牛肉	65
叉烧肉	80	牛肉干	45
香肠	85	瘦羊肉	100
大腊肠	160	酱羊肉	80
蛋青肠	160	鸡肉	100
大肉肠	170	鸡翅	160
小红肠	170	白条鸡	150
小泥肠	180	鸭肉	100
猪排骨	160～170	酱鸭	100
兔肉	100	盐水鸭	110

（4）要养成习惯，长期坚持：膳食对健康的影响是长期坚持的结果，应用膳食宝塔需要自幼养成习惯，并坚持不懈，才能充分体现其对健康的重大促进作用。

三、食品营养标签

2011 年 11 月 2 日，我国公布了卫生和计划生育委员会第一个食品营养标签国家标准——《预包装食品营养标签通则》（GB28050－2011）（以下简称《通则》），指导和规范营养标签标示。《通则》规定，预包装食品营养标签应向消费者提供食品营养信息和特性的说明，其中，反式脂肪酸含量为强制标识内容。根据《通则》，预包装食品营养标签标示的任何营养信息，应真实、客观，不得标示虚假信息，不得夸大产品的营养作用或其他作用。营养标签应标在向消费者提供的最小销售单元的包装上。该《通则》已于 2013 年 1 月 1 日起正式施行。

（一）意义

根据国家营养调查结果，我国居民既有营养不足，也有营养过剩的问题，特别是脂肪、钠（食盐）、胆固醇的摄入较高，是引发慢性病的主要因素。通过实施营养标签标准，要求预包装食品必须标示营养标签内容，有利于宣传普及食品营养知识，指导公众科学选择膳食；有利于促进消费者合理平衡膳食和身体健康；有利于规范企业正确标示营养标签，科学宣传有关营养知识，促进食品产业健康发展。

（二）营养标签内容

营养成分表是表示食品中能量和营养素的名称、含量及占营养素参考值百分比的规范性表格，其强制标示内容包括能量、蛋白质、脂肪、碳水化合物和钠 4 种核心营养素的含量值，及其占营养素参考值（NRV）的百分比。

1. 基本要素 表头、营养成分名称、含量、NRV%（营养素参考值）和方框。

2. 强制标识内容 预包装食品应当在标签上强制标示 4 种营养成分和能量"4＋1"含量值及其NRV%。"4"是指核心营养素，即蛋白质、脂肪、碳水化合物和钠；"1"是指能量。如食品配料含有或生产过程中使用了氢化或部分氢化油脂，应当标示反式脂肪酸含量。

3. 营养成分含量的标识 应当以每 100g（100ml）和（或）每份食品中的含量数值标示，如"能量1000kJ/100g"，并同时标示 NRV/%。"NRV%"简单地说就是指每 100g（100ml）食品中总能量及各种营养素占人体一天所需的百分比，从而可以更加直观地了解到自己摄入能量的多少，以保证一天的总能量不超标。

4. "0"界限值的规定 当某营养成分含量≤"0"界限值时，含量值标示为"0"，NRV%也标示为0%。当某营养成分的含量＞"0"界限值，但 NRV%＜1%，则应根据 NRV 的计算结果四舍五入取整，如计算结果＜0.5%，标示为"0%"，计算结果≥0.5%但＜1%，则标示为1%。

（三）如何运用营养标签选择食品

1. 看食品的类别 按照《通则》规定，食品标签中必须标明食品的类别，如粮食加工类、油类、饮料类，目的就是让大家看清食品的本质，但是很多时候，商家会在食品类别上造成很大的误导。如很多人会把酸酸乳当成是酸奶来购买，这是错误的，如果你有关注食品类别的习惯，就会发现这种属于"乳饮料"而并非奶类，见图9-2。

该酸酸乳蛋白质含量为 0.7g/100ml，而国家规定奶制品蛋白质含量在 2.9g/100ml 以上，这个酸酸乳只是乳饮料。

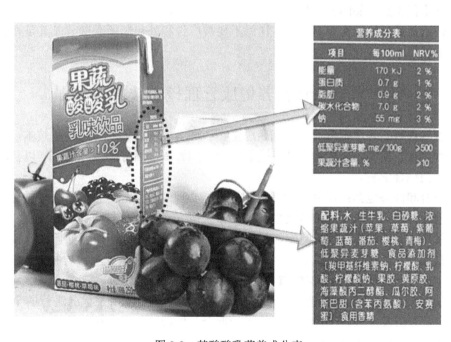

图 9-2 某酸酸乳营养成分表

2. 看食品配料表 按照《通则》要求，配料表中第一位应该是占的比重最大的也是最多的，当然越往后比例就越少。以图 9-2 为例，配表上写着：水，生牛乳，白砂糖，全脂奶粉，浓缩果蔬汁（苹果、草莓、紫葡萄、蓝莓、番茄、樱桃、青梅），食品添加剂（羧甲基纤维素钠、柠檬酸、乳酸、果胶、黄原胶、海藻酸丙二醇酯、阿斯巴甜、安赛蜜），食用香精（芒果香精、酸奶香精）。从这个配料表中我们不难看出，水和白砂糖占主要位置，如果你会看配料表，这种乳饮料的营养价值也是可想而知了。

3. 看食品添加剂 在食品的配料表中，会标有食品添加剂，按照食品法规，商家不能仅用香精、色素、甜味剂等来替代，所以会看到很多我们并不认识的名称。还是以图9-2为例，食品添加剂多达8种。

4. 看营养成分 在购买商品时，对照营养成分表，消费者可以拿起计算器来算一算。首先看包装成一份食品的质量，然后和营养成分表中的含量数据相乘，就可以知道吃了这个食品后摄入多少能量和多少营养成分。不过大部分食品的总能量是按照轻体力劳动者的所需能量来计算的（2000kcal～2100kcal）来计算的。

以图9-3为例，总能量2000kcal，转换为焦耳为：2000kcal×4.184=8368kJ，图9-3中能量280kJ÷8368kJ=0.033，即NRV%=3%，占全天总能量的3%，也就是说喝100ml这种饮料可以满足人体一天所需能量的3%。余下营养素与每日单体营养素推荐摄入量（RNI）或适宜摄入量（AI）对比计算可得出。

营养成分表		
项目	每100ml	NRV%
能量	280kJ	3
蛋白质	3.1g	5
脂肪	3.6g	6
碳水化合物	5.0g	2
钠	53mg	3
钙	100mg	13
维生素A	16μgRE	2
维生素B2	0.12mg	9
磷	100mg	14

图9-3 某营养成分表

5. 看生产日期和保质期 保质期是指产品在正常条件下的质量保证期限，保质期不是识别食物等产品是否变质的唯一标准，可能由于存放方式、环境等变化物质的过早变质。所以食物等尽量在保质期未到时就应及时食用。在保质期之内，应该选择生产日期相对比较近的，这样安全性和营养成分都相对稳定，随着时间的增加及存放方式的不同，营养成分也会随之降低，所以我们在日常生活中挑选商品应仔细看清生产日期保质期。

6. 看认证标识 我们在购买食品的时候都会有食品的认证标识，如有机食品标志、绿色食品标志、中国农产品标志、无公害标志和QS（企业食品生产许可）标志等。《中华人民共和国工业产品生产许可证管理条例》规定，"任何企业不能销售未取得QS生产许可证的产品，任何单位和个人不得销售或者在经营活动中使用未被列入生产许可证目录的产品。"QS标志是任何食品都必须标注的，不然是不能进行销售的。而其他的有机食品标志、绿色食品标志、无公害标志，都标志着这些食品的安全性。但这些标志并不是营养标志，所以有这些标志也并不代表其产品的营养价值。

综上所述，认清食品标签其实并不困难，切忌不要被广告和外包装所蒙蔽，尤其是在给小朋友挑选食品的时候更应该重视。

第二节 膳食营养健康管理核心技术与流程

膳食营养健康管理科学是运用营养学、临床医学、心理学、管理学等多门学科技术，对个体或群体的饮食营养状况进行调查、检测、分析和评估，提供饮食营养咨询、指导和干预服务，以获取提高、改善和促进健康效果的一门综合学科。

其主要研究内容和任务包括：研究膳食需求和生理、心理及社会适应性需求之间的相互关系和影响；研究膳食营养与整体健康的关系及健康饮食的构成因素；研究膳食营养与个体生长发育、健康行为与生活方式习惯养成（包括运动、作息习惯、睡眠、行为爱好等）之间的关系；研究如何通过科学有效的健康管理措施、手段与技术方法来规范健康饮食行为，改变不良饮食习惯和嗜好，管理和控制饮食健康风险等。

一、膳食营养健康管理信息采集技术

膳食营养健康管理信息采集技术是指对个体或群体的饮食营养及相关状况进行的全方位信息调查及系统、连续、综合的分析及处理，包括膳食营养问卷调查及处理、与膳食相关的调查及食物膳食测试及处理。信息采集是开展营养健康干预的前提和基础手段，目的是通过各种不同的方法对膳食摄入和营养状况进行评估，从而了解其膳食结构和习惯，以此评定营养得到满足的程度，见图9-4。

（一）食物摄入量资料收集

食物摄入量的资料是进行膳食营养评价的基础，是指一定时间内居民摄入食物的情况。收集居民食物

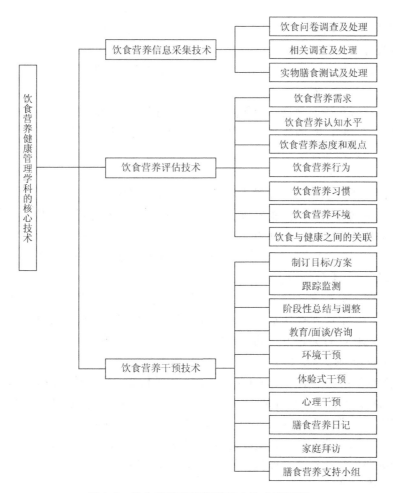

图 9-4 饮食营养健康管理核心技术流程图

摄入量最常见的方法有称重法、记账法、询问法、频率法、膳食史法及化学分析法等，其中最简便的方法为询问法中的 24h 膳食回顾法。

24h 膳食回顾法是通过访谈形式收集膳食信息的方法，是通过询问被调查对象在过去 24h 实际的膳食情况，对其食物摄入量进行计算和评价的方法，是目前获得个人膳食摄入量资料最常用的一种方法。因为单纯 1d 食物摄取的信息数据变化较大，故一般采用连续 3d 的 24h 回顾法进行调查。为了使调查结果更好地反映被调查对象的一般膳食情况，连续的 3d 通常选取 2 个工作日和 1 个休息日。在调查时，有时被调查者对食物摄入数量回顾不清或不准确，可借助食物模型、家用量具或图谱对其食物摄入进行估计。

1. 调查表的设计 要完成 24h 膳食回顾调查，首先需要设计一张开放式的膳食调查记录表，见表 9-7。

表 9-7 24h 膳食回顾记录表

姓名_____ 性别_____ 出生年月_____ 民族_____
工种_____ 生理状况_____ 原料名称_____ 联系电话_____

餐别	饭菜名称	原料名称	原料质量（g）
早餐			
加餐与零食			
中餐			
加餐与零食			
晚餐			
加餐与零食			

调查员_____ 调查日期_____

2. 食物摄入信息收集基本过程　①入户，说明来意，经过与被调查者进行沟通，取得其信任和配合，以保证食物摄取信息的可靠性。②说明调查内容，说明回顾调查的时间期限，所需要调查的内容，以便使被调查者准备回忆。③记录相关信息，按 24h 内进餐顺序分别询问被调查者食用的食物名称和数量，包括在外摄取的食物与零食，对每一餐，调查人员可根据食物的类别与当地的饮食习惯帮助回忆，避免遗漏。④数量的确定，如被调查者对摄取食物的数量回顾不清，调查员可利用图谱、模型、常用容器进行帮助，尤其是零食等在外摄取的食物。⑤调味品等的调查，调查结束时，称取各种调味品的消耗量，再于第二天上门称取，两次之差，即为调味品的摄取量。

（二）膳食营养问卷调查及处理

膳食营养问卷调查是全面了解个体或群体膳食结构和营养状况的重要手段，为研究个体或群体膳食结构和营养状况的变化提供基础资料，也能为膳食营养健康评估及干预提供主要依据。其目的是通过问卷调查服务对象的膳食情况，分析其日常膳食的优点与不足，以便给予合理科学的营养指导。膳食营养问卷包括：①膳食营养认知水平、学习能力和信息来源渠道。②膳食营养态度及观点。③膳食营养行为及习惯（口味、餐次、嗜好、禁忌等）。④食物频率表。

资料的处理由膳食营养分析专员负责，并出具书面分析报告。膳食营养分析专员的入职标准：医学营养专业；本科及以上学历；上岗前接受专业培训并通过考核；获得三级以上公共营养师证书。资料的处理包括：饮食营养认知、态度、行为评分；膳食结构分析；膳食营养预期等。

（三）与膳食相关方面的调查及处理

与膳食相关的调查包括：临床指标调查（基础体检、专项检查、历年体检指标对比表与临床评估报告）、运动方面调查（体适能测试报告、运动评估报告）、心理方面调查（心理量表测评报告、心理评估报告）等。

膳食营养健康管理不是单方面的饮食管理，而是包含在整个健康管理学科体系中的有机部分。因此，不仅要针对个体或群体的膳食营养情况，更要综合考虑临床、运动、心理等相关方面，也就是说要将服务对象的横断面信息和纵向信息相结合，以提高饮食营养健康评估的有效性。

（四）实物膳食测试及处理

实物膳食测试是一种新型的膳食调查方法，依据服务对象的身高、体重、年龄、活动强度、临床疾病信息等情况，制订个性化的、定量的食谱，并制作标准餐提供给服务对象。依据其客观感受以及与家庭膳食和外出就餐的比较，以期还原出真实的既往膳食摄入状况，与其他常用膳食调查方法联合应用，可有效减少后者存在的回忆偏倚和信息偏倚。食物膳食测试的处理由膳食营养分析专员进行分析并出具书面报告，资料的处理包括：①测试结果（烹调用油盐量对比表、各类食物摄入对比表）。②膳食结构分析及结论（各类食物摄入分析结果、膳食结构总体结论）。③初步建议和提示。

二、膳食营养管理评估技术及流程

（一）膳食营养管理评估技术及流程

评估技术包含膳食营养需求；膳食营养认知水平；饮食营养态度和观点；饮食营养行为；饮食营养习惯；饮食营养与身心健康疾病之间的关联程度。饮食营养评估流程图见图 9-5、图 9-6。

（二）膳食摄取状况的评价

膳食摄取状况的评价主要是观察膳食的组成是否合理，膳食组成是否合理主要通过膳食结构进行评价，膳食结构是指各类食物的品种和数量在膳食中所占的比例，根据各类食物所能提供能量及各种营养素的数量和比例，可以衡量膳食结构的组成是否合理，根据膳食中动物性、植物性食物所占不同比例及能量、蛋白质、脂肪和碳水化合物的功能比，可进行膳食结构的划分。目前世界上主要的膳食模式有 4 类，即动物性、植物性食物平衡的膳食结构、以植物性食物结构为主的膳食结构、以动物性食物为主的膳食结构和地中海膳食结构。动物植物食物平衡的膳食结构较为理想，以植物性食物为主的膳食结构易出现营养缺乏病，以动物性食物为主的膳食结构易发生营养过剩，地中海膳食结构则对心血管疾病具有良好的防治作用。

1. 膳食结构评价的依据和方法　膳食结构评价的依据是中国居民平衡膳食宝塔（2016），这是现阶段我国居民较为理想的膳食结构，适合于 6 岁以上人群，老年人膳食结构也可参考中国老年人平衡膳食宝塔（2010）的要求。具体评价方法如下：

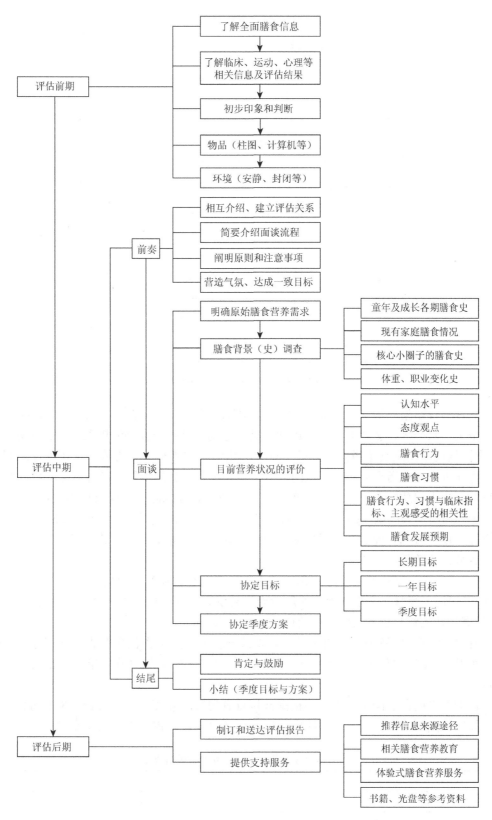

图 9-5　个体饮食营养评价流程图

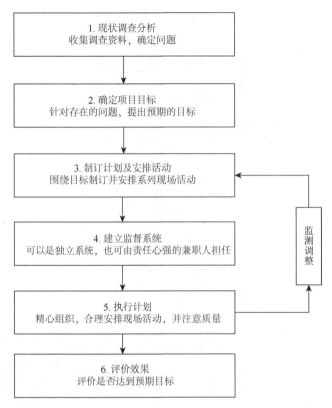

图 9-6　群体饮食营养评价流程图

（1）根据膳食调查结果，如 24h 膳食回顾调查，将食物按 10 类（谷类、大豆类、蔬菜类、水果类、肉类、乳类、蛋类、水产类、烹调油、盐）进行分类，分别统计各类食物的摄入总量。在分类时应注意：

1）因为中国居民平衡膳食宝塔内的奶类和豆类为相当于鲜奶和黄豆的数量，在进行奶制品、豆制品归类时，需要将其折算为相当于鲜奶或黄豆的数量。豆类及其制品的折算：以每百克各种食品中蛋白质的含量与每百克黄豆中蛋白质的含量（35.1g）的比作为系数，将豆制品折算成黄豆的数量。

相当于大豆量（g）=豆或豆制品摄入量×（每百克）蛋白质含量/35.1

奶类的折算：以每百克各种食品中蛋白质的含量与每百克鲜奶中蛋白质的含量（3g）的比作为系数，将奶制品折算成鲜奶的数量。

相当于鲜奶量（g）=奶制品摄入量×（每百克）蛋白质含量/3

2）因为中国居民平衡膳食宝塔中食物的质量为生食状态下的质量，如所调查的食物为熟食（如米饭、馒头），则要根据生熟比将其折算为生原料的质量（如大米、面粉）。

3）因为中国居民膳食宝塔中食物的质量为可食部分质量，如食物包含有非可食部分（如蛋有蛋壳、青菜有泥巴和黄叶），则需要根据可食部分比例进行折算（如蛋的质量只分为蛋清和蛋黄，青菜为能下锅炒食时的质量）。

（2）确定被调查者所需的能量水平，即根据被调查者的劳动强度、体型及表 9-8 中的数据，计算其所需能量水平，如有范围值，则根据情况，决定是取上限还是下限，也可按中间水平计算。

表 9-8　成人每日能量供给量估算表　　　　　　　　　　单位：kcal/kg

体型	体力活动水平			
	极轻	轻	中	重
消瘦	35	40	45	45～55
正常	25～30	35	40	45
超重	20～25	30	35	40
肥胖	15～20	20～25	30	35

①计算标准体重：标准体重（kg）=身高（cm）−105

②营养状况评估：BMI=体重（kg）/身高（m）^{2}，BMI<18.5 为消瘦；BMI 介于 18.5～23.9 为正常；BMI 介于 24～27.9 为超重；BMI≥28 为肥胖。

③能量水平的判断，参照表 9-8，确定每千克标准体重所需要的能量值。

④能量水平确定：能量（kcal）=标准体重×每千克标准体重所需要的能量值。

（3）确定每日所需要食物的数量，即根据确定的能量水平，根据表 9-8 确定每日所需食物摄取的推荐量。

（4）将调查（计算）所得摄取量与推荐摄入量进行比较，判断各类食物摄入量是否满足人体需要。评价时应注意，一日膳食的代表性较差，应该用至少 3d（7d 为最佳）的食物摄入量平均后进行评价。

例如，对某位退休老年人用 24h 膳食回顾法进行了膳食调查，这位老年人为男性，72 岁，身高 165cm，体重 73kg。该老年人某日的食物摄取情况见表 9-9。

表 9-9　某日的食物摄取情况　　　　　　　　单位：g

餐别	食物名称	原料	质量
早餐	面条	面粉	50
		青菜	50
	蛋糕	蛋糕	25
	牛奶	牛奶	300
	煮鸡蛋	鸡蛋	28（有壳）
中餐	米饭	粳米	100
	土豆烧鸡快	土豆	75
		鸡	50
		芝麻酱	10
	平菇豆腐汤	鲜平菇	40
		豆腐	80
	炒苋菜	绿苋菜	100
		虾皮	5
	油		15
	盐		3
晚餐	米饭	粳米	75
	葱头炒猪肝	葱头	50
		猪肝	25
		木耳	5
	炒大白菜	大白菜	100
		油豆果	20
		虾皮	5
		干香菇	5
	菊叶汤	菊叶	50
	油		10
	盐		2
	水果	香蕉	250

现将其膳食结构作一评价。

1）将食物按 10 类进行分类，分别统计各类食物的摄入总量，如表 9-10 所示。

表 9-10　食物归集分类表　　　　　　　　　　　　　　单位：g

食物类别	归类过程	合计
谷薯类	50g 面粉+25g 蛋糕+100g 粳米+75g 粳米	250
大豆类	80（18.5ᵃ）g 豆腐+20（9.7ᵇ）g 油豆果	28
蔬菜类	50g 青菜+75g 土豆+40g 平菇+100g 绿苋菜+50g 葱头+5g 木耳	475
	+100g 大白菜+5g 干香菇+50g 菊叶	
水果类	250g 香蕉	250
肉类	50g 鸡+25g 猪肝	75
乳类	300g 牛奶	300
蛋类	28（25ᶜ）g 鸡蛋	25
水产类	5g 虾皮+5g 虾皮	10
烹饪油	15g+10g	25
盐	3g+2g	5

注：a，豆腐的蛋白质含量为 8.1%，相当于大豆的量为 80×8.1/35.1=18.5；

　　b，油豆果的蛋白质含量为 17.1%，相当于大豆的量为 20×17.1/35.1=9.7；

　　c，鸡蛋的可食部分为 88%，28×88%=25。

2）确定被调查者的能量水平，即根据被调查者的劳动强度、体型计算其所需的能量水平。

计算标准体重：标准体重（kg）=身高（cm）−105=165−105=60cm

营养状况评估：BMI=体重（kg）/身高（m）^{2}=73/1.65^2=26.8，超重

能量水平判断：该老年人已退休，故体力活动水平为极轻，根据体力活动水平属于极轻，体型为超重，查表，则每千克标准体重的能量为 20～25kcal（83.7～104.6kJ），取中间值，22.5kcal（94.7kJ）。

3）确定每日所需食物的数量，即根据能量水平 1350kcal（5648.4kJ），按照表 9-9，确定每日所需食物摄取的推荐量（为 1400kcal，5876.6kJ），评价结果见表 9-11。

表 9-11　某人每日所需食物的数量及评价　　　　　　　　　　单位：g

食物类别	推荐摄入量	实际摄入量	评价
谷薯类	200	250	过多
大豆类	30	28	适宜
蔬菜类	300	475	过多
水果类	200	250	适宜
肉类	25	75	过多
乳类	300	300	适宜
蛋类	25	25	适宜
水产类	50	10	较少
烹饪油	20	25	稍多
盐	5	5	适宜

4）将调查所得摄取量与推荐的摄入量比较，判断各类食物摄入量是否满足人体需要，由表 9-11 可见，该男性老年人谷薯类和肉类摄入过多，油摄入稍多；其余食物摄入量基本符合相应要求；蔬菜摄入量虽多，但对健康的影响不是很大，建议该老年人要控制油的使用量。

2. 营养素摄入量的评价　营养素主要是以食物形式摄入的，是机体能量的重要来源，这些营养素还参与机体各种生理功能的调节作用，有的营养素也是机体的重要构成物质。营养素摄入不当，会影响机体的组成与生理功能。

（1）评价依据：营养素摄入量评价的依据为中国居民膳食营养素参考摄入量（DRIs），即一组每日平均膳食营养素摄入量的参考值，包括 4 项内容：平均需要量（EAR）、推荐摄入量（RNI）、适宜摄入量（AI）和可耐受最高摄入量（UL）。

1）平均需要量（EAR）：EAR 是根据个体需要量的研究资料制订，是根据某些指标判断可以满足某一特定性别，年龄及生理状况群体中 50%个体需要量的摄入水平，这一摄入水平不能满足群体中另外 50%个体对该营养素的需要。EAR 是制订 RDA 的基础。

2）推荐摄入量（RNI）：RNI 相当于传统使用的 RDA，是可以满足某一特定性别、年龄及生理状况群体中绝大多数（97%～98%）个体需要量的摄入水平。

3）适宜摄入量（AI）：AI 是通过观察或实验获得的健康人群某种营养素的摄入量，如纯母乳喂养的足月产健康婴儿，从出生到 4～6 个月，他们的营养素全部来自母乳，母乳中供给的营养素量就是他们的 AI 值，AI 的主要用途是作为个体营养素摄入量的目标。

4）可耐受最高摄入量（UL）：UL 是平均每日可以摄入某营养素的最高值，这个量对一般人群中的几乎所有个体都不至于损害健康。

由此可见，当个体摄入量低于 EAR 时，其发生营养缺乏病的可能性为 50%，达到 RNI 或 AI，其摄入量为充足，摄入量介于 RNI 或 UL 之间是安全的，而摄入量高于 UL 时，出现不良反应的概率增加。

（2）评价方法

1）某种食物提供能量和营养素数量的计算：某种食物提供某种营养素数量=食物摄入量（g）×可食部分比例×每百克食物中营养素含量/100。

进行营养素供能计算时，需要参考《中国食物成分表 2002》中相关数据。

2）膳食提供能量与营养素计算：将所有食物中提供的相同的营养素相加，则得到膳食中所提供的营养素总量。

3）将能量与食物摄入量与相应的 DRIs 进行比较，评估其充足程度。

4）能量的营养素来源：蛋白质供能比，蛋白质摄入量×4/总能量摄入量×100%；碳水化合物供能比，碳水化合物摄入量×4/总能量摄入量×100%；脂肪供能比，脂肪摄入量×9/总能量摄入量×100%；此公式中的总能量摄入量为蛋白质、脂肪、碳水化合物提供的能量总和。评价参考：根据中国营养学会建议，蛋白质的供能比为 10%～14%，脂肪供能比为 20%～30%，碳水化合物供能比为 55%～65%。

5）蛋白质的食物来源：将食物分为豆类、动物性食物、植物性食物和其他四大类，分别计算各类食物提供的蛋白质摄入量及蛋白质总和，计算各类食物提供的蛋白质占总蛋白质的百分比，尤其是优质蛋白质（动物性及豆类蛋白）占总蛋白质的比例。评价参考：根据中国营养学会建议，优质蛋白应占总蛋白质的 1/3～1/2。

6）脂肪的来源：将食物分为动物性食物和植物性食物两大类，分别计算动物性食物和植物性食物提供的脂肪摄入量和脂肪总量，计算各类食物提供的脂肪占总脂肪的百分比。评价参考：根据中国营养学会建议，膳食脂肪至少有 50%来源于植物性食物。

7）三餐提供能量比例：分别是早、中、晚餐摄入的食物所提供的能量除以一天总摄入的能量，再乘以 100%，就得到三餐各提供能量的比例。

以上例老年男性摄入为例。

（1）计算面粉（标准粉）提供的能量、蛋白质、脂肪、碳水化合物的质量：如根据食物成分表的数据，每 100g 标准粉可食部分中含有能量 344kcal（1439.3kJ），蛋白质 11.2g，脂肪 1.5g，碳水化合物 71.5g，则：

早餐面粉提供的能量为：50×100%×344/100=172kcal（719.6kJ）

早餐面粉提供的蛋白质质量为：50×100%×11.2/100=5.6g

早餐面粉提供的脂肪质量为：50×100%×1.5/100=0.8g

早餐面粉提供的碳水化合物质量为：50×100%×71.5/100=35.8g

（2）计算早餐各种食物提供的能量：如果每 100g 可食的青菜（以可食部计）、蛋糕、牛奶、鸡蛋（可食部 88%）所含的能量分别为 18kcal（75.3kJ）、347kcal（1451.8kJ）、54kcal（kJ）和 131kcal（548.1kJ），则早餐提供的总能量为：

　　标准粉：50×100%×344/100=172kcal（719.6kJ）

　　青菜：50×100%×18/100=9kcal（37.7kJ）

　　蛋糕：25×100%×347/100=86.8kcal（363kJ）

　　牛奶：300×100%×54/100=1.6kcal（6.7kJ）

三、膳食营养健康管理干预技术

　　膳食营养健康管理重在进行切实有效的干预，特别是帮助服务对象建立一种能长期、能自觉保持的膳食营养健康习惯，以达到改善临床指标、缓解症状、预防控制疾病的目的。膳食营养干预服务是膳食营养管理的后期服务，包括制订切实可行的目标或方案、跟踪监测、阶段性总结与调整、饮食营养教育、家庭拜访、体验式干预服务、饮食营养日记、饮食营养健康支持小组等。

　　1. 制定切实可行的目标或方案　合理的目标与明确的方案是保证饮食营养健康干预效果的基本前提和必要条件。

　　（1）需求不等于目标，要实事求是：服务对象的需求是提供个性化的膳食营养管理服务的起点和重要参考依据，服务对象注重的方面往往是健康干预的切入点；但需要明确的是，健康管理工作者应实事求是，本着一切从实际出发的原则，协助服务对象制订可行可信的目标，而不是完全按照需求制订目标。

　　（2）建议不等于方案，要循序渐进：提供具体方案远比提供原则性指导的干预措施更有效，可以促进服务对象的积极执行，避免其面对众多原则性建议不知所措。行为矫正是一个连续的渐进的过程，指导行为改变应从小量、小事、小节开始，一旦取得阶段性成果，将有助于提高服务对象的依从性，使其能更积极主动配合健康管理师的工作，并最终形成一套适合个体的饮食营养健康行为模式。

　　（3）至少包括近期、中期两个目标：①近期目标：时限为 1～3 个月；原则不超过 3 条为宜，容易实现，把提高认知放在首位，制订过程需要服务对象参与。②中期目标：时限 1 年；原则上要得到服务对象的完全认可，如难以达成明确的行为改变目标，那就把交流、教育设为目标。

　　（4）方案：符合简明扼要、易实施、得到服务对象的认可和能长期坚持等原则。然后参照以上原则依据近期目标制订具体实施方案。

　　2. 跟踪监测　依据饮食营养健康干预的目标和方案执行情况及管理干预过程中的动态变化，填入"周跟进表"。跟进的基本形式包括电话、短信、电子邮件、面谈等方式。

　　3. 阶段总结　①月总结内容包括：健康行动的执行情况总结，成果分享，过程中出现的障碍，是否需要调整方案及如何调整等。②季度总结包括：短期目标的达成情况，成果分享，制订下一季度目标与方案等。③年度总结内容包括：管理前后饮食营养认知、态度及行为对比，服务对象的核心小圈子成员对其评价等。

　　4. 家庭拜访

　　（1）前期准备：①物品，服务对象饮食营养健康管理档案，为此次拜访制订的方案、记录本、笔、鞋套等。②环境，服务对象家庭地址，确定对方家庭参加的人员，总时间。③人员，2 位辅助人员（在拜访中做记录并进行辅助活动）。④拜访前小组会，同一目的、确定流程、检查准备事项等。

　　（2）正式拜访：①介绍拜访小组，说明此次拜访目的、时间及流程安排。②流程实施。③协调关系，善于聆听，作好记录。④结束拜访，协商下次拜访时间。

　　（3）后期工作：家庭拜访总结报告，解决拜访过程中服务对象提出的新需求，回访，反馈。

第三节　膳食管理实用方法

一、个体化食谱编制

（一）正常成人的膳食食谱编制和评价

　　成年人一般是指 18～44 岁，此时机体与其他年龄组相比，要稳定得多。在人群中，不同的性别、年龄、体型、活动状态和生活状态，都会使其对营养素的需求存在差异，在同一性别、年龄和状态的不同个体之间，也会存在差异。

1. 膳食营养目标 维持和保证健康成年人的生命活动和身体健康，提高免疫状况，减少疾病发生发展。一段时间内膳食应符合成人营养素参考摄入量（RNI 和 AI）的基本要求。其中能量来源比应适宜，脂肪占总能量的 25%～30%。

2. 食谱编制原则 遵照中国居民膳食指南原则制备膳食，食物多样、营养平衡、定时定量进餐。成年人一般为一日三餐，比例为早餐 20%～30%、中晚餐分别 30%～40%。①能量摄入和支出要平衡，满足正常成年人日常生活、劳动所需要的能量，适量活动，摄入和支出要平衡。②注意微量营养素供给，保障充足钙、铁和维生素的摄入。③照顾饮食习惯，注意饭菜的适口性，注重烹调方法，做到色、香、味、形俱佳。④兼顾营养价值和价格，在食谱编制和膳食调配过程中，必须考虑就餐者的实际状况和经济承受能力。

3. 食物选择原则 ①适宜的食物：食物应品种多样化。平均每天最好能吃到 10 种以上的食物，保证各种营养素的需要量。主食摄入量 300～500g，应适量食用糙米、标准粉和其他杂粮；动物性食物约 150g；蔬菜品种多样化，绿色蔬菜、叶菜类要占 50%以上；每天要食用 1～2 个品种的水果 200g 以上；每周应食用 50g 以上的菌藻类食品和 200g 以上的硬果类食品。保持饮水 1200ml 左右；牛奶保持每天 300ml 左右，多喝白开水和茶水，少用含糖的饮料。每天食用一定量的坚果和大豆。②控制的食物：油脂每天 25g 左右，减少动物油，限制饱和脂肪酸和胆固醇摄入，胆固醇不超过 300mg，限制盐的摄入量，最好平均每天在 6g 以下。

4. 食谱编制方案 例如，某男性教师（为轻体力劳动），年龄 32 岁，身高 175cm，体重 70kg，为其制订一日食谱。

首先确定全日能量和能量营养素供给量，按照 18 岁以上的轻体力劳动，该成年男性能量的参考摄入量为 2400kcal（10 030kJ），蛋白质、脂肪和碳水化合物供给量分别为 84g、68g 和 366g，确定全天主食数量和种类并进行餐次食物分配，见表 9-12。

表 9-12 某男性教师一日食谱

餐次	食物名称	食物种类和质量
早餐	大米稀饭	大米 45g
	面包	面粉 108g
	卤鸡蛋	鸡蛋 60g
	牛奶	牛奶 250ml
中餐	馒头	面粉 150g
	西芹炒肉	西芹 150g，瘦猪肉 58g
	蒜蓉油菜	油菜 150g，花生油 19ml
晚餐	稀饭	大米 50g
	馒头	面粉 100g
	白菜炖豆腐	大白菜 200g，豆腐 98g，植物油 15ml
	凉拌青椒	青椒 150g，香油 5ml

（二）肥胖和超重个体的膳食调理

肥胖病是能量摄入超过能量消耗而导致体内脂肪积聚过多达到危害程度的一种慢性代谢性疾病。肥胖已成为不可忽视的严重威胁国民健康的危险因素。肥胖的发病因素较多，但其中能量摄入过高是主要因素，因此，对超重和肥胖患者提供适宜的食谱以便于进行有效的体重控制。

1. 膳食营养目标 ①管理目标，限制能量摄入，适当增加运动量。保持能量摄入小于能量支出。逐渐降低体重到适宜范围。②营养要求，主要对能量摄入量要限制，但避免骤然降低。成年的轻度肥胖者，每天减少 127～250kcal 能量摄入，可以每月减轻体重 0.5～1.0kg。对中度以上的肥胖者，宜每周减轻体重 0.5～1.0kg，每天减少能量 552～1104kcal，应从严控制。每人每天供给 1004kcal 是可以较长时间坚持的最低安全水平。能量来源应比例适当，一般蛋白质要充足或适当提高比例，如每天 1.0～1.2g/kg。要限制脂肪，控制在 20%以下，膳食胆固醇应控制在 200mg/d 以下。碳水化合物可适当减少 50%左右，增加膳食纤维摄入量 25～30g，维生素和矿物质摄入水平应至少达到膳食推荐摄入量标准。

2. 膳食食谱编制原则　①平衡膳食，低能量膳食在限制食物的摄入总量的同时，应该尽可能是平衡膳食。②食物多样化，增加饱腹感的食物，如粗制、谷类食物，含淀粉或糖低的蔬菜等。如选用麦麸面包、魔芋制品、果胶、海藻制品等食物，适量增加膳食纤维含量。③低脂低盐低糖，重度肥胖者脂肪应占总能量的 20%以下，盐摄入过多刺激食欲，故肥胖者每日食盐摄入量应控制在 3～6g。同时应注意禁用或少用榨菜、咸菜、腌制食物、泡菜、火腿等食物。不可食用可乐、果蔬饮料和冰糕等。④烹调方法，可多采用生食、蒸、煮、氽、拌等烹调方法，少用油炸、煎、烤等方法。

3. 食物选择　①可用食物，宜选用低能量、低饱和脂肪、低胆固醇、高膳食纤维的食物，如糙米、粗粉、谷物（小米、玉米、大麦等）、豆腐、豆浆、各种蔬菜、低脂奶、鸡蛋白、鱼、虾、海参、兔子肉、去脂禽肉，烹调油宜选用植物油。②限用食物，禁用或少用高糖、高胆固醇、高嘌呤、高动物脂肪的食物，如蛋黄、肥肉、全脂奶、炸面筋、花生、核桃及油炸食品、糕点等；忌用动物脂肪如猪油、牛油、肥肉等，限制甜饮料、零食和糖果，戒酒。③适宜运动，适宜运动可以消耗能量，增强体质。

4. 超重食谱制订　例如，某公司员工，女，35 岁，轻体力劳动。身高 158cm，体重 69kg，近期身体健康，体重平稳。用公式计算其 BMI=27.6（超重）。对食谱进行能量和营养计算见表 9-13，表 9-14。

表 9-13　能量一日食谱

早餐	馒头一个（面粉 50g），煮鸡蛋（鸡蛋 60g），拌青椒（青椒 100 个，香油 1ml）
加餐	牛奶（脱脂牛奶 200ml，西红柿 100g
中餐	二米饭（大米 50g，小米 50g），煮牛肉（牛肉 50g），蒜茸油菜（油菜 150g，植物油 3ml），拌黄瓜（黄瓜 100g）
加餐	西红柿（100g），纤麸饼干 20g
晚餐	金银卷（标准粉 25g，玉米面 25g），大白菜炖豆腐（大白菜 100g、豆腐 100g）、拌菠菜（菠菜 150g、植物油 3ml）

表 9-14　低能量食谱营养素含量计算

营养素	摄入量	能量来源（%）
能量	1336kcal（5592kJ）	
蛋白质	66.5g	20%
脂肪	30g	20%
碳水化合物	200g	60%

本例患者系公司员工，属于轻体力劳动，体型超重，此例是较低能量膳食，为 19kcal（kg/d）左右，能量来源分配适宜。实际工作中可根据具体情况设计在 19～24kcal（kg/d），或者分层次如第二周略高 21.5kcal（kg/d），第三周维持 24kcal（kg/d），并适量增加运动。

5. 其他注意事项　作为治疗手段，运动处方配合低能量膳食必不可少，能量消耗增加与能量摄入限制，两者的相互作用较单独任一方对减重有更明显的影响，并具有促进健康的积极意义。

（三）消瘦型人群的膳食调理

能量不足指能量的绝对摄入不足或因消耗过多导致的相对摄入不足。长期能量摄入不足可导致机体消瘦，孕妇、幼儿、老人、神经性厌食患者、急危重患者也容易存在能量不足，不仅导致体重减轻，常伴有血浆蛋白质的降低，临床营养诊断为蛋白质-能能营养不良。

高能量膳食属于增重或补充机体因能量过度消耗导致蛋白质-能能营养不良的膳食。患者除体重不同程度下降外，常伴有蛋白质及微量营养素中的维生素、微量元素等多种营养素的缺乏，补充治疗能量的同时注意补充蛋白质及其他营养素。

1. 膳食营养目标　①管理目标：健康体重，改善各种原因引起的消瘦和营养不良。体重 3～5d 开始出现增长的趋势或不再继续下降，体能出现改善，都视为高能量膳食应用开始获得成功，一般平均每周增长0.5～1kg，每月增长2～4kg较理想，逐渐增重并达标。②营养要求：选择30～40kcal/kg计算全天能量的需要量，三大产热营养素占总能量比例为碳水化合物50%～60%，脂肪20%～30%，蛋白质15%～20%。在补充高热能的同时，有效的补充优质蛋白、增加微量营养素。

2. 膳食制订原则 ①能量：消瘦患者大多存在蛋白质-能量营养不良，因此首先需要保证患者有足够的能量摄入，根据消瘦程度和食欲状况总能量在30～40kcal/kg，每天总能量不少于1500kcal。②碳水化合物：300g/d左右，占能量的50%～60%为宜，碳水化合物易消化吸收，注意干稀搭配。③蛋白质：蛋白质总量需要每日1～2g/kg，食物以易消化的优质高蛋白饮食为主，如奶类、瘦肉、鸡蛋、豆制品、鱼虾等。④脂肪：以1～1.2g/kg，占总热能的25%左右为宜，提供易消化的脂肪如蛋黄、植物油为主，可以适当补充动物油，如含不饱和脂肪酸丰富的鱼油类。⑤膳食纤维：10g/d左右，可以增加新鲜水果蔬菜的摄入，足量水果还有助于调节食欲和帮助消化。⑥维生素和矿物质：新鲜的水果、蔬菜中含量丰富，一般应当每日摄取。⑦少食多餐，多饮用水：每日4～5餐，每餐从少到多逐渐增加，每天足量饮水。

3. 食物的选择 ①宜用食物：富含蛋白质、易消化的高能量食物，如牛奶、鸡蛋、瘦肉、鸡肉、豆腐、豆浆、鱼、虾、新鲜蔬菜和水果等。②烹调方法：注意食物色香味，浓淡等，以增加食欲。

4. 食谱制订方案 例如，王某，女，24岁，身高162cm，体重39kg，BMI=14.86（消瘦）。标准体重应为53kg，临床特点为疾患恢复期、蛋白质-能量营养不良。设计以逐渐提高膳食能量和蛋白质摄入量为主，过渡期以每标准体重30kcal/kg，每日能量为1590kcal左右组织膳食，三大营养素适宜比例，以后逐渐恢复到正常成年人水平2200kcal左右，见表9-15。

表9-15 某恢复期女性-日膳食食谱

餐别	食物及用量
早餐	馒头50g，全脂牛奶200ml，鸡蛋一个50g
点心	苹果一个，饼干25g
午餐	米饭150g，烧排骨120g，清炒应季蔬菜250g
点心	奶酪25g，面包一片25g
晚餐	面条100g，应季蔬菜150g，肉丝50g，豆制品50g
点心	奶酪25g，水果丁50g
植物油	30ml

对该食谱进行计算后，主要营养素量见表9-16。

表9-16 某恢复期女性-日膳食主要营养素量

营养素	含量	占能量百分比（%）
能量	2200kcal	
蛋白质	100g	18%
脂肪	70g	25%
碳水化合物	259g	57%

该食谱总计能量2200kcal，蛋白质100g，适合1周后使用（逐渐增加），能量摄入量的调整与食量多少密切相关，因此鼓励多食多餐。一般来说，在消耗量不变的情况下，每天额外增加能量摄取500kcal，1周的体重增加可在500g左右。

二、示范食堂、餐厅的创建

通过全民健康生活方式行动示范创建活动，充分调动社区、单位、食堂和餐饮行业的积极性，营造健康生活方式支持环境，普及健康生活方式相关知识，提供健康生活方式行为指导，培养民众健康意识和健康行为能力，最终提高居民健康水平。

（一）示范食堂

1. 制度保障 成立"健康单位"创建活动领导小组和执行小组，制订促进健康生活方式相关规章制度。

2. 基本条件 参加示范创建的职工食堂要取得"食品卫生许可证"，并且达到食品卫生量化分级管理等级 B 级以上，有效执行了《餐饮业食品卫生管理办法》。

3. 人员培养及能力要求 ①管理人员和工作人员每半年累计接受 2h 以上的合理膳食知识培训。②厨师应掌握制作低盐少油菜肴技能。③以食堂为主体，适时开展员工营养健康厨艺比赛、膳食知识问卷活动，提高员工健康生活方式行为能力。

4. 食堂环境 ①利用张贴画、板报、电子屏幕等形式，宣传膳食营养健康知识，营造食堂营养健康氛围，通过摆放体重计、BMI 尺、食物模型、膳食平衡宝塔等方式，指导员工合理膳食、吃动平衡。②食堂内有可自由取阅的健康生活方式宣传资料。

5. 供餐服务

（1）菜肴、主食品种丰富，少量多样，保证粗加工粮食类、薯类的供应，提供并鼓励奶类、豆类、新鲜果蔬消费，提供主要菜品的营养特点，指导员工选择。

（2）控制膳食中油盐用量，记录油、盐的购买量和使用量，控制每份菜肴的油、盐用量，并逐步减少，已达到食用油推荐量和食盐推荐量的标准。

6. 职责分工 ①员工食堂成立执行小组，由执行小组负责"健康食堂"创建的具体活动实施。②疾病预防控制中心负责对"健康食堂"创建提供技术支持，并对"健康食堂"创建效果进行评估。

（二）示范餐厅

1. 基本条件（同上）

2. 人员培养及能力要求（同上）

3. 餐厅环境 ①有膳食宝塔等合理膳食宣传内容的张贴画、板报、电子屏幕等宣传形式，营造餐厅营养健康氛围。②餐桌上有可自由取阅的健康生活方式宣传资料。③利用桌布、餐具包等多种途径开展健康生活方式知识宣传。

4. 点餐服务 ①餐厅工作人员引导顾客选择低盐少油膳食。②菜谱标示菜谱能量，有条件的餐厅可标注各类营养成分，服务人员能主动介绍菜品营养特点，引导消费者合理选择膳食，把新鲜水果、奶类和饮用水作为餐厅供应的一部分。③菜谱中有供不同人数食用的平衡膳食套餐。

第十章　身体活动干预

生命在于运动，运动有益健康。当今，随着经济与科技的快速发展，电气化、机械化、自动化逐渐代替了人体的大部分劳动，居民职业劳动强度明显下降。而随着人们生活水平的提高，人体内食用的高脂、高糖、高蛋白又因运动的逐渐减少而积聚增多。《中国居民营养与慢性病状况报告（2015）》显示我国 18 岁以上成人超重率为 30.1%，肥胖率为 11.9%，成人经常锻炼率为 18.7%。WHO 更是指出，全世界人口至少有 60% 不能完成为产生健康效益建议所需的身体活动量。

WHO《饮食、身体活动与健康全球战略》中指出：不健康的饮食和缺乏身体活动是大多数慢性病的主要高危因素。缺乏身体活动是造成人类死亡的第四位危险因素，占全球死亡归因的 6%。WHO《2014 年全球非传染性疾病现状报告》中指出：每年身体活动不足造成 6930 万人残疾和 320 万人死亡。2014 年，23% 的 18 岁及以上成年人身体活动不足，11～17 岁青少年中有 81% 身体活动不足。证据表明，有规律地进行身体活动可以减少患冠心病、卒中、2 型糖尿病、高血压、结肠癌、乳腺癌和抑郁症的风险。此外，身体活动是能量消耗的关键决定因素，因而也是维持能量平衡和控制体重的基础。

本章将概述有益健康的身体活动类别、强度、时间，干预原则，干预方法等。

第一节　身体活动与运动干预概论

身体活动指由于骨骼肌收缩产生的机体能量消耗增加的任何活动，可包括家务、交通、工作和闲暇时间活动 4 个方面。进行身体活动时人体的反映包括心跳、呼吸加快、循环血量增加、代谢和产热加速等。这些反应是身体活动产生健康效益的生理基础。身体活动对健康的影响取决于活动的方式、强度、时间、频度和总量。运动是一种有计划的、有组织的、可重复的、旨在促进或维持一种或多种适量的身体活动。很多时候，身体活动与运动这两个词经常交换使用。

一、身体活动与适量运动的相关概念

（一）身体活动的分类

身体活动有多种分类方法，常见的有 3 种，分别是按日常活动、能量代谢、生理功能和运动方式分类。

1. 按日常活动分类　根据身体活动的特点和内容，身体活动可分为职业性身体活动、交通往来身体活动、家务性身体活动和运动锻炼身体活动 4 类，其中运动锻炼身体活动是指职业、家务活动之余有计划、有目的进行的身体活动，是各种身体活动中的一种。

2. 按能量代谢分类　人体的能量消耗途径主要包括基础代谢、身体活动和食物生热效应 3 个方面，其中身体活动是能量代谢途径中可变性最大的部分，可以分为有氧代谢运动和无氧代谢运动。

（1）有氧运动：有氧运动是指躯干、四肢等大肌肉群参与的、有节律、时间较长、能够维持在一个稳定状态的身体活动，如步行、慢跑、打太极拳和做韵律操等。有氧运动的特点是需要氧气参与能量供应，强度低、有节奏、持续时间较长。有氧运动有助于增进心肺功能、降低血压和血糖、增加胰岛素的敏感性、改善血脂和内分泌系统的调节功能，能提高骨密度、减少体内脂肪蓄积、控制不健康的体重增加，也叫耐力运动。

（2）无氧运动：无氧运动是指以无氧代谢为主要供能途径的身体活动形式，一般为肌肉在"缺氧"的状态下高速剧烈运动，因此不能维持一个稳定状态，如赛跑、拔河、肌力训练等。无氧运动同样有促进心血管健康和改善血糖调节能力方面的作用，特别对骨骼、关节和肌肉的强壮作用更大。这种运动会在体内产生过多的乳酸，导致肌肉疲劳，运动后感到肌肉酸痛，呼吸急促，对人体影响较大，不宜用做健身保健。

3. 按生理功能和运动方式分类

（1）关节柔韧性活动：指通过躯体或四肢的伸展、屈曲和旋转活动，锻炼关节的柔韧性和灵活性，如

瑜伽、普拉提等，对预防跌倒和外伤、提高老年人生活质量有一定帮助。

（2）抗阻力活动：指肌肉对抗阻力的重复运动，如举哑铃、俯卧撑等，这种训练可以延缓老年人肌肉萎缩引起的力量降低的过程，可改善血糖调节能力。

（3）身体平衡和协调性练习：指改善人体平衡和协调性的组合活动，如体操、舞蹈等，可改善人体运动能力、预防跌倒和外伤、提高生活质量。

（二）适量运动

1. 适量运动的概念　"生命在于运动"，运动能塑造我们强健的身体，增强我们抵抗疾病的能力。然而，对人体而言，运动也是有限度的，一旦超过了这个限度，对人可能非但无益，反而会有害。适量运动是指运动者根据自身的身体状况、场地、器材和气候条件，选择适合的运动项目，使运动负荷不超过人体的承受能力。在运动后感觉舒服，不疲劳，适量运动以不影响一天的工作、生活为宜。运动过量最大的问题就是容易造成免疫力的下降，从而导致疾病的发生，运动过后，会出现上火、咽喉肿疼、浑身无力、精力不集中等现象，这样，不但达不到锻炼的目的，反而会损伤身体。反之，运动不足也达不到锻炼的目的。

2. 适量运动的自我评估

（1）以运动时心率作为标准，可用以下公式计算：

60 岁以下的人：运动时心率=180－年龄（±10）

60 岁以上的人：运动时心率=170－年龄（±10）。

如果在运动后感觉不适、疲倦或运动后 15min 心率仍未恢复到安静状态，即为运动量偏大，应及时加以调整。

（2）体质指数（BMI）：BMI 通常可以反映你当前的体重是否适合你的身高，来确定你是否需要加大运动量。对一般人而言，BMI 指数维持在 $18.5\sim24kg/m^2$ 是一个比较理想的范围。

（3）肌耐力、肌力、柔韧性：肌耐力就是肌肉能够保证有效地收缩舒张的持久力，肌力就是肌肉在一次收缩过程中所能克服的最大外力，柔韧性是指人体一个关节或者是一系列关节所能产生的动作幅度，这3 项指数通过适量运动应能达标。

（4）血压：健康的血压指数应是合适运动的结果，既不偏高，也不偏低。

3. 适量运动的原则　合理选择有益健康的身体活动量（包括活动的形式、强度、时间、频度和总量），应遵循以下 4 项基本原则：

（1）动则有益：对平常缺乏身体活动的人，只要改变静态生活方式、增加身体活动水平，便可改善身心健康状况和生活质量。

（2）贵在坚持：机体的各种功能用进废退，只有经常锻炼，才能获得持久的健康效益。

（3）多动更好：低强度，短时间的身体活动对促进健康的作用相对有限，逐渐增加身体活动时间、频度、强度和总量，可以获得更大的健康效益。

（4）适度量力：身体活动应以个人体质为度，且要量力而行，体质差的人应从小强度开始锻炼，逐步增量，体质好的人则可以进行活动量较大的体育运动。

（三）身体活动总量

1. 概念　适量运动的效果取决于运动频率（frequency），运动强度（intensity），以及自己每天的运动时间。你可以选择自己的"运动剂量"以达到你所要的效果，也叫身体活动总量。

身体活动总量是个体活动强度、频度、每次活动持续时间以及该活动计划历时长度的综合度量，上述变量的乘积即为体力活动总量。身体活动总量是决定健康效益的关键。

（1）运动强度：在有氧运动中，运动强度取决于走或跑的速度、登山时的坡度等，在力量和柔韧性练习中，运动强度取决于给予助力或阻力的负荷重量，运动强度是否恰当关系到锻炼的效果和锻炼时的安全，应该按照个体的特点确定锻炼时应达到的强度和安全范围。运动强度监测的方法有很多种，如检测心率、代谢当量值、最大摄氧量的百分数、主观疲劳程度分级法、运动负荷试验等。同时应该注意，为了不引起骨关节的损伤和高能量消耗，中老年人通常不宜进行爆发力很强的短时间运动，而应选择低强度的长时间的运动。

1）绝对强度：以代谢当量（METs）为标准，指运动相对于安静休息时能量消耗的倍数。1MET 即代表相对于安静休息时每公斤体重 1.05kcal/min 44kJ 能量的活动强度。在制订运动处方时，如已测出某人的适宜运动强度相当于多少 METs，即可找出相同 METs 的活动项目，写入运动处方。在美国运动医学学会与疾病预防控制中心的联合研究中表明，轻体力活动需要的代谢当量＜3METs；中等强度活动为 3～6METs；重体力活动为＞6METs。

2）相对强度：①以心率为标准，适量运动时的心率应该是最大心率的 60%～75%，如果不知道自己的最大心率，也可以用下面的公式进行估算，60 岁以下的人运动时心率=180-年龄（±10）；60 岁以上的人运动时心率=170-年龄（±10）。如果在运动后感觉不适、疲倦、劳累、腰酸腿疼，或运动 15min 后心率仍未恢复到安静状态，即为运动量偏大，应及时加以调整。②最大摄氧分数（VO$_2$R）：根据心肺功能测试或运动负荷试验测出最大摄氧量的值，然后取其 50%～75%作为运动处方适宜的强度范围，在运动强度＜70%最大摄氧量的持续运动中，乳酸不增高，血液中肾上腺素和去甲肾上腺素保持在较低水平，≥70%或＞80%最大摄氧量则为大强度运动，对患者或老年人有危险，＜50%最大摄氧量常较难起到训练效果。③自觉运动强度（BPE）分级，也称为自我评估，在进行锻炼的时候，如果你上气不接下气、不能说话，且持续时间不超过 30s，说明锻炼强度过大，如果锻炼时你还可以唱歌，也许你的运动量不足，如果你谈话自如，锻炼的强度正好合适。

（2）运动持续时间：每天应累计至少 30min 的低到中等强度运动，可以每天 3 次，一次 10min，也可以每天 1 次，一次 30min，就能有益健康。在耐力运动处方中主要采用"持续训练法"，规定有氧运动持续的时间。在力量运动处方和柔韧运动处方中，则需要规定完成每个动作的重复次数，每组练习所需要的时间、共需要完成几组、两组的间隔时间等。

（3）运动频率：指每周锻炼的次数，应该根据锻炼目标确定运动频率，一般为每周 3～5d。每周 3d 是开始时用的最小剂量，随着耐力与力量的增加，就可以增加有氧运动次数。如果运动较剧烈，每周 3d 就足够了。如果有氧运动是舒服而平缓的散步，就可以累计至每周 5d 甚至 7d。

2. 身体活动推荐量

（1）每天进行相当于 6～10 千步当量身体活动：人体各种身体活动的能量消耗量可以用千步当量数值来统一度量，即以千步当量作为尺子，如以 4000 米中速步行 10min 的活动量为 1 个千步当量，其活动量等于洗盘子或熨衣服 15min 或慢跑 3min。千步当量相同，其活动量即相同。

（2）经常进行中等强度的有氧运动：有氧运动是促进心血管和代谢系统健康不可或缺的运动形式，但要求活动强度至少达到中等。中等强度活动对心肺和血管增加适度的负荷，可起到锻炼和改善其功能的作用。按照物理强度计算，推荐身体活动量达到每周 8～10 代谢当量/小时（梅脱/小时），8 梅脱/小时相当于以 6～7km/h 速度慢跑 75min，10 梅脱/小时相当于以 5～6km/h 速度快走 150min。若用千步当量作为参照单位，则 8～10 梅脱/小时相当于 24～30 个千步当量。

（3）日常生活"少静多动"：日常活动是一个人身体活动总量和能量消耗的重要组成部分。日常居家、交通出行和工作中，有意安排尽量多的步行、上下楼和其他消耗体力的活动，培养和保持少静多动的生活习惯。短时间的步行，骑车和上下楼梯等达到中等强度的活动也有锻炼心血管功能的作用。

日常家居、工作和出行有关的各种活动可以根据能量消耗折算成千步当量，这些活动的千步当量数可以累加计算总的活动量。以一周为时间周期，合理安排有氧运动，包括体育文娱活动、肌肉关节功能活动和日常生活工作中的身体活动内容。但不论设定的每周活动量目标高低，其中至少应该包含 24～30 个千步当量的中等强度有氧运动。

（四）有氧运动的方式

有氧运动的方式有很多种，下面主要列举本书中提到的部分常见简单可行的运动方式，其他方式请参考相关体育书籍。

1. 步行　刚开始步行时最好一次散步 5～10min，以后慢慢增加到每次散步 30min 左右，每次增加的时间不要超过 5min，逐次增加，以习惯的频率不断增加散步的长度。

2. 蹲坐力量练习　双腿分开的距离相当肩宽的距离，背部保持直立，弯曲膝盖，降低臀部。

3. 跨马步　一腿向前大跨一步，保持身体处在自然状态，弯曲前腿大约 90°，将身体重心放在后腿上面，慢慢地将后腿膝盖降低到地面。

4. 俯卧撑　可以将手放在桌子上开始，然后降低高度，增加难度，手伏在椅子上，然后将身体伏在地上，最后撑起来。

5. 仰卧起坐　仰卧于地面或者体操垫上，两腿屈膝稍分开，大小腿成直角，两手交叉抱于脑后，另一人压住受试者双脚，要求起坐时双肘触及两膝，仰卧时两肩胛必须触垫。

6. 深蹲　双腿以肩宽分开站立，然后慢慢蹲下，弯曲臀部。如果刚刚开始站起来有难度的话，可以先尝试坐在有一点高度的垫子或有点倾斜的其他物体上面，保持骨盆一点点前倾，收缩腹部。

二、运动干预的理论依据

（一）身体活动与能量平衡

人体需要的能量来自三大产热营养素，即糖类（碳水化合物）、脂肪和蛋白质，这些营养素在体内进行生物氧化释放能量，其中一部分用于维持体温和向外环境散热，另一部分储存于三磷酸腺苷（ATP）中，ATP 在生理条件释放能量供机体需要。下面，我们就来探讨一下，人体的能量摄入和能量消耗怎样才能保持一定的平衡。

1. 能量的摄入来源　食物中的产热营养素的产热量分别是：①糖类（碳水化合物），4kcal/g（16.7kJ/g）。②脂肪，9kcal/g（37.7kJ/g）。③蛋白质，4kcal/g（16.7kJ/g）。④纯乙醇，29.3kJ/g（4kcal/g）。

2. 能量消耗去路　人体从食物中摄取能量以供给活动的需要，其中包括有基础代谢、食物特殊动力和各种活动消耗等三个方面，当然孕妇、儿童、青少年的能量消耗还包括生长发育等所需要的能量。

（1）基础代谢：基础代谢（basal metabolism，BM）是指人体维持生命的所有器官所需要的最低能量需要，即机体在 18～25℃的恒温下，空腹、平卧并处于清醒、安静的状态时，维持心跳、呼吸等基本生命活动所必需的最低能量代谢。为了测定基础代谢的能量消耗（BEE），必须首先测定基础代谢率（BMR）。基础代谢率的单位为 $kJ/(m^2 \cdot h)$，即每小时每平方米体表所散发的热量千焦数。在同一性别、体重和年龄组的正常人中基础代谢率很接近，其中约 90%以上的人其代谢率与平均值相差不超过 15%。基础代谢率的估算方法一般有以下几种：

1）FAQ/WHO 建议的按体重计算 BMR，见表 10-1。

表 10-1　BMR 计算表

年龄（岁）	男性[kcal/(kg·d)]		女性[kcal/(kg·d)]	
	基础代谢基准值	基础代谢量	基础代谢基准值	基础代谢量
18～29	24.0	1550	23.6	1210
30～49	22.3	1500	21.7	1170
50～69	21.5	1350	20.7	1110
70 以上	21.5	1220	20.7	1010

2）美国运动医学协会提供了以下公式计算 BMR：

BMR（男）=［13.7×体重（kg）］+［5.0×身高（cm）］-（6.8×年龄）+66

BMR（女）=［9.6×体重（kg）］+［1.8×身高（cm）］-（4.7×年龄）+655

3）《中国居民膳食营养素参考摄入量》（中国营养学会，2006）中推荐的基础代谢率计算公式：

男性：18～44 岁：BMR：（15.3m+679）95%

　　　45～59 岁：BMR：（11.6m+879）95%

女性：18～44 岁：BMR：（14.7m+496）95%

　　　45～59 岁：BMR：（8.7m+829）95%

　　　1kcal=4.184kJ

人体基础代谢需要的基本热量计算公式：

女性：18～30 岁：14.6×体重（kg）+450

　　　　31～60 岁：8.6×体重（kg）+830

　　　　60 岁以上：10.4×体重（kg）+600

男性：18～30 岁：15.2×体重（kg）+680

　　　　31～60 岁：11.5×体重（kg）+830

　　　　60 岁以上：13.4×体重（kg）+490

4）基础代谢仪测定：临床上常用基础代谢仪测定单位时间的耗氧量（O_2L/h）。

（2）食物特殊动力作用：食物特殊动力作用（specific dynamic action），即食物热效应，是指人体的代谢因进食而引起额外的热能消耗的现象。食物特殊动力作用与进食的总热量无关，而与食物的种类有关。进食糖与脂肪对代谢的影响较小，大约只是基础代谢的 4%，持续时间亦只 1h 左右。但进食蛋白质对代谢的影响则较大，可达基础代谢的 30%，持续时间也较长，有的可达 10～12h。此外，食物的热效应与进食量和进食频率也有关，吃得多，消耗也越多；吃得快的比吃得慢的人食物热效应高。

（3）各种活动能量消耗：体力活动是影响机体能量消耗的主要部分，其包括在生产与生活中全部体力活动的能量消耗。人体每减掉 1kg 脂肪，需消耗 7700kcal 热量，爱减肥的同志们（尤其是年轻的女同志），请自己算算看。

　　成人每日需要的热量=人体基础代谢需要的基本热量+活动需要的热量+消化食物需要的热量

　　消化食物需要的热量=0.1×（人体基础代谢需要的基本热量+活动需要的热量）

　　成人每日需要的热量=1.1×（人体基础代谢需要的基本热量+活动需要的热量）

（二）体重与能量平衡

体内能量平衡是指当能量摄入不足时，机体会动用自身的能量储备甚至消耗自身组织以满足生命活动的能量需要，导致体力下降，体重减轻，发育迟缓，甚至死亡。当能量摄入过剩时，多余的能量以脂肪的形式储存，导致肥胖，任何形式的能量摄入过多和（或）能量消耗不足都可以引起肥胖。

能量摄入过多也体现在膳食营养方面，膳食结构不合理、食物摄入过量及不良的进食习惯是导致肥胖的重要因素，特别是脂肪的总摄入量和饱和脂肪酸的摄入量；能量消耗不足主要体现在运动不足。因此，预防和治疗肥胖，并防止反弹，必须在调整膳食模式的同时增加体力运动，减少静态式的生活方式。

身体活动对健康产生良好效益的关键在于能维持合理体重和体脂肪。运动增加能量消耗，调节能量平衡，减少体脂肪，改善身体成分组成。同时，长期治疗肥胖的经验还表明，体重频繁的波动或极端限制进食均有害健康。

人体每日的 BMR 占每日总热量消耗的 50%～70%，食物的特殊产热效应则占 10%，身体的肌肉活动则占总消耗的 20%～40%。燃烧脂肪是控制体重的关键，而 BMR 高低是影响体重最重要的因素。BMR 高的个体会有较高的代谢率，因此燃烧脂肪的能力较高。超重者对食物、运动和寒冷所诱导的产热反应较差，而瘦人的产热反应是增加的，那么，如果通过身体活动对能量代谢进行调节呢？可以增加基础代谢率、有氧活动增加脂肪氧化、调节食欲（食物）。

第二节　个体运动干预的流程

一、身体健康评估与运动评估

一般情况下，无心血管系统疾病的健康个体进行运动不会引起心血管事件的发生，但进行身体健康评估与干预的个体常患有慢性病，因此进行身体健康评估与运动评估非常重要。

30～40 岁以下的个体发生心源性猝死的风险极低，年轻患者致死的主要原因是先天性或遗传缺陷，包括肥厚型心肌病、冠状动脉异常和主动脉狭窄，因此年轻个体也需要进行身体健康评估与运动评估。此外，在多数静坐少动个体参加不常进行或强度较大的运动时，心肌猝死和急性心肌梗死的比例异常增加。

（一）收集病史和健康状况问卷

1. 病史　心肌梗死、心绞痛、心肌病变、心脏手术、心脏介入治疗、埋置心脏起搏器、除颤治疗、心力衰竭、先天性心脏病。

2. 症状 用力时胸部感觉不适、曾经有过不明原因的气短、曾经有过头晕、昏厥、眩晕、正在服用心脏病治疗药物。

3. 其他健康问题 已诊断患有糖尿病、已诊断患有哮喘或其他肺部疾病、短距离步行小腿有烧灼感或肌肉痉挛、有限制活动的其他肌肉或骨关节问题、担心运动会发生安全问题、正在服用处方药物、已经妊娠。

4. 运动史的收集 运动评估问卷可与其他的评估问卷相结合，也可单独执行，见表 10-2。

表 10-2 身体健康及运动评估量表

一、个人信息

姓名：	性别：	职位：
通讯地址：		
家庭电话：	工作电话：	手机：
生日：		

二、医学史

已知病史（如有请简要说明）

□糖尿病	□高血压	□哮喘
□关节炎	□心脏病	□怀孕
□癫痫病	□高胆固醇	□疝气
□贫血	□溃疡	□关节炎
□肺部疾病	□甲状腺功能失常	□骨质疏松

□手术史_____

□其他_____

用药史、过敏史

家族史

最近身体状态调查（如有请简要说明）

躯体感官调查，请选择符合的项目：

□食欲降低	□睡眠质量下降	□易感冒发烧	□出现头痛头晕

□困倦感加重 □因体力活动或运动加重的骨、关节疼痛，或功能障碍

□近 6 个月来，当进行体力活动或运动时，因头晕失去平衡、跌倒或发生晕厥

□近 6 个月来，当进行体力活动或运动时，有过胸痛或严重憋气的感觉

□其他_____

心理状态调查，请选择符合的项目：

□注意力下降	□记忆力下降	□易情绪化	□莫名烦躁	□工作压力加大

□笑声减少 □其他_____

三、身体测量指标

身体形态（如有请简要说明）

□扁平足	□脊柱侧弯	□颈椎生理曲度改变	□O 型/X 型腿

□双肩不对称 □

□其他_____

身高		体重		标准体重	
BMI		体脂含量		内脏脂肪含量	
实际体重与标准体重之比					

评价您的体重状况：□偏轻 □正常 □超重

　　　　　　　　　□轻度肥胖 □中度肥胖 □重度肥胖

腰围		臀围		腰臀比	
评价您的体型：□匀称型　□苹果型　□梨形					
血压		脉搏		心电图	
空腹血糖		总胆固醇		HDL-C	
LDL-C		血尿酸		肺功能	
糖尿病足					

四、体能测定

项目	指标	测定值	参考值
耐力	静态心率		
	最大心率		
	靶心率		
	心功能自我测试		
肌肉力量	连续平卧举腿		
柔韧性	弯腰向下够脚尖		

常见运动损伤

请在你曾遇到过的项目中选择（如有请简要说明）：

□踝关节扭伤　　　□膝关节扭伤　　　□大腿肌肉拉伤　　　□小腿肌肉拉伤

□腕关节扭伤　　　□肩关节扭伤　　　□肘关节脱臼　　　　□肩关节脱臼

□手指挫伤扭伤　　□腰部扭伤　　　　□颈部扭伤　　　　　□背部拉伤

□骨折_____

常见运动中与运动后不良反应

请在你曾遇到过的项目中选择（如有请简要说明）：

□腹痛/岔气　　□胸闷胸痛　　□眩晕/晕厥　　□肌肉酸痛/全身疲乏（48h 不见改善）

□踝关节肿胀　　□腰部持续不明原因疼痛　　□其他_____

运动习惯

1. 你喜欢的运动项目？

□有氧运动（如是请在下面项目中选择）

□健步走　□慢跑　□登山　□游泳　□太极拳/太极剑　□骑自行车

□健身操　□瑜伽/普拉提　□体育舞蹈

其他_____

□无氧运动（如是请在下面项目选择）

□力量健身　□速度跑

其他_____

□混合氧运动

□篮球　□足球　□羽毛球　□乒乓球　□排球　□跆拳道　□搏击

其他_____

2. 你正在从事的运动项目是_____

如你还没开始任何运动，请跳到第 6 项

3. 你参加运动的频率是：每周　0　1　2　3　4　5　6　7　天

4. 你每次参加运动的时间是:

    □30 分钟左右   □不足 30 分钟   □30~60 分钟

    □超过 1 个小时   □超过 2 个小时

5. 以下运动习惯,你具有哪些?

    □不了解自己的身体机能   □缺少运动计划/目的   □运动不能持之以恒

    □运动前不热身   □运动中不喝水或大量喝水   □运动后没有整理活动

    □带伤/病运动   □运动强度长期不变   □运动强度过大

    □酒后运动   □运动时吸烟   □空腹运动

    □饭后 1h 内运动   □运动着装过紧   □运动的场地条件糟糕

    □挑战危险运动项目   □运动后饮食不规律   □只做单一运动

    □睡前剧烈运动   □运动后冷水浴

    □运动中技术动作严重错误   □运动中呼吸不均匀

6. 如果你很少或不参加体育运动,请从以下原因中选择:

    □不喜欢运动   □缺少运动场地   □缺少运动用品   □缺少运动伙伴

    □没有时间运动   □没有精力运动   □缺少科学运动的指导   □运动花费昂贵

    □觉得身体健康不需要运动   □其他_____

7. 如果你需要运动,请选择符合你运动目的的项目:

    □减肥/健美   □防病/治病   □提高运动能力/水平   □缓解压力/调节情绪

    □社交   □工作需要   □其他_____

8. 如果你决定现在开始运动,你喜欢单独运动还是和别人一起的群体运动?

9. 喜欢有人指导还是完全靠自己?喜欢每天什么时候运动?

生活方式调查

1. 你平均每天的睡眠时间是: 5 6 7 8 9 10 超过 10 小时

2. 你平均每天的休闲时间是: 0 1 2 3 4 5 超过 6 小时

3. 你是否抽烟: □是   □否

4. 你每年的饮酒量:□从不饮酒   □稍有一点   □中等   □较大

5. 以下生活习惯/工作习惯,选择您符合的项目:

    □长期室内工作   □长时间伏案工作   □长时间站姿工作   □喜欢跷二郎腿

    □喜欢熬夜工作/娱乐

6. 以下不良饮食习惯,你具有哪些?

    □长期不吃早餐或只吃很少一点   □主食很少甚至不吃   □很少吃水果

    □很少吃绿叶蔬菜   □喝大量碳酸饮料   □饮食过于油腻   □长期吃垃圾食品

    □加餐量很大   □饭菜过咸   □饮水过少

5. 运动风险分层 一般推荐使用美国运动医学会(ACSM)关于动脉粥样硬化性心血管疾病危险分层,主要危险因素标准见表 10-3。

表 10-3 心血管疾病主要危险因素表

正性危险因素	确定的标准
年龄	男性≥45 岁,女性≥55 岁
家族史	心肌梗死、冠脉血管重建、父亲或其他男性一级亲属在 55 岁之前突然死亡,母亲或其他女性一级亲属在 65 岁之前突然死亡
吸烟	当前吸烟者或 6 个月内戒烟者,或暴露于吸烟的环境中
高血压	收缩压≥140mmHg 或舒张压≥90mmHg,至少在两个不同场所测量确认,或通过服用降压药物确认
血脂异常	LDL-C>3.37mmol/L 或 HDL-C<1.04mmol/L,或服用降脂药物。血清总胆固醇>5.18mmol/L
空腹血糖受损	空腹血糖在 5.5~6.93mmol/L,或 2h OGTT 血糖≥7.0mmol/L 且≤11mmol/L,至少在两个不同场所测定确认
肥胖症	BMI>30kg/m^2,或腰围男性>90cm,女性>85cm

续表

正性危险因素	确定的标准
静坐少坐的生活方式	至少 3 个月未参加每周至少 3d，每天不少于 30min 的中等强度身体活动
负性危险因素	确定的标准
HDL-C	>1.55mmol/L

ACSM 推荐危险分层的标准见表 10-4。

表 10-4　心血管疾病危险因素分层表

风险度分层	确定标准
低度危险	没有症状，仅有≤1 个表 10-3 中列出的心血管疾病危险因素的男性和女性
中度危险	没有症状，有≥2 个表 10-3 中列出的危险因素的男性和女性
高度危险	已知患有心血管、肺部或代谢性疾病者，或有一个活多个心血管症状或体征

危险因素诊断流程如图 10-1 所示。

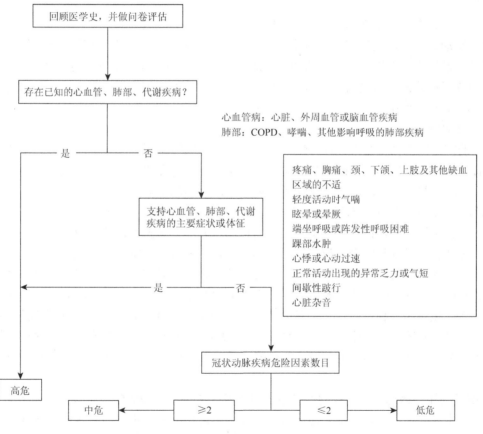

图 10-1　心血管疾病危险因素诊断流程图

　　低危人群一般不需要进行运动前的医学检查和递增负荷运动试验（GXT），运动测试时也不需要进行医学监护，但建议男性≥45 岁，女性≥55 岁，在进行高强度运动前做医学检查，并尽可能做医学监督下的运动测试。

　　中危人群进行中等强度运动时，不需要进行医学检查，进行较大强度前，需要进行医学检查；在次极量运动测试时，不需要医学监督，在极量运动测试时，需要医学监督。

高危人群进行中等强度以上的运动前，均需要进行医学检查；在进行任何运动测试时，均需要医学监督。

二、运动干预前的健康体适能评价

运动干预前的健康体适能评价包括：前期筛查、危险分层，静态心率、血压、身高、体重、心电图、身体成分、腰围、皮褶厚度，心肺适能，肌肉力量，仰卧起坐测试、俯卧撑测试等肌肉耐力测试和柔韧性。

第三节　运动处方的制订

一、运动处方的概述

（一）什么是运动处方？

康复医师或体疗师，对从事体育锻炼者或患者，根据医学检查资料（包括运动试验和体力测验），按其健康、体力及心血管功能状况，用处方的形式规定运动种类、运动强度、运动时间及运动频率，提出运动的注意事项。制订运动处方，使患者训练目的更明确，治疗方法更准确，康复疗效更显著。

运动处方的基本内容：在健康检查的前提下，咨询师就运动项目、运动强度、运动频度、运动时间、运动禁忌证和运动中的自我保护提出建议。运动处方的关键是要与干预对象一起共同制订一个可执行的行动计划。

（二）运动处方的分类

1. 健身性运动处方　以增强体质、增进健康为目的，称为健身运动处方。

2. 治疗性运动处方　以预防疾病、辅助治疗某些慢性病为目的，称为治疗性运动处方。

3. 康复性运动处方　以恢复身体运动功能及病后康复为目的，称为康复性运动处方。

4. 竞技训练运动处方　以提高专业运动成绩为目的，称为竞技训练运动处方。本书中重点讲解治疗性运动处方和康复性运动处方。

（三）运动处方的内容

运动处方的制订应遵循安全性、针对性、实用性、疗效性的原则，充分考虑患者的年龄、既往史、并发症等身体状况，因人而异，采用处方的形式规定患者锻炼的内容和运动量的方法。内容主要包括运动目的、运动项目、运动强度、运动时间、运动频率和运动注意事项等。

1. 运动目的　运动目的主要有减肥、健身或改善心脏功能和代谢、预防生活方式疾病、老年病、增强肌肉力量、放松精神压力等，但一定要明确自己的目的，并制订可执行的运动目标。

以短期目标和长期目标相结合的形式制订运动目标，短期目标一定要进行量化，量化包括生理、生化指标和运动量，如体重、心肺功能、代谢指标、心理情绪、运动时间、运动强度、运动频率、关节活动、机体柔韧性、肌肉力量等，因运动目的的不同，而量化不同的目标。短期目标可制订运动周计划表，包括打算要做的事，将会做多少，何时做，一周做几天，有几成信心，（0=没有信心，10=充满信心）。如这周我将在晚饭后（何时做）散步（做什么）1h（做多少），做4d（一周几天），信心8分。注意：如果咨询对象的运动信心为7分及以下，表明，他有极大的可能完成不了周运动计划，应该根据其原因对运动周计划进行适量调整。

2. 运动项目选择　运动项目选择的原则包括以下几个方面：①经医学检查许可。②运动方式、运动强度、运动量符合本人的体力。③为本人喜欢的项目并具有运动经验。④场地、器材设备许可。⑤有同伴与指导者。运动项目分为有氧运动、抗阻力运动、柔韧性训练和平衡性练习等。

3. 运动强度　运动强度是指单位时间内的运动量。运动强度是运动处方中关键的因素，是处方定量化与科学性的核心问题，直接关系到运动疗效和安全。可根据不同的目的选择运动强度，判断方法可以用检测心率、代谢当量值、最大摄氧量的百分数、主观疲劳程度分级法、运动负荷试验来进行。日常运动中，以心率和自觉疲劳程度来判断运动强度的大小简便易行，主观疲劳程度分级见表10-5，谈话试验判断疲劳程度包括低强度运动，指在做运动时能够唱歌；中等强度运动，指在参与运动时能够舒适的交谈；高强度运动，运动时因喘气、呼吸太急促而不能交谈。

表 10-5　主观疲劳程度和脉搏变化判断表

	运动量小	运动量大	运动量适宜
汗	无	淋漓	微汗
脉搏变化	无	运动后 15min 不能恢复	加快运动后 15min 恢复
自我感觉	无	不适（头晕眼花、胸闷气喘、疲劳倦怠）	轻度疲劳
次日感觉		疲劳乏力	轻松愉快

4. 运动时间和持续的时间　不同人群、不同疾病的患者选择不同时间运动：①一般人群，早晨 5 点运动量不宜过大，保持中等强度；上午 10 点是一天最佳运动时间；下午 16～17 点是最佳减脂时间。②糖尿病患者，可以选在餐后运动，尤其是晚餐后运动。③心脑血管患者，不提倡晨练，早晨交感神经兴奋，易促发心脑血管急性事件发生。④运动持续时间，一般为 10～60min。运动负荷控制在 70%最大心率时，以 20～30min 为宜。运动时间长短应与运动强度相互调节。

5. 运动频率　运动总量是获得健康体魄的关键因素，但身体活动的频率也同样重要。有的成年人每周末进行 1～2 次中到大强度（≥60% VO_{2max}）的运动也能获得健康益处，但运动不规律的人群骨骼肌肉损伤和心血管意外的发生率较高。因此，推荐每周至少 5 次中等强度的有氧运动，或至少 3d 较大强度的有氧运动，或每周进行 3～5d 中等强度和较大强度相结合的运动。

综上所述，有氧运动处方是运动频率（frequency）、强度（intensity）、时间（time）和类型（type）原则，简称 FITT 原则。FITT 多种多样的组合取决于个体的各种特点和运动目标，包括个体的反映、需要、限制、运动适应性及运动计划和目标的改变等。

（四）运动后的恢复

疲劳、恢复和适应是人体体力活动过程中的 3 个关键环节。合理的体力活动计划应逐渐增加活动量，使机体能够逐渐适应，运动后疲劳能够及时恢复，特别要避免运动中的损伤。

1. 几种常见的运动损伤　包括：①肌肉、肌腱、韧带的慢性小损伤。②关节软骨损伤，其主要病理表现为软骨的退行性变。③骨组织劳损，最常见的是应力性或疲劳性骨膜炎与骨折。④骨软骨炎。⑤神经血管损伤。

2. 预防运动损伤的 3 个步骤

（1）运动前充分的热身活动：包括舒展四肢、活动躯体、绕踝及适当的慢跑，从而加速全身血液循环，满足运动时的血液供应。热身活动还可以增强肌肉、韧带、关节的伸展性和弹性，扩大运动器官的活动范围。

（2）意识活动、心理状态的调节准备：可使自己专注于运动本身，享受运动带来的快乐，避免边运动、边思考与运动无关的问题，如工作安排、感情纠纷等。

（3）在运动中坚持"安全第一，比赛第二"的原则：护腕、护膝、宽腰带等护具在必要时也可使用，另外要注意场地是否适宜活动，排除水瓶、玻璃、石头等潜在危险因素。

3. 受伤后处理的处理原则

（1）早期（伤后 24h 内）：制动、冰敷，在这个阶段，严禁给伤处按摩和热敷。

（2）中期（伤后 24h 至两周）：热敷、按摩，也可同时服用活血化淤药，但要在医生指导下服药。

（3）晚期（两周后）：主动锻炼，要注意以"不痛不累不难受"为原则，可继续采用理疗、按摩等方法。

二、不同人群运动处方

（一）青少年

制订青少年锻炼的运动处方时，必须考虑以下要素。

1. 锻炼的内容　身体发育正常，没有残疾的青少年，锻炼时可根据自己的爱好，身体条件，家庭条件参加多种多样的体育锻炼，如跑、跳、投、游泳、球类、体操、武术等形式多样的体育锻炼，而不必受到过多的限制。

2. 持续的时间　青少年时，表现为活泼好动，注意力不易集中，因此，青少年进行锻炼时，每种活动持续的时间不宜过长，强度不宜过大，青少年体育活动的内容和形式要做到多样化和经常变换，防止单一的内容，锻炼的持续的时间应逐渐延长。

3. 运动量、运动强度　青少年进行训练时，时间不宜过长，强度不宜过大，运动持续的时间及运动的强度要逐渐增加，同时，应指导青少年掌握正确的呼吸方法，呼吸时要强调加深呼吸的幅度，而不是增加呼吸的频率，并注意与运动的频率（如跑步的频率）配合，以促进呼吸器官的发育。青少年的肌肉较易疲劳，但恢复较快，因此，每周锻炼的次数可较多，如每日 1 次或隔日 1 次均可。

4. 锻炼时的注意事项　①体育运动要根据青少年的年龄和性别特点，进行合理的组织和安排，以促进身体和智力的健康发育。②青少年进行运动训练持续的时间不宜过长，运动量要适当，不应超过身体的负担能力。③不应过早地让青少年进行专项训练，如果进行早期专项训练则要通过合理的选材，在严格的医务监督下进行。不应过早或过急地要求青少年出现好成绩，也不应让青少年过多地参加正式比赛。④在进行力量练习时，应注意负荷不宜过重，并尽可能减少憋气动作，以避免胸内压过高，而使心肌过早增厚，而影响心腔的发育；青少年屈肌的力量较伸肌的力量强，因而要加强伸肌的发展，以保持伸肌屈间的平衡，以防止驼背的发生。⑤青少年参加运动锻炼，应保证充足的休息和睡眠，并要有足够的营养和能量。⑥青少年体育运动使用运动器械的大小、重量要符合其身体发育特点。⑦青少年的训练要和卫生教育结合起来，不仅培养他们具有健全的体魄，同时培养良好的个人和公共卫生习惯。⑧注意观察青少年锻炼后的身体反映，并询问青少年锻炼后的自我感受，以锻炼后精神状态良好、没有疲劳积累、没有不良感觉（头晕、恶心、食欲下降、睡眠不好等）为宜。

（二）健康成年人

1. 运动前健康体适能评价　①临床检查，有无既往病史；体质成分分析，身高、体重、握力、脂肪、筋肉质、无机质、体水分（其中蛋白质、细胞内液、细胞外液）等。②机能检查，呼吸系统（肺活量）；运动系统，肌肉力量（握力、仰卧起坐）和肌肉爆发力（立定跳远）；柔韧性素质（坐位体前屈）。③体力测试，如台阶试验。

2. 运动目的　增强人体机能，提高身体素质；提高工作效率；减少慢性病危险因素或治疗慢性病并促进健康——全民健身基本目标；提高锻炼安全性；丰富文化娱乐生活，调节心理状态，提高生活质量。

3. 运动内容　可多种多样，因人而异。

（三）老年人

1. 老年人身体活动的目标　改善心肺和血管功能，提高摄取和利用氧的能力；保持肌肉力量、延缓肌肉量和骨量丢失的速度，减少身体脂肪的蓄积和控制体重；降低跌倒发生骨折的风险；调节心理平衡，延缓认知能力的退化，提高生活自理能力和生活质量；预防慢性病。

2. 运动方式　"承重训练"适合中老年人及轻中度骨质疏松患者，也更有利于提高腰椎骨密度。站立位举重时，腰椎承受的力是体质量的 5～6 倍。中等强度的承重训练如慢跑、爬楼、快速步行（特别是少量负重）等，适合中老年人与轻、中度骨质疏松患者。此外，"功能性体力活动"包括有氧活动、肌力锻炼、关节柔软性、身体平衡和协调性练习，如广播体操、韵力操和专门编排的体操等均含有上肢、下肢、肩、臀和躯干部及关节屈伸练习，各种家务劳动、园艺、旅游、舞蹈、太极拳等也属功能性活动。平时，注意保持正确姿势的体位训练也非常重要，在坐、立、或卧位时，若不能有意识地保持正确的姿势就会使脊柱变形，甚至导致骨折。

3. 运动量　运动量因个体差异量力而行，体质好的老年人，可适当增加运动强度，提倡"宁走不站，宁站不坐"，以获得更多的健康效益。但需注意，老年人参加运动期间，应定期测量血压和血糖和医学检查，及早发现心脑血管的并发症，调整运动量。老年人在服用某些药物时，应注意药物对运动反应的影响。

（四）各类慢性疾病患者

1. Ⅱ型糖尿病　可选择大肌肉群参与的有氧耐力运动和肌肉力量练习，一般体力活动应达到中等强度，即 50%～70%最大靶心率，以保持和增强肌肉代谢降血糖的功能。制订合适的运动处方并随时做出必要的调整，约 2/3 的糖尿病患者伴有骨密度减低，其中近 1/3 的患者可诊断为骨质疏松。糖尿病患者运动时注意防止骨折。此外，要预防运动低血糖的发生，根据监测的血糖变化和相应的运动量，可酌情减小运动前胰岛素用量或增加主食摄入量。糖尿病患者参加运动初期，建议由同伴陪同并随身携带糖果备用，如在晚上运动，应增加主食摄入量。患糖尿病多年的患者，因微血管和神经病变，出现足部微循环和感觉障碍。除了每天检查足部之外，为避免发生足部皮肤破溃和感染，参加运动前也应作足部检查，特别要选择合适的鞋子和柔软的袜子。病情严重者建议进行足部无负担运动，如骑自行车、游泳、上肢锻炼等。

2. 原发性高血压　原发性高血压患者进行运动可提高心肺和代谢系统功能；稳定血压；控制体重；预防并发症及缓解精神压力等。适合原发性高血压患者的运动形式应根据个人健康和体质，以大肌肉群参与的有氧耐力运动为主，太极拳、瑜伽等运动，强调运动、意念和心态调整相结合。活动量一般应达到中等强度，即50%～70%最大靶心率。高血压患者有心血管病等并发症时，需要按指南要求先服降压药控制血压防止体力活动后血压过高，发生心脑血管意外。

3. 超重与肥胖患者

（1）肥胖判定标准：①体质指数（BMI），仅适用于成年人。23～25（超重），25～30（轻度肥胖），30～35（中度肥胖），>35（重度肥胖）。②如果用身体脂肪率（可用专业体脂秤测量），见表10-6，超过就是超重或肥胖。③简单身体测量方法：若男性腰围>90cm，女性>80cm，或腰围与臀围比值，男性/女性>0.90/0.85。

表 10-6　身体脂肪率表

	小于 30 岁	大于 30 岁
男性	14%～20%	17%～23%
女性	17%～24%	20%～27%

（2）肥胖症患者的运动处方

1）运动方式的选择：①在尊重患者个体选择的前提下，尽量选择全身性的有氧运动，如快走、慢跑、骑自行车、游泳、有氧舞蹈等，如果运动强度合适，全身性的运动不会出现明显的局部疲劳，可将运动时间持续30~60min，消耗较多的能量。②不要选择高强度的运动，有人认为选择高强度运动减重效果好，其实是错误的。人体的肌肉主要分为白肌纤维和红肌纤维两大类，在运动时，如果进行迅速的、具有爆发力、高强度的运动，如抗阻力运动、短距离快跑等，得到锻炼的主要是白肌纤维，此纤维横断面比较粗，因此肌群会容易变得发达、粗壮，如健美运动员其肌肉就比较粗壮，短跑运动员小腿比较粗壮，普通人一般不太适合，而且一般不能持续较长的时间，消耗的能量也有限。因此，运动消耗的能量并非与身体感受成正，如做50个俯卧撑，身体会感觉非常吃力，但俯卧撑只是力量训练，消耗的能量很少；但以3km/h的速度步行10min，身体会感觉比较轻松，而所消耗的能量却是前者的10倍以上。③局部运动只是全身运动的补充，而不能替代全身运动：很多人认为上肢运动减臂围，仰卧起坐减腹部脂肪等，这种说法是不完全的。如有人每天做上百次仰卧起坐动作，已经坚持了几个星期，可是还不能缩小凸出的腹部，这是因为仅仅局部减肥几乎是不可能的。人体内的脂肪主要包括体脂和血脂，血脂是存在于血液之中的脂肪，血脂过高可造成动脉粥样硬化，进而导致高血压、冠心病等；体脂主要分布于皮下和内脏周围，特别是腹腔内的腹脏器官周围，体脂过多就会肥胖与超重。脂肪的分布有一定的规律，人体不同部位的脂肪细胞代谢也存在差异，通常腹部脂肪细胞的代谢活动强，而其他部位如臀部脂肪细胞的代谢活动较弱。而运动对体脂的消耗也遵守这一规则，即从人体脂肪分布最多的腹部开始出现明显的减肥效果，但并不意味着其他地方的脂肪就不消耗。能量的代谢也是全身性的，也不存在选择性，当脂肪消耗的时候，消耗的脂肪来自遍布全身的脂类物质，并非来自某一运动部位的脂肪。因此，运动减重也必然是全身性的，而不仅仅是局部减肥，想减少局部脂肪，必须在全身锻炼的基础上，再进行局部运动，才会达到良好的效果。因此，如果想减腰围，最好的运动选择应该是全身运动+仰卧起坐等局部肌肉健美，才能收紧腹部，显出腰部曲线。

2）运动量：主要取决于能量平衡，运动消耗的能量要大于饮食摄入的能量，才能达到减重目的。因此，一定要通过计算能量平衡来确定每个个体的运动量。单纯靠运动减低体重很难达到预期目标，必须结合饮食控制才能实现成功减重。

A. 强度：中等强度，不要选择高强度的运动，高强度运动时，消耗的不是脂肪而是人体存储的糖原。

因此，短时间、大强度的运动过后，血糖水平下降，刺激食欲，能量摄入增加，导致运动强度的增加无法等比例提升运动所消耗的能量。如以 9km/min 的速度跑步，每分钟消耗 14.5kcal，9km/min 的速度跑步，每分钟消耗 19kcal；跑完 1km 时，前者消耗 130.5kcal，后者消耗 133kcal，但人体感觉 9km/min 更累，但消耗的能量没有很大差别。中等强度的运动，机体的能量供给来自糖原和脂肪的有氧氧化，运动中供氧充分，能持续较长时间。

B. 时间：为达到减重的目的，时间比强度更重要。有氧运动首先动用的人体内储存的糖元来供给能量，30min 以后，便开始由糖元供给能量向脂肪供给能量转化，大约 1h 后，运动所需的能量才完全由脂肪供给。因此为减重而选择的运动至少半个小时。

C. 频率：运动干预对于减重最重要的目的是为了消耗能量，只要总消耗的能量是一定的，运动方式和时间可以分开累积。最重要的是贵在坚持，生活和工作中多动少坐，坚持运动。如上班族，早上起床做 10min 体操、跳绳（30～100kcal），上班提前一站下车快走 30min（140kcal），在公司尽量不用电梯，上下楼梯 10min（60kcal），下班提前一站下车快走 30min（140kcal），每天就可以消耗 300～400kcal 能量。

3）注意事项：①减重为目的的运动干预，最好在进餐前 1～2h 进行：此时无新的脂肪酸进入脂肪细胞，较易消耗多余的脂肪（特别是产后脂肪），减肥效果优于饭后运动。②运动时应穿舒适、棉质的运动服：很多人认为运动时穿很厚的、不透气的衣服，大汗淋漓，会增加运动消耗的能量，这种想法是错误的。增加出汗，只能使运动过程中丢失更多的水分，并不能消耗更多的脂肪。穿不透气的衣服，身体不能通过自身功能调节体温的恒定，热量在体内蓄积，使疲劳过早出现，不能坚持运动的时间，而且容易脱水、中暑甚至晕厥。③肥胖本身就是心血管的危险因素，因而对缺乏运动者，开始锻炼时更需采取保护措施。

第四节　群体运动干预流程

群体运动干预的范围很广泛，包括家庭运动干预、单位运动干预、学校运动干预等。

群体运动干预所引导的可以是一个企业一个公司，也可以是一所学校一个社区。当其干预对象是一个企业或公司时，不仅要影响企业或公司员工的团队合作意识和身心健康程度，也要注重企业或公司员工对待工作的自我效能感和行为管理意识的有益干预。

群体运动干预工程其本质是一项针对于群众开展的中长时期服务项目，对受干预群体进行的指导和服务是系统性和全面性投入的。经过一段时间（1 个月、半年、1 年等）在各阶段的综合影响下，将受干预者持续性、长久性地引入身心健康和社会关系及适应能力优良的轨道上去。

群体运动干预主要是由基本环境和条件、参与（需求）主体、经营主体和管理主体、经费来源和效益 5 个基本要素构成。

主要过程为前期诊断论证-预算-兴趣体验、快乐运动-团结协作、共同提高-提升自我、完善群体-评估干预效果几个部分组成。

第十一章　烟酒习惯干预

第一节　戒烟和控烟

烟草危害是当今世界最严重的公共卫生问题之一，全球每年因吸烟导致的死亡人数高达 600 万，超过因艾滋病、结核、疟疾导致的死亡人数之和。我国是世界上最大的烟草生产国和消费国，吸烟对人民群众的健康影响尤为严重。据调查，我国吸烟人群逾 3 亿，另有约 7.4 亿不吸烟人群遭受二手烟的危害；每年因吸烟相关疾病所致死亡人数超过 100 万，如对吸烟流行状况不加控制，至 2050 年每年死亡人数将突破 300 万，成为人民群众健康与社会经济发展所不堪忍受之重。

2003 年 5 月 WHO 通过《烟草控制框架公约》（以下简称《公约》），这是卫生领域的第一部国际法。2003 年 11 月我国签署《公约》，2006 年 1 月《公约》在我国正式生效。这表明我国政府对控烟工作的重视和支持，以及对人民群众健康高度负责的态度和决心。

但是，必须看到我国控烟履约工作任重道远，一些国际上证明有效的控烟措施尚未得以实施，公众对烟草的危害普遍缺乏正确认识，存在严重的思想和观念上的误区。因此，大力开展对公众的健康教育，使之深刻认识吸烟的严重危害及掌握科学的戒烟方法尤为重要。本章充分利用国内外科学研究证据，系统阐述吸烟及二手烟对健康的危害，科学分析烟草依赖的原因，介绍戒烟策略和措施，指导科学戒烟和控烟。

一、吸烟对健康的危害

吸烟会对人体健康造成严重危害，自 1964 年关于烟草问题的《美国卫生总监报告》首次对吸烟危害健康问题进行系统阐述以来，大量证据表明，吸烟可导致多部位恶性肿瘤及其他慢性病，导致生殖与发育异常，还与其他一些疾病和健康问题密切相关。

吸烟量越大、烟龄越长和开始吸烟的年龄越早，吸烟相关疾病和死亡的风险越大。由于吸烟造成的健康损害具有长期滞后性的特点，吸烟 10 年、20 年甚至更长时间相关疾病才能出现，所以在疾病出现之前，吸烟者往往认识不到吸烟的危害。

吸烟会对人体健康造成严重危害，而戒烟是已被证实的减轻吸烟危害的唯一方法。

（一）吸烟对健康的危害

1. 吸烟与恶性肿瘤　烟草烟雾中含有 69 种已知的致癌物，这些致癌物会引发机体内关键基因突变，正常生长控制机制失调，最终导致细胞癌变和恶性肿瘤。

2. 吸烟与呼吸系统疾病　吸烟对呼吸系统、肺部结构和肺功能均会产生不良影响，引起多种呼吸系统疾病。戒烟可以明显降低上述疾病的发病风险，并改善疾病预后。

3. 吸烟与心脑血管疾病　吸烟会损伤血管内皮功能，导致动脉粥样硬化，使动脉血管腔变窄，动脉血流受阻，引发多种心脑血管疾病。

4. 烟草与生殖和发育异常　烟草的烟雾中含有多种可以影响人体生殖及发育功能的有害物质。吸烟会损害遗传物质，对内分泌系统、输卵管功能，胎盘功能、免疫功能、孕妇及胎儿心血管系统及胎儿组织器官发育造成不良影响。

5. 吸烟与糖尿病　吸烟可以导致 2 型糖尿病，并且可以增加糖尿病患者发生大血管和微血管并发症的风险，影响疾病预后。

6. 吸烟与其他健康问题　有充分证据表明，吸烟可以导致髋部骨折、牙周炎、白内障、手术伤口愈合不良及手术后呼吸系统并发症、皮肤老化、缺勤和医疗费用增加，幽门螺杆菌感染者吸烟可导致消化道溃疡。此外，有证据提示吸烟还可以导致痴呆。

（二）二手烟暴露对健康的危害

二手烟中含有大量有害物质及致癌物，不吸烟者暴露于二手烟同样会增加多种吸烟相关疾病的发病风险。

1. 二手烟暴露对一般人群的危害　二手烟暴露可以导致肺癌、烟味反感、鼻部刺激症状和冠心病，还可以导致乳腺癌、鼻窦癌、成人呼吸道症状、肺功能下降、支气管哮喘、慢性阻塞性肺病、脑卒中和动脉粥样硬化。

2. 二手烟暴露对孕妇和儿童的危害　二手烟暴露对孕妇和儿童造成的危害尤为严重，孕妇暴露于二手烟可以导致婴儿猝死综合征和胎儿出生体重降低，还会导致早产、新生儿神经管畸形和唇腭裂。儿童暴露于二手烟可以导致呼吸道感染、支气管哮喘、肺功能下降，急性中耳炎等疾病。

二、干预措施

在帮助吸烟者戒烟之前，应首先了解戒烟者戒烟的通常模式，见图 11-1。Prochaska 和 Diclemente 采用该模式描述了戒烟的一系列阶段，在不同阶段吸烟者对问题的看法和认识是不同的，所以对处在不同阶段的吸烟者应采取不同的干预措施。

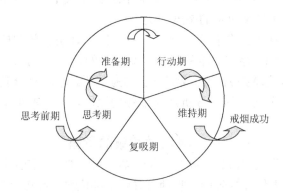

图 11-1　戒烟的 5 个时期

1. 思考前期　处于思考前期的人不想戒烟。

2. 思考期　随着对吸烟危害性认识的增强，吸烟者会进入思考期，这一阶段的吸烟者往往处于进退两难的境地，一方面认识到应该戒烟，另一方面仍与烟难以割舍。

3. 准备期和行动期　经过长期的思考，吸烟者将进入准备期，处于准备阶段的人开始计划戒烟；接着他们把戒烟付诸实施，即进入了行动期。

4. 维持期　紧随着行动期的是维持期，在这一阶段戒烟的行为得到巩固；

5. 复吸期和戒烟成功　如果这种巩固不能维续下去，吸烟者将进入复吸期，再次回到思考期或思考前期，如果维持期持续下去，将戒烟成功。

戒烟过程中要对吸烟者吸烟状况进行筛查。当医生询问患者吸烟状况并对其戒烟愿望进行评估后，才能根据吸烟者的具体情况提供恰当的治疗方法。目前国外常用 5A 法帮助吸烟者戒烟，或者用 5R 法增强吸烟者戒烟动机，增加戒烟愿望。

（一）对愿意戒烟的吸烟者采用 5A 法帮助戒烟

对于愿意戒烟的吸烟者采用 5A 法进行治疗，即"询问（ask）、建议（advice）、评估（assess）、帮助（assist）和安排随访（arrange）"。

1. 询问，了解患者是否吸烟　执行问诊制度，保证每个患者就诊时，医生都能询问其基本情况并将其烟草使用情况记录下来，最好使用统一的记录系统。对从不吸烟或已戒烟多年的成年人及病历上已清楚记录吸烟情况的患者，没有必要进行重复评估。具体来讲，医生要询问患者是否吸烟并将答案记录在病历中，对吸烟的患者，要询问他们对尼古丁的依赖程度及其对戒烟的兴趣。上述信息对于有效地进行戒烟治疗非常必要。尼古丁依赖性评分表见表 11-1。

表 11-1　Fagerstrom 尼古丁依赖性评分表

评估内容	0分	1分	2分	3分
您早晨醒来后多长时间吸第一支烟？	>60min	31～60min	6～30min	≤5min
您是否在许多禁烟场所很难控制吸烟的需求	否	是		
您认为哪一支烟您最不愿意放弃？	其他时间	早晨第一支		
您每天抽多少支卷烟？	≤10 支	11～20 支	21～30 支	>30 支
您早晨醒来后第一个小时是否比其他时间吸烟多？	否	是		
您卧病在床时仍旧吸烟吗？	否	是		

注：积分 0～3 分为轻度依赖；4～6 分为中度依赖；≥7 分提示高度依赖。

2. 建议，强化吸烟者的戒烟意识　强化吸烟者的戒烟意识，就是要用一种清晰的、强烈的、个性化的方式，劝说每一位吸烟者戒烟。①告诉吸烟者"毫不犹豫地"戒烟！应该以清楚的言语告诉吸烟者戒烟以及戒烟的时间。如"您从现在就应该开始戒烟，要完全戒掉，而不能只是减少吸烟的量"。②强调戒烟的重要性！烟草使用不仅是一个最能有效预防的病因，而且也是影响疾病预后的主要因素。应该与吸烟者交流戒烟的重要性。如"戒烟是你恢复健康的最重要的一步"。③告知吸烟者为什么应该戒烟。结合吸烟者的病史和症状，以及被动吸烟对吸烟者的孩子和家庭的危害等，告知吸烟者为什么应该戒烟。若吸烟者患有除烟草之外无其他原因可解释的慢性咳嗽，则应告诉吸烟者，"我认为您的咳嗽是吸烟所致，如果您戒烟，咳嗽将会得到改善。"下面列举了一些戒烟的理由，在劝说吸烟者戒烟时可以提及。

（1）对无症状吸烟者的戒烟理由：吸烟使人易患各种疾病；吸烟对您家人和周围的人来讲是一件令人讨厌的事；禁烟的场所越来越多；如果戒烟，您的健康状态将会得到改善；如果戒烟，您对食物的味觉和嗅觉会得到改善；如果戒烟，你将可能对每件事情都充满信心。

（2）对吸烟者而言，为什么吸烟是患病的危险因素：如果吸烟者同时患有高血压和高胆固醇血症，发生动脉硬化、缺血性心脏病、脑梗死及其他疾病的风险将更增加。如果有癌症或其他吸烟相关疾病家族史的患者吸烟，同类疾病发生的危险将会增加。

（3）对患有疾病和具有症状的吸烟者的戒烟理由：咳嗽和黏痰、呼吸短促、脸色差、清晨虚弱、刷牙时感觉恶心、胃痛、食欲下降等都可能与吸烟有关。

（4）对年轻吸烟者的戒烟理由：对您来讲，现在的年龄戒烟比较容易；吸烟使您的呼吸和衣服的味道很不好闻，而且使您的牙齿变黄；吸烟还要花钱；吸烟对您的运动能力有影响；吸烟不再被社会所接受。

（5）对怀孕女性吸烟者的戒烟理由：吸烟可以减轻胎儿体重；导致流产、早产或死胎；还可以增加婴儿猝死综合征发生的危险。

（6）有未成年孩子的吸烟家长的戒烟理由：吸烟能增加孩子呼吸道感染（肺炎、支气管炎等）的概率；吸烟为孩子树立了不良榜样；停止吸烟有助于改善家庭成员的健康状态。

（7）老年吸烟者的戒烟理由：即使在您这个年龄，戒烟也可以减少发生缺血性心脏病、癌症等疾病的危险；如果戒烟，呼吸中的烟草味道将会消失，您的孙子可能会更愿意和您玩。

（8）女性吸烟者的戒烟理由：吸烟刺激皮肤使皱纹增加；如果戒烟，皮肤将会变好；吸烟可加速骨质疏松；吸烟可引起不孕。

3. 评估，明确吸烟者戒烟的意愿

在建议吸烟者戒烟时，医生要尝试强化吸烟者的戒烟意识。而评估则要了解在强化吸烟者的戒烟意识方面的成效及吸烟者是否决心戒烟。可以询问诸如以下问题："您希望尝试一下戒烟吗？"或"对戒烟这一问题，您有什么想法？"

对那些已经决定戒烟的吸烟者，可以直接帮助其戒烟，对吸烟者的戒烟努力提供具体的支持。另一方面，对那些还没有决定戒烟的吸烟者，不能强迫其戒烟，应提供动机干预，具体详见 5R 方法，在此过程中要避免争论。

4. 帮助，帮助吸烟者戒烟

（1）帮助吸烟者树立正确的观念：医生首先要树立正确的观念，才能帮助吸烟者正确认识吸烟的危害和戒烟的益处，纠正偏见。医生应向戒烟者阐明烟草危害、戒烟益处及戒烟的方法和原理，应根据戒烟者的知识层次和文化背景，与之讨论控烟的政策、法规、措施及烟草经济等方面的问题。这些讨论有助于吸烟者与医生的良好配合，提高戒烟率。

（2）审查戒烟的理由：为帮助已经决定戒烟的吸烟者成功戒烟，鼓励吸烟者具有挑战精神是非常重要的。为达到这一目的，应让吸烟者再次坚定渴望戒烟的理由。可要求吸烟者主动列出吸烟对吸烟者的"好处"和坏处、戒烟的"坏处"和好处及继续吸烟和戒烟的原因，越具体越好，并由吸烟者保存，目的就是让吸烟者认清矛盾，做出决定。这一过程可以增加吸烟者的戒烟愿望，在以后戒烟过程中遇到困难失去勇气时可以获得鼓励。

（3）让吸烟者观察自己的吸烟类型：为有效地准备开始戒烟，应告知吸烟者关注自己的吸烟行为并进行记录，也就是让吸烟者写吸烟日记。记录吸烟者每次吸烟的时间，吸烟的场所及吸烟者当时的心情等。至少要连续记录 2～3d，最好记录 1 周。通过对吸烟行为进行观察，吸烟者可以了解自己的"吸烟特点"，即在什么时间和什么场合吸烟，了解这些特点有助于为吸烟者设计出个性化的维持戒烟的方案。

（4）确定开始戒烟的日期：对已经决定戒烟的吸烟者来讲，最重要的一步是让吸烟者选择一个具体的戒烟开始日期。这个日期应该被确定在至少 1 周或 2 周的准备期后，但如果吸烟者想立刻戒烟，也应该尊重其意愿。此外，当确定开始戒烟的日期时，要考虑以下因素：①选择一个吸烟者心理上放松、没有精神或时间压力的时候开始戒烟，如选择吸烟者的工作负担已经减轻了的时候。②选择吸烟者不上班的时候开始戒烟（特别是在开始戒烟后大约一周的时间里吸烟者可以不上班）。③由于饮酒时再次吸烟的危险较大，所以要避免选择饮酒机会较多的日期开始戒烟，这些时间包括年终聚会、新年聚会、欢迎宴会、告别宴会和其他社会活动等。④可以选择一个对吸烟者来讲具有特殊意义的日期作为开始戒烟的日期，如自己的生日或家庭成员的生日、结婚纪念日、世界戒烟日等，可以推荐其他时间包括吸烟者搬家、换工作、新的一年的开始、一个月的开始时间等。

（5）创造一个有助于吸烟者戒烟的环境：为帮助吸烟者自然地在其生活中不再吸烟，要告知吸烟者如何创造一个较容易戒烟的环境。

为开始这项工作，吸烟者应通知配偶、家庭成员、朋友、同事和其他密切接触的人，自己已经戒烟了，使他们明白自己想戒烟的愿望并能够配合。鼓励吸烟者告知家人、朋友、同事等尽量克制在自己面前吸烟，要求他们不要邀请自己外出饮酒。其次，吸烟者要通知周围的人，如果有人也想开始戒烟，可以组成一个戒烟小组，彼此交换信息、互相鼓励。

戒烟前应该给吸烟者的一些忠告还包括：不要存留香烟，要将总是烟雾缭绕的环境变成一个无烟的环境；在过去总是吸烟的地方和场合放置一些警示牌，如"起床时不要吸烟"、"饭后不要吸烟"等，增加不能吸烟的时间和场所；当特别想吸烟时，试着忍耐几分钟不吸烟。对那些迫不及待要吸烟的人也可以试试想象训练；用烟草替代物来释放压力，因为以往吸烟者的手和嘴每天都会很多次重复吸烟的动作，戒烟之后一般不会立即改掉这个习惯性动作，所以可选择一些替代品来帮助克服，如口香糖、牙签等可针对嘴上的习惯，铅笔、勺子、咖啡搅拌棒等可针对手上的习惯；开始戒烟的前一天，吸烟者要扔掉所有保留的烟草产品、打火机和其他吸烟用具。

（6）回顾以往的戒烟经历：建议吸烟者认真回顾自己以往戒烟的经历，并从中找出哪些对自己有帮助，哪些是导致复吸的原因，以便在这次的戒烟过程中汲取经验教训。

（7）对面临的挑战要有思想准备：要告诉吸烟者在戒烟过程中会遇到的挑战。如在戒烟的头几个星期会出现戒断症状、戒断症状产生的原因有哪些、戒断症状的强度因人而异、戒断症状在戒烟的第 1～3 周内最明显、对卷烟的心理依赖会持续很长时间等。

（8）签一份戒烟协议：建议吸烟者与医生签一份戒烟协议，并留一份给支持者，这样不仅可以获得他人的鼓励，还可以让支持者进行监督，使戒烟更容易成功。

（9）选择适当的戒烟方法：让吸烟者自己选择采用"逐渐减量法"或"突然停止法"。"突然停止法"虽然在戒烟的头两个星期会出现一系列不适症状，但由于戒烟药物的使用，不适症状会明显减轻。而"逐渐减量法"由于持续时间较长，往往不容易坚持，而且一部分选择"逐渐减量法"的吸烟者其实是为自己不想戒烟找借口，所以建议最好采用"突然停止法"。

（10）鼓励使用戒烟药物：除特殊情况外，应鼓励吸烟者使用戒烟药物。同时，要向吸烟者强调戒烟药物虽可帮助吸烟者戒烟成功，但戒烟过程中的意志力仍是必需的。

（11）控制吸烟者持续的吸烟欲望：吸烟者开始戒烟后将会持续经历强烈的烟瘾，口腔会感觉空荡荡的，手会感觉被忽视，而且在大脑还未开始思维之前，手就伸向了香烟，在这种情况下，需要告知吸烟者控制这种持续的吸烟愿望的方法，包括：①改变吸烟者的行为类型：也就是要改变与吸烟密切相关的吸烟者的生活行为类型。如清晨改变吸烟者的行为顺序，洗漱、吃早饭等、让吸烟者不喝咖啡或酒精饮料、饭后迅速从座位上起来等。②改善吸烟者的环境：要改变那种能为吸烟者提供吸烟机会的环境，以防止怂恿吸烟者吸烟的情况出现。如扔掉所有烟草制品、打火机、烟灰缸和其他吸烟用品、远离吸烟者、避免停留在很有可能使吸烟者想吸烟的地方，如避免到酒吧之类的地方。③建立一些补偿行为：吸烟者可以借用一些烟草替代物，如饮水或茶、咀嚼干海藻或无糖口香糖、进行深呼吸、刷牙、散步等。告诉吸烟者可选择一种或几种对自己有效的方法，以便能够应付持续的吸烟欲望。

（12）处理戒断症状：戒烟后血液中尼古丁浓度减低，加上心理和行为习惯的原因会出现渴望吸烟、头晕目眩、胃部不适、便秘、紧张、易激惹、注意力不能集中、抑郁及失眠等症状，医学上称之为戒断症状群，可在戒烟 2～3 周后可迅速消失。需要告知吸烟者寻找解决戒断症状的方法，并强调这些症状只在戒烟的早期出现，戒烟成功后，不仅这些症状会消失，而且还会感觉自己比戒烟前更轻松，更充满活力。以下是针对吸烟者的主诉可以采取的相应措施：①"我一直有吸烟的欲望"：如饮水喝茶，或咀嚼干海藻或无糖口香糖的替代行为可以有效果。②"我感觉易激动，不能平静"：鼓励吸烟者慢慢地深呼吸，感觉紧张的肌肉渐渐松弛；散步或适度锻炼这些补偿行为也可以有效。③"我不能够集中精力"：在开始戒烟后让吸烟者减少工作负担 1 周，以便释放压力。④"我头疼"：让吸烟者做深呼吸，并在睡觉时抬高双脚。⑤"我感觉身体疲乏，而且总想睡觉"：让吸烟者得到充分的睡眠，并且建议吸烟者午睡、适度锻炼、洗热水澡、用干或湿毛巾擦拭全身。⑥"我不能睡觉"：告知吸烟者避免饮用含咖啡因的饮料，适度锻炼，用温水洗澡。⑦"我开始便秘了"：让吸烟者大量饮水。⑧"我总想吃东西"：可以多吃一些蔬菜水果进行替代，多喝水，但不要吃巧克力等高能量的零食，以防发胖。

（13）给自己一些适当的奖励：在戒烟的过程中，每取得一次小小的胜利，都可以给自己一点奖励，这样可以时刻督促自己取得最终的胜利。

（14）处理容易使吸烟者复吸的危险情况：吸烟者戒烟时，其吸烟的冲动并没有消失。经常可以看到，正在戒烟的人与同事饮酒时，当被问到是否想"抽一根烟"时，他们的手就已经下意识地伸出去接烟了。因为有些人很难抵御烟的诱惑，所以要求吸烟者观察自己的吸烟习惯，要告诉吸烟者事先准备好有针对性的对抗措施，以应对可能再次吸烟的情况，包括当吸烟者在工作和人际关系方面感觉不安时；心情抑郁时；外出饮酒时；戒烟者看到有人正在吸烟时。

（15）提供辅助材料：应该免费给吸烟者提供戒烟辅助材料，辅助材料应言简意赅、通俗易懂，并保证可读性和趣味性。如果有条件，可以根据吸烟者的年龄特点和教育程度设计多种版本，以便更具针对性。在下一次就诊时，可询问吸烟者阅读材料的情况，考虑是否补充提供其他相关材料。

（16）提供电话咨询：如果有条件，最好能提供电话咨询，这样吸烟者可及时获得帮助支持。

5. 随访　吸烟者开始戒烟后，应安排至少 6 个月长期随访。近期的随访应频繁，安排在戒烟日之后的第一个星期、第二个星期和第一个月内，总共随访次数不要少于 6 次。随访的形式可以要求戒烟者到戒烟门诊复诊，或通过电话了解其戒烟情况。在随访时，应鼓励每个戒烟者就以下问题进行主动讨论：①戒烟者是否从戒烟中获得了益处；获得了什么益处，如咳嗽症状减轻、形象改善、自信心增强等。②在戒烟方面取得了哪些成绩，如从戒烟日起完全没有吸烟、戒断症状明显减轻、自己总结的一些戒烟经验等。③在戒烟过程中遇到了哪些困难，如烦躁、精神不集中、体重增加等，如何解决这些困难。④戒烟药物的效果和存在的问题。⑤在今后可能遇到的困难，如不可避免的吸烟诱惑、戒烟意识的松懈等。

1）称赞吸烟者戒烟成功：对已经确定了戒烟开始日期的吸烟者，当他们来进行下一次检查时，必须要证实他们的戒烟状态，可以询问他们："自上次见到你后，你戒烟的情况如何？"对所有戒烟者，应给予鼓励，并根据不同情况给予相应的指导：①对自戒烟日后完全不吸烟者给予祝贺和鼓励。②对偶尔吸烟者，应告诉他已经获得了巨大成功，在漫长的戒烟过程中偶尔吸烟的现象是正常的，经过努力，最后的一两支烟一定能够完全戒掉。③对还没有戒烟的吸烟者，应该询问他们失败的原因，以及对他们来讲，怎样做更容易戒烟。尝试过戒烟但最后失败了的吸烟者，往往都表示失败是因为"我的意志力差，对我来说，戒烟似乎是不可能的"，"当我试着戒烟时，我心里的压力好像增加了"，"我没法抵御吸烟的欲望"等。对这些情况，推荐的方法是消除吸烟者对戒烟过程中遇到的这些障碍的焦虑和注意。对那些想再次戒烟的吸烟者，可通过帮助他们选择一个新的开始戒烟日，并予以鼓励。④复吸的吸烟者中，有些人认为他们重新吸烟是失败者，感到失去了再次戒烟的勇气。事实上，吸烟者的再次吸烟并不代表他们是失败的，而是一次有价值的学习机会，因此，应向这些吸烟者解释清楚，在戒烟过程中重新吸烟是一个普遍现象，多数已经成功戒烟的吸烟者都经历过三四次复吸的经历。此外，还要鼓励他们把这次失败视为再次努力挑战戒烟的一次经验。在吸烟者再次面对挑战、准备戒烟的过程中，要与其讨论能够帮助他们避免再次吸烟的措施。对那些面对戒烟挑战的吸烟者和实施戒烟治疗的医生来讲，最重要的一点就是绝不放弃努力。

2）证实吸烟者的戒烟疗效：如果戒烟持续一段时间而没有吸烟，吸烟者将会在身体和精神两方面都感觉到振作和精力充沛，这就是所说的来自成功戒烟的自信。放弃吸烟可以改善健康和身体状况，对吸烟者来说，戒烟的主要效应可概括如下："它可以改善我的不适和身体状况""它可以使我感觉更有信心，帮助我继续前进""它降低了我患病的危险"它有助于我周围人的健康"等。可以通过比较吸烟者戒烟前后的精神和身体状况来证实戒烟的疗效。戒烟的主要疗效包括：咳嗽和黏痰消失；呼吸比以前见好；醒来时感觉精力充沛；能够感觉到食物的香味，而且味觉似乎也更好了；胃口感觉比以前好，而且食欲也增加了；皮肤看上去好多了；散步时不再气喘吁吁了；口腔异味已经没有了；唱歌时声音较以前有力了；不再把钱浪费到烟上了；不再担心其他人会对我吸烟感到厌烦了；衣服上和家里不再有烟味了；感觉现在我对做任何事都充满信心等。

3）对没有再次吸烟者的忠告：已经成功戒烟的吸烟者，有时在不经意中莫名其妙地再次开始吸烟。在这种情况下，要询问吸烟者有关让他完全没有信心抵御烟瘾的情形，即询问吸烟者与吸烟有关的一些危险因素。然后要告诉吸烟者如何排除这些因素的影响及解决这些问题的方法。尤其要告诉吸烟者对戒烟后的第一个月应该特别关注，在这一阶段要努力避免可能引起再次吸烟的环境，如避免到提供酒精饮品的场所、避免疲惫、避免出现工作压力等。在吸烟者没有信心坚持戒烟的情况下，若找出能避免上述情况的办法，可增强戒烟的信心。

4）提醒持续戒烟的患者，防止复吸：如果患者坚持没有吸烟，并不意味着患者确信："我不会再吸烟了"。要提醒他们防止复吸的方法包括：时时想到烟的危害；牢记促使戒烟的原因及其在戒烟时所起的作用；回想戒烟以来感觉是多么的良好；从持续戒烟至今的事实中感受到自信；鼓励周围的人戒烟。

（二）对于不愿意戒烟的吸烟者采用 5R 法增强戒烟动机

可采用 5 个 R 的干预措施，即相关（relevance）、风险（risks）、益处（rewards）、障碍（roadblocks）、重复（repetition），来动员不愿意戒烟的吸烟者，增强其戒烟动机。

相关：要尽量帮助吸烟者懂得戒烟是与个人密切相关的事。如果能结合吸烟者的患病状态、患病危险性、家庭或社会情况（如家里有小孩）、健康问题、年龄、性别及其他重要问题（如以往的戒烟经验，个人造成的戒烟障碍等），效果会更好。

风险：应让吸烟者知道吸烟可能造成的对其本人的短期和长期的负面影响及吸烟的环境危害。可以提出和强调与吸烟者本人具体情况相关的风险，并着重强调吸低焦油/低尼古丁的卷烟或其他形式的烟草（如无烟的烟草、雪茄和烟斗）并不能减少这些风险。

益处：应当让吸烟者认识戒烟的潜在益处，并说明和强调那些与吸烟者最可能相关的益处，如促进健康；增加食欲；改善体味；节约金钱；良好的自我感觉；家里、汽车内和衣服上气味更清新；呼吸清新；

不再担心戒烟；为孩子树立一个好的榜样；养育更健康的婴儿和孩子；不再担心吸烟会影响别人；身体感觉更舒服；在体育活动中表现更出色；减少皮肤皱纹或皮肤老化等。

障碍：医生应告知吸烟者在戒烟过程中可能遇到的障碍及挫折，并告知吸烟者如何处理。

重复：每遇到不愿意戒烟的吸烟者，都应重复上述干预。对曾经在戒烟尝试中失败的吸烟者，要告知他们大多数人都是在经历过多次戒烟尝试后才成功戒烟的。

总之，烟草依赖是一种值得积极治疗的慢性疾病，需要反复干预。目前我们已有一些可使烟草依赖者摆脱成瘾甚至永久戒除的有效治疗方法。至今为止还没有任何其他临床干预措施像干预吸烟那样，能够如此有效地减少疾病的发生、防止死亡和提高生活质量。

第二节 适 量 饮 酒

中国酒文化源远流长，根据由考古发掘的古代食用酒器推测，我国酿酒早在夏朝或夏朝以前就已经开始。酒文化承载了很多中华文化的精髓和民风民俗，"无酒不成席"的思想深入到生活的各个方面，特别是在大小喜事和节日期间，饮酒更为普遍。随着社会的发展与演变，一些不好的饮酒习惯和习俗已被广为诟病，甚至成为社会舆论争论的焦点，中国传统酒文化如何与时俱进也已经成为被高度关注的社会话题。

随着社会经济的发展，健康意识日益深入人心，饮酒人群越来越关注饮酒与健康的关系，"过量饮酒，危害健康"的观点已经被人们接受。

国家标准化管理委员会宣布，2006 年 10 月 1 日起所有酒类产品必须在包装上标注如"过度饮酒有害健康""孕妇和儿童不宜饮酒"等警示语。此举使饮酒的健康问题再度成为国家和社会关注的焦点。WHO也在其官方网站上指出"有害使用酒精是一个重大的公共卫生问题"。

一、过量饮酒的危害

（一）对身体的影响

1. 过量饮酒导致机体营养状况低下 大量饮酒尤其是长期大量饮酒的人机体营养状况低下。一方面大量饮酒使碳水化合物、蛋白质和脂肪的摄入量减少，维生素和矿物质的摄入量也不能满足要求；另一方面大量饮酒可造成肠黏膜的损伤及对肝脏功能的影响，从而影响几乎所有营养物质的消化、吸收和转运；严重时还可导致酒精性营养不良。

2. 酒精对肝脏有直接的毒性作用 肝脏是酒精的主要代谢器官，90%的酒精在肝脏代谢，长期过量饮酒与脂肪肝、肝静脉周围纤维化、酒精性肝炎及肝硬化之间密切相关。

3. 对神经系统的影响 摄入较多酒精对记忆力、注意力、判断力、机能及情绪反应都有严重伤害。饮酒太多会造成口齿不清、视物模糊和失去平衡力。

4. 对消化系统的影响 由于酒精在胃肠道吸收，酒精对胃黏膜有直接刺激的作用，所以比较容易引起胃溃疡；长期刺激会导致慢性胃炎、食欲缺乏和腹泻；大量饮酒对胰管有损害。

5. 对生殖系统的影响 酒精对精子和卵子有害，不管父亲还是母亲酗酒，都会造成下一代发育畸形、智力低下等不良后果。

6. 对心脑血管系统的影响 大量饮酒，会造成脂肪和钙盐沉积，血管失去了弹性，管腔变窄，血流减慢、困难，影响组织营养的吸收，造成脑出血、心肌梗死、脑梗死、高血压和心肌病。

7. 酒精对骨骼的影响 酒精对骨骼的影响也取决于饮酒量和期限，长期过量饮酒使矿物质代谢发生显著变化。

（二）对家庭生活工作的影响

长期过量饮酒会导致情绪易激动、乱发脾气、判断力不佳、易与人发生冲突、对外界刺激敏感、犯罪率增加；情感淡漠，对家人和朋友不关心，对生活和工作失去热情；亲友反感疏离，配偶与子女常成为酗酒者失控行为甚至暴力行为发泄攻击的对象。

（三）过量饮酒会导致社会问题

过量饮酒引起的伤害包括道路车祸和自杀等伤害，多发生在较年轻的人群，某些脆弱或危险群体和个人更容易受到伤害。

（四）不适宜饮酒人群

1. 特殊人群不宜饮酒　饮酒与健康的关系受诸多个体因素影响，如年龄、性别、遗传、酒精敏感性、生活方式和代谢状况等。儿童青少年、准备怀孕的妇女、孕妇和哺乳期妇女，正在服用可能会与酒精产生作用的药物的人，患有某些疾病（如甘油三酯血症、胰腺炎、肝脏疾病等）及对酒精敏感的人都不应饮酒。血尿酸过高的人不宜大量喝啤酒，以减少痛风症发作的危险。

2. 特定场合不宜饮酒　在特定的场合，有些人即使饮用适量的酒也会造成不良的后果，如准备驾车、操纵机器或从事其他需要注意力集中、技巧或者协调能力的人。有的人对酒精过敏，微量饮酒就会出现头晕、恶心、冷汗等明显不良症状，这些人都不适宜饮酒。

二、酒类的营养价值及饮酒量推荐标准

（一）酒精饮料可以提供能量，几乎不含营养素

酒类虽然属于饮料之列，水占了很大的比例（40%～96%），但每克酒精含有 7kcal（29.2kJ）的能量，显著高于相同质量糖类和蛋白质。虽然酒精在体内不能直接转化为脂肪，但其产生的能量可以替代食物中的脂肪、碳水化合物和蛋白质产生的能量，在体内代谢。当摄入量大于消耗能量时，机体就会将由酒精所替换其他食物来源的能量转变为脂肪在体内储存。

啤酒、葡萄酒、果酒等发酵酒的能量也相当高。啤酒和汽水、水果汁、脱脂奶一样，都属于"糖性饮料"。每升啤酒可提供 400kcal（1680kJ）的能量，分别相当于 200g 面包、500g 土豆、45g 植物油、60g 奶油。因此，古埃及人称啤酒为"液体面包"。每升甜葡萄酒和黄酒提供的能量是啤酒的 1.5 倍以上，肥胖者过多的饮用啤酒、葡萄酒、黄酒等可能对维持体重或减肥不利。因次，过量饮用酒精饮料是会导致能量过剩引起肥胖的。

酒精饮料除水及酒精外，还含有数量不定的其他化合物，白酒中可检出微量的氨基酸，葡萄酒和啤酒中可有一些蛋白质、肽类、氨基酸、糖类和碳水化合物。除此之外，虽然有时酒精饮料含有一些铁、铜和铬，但这些成分都不具有太多的营养价值。

（二）饮酒量的推荐标准

综合考虑过量饮酒对健康的损害作用和适量饮酒的可能健康效益及其他国家对成年人饮酒的限量值，中国营养学会建议的成年人适量饮酒的限量值是成年男性一天饮用酒的酒精量不超过 25g，成年女性一天饮用酒的酒精量不超过 15g。

三、怎样科学饮酒

饮酒时，提倡饮用低度酒，并控制在适当的饮酒量内；喜欢喝白酒的人要尽可能选用低度白酒，忌空腹饮酒，摄入一定量食物可减少对酒精的吸收。为了您和他人的身体健康，饮酒时应遵循以下原则：

（一）承认个体差异是健康饮酒的首要原则

遗传因素和体质特点直接决定一个人的酒精耐受量。但就大多数人而言，找到适合自己的最佳饮酒量最为重要。

（二）最佳饮酒时机和良好身体状态是健康饮酒的先决条件

（1）时间：根据人体的生物节律特点，体内的各种酶一般在下午浓度较高，因此晚饭时适量饮酒对身体的损伤较轻。

（2）心态：人体在身体条件、精神状况良好时酶的活性高，对酒精的分解能力相对较强，而在患病、发怒、体虚等情况下饮酒最容易伤及各个器官。

（3）速度：考虑到肝脏的处理能力，要按自己的速度饮酒，同时也不要去迎合别人的速度，而且也不要为了礼节去强行劝人喝酒。

（三）重视饮酒中的禁忌

（1）喝酒的时候不要吸烟，烟与酒碰到一起，危害更大。因酒精而扩张的血管又因为吸烟而收缩，会给心脏带来负担，而且溶于酒精的焦油会吸附在消化器官黏膜上，应遵守"喝酒不吸烟，吸烟不喝酒"的原则。

（2）不要和药一起喝，部分镇痛药等强力药剂和酒一起喝下之后，会损伤胃黏膜，引起胃溃疡，而酒和糖尿病药一起喝会引发低血糖，最好，不管哪种药，都不要和酒一起喝。

（3）不要空腹饮酒，因为空腹时酒精吸收快，人容易喝醉；最好的预防方法就是在喝酒之前，先行食用油质食物，如肥肉、蹄膀等，或饮用牛奶，利用食物中脂肪不易消化的特性来保护胃部，以防止酒精渗透胃壁。

（4）喝酒时不能饮用冰水、柠檬水等刺激性的饮料，不要和碳酸饮料如可乐、汽水等一起喝，这类饮料中的成分能加快身体吸收酒精。

（5）不要一直喝到深夜，酒精在肝脏中完全分解的时间约需 6h，因此即使少量饮酒，深夜 12 点之后也不要喝了，否则会妨碍第二天的工作和生活。

（6）酒醉后最好不要喝浓茶，但可以喝点淡茶，茶叶中的茶多酚有一定的保肝作用，但浓茶中的茶碱可使血管收缩，血压上升，反而会加剧头疼。

（7）不要每天喝酒，为了保护肝脏功能，应养成一周内至少两天不喝酒的习惯，如果长期每天都喝，发展成酒精性脂肪肝的危险性很大。

四、如何限量饮酒

为了自己和他人的健康，为了彼此的幸福，饮酒一定要有节制，这种节制不能以醉酒为界，而是要以不损害健康为限。应当清楚，每次大量饮酒以致醉酒，都是对健康特别是对肝脏的严重损害。因此，一定要倡导文明饮酒，不提倡过度劝酒，切忌一醉方休或借酒浇愁的不良习惯。对一些喜欢饮酒的人，特别是喜欢饮用高度白酒的人，可能会感到不够尽兴，但应该从保护健康的角度作出明智选择，自觉地限量饮酒。

1. 针对个体的建议 ①开席即声明自己不会喝酒，不喝酒是一种权力。态度要大方；拒绝要有礼貌，但是态度要坚决，不要给人以"在讲客气"的错觉；主动倒上一杯饮料或茶水作陪。②量力而行，适可而止，记住自己的酒量；喝酒已感到不适，产生反映时，联想一下自己和他人醉酒后难堪的情景。

2. 针对饮酒群体的健康教育指导 借鉴慢性病患者的健康教育模块，限酒指导分为以下几个步骤：

（1）现状调查与评估：对饮酒者的饮酒史、饮酒行为的家庭和社会因素进行调查评估，建立饮酒情况评估表，对饮酒者进行基本评估。

（2）劝告：对大量饮酒和酗酒者进行劝阻，劝其立即限酒，从每个家庭、社会影响、个人爱好，分析大量饮酒和酗酒的危害，鼓励嗜酒者限酒；针对性地分析大量饮酒和酗酒者的个体危险；针对不同的目标人群进行干预，如孕妇饮酒或酗酒可至畸胎、肝炎患者可至肝硬化甚至肝癌等；通过酗酒者相互交流酗酒给自身带来的问题及限酒的心得。

（3）协助限酒：根据患者的具体情况，制订限酒计划：①限酒的准备阶段，通过了解嗜酒、酗酒的危害，了解饮酒与疾病和饮酒与健康的相关知识，让其认为限酒是必要的，加强限酒的决心。认识到戒酒初期会有一定的戒断症状，但这是暂时的、可克服的，需要限酒者意志坚定和家庭朋友们的共同支持及鼓励。酒量依个人的体质、肥胖、年龄而有所不同，应多注意不可过量饮用。建议每餐安全的饮酒量：1 罐啤酒=葡萄酒 120ml=陈年绍兴酒 100ml=白兰地或威士忌 45ml。②长期嗜酒者，应循序渐进从减量、减次数开始。如每天喝 2 次的，减至每天喝 1 次，由每天饮减至隔天饮、3 天饮 1 次、逐步减至平日不饮，节假日或亲朋聚会时才饮。③开始限酒时需家人支持。家里不存酒，不买酒，当想饮酒时，马上喝茶、吃小吃，或找人聊天、下棋，或出外散步，做体育活动等，以分散饮酒者的注意力。④不把酒瓶摆放在显眼处，把酒锁于看不见的柜内。⑤让饮酒者有一定的工作或家庭压力和负担，使其分散总想饮酒的注意力，贪杯时多饮白开水，每日 1500~2000ml。⑥饮酒者最好每周定 1d "休肝日"，让肝脏休息。

（4）药物治疗：采用中西结合的方式对酒有依赖的患者进行辨证治疗，用一定剂量的药物，缓解酒精中毒的症状，如焦虑、烦躁、手抖等，同时也可以运用"戒酒贴"帮助限酒。

（5）心理治疗：通过医患之间的交谈、测试、心理分析，矫正患者的人格缺陷，培养健康的生活方式，帮助患者保持自制，减少对酒的诱惑。家庭环境要求家属都不要当着患者的面喝酒，营造良好的限酒环境。在特别的节日，家庭聚会一定要有总酒量控制，坚决不超过出总量。

（6）住院治疗：针对对酒精高度依赖者，可以考虑去医院给予强制性限酒和治疗。

（7）集中疗法：安排嗜酒患者在一起相互交流，互相克服心瘾，相互鼓励，掌握处理不良心理状态的技巧，最终达到限酒的目的。

（8）随访：确定限酒日期后，安排 2～4 周后随访。随访方式采取电话、门诊、短信或邮件。对坚持限酒者给予鼓励，了解其对饮酒利弊的知晓程度。对复发的大量饮酒者，找出其复发原因和避免办法，指出限酒需要长时间的努力，2 个月后再随访。

第十二章　心理健康干预

第一节　心理健康与身体健康关系

一、什么是健康

WHO 提出了 21 世纪健康的新概念："健康不仅是没有疾病，而且包括身体健康、心理健康和社会适应良好。"①身体健康，指人体结构完整，体格健壮，各组织、器官功能正常，没有不适感。②心理健康，指智力正常，内心世界丰富、充实、和谐、安宁，情绪安定，有自信心，能适当评价自己，言行协调统一，有充分的安全感等。③社会适应良好，指能与自然环境、社会环境保持良好接触，并具有良好的适应能力，有一定的人际交往能力，能有效应对日常活动、工作压力。健康是上述 3 方面的良好和完满状态。

二、什么是心理健康

心理健康是指一个人基本心理活动协调一致（即认知、情感、意志、行为和人格完整协调），心理活动和社会适应良好的一种状态。其基本特征如下：①智力正常，人的智力分为超常、正常和低常 3 个等级，正常智力水平是人们生活、学习、工作的最基本的心理条件。②情绪稳定和愉快，这是心理健康的重要指标，表明一个人的中枢神经系统处于相对平衡的状态，机体功能协调，如果一个人经常愁眉苦脸、灰心绝望、喜怒无常，则是心理不健康的表现。③思想与行为协调统一，一个心理健康的人，其行为受意识支配，思想与行为是统一协调的，并有自我控制能力。如果一个人的行为与思想互相矛盾，注意力不集中，思想混乱，思维支离破碎，做事杂乱无章，是心理不健康的表现。④人际关系融洽，人生活在社会中，要善于与人友好相处，建立良好的人际关系。人的交往活动能反映人的心理健康状态，人与人之间正常的友好交往不仅是维持心理健康的必备条件，也是获得心理健康的重要方法。⑤适应能力良好，人生活在纷繁复杂、变化多端的大千世界里，一生总会遇到多种环境及变化，因此，一个人如果具有良好的适应能力，无论现实环境有怎样的变化，都将能够适应。

三、情绪对健康有什么影响

情绪分为积极情绪和消极情绪两种类型。前者对健康有积极作用，如高兴、振奋、兴奋、喜悦、情绪稳定、对生活无限热爱、对事业充满信心、对前途无比乐观等；后者对人体健康有消极影响，如抑郁、沮丧、消沉、愤怒、悲伤、焦虑、痛苦、仇恨、恐慌、嫉妒等。

（一）积极情绪对健康的积极作用

积极情绪能够提高人的脑力和体力劳动效率，使人的机体各部分处于高水平的协调一致，保持旺盛的生命力，对生活和前途充满信心和希望，积极从事自己所喜爱的事业。一项关于长寿的调查显示，长寿者普遍性情开朗、情绪乐观、热爱生活、精力充沛、生活情趣盎然。

积极的情绪可以增强人抵抗疾病的能力。情绪乐观，心情愉快的人，往往身体健康；一些患者，如能通过自我调节，发挥良好的情绪作用，也可以使某些疾病自愈。

（二）消极情绪对健康的不良作用

有专家说："在一切对人不利的影响中，最能使人短命夭亡的，莫过于不好的情绪和恶劣的心境，如忧虑、颓丧、恐惧、贪求、怯懦、嫉妒和憎恨等。"一般来说，消极情绪可使人的心理活动失去平衡，并能使机体产生一系列生理变化，导致身心障碍，从而危害健康。

心脑血管系统对情绪反应极为敏感，情绪抑郁时，心律减慢、心排血量降低、血流速度减缓；情绪紧张时，呼吸急促、心跳加快、血压升高、交感神经处于兴奋状态、肾上腺素分泌增加，易发生心脑血管疾病。冠心病患者情绪紧张或抑郁，可能造成心肌梗死，或突然死亡。

消化系统也易受情绪的影响，人在焦虑、愤怒时，胃液分泌量增加，胃酸度和胃蛋白酶含量增高、胃黏膜充血，容易形成溃疡。人在悲痛、恐惧时，胃黏膜变白，胃液分泌量减少，胃酸度下降，常导致消化不良。

癌症与情绪的关系密切，具有严重的精神创伤、尖锐的心理矛盾、长期的情绪压抑、持续有不安全感的人，容易罹患癌症。

人们应该充分认识到消极情绪对人身心健康的危害，用理智的力量来控制自己的情绪，以保持身心健康。

四、心理健康的重要性

（一）心理和生理因素互相影响

当身体或心理某一方面产生疾病时，另一方面也会受到影响。人们都有这样的经历：当身体有病时，会情绪低落，烦躁不安，容易发怒；而当面临重要情境而紧张焦虑时，则会食而无味，胃口大减，失眠，易疲劳。许多研究表明，情绪主宰健康，强烈或持久的负性情绪，如烦恼、忧愁、焦虑、怀疑、恐惧、失望等，最终会导致疾病。

（二）人体的身心健康互相促进

心理健康和身体健康是互相联系、互相作用的。健康的身体使人精力充沛、充满活力、朝气蓬勃、奋发向上、行动迅速、思维敏捷、思路清晰、观察敏锐、心胸宽广、兴趣广泛、情绪良好，健康的心理反过来又使人认识到身体健康的可贵，从而正确指导身体锻炼，自觉调节睡眠、休息与活动的时间比例，使身体各系统始终处于良好的运行状态。

此外，教育学家指出，现代社会，成功的因素中，智力因素仅占20%，其余80%取决于非智力因素，而非智力因素中最主要的就是心理因素。心理健康对个人成长和发展的重要性不言而喻。

五、心理健康的影响因素

人的心理会受到生物和社会等多方面因素的共同作用和影响，心理健康的维护是一个应对和综合平衡各方面影响因素的系统工程，因而有必要了解、掌握和综合考虑一切可能会影响心理健康的潜在因素，努力促成各方面因素间的良性互动。①生物学因素，包括年龄、性别、遗传、胎儿期的发育情况、躯体疾病和成瘾物质等，如有精神疾病家族史的人要比没有精神疾病家族史的人容易患精神疾病，心理疾病和躯体疾病相互影响，心理疾病会加重躯体疾病，躯体疾病也会增加患心理疾病的风险。②心理因素，包括人的个性特征、对事物的看法、应对方式和情绪特点等。如心理负荷过重、对各种生活事件的心理反应大，均可能诱发心理问题和疾病。③社会因素，包括生活中的各种重大事件、意外事件和不良事件及家庭和社会的影响、文化、环境等，如天灾人祸，亲人亡故、工作或学业受挫、婚姻危机、失恋等重大生活事件都极有可能诱发心理问题和疾病。

六、常见的躯体疾病患者的心理问题

1. 焦虑 焦虑是预期要发生不良后果时的一种复杂情绪反应，其主要特征是恐惧和担心，焦虑主要表现为交感神经系统的机能亢进。

2. 退化 退化或称幼稚化，即其行为表现与年龄、社会角色不相称，退回到婴儿时期的模式。

3. 主观感觉异常 与自我中心相联系会出现主观感觉异常，就是指人患病之后，主观感受和体验与正常时有了差异。

4. 猜疑 猜疑是一种消极的自我暗示，是缺乏根据的猜测，会影响人对客观事物正确的判断。

5. 愤怒 患者常感到愤怒，可以为一些小事而发火，也可能为自己不能自理而恼怒。

6. 孤独感 与分离感相联系，患者易感孤独。

7. 失助感和自怜 当一个人认为自己对所处情境没有控制力并无力改变的时候，就会产生失助感，这是一种无能为力、无所适从、听之任之、被动挨打的情绪反应，这种失助感还可以泛化而导致失望和抑郁等临床表现。

8. 期待 患者的期待心理乃是指向未来的美好想象的追求。一个人生病之后，不但躯体上发生变化，心理上也经受折磨。因此不论急性或慢性患者都希望获得同情和支持，得到认真的诊治和护理，急盼早日康复。

第二节　心理健康干预的要素及关键

一、心理咨询师的职业定义

2001年8月《心理咨询师国家职业标准》（试用版）颁布。在该标准中，对心理咨询师的职业给出定义："心理咨询师是运用心理学以及相关知识，遵循心理学原则，通过心理咨询的技术和方法，帮助求助者接触心理问题的专业人员。"这一定义涵盖了心理咨询即心理健康指导的作为一种职业的全部内容，其中包括：①心理咨询作为一种职业，心理咨询师必须掌握的基本知识，其中既有心理学的一般知识，又有心理咨询临床操作的相关知识。②心理咨询师使用的方法，只能是心理咨询的技术和方法，心理咨询和治疗，不包括药物的使用。③《心理咨询师国家职业标准》中所说的"帮助求助者解除心理问题"的含义有如下两方面：其一，咨询关系是"求"与"帮"的关系，这种关系在心理咨询过程中贯穿始终；其二，帮助求助者解决的问题，只能是心理问题或由心理问题引发的行为问题或躯体症状，除此之外，咨询师不帮助求助者解决任何生活中的具体问题。

二、常见心理问题鉴别与诊断

（一）心理疾病的鉴别诊断

心理疾病鉴别诊断的目的是确定心理疾病的类别、性质和严重性，以制订相应的咨询方案。首先把那些有心理咨询指征的心理疾病区分出来，进一步区分属于哪一种心理疾病。具有心理咨询适应证的心理疾病具有以下共同特点：

（1）自知力：是指个体对自己是否有心理疾病，有什么心理疾病，自己生病原因的认识。一般来说，心理亚健康的来访者对自己的心理状态都有相当的自知力，来访者知道自己的问题，并主动寻求帮助。适合心理咨询的心理疾病者常主动求医，诉说他们的痛苦，虽然他们所说的可能只是一个小小的问题，但他们却有超出一般的情绪反应。如对蛇的恐惧症，对大家来说在电视上看到蛇很少会引起强烈的恐惧反应，但对恐蛇的人来说，即使提到蛇也可能会引起强烈的恐惧反应。能够自己主动到心理门诊就诊的个体，大部分是可以接受心理咨询的心理疾病，但要仔细询问，有时可能还需要询问家属才能明确到底是什么心理疾病，是否适合心理咨询。

（2）现实检验能力：也就是评估心理疾病患者能不能把自己的主观内心体验和外界的客观现实区分开来。适合心理咨询的心理疾病患者一般都具有较好的现实检验能力，他们能够分得清客观现实和主观体验，知道是什么让他们遭受痛苦。

（3）社会功能的受损程度：一般来说，适合心理咨询的心理疾病患者多半仍可以坚持正常的工作和学习，虽然他们自觉很痛苦，但大多能保持自己的职业功能。也有部分心理疾病患者的社会功能受损严重，需要长期的心理咨询或心理治疗，如严重的强迫症、人格障碍。

（二）常见心理疾病的诊断方法

心理障碍通常是通过症状特征、严重程度、病程3方面来诊断，同时要仔细鉴别以排除类似的、易混淆的疾病。下面以《中国精神障碍分类与诊断标准》（CCMD-3）为主，讲述几种心理疾病的诊断问题。对心理咨询中焦虑、惊恐、恐惧、强迫、抑郁、躯体形式障碍、人格障碍、精神分裂症、躁狂抑郁症的诊断如下。

1. 焦虑症、惊恐障碍、恐惧症、强迫症的基本诊断原则　诊断心理疾病的基本原则包括4个维度的诊断，分别是，症状标准、严重程度标准、病程标准、排除标准。症状标准提供心理活动在知、情、意、行方面的基本特征，反映了心理活动的基本病理特征；严重程度标准反映心理疾病对其个人体验及社会功能的影响；病程标准反映了心理疾病持续的时间，病程长短也是提示心理疾病严重程度的一个方面；排除标准是指排除其他不属于心理咨询治疗范围的心理疾病。这4个方面的基本内容如下：

（1）症状标准：焦虑症、惊恐障碍、恐惧症、强迫症常有焦虑、恐惧、强迫的临床综合征，往往有特定人格基础，起病常受心理社会（环境）因素影响。症状标准没有可证实的器质性病变，与患者的现实处境不相称，但患者对存在的症状感到痛苦和无能为力，自知力完整或基本完整，病程多迁延。

（2）严重程度标准：社会功能受损或有无法摆脱的精神痛苦，促使其主动求医。

（3）病程标准：符合症状标准至少已有 3 个月，惊恐障碍另有规定。

（4）排除标准：排除器质性精神障碍、精神活性物质与非成瘾物质所致精神障碍、各种精神病性障碍，如精神分裂症、偏执性精神病及心境障碍等。各种心理疾病的具体诊断标准可参看高等教育出版社出版的高等医学院教材《精神病学》（孙学礼主编）。

2. 人格障碍的诊断方法　　人格障碍是指人格特征明显偏离正常，使患者形成了一贯的反映个人生活风格和人际关系的异常行为模式。这种模式显著偏离了特定的文化背景和一般认知方式（尤其在待人接物方面），明显影响其社会功能与职业功能，造成对社会环境的适应不良，患者为此感到痛苦，并已具有临床意义。患者虽然无智能障碍，但适应不良的行为模式难以改正，仅少数患者在成年后程度上可有改善，通常开始于童年期或青少年期，并长期持续发展至成年或终生。如果人格偏离正常系由躯体疾病（如脑病、脑外伤、慢性酒中毒等）所致，或继发于各种精神障碍，应称为人格改变。

（1）症状标准：个人的内心体验与行为特征（不限于精神障碍发作期）在整体上与其文化所期望和所接受的范围明显偏离。这种偏离是广泛的、稳定的，并至少有下列 1 项：①认知（感知，及解释人和事物，由此形成对自我及他人的态度和形象的方式）的异常偏离。②情感（范围、强度，及适切的情感唤起和反应）的异常偏离。③控制冲动及对满足个人需要的异常偏离。④人际关系的异常偏离。

（2）严重程度标准：特殊行为模式的异常偏离，使患者或其他人（如家属）感到痛苦或社会适应不良。

（3）病程标准：开始于童年、青少年期，现年 18 岁以上，至少已持续 2 年。

（4）排除标准：人格特征的异常偏离并非躯体疾病或精神障碍的表现或后果。

3. 精神分裂症、躁狂抑郁、偏执性障碍的诊断方法

（1）精神分裂症：是一组病因未明的精神病，多起病于青壮年，常缓慢起病，具有思维、情感、行为等多方面障碍。精神分裂症患者通常意识清晰，智力尚好，有的患者在生病过程中可出现认知功能损害。自然病程多迁延，呈反复加重或恶化，但部分患者可保持痊愈或基本痊愈状态。

1）症状标准：至少有下列 2 项，并非继发于意识障碍、智能障碍、情感高涨或低落（单纯型分裂症另有规定）。①反复出现的言语性幻听。②明显的思维松弛、思维破裂、言语不连贯，或思维贫乏或思维内容贫乏。③思想被插入、被撤走、被播散，思维中断或强制性思维。④被动、被控制或被洞悉体验。⑤原发性妄想（包括妄想知觉、妄想心境）或其他荒谬的妄想。⑥思维逻辑倒错、病理性象征性思维或语词新作。⑦情感倒错或明显的情感淡漠。⑧出现紧张综合征、怪异行为或愚蠢行为。⑨明显的意志减退或缺乏。

2）严重程度标准：自知力障碍，社会功能严重受损或无法进行有效交谈。

3）病程标准：①符合症状标准和严重标准至少已持续 1 个月，单纯型另有规定；②若同时符合精神分裂症和情感精神障碍的症状标准，当情感症状减轻到不能满足情感性精神障碍症状标准时，分裂症状需继续满足分裂症的症状标准至少 2 周以上，方可诊断为精神分裂症。

4）排除标准：排除器质性精神障碍及精神活性物质和非成瘾物质所致精神障碍。尚未缓解的精神分裂症患者，若又患本项中前述两类疾病，应并列诊断。

（2）躁狂抑郁症：即心境障碍，又称情感性精神障碍。心境障碍是以明显而持久的心境高涨或低落为主的一组精神障碍，并有相应的思维和行为改变。可有精神病性症状，如幻觉妄想。大多数患者有反复发作的倾向，每次发作多可缓解，部分可有残留症状或转为慢性。

1）躁狂发作：以心境高涨为主，与其处境不相称，可以从高兴愉快到欣喜若狂，某些病例仅以易激惹为主。病情轻者社会功能无损害或仅有轻度损害，严重者可出现幻觉、妄想等精神病性症状。

A. 症状标准：以情绪高涨或易激惹为主，并至少有下列 3 项症状（若仅为易激惹，至少需 4 项症状）：

a. 注意力不集中或随境转移。

b. 语量增多。

c. 思维奔逸（语速增快、言语急促等）、联想回忆或意念飘忽的体验。

d. 自我评价过高或夸大。

e. 精力充沛、不感疲乏、活动增多、难以安静，或不断改变计划和活动。

f. 鲁莽行为（如挥霍、不负责任，或不计后果的行为等）。

g. 睡眠需要减少。

h. 性欲亢进。

B. 严重程度标准，严重损害社会功能，或给别人造成危险或不良后果。

C. 病程标准，合严重标准至少已持续 1 周；可存在某些分裂性症状，但不符合分裂症的诊断标准，若同时符合分裂症的症状标准，在分裂症状缓解后，满足躁狂发作标准至少1周。

D. 排除标准，排除器质性精神障碍或精神活性物质和非成瘾物质所致躁狂。

2）抑郁发作：以心境低落为主，与其处境不相称，可以从闷闷不乐到悲痛欲绝，甚至发生木僵，严重者可出现幻觉、妄想等精神病性症状。某些病例的焦虑与运动性激越很显著。

A. 症状标准，以心境低落为主，并至少有下列 4 项症状：

a. 兴趣丧失，无愉快感。

b. 精力减退或疲乏感。

c. 精神运动性迟滞或激越。

d. 自我评价过低、自责，或有内疚感。

e. 联想困难或自觉思考能力下降。

f. 反复出现想死的念头或有自杀、自伤行为。

g. 睡眠障碍，如失眠、早醒，或睡眠过多。

h. 食欲降低或体重明显减轻。

i. 性欲减退。

B. 严重程度标准，社会功能受损，给患者造成痛苦或不良后果。

C. 病程标准，符合症状标准和严重标准至少已持续 2 周；可存在某些分裂性症状，但不符合分裂症的诊断，若同时符合分裂症的症状标准，在分裂症状缓解后，满足抑郁发作标准至少 2 周。

D. 排除标准，排除器质性精神障碍或精神活性物质和非成瘾物质所致抑郁。

（3）双相障碍：即躁狂、抑郁交替发作。

（4）偏执性障碍：指一组以系统妄想为主要症状，而病因未明的精神障碍，若有幻觉则历时短暂且不突出，在不涉及妄想的情况下，无明显的其他心理方面异常。30 岁以后起病者居多。①症状标准，以系统妄想为主要症状，内容较固定，并有一定的现实性，不经了解，难辨真伪。主要表现为被害、嫉妒、夸大、疑病或钟情等内容。②严重程度标准，社会功能严重受损和自知力障碍。③病程标准，符合症状标准和严重标准至少已持续 3 个月。④排除标准，排除器质性精神障碍、精神活性物质和非成瘾物质所致精神障碍、分裂症，或情感性精神障碍。

4. 应激相关障碍的诊断　　应激相关障碍是指一组主要由心理、社会（环境）因素引起异常心理反应而导致的精神障碍，也称反应性精神障碍，包括急性应激障碍，创伤后应激障碍和适应障碍。决定应激相关精神障碍的发生、发展、病程及临床表现的因素有：生活事件和生活处境，如剧烈的超强精神创伤或生活事件，或持续困难处境，均可成为直接病因；社会文化背景；人格特点、教育程度、智力水平及生活态度和信念等；不包括癔症、神经症、心理因素所致生理障碍及各种非心因性精神病性障碍。

（1）急性应激障碍：以急剧、严重的精神打击为直接原因，在受刺激后立刻（1h 之内）发病。表现有强烈恐惧体验的精神运动性兴奋，行为有一定的盲目性；或可表现为精神运动性抑郁，甚至木僵。如果应激源被消除，症状往往历时短暂，预后良好，缓解完全。

1）症状标准：以异乎寻常的和严重的精神刺激为原因，并至少有下列 1 项症状：强烈恐惧体验的精神运动性兴奋，行为有一定盲目性；有情感迟钝的精神运动性抑郁（反应性木僵），可有轻度意识模糊。

2）严重程度标准：社会功能严重受损。

3）病程标准：在受刺激后若干分钟至若干小时发病，病程短暂，一般持续数小时至 1 周，通常在 1 个月内缓解。

4）排除标准：排除癔症、器质性精神障碍、非成瘾物质所致精神障碍及抑郁症。

（2）创伤后应激障碍：由异乎寻常的威胁性或灾难性心理创伤，导致延迟出现和长期持续的精神障碍。主要表现为：反复发生闯入性的创伤性体验重现（病理性重现）、梦境或因面临与刺激相似或有关的境遇，而感到痛苦和不由自主地反复回想；持续的警觉性增高；持续的回避；对创伤性经历的选择性遗忘；

对未来失去信心，少数患者可有人格改变或有神经症病史等附加因素，从而降低了对应激源的应对能力或加重疾病过程，精神障碍延迟发生，在遭受创伤后数日甚至数月后才出现，病程可长达数年。

1）症状标准：①遭受对每个人来说是异乎寻常的创伤性事件或处境（或天灾人祸）。②反复重现创伤性体验（病理性重现），并至少有下列 1 项：不由自主地回想受打击的经历；反复出现有创伤性内容的噩梦；反复发生错觉、幻觉；反复发生触景生情的精神痛苦，如目睹死者遗物、旧地重游或在周年日等情况下，会感到异常痛苦和产生明显的生理反应，如心悸、出汗、面色苍白等。③持续的警觉性增高，至少有下列 1 项症状：入睡困难或睡眠不深；易激惹；集中注意困难；过分地担惊受怕。④对与刺激相似或有关的情境的回避，至少有下列 2 项症状：极力不想有关创伤性经历的人与事；避免参加能引起痛苦回忆的活动，避免到引起痛苦回忆的地方；不愿与人交往，对亲人变得冷淡；兴趣爱好范围变窄，但对与创伤经历无关的某些活动仍有兴趣；选择性遗忘；对未来失去希望和信心。

2）严重程度标准：社会功能受损。

3）病程标准：精神障碍延迟发生（即在遭受创伤后的数日到数月后，罕见延迟半年以上才发生），符合症状标准至少已 3 个月。

4）排除标准：排除情感性精神障碍、其他应激障碍、神经症、躯体形式障碍等。

（3）适应障碍：因长期存在应激源或困难处境，加上患者有一定的人格缺陷，患者产生以烦恼、抑郁等情感障碍为主，同时有适应不良的行为障碍或生理功能障碍，并使社会功能受损。病程往往较长，但一般不超过 6 个月。通常在应激性事件或生活改变发生后 1 个月内起病。随着时过境迁，刺激的消除或者经过调整形成了新的适应，精神障碍随之缓解。

1）症状标准：①有明显的生活事件为诱因，尤其（是生活环境或社会地位的改变，如移民、出国、入伍、退休等。②有理由推断生活事件和人格基础对导致精神障碍均起着重要的作用。③抑郁、焦虑、害怕等情感症状为主，并至少有下列 1 项：应不良的行为障碍，如退缩、不注意卫生、生活无规律等；生理功能障碍，如睡眠不好、食欲缺乏等。④存在见于情感性精神障碍（不包括妄想和幻觉）、神经症、应激障碍、躯体形式障碍或品行障碍的各种症状，但不符合上述障碍的诊断标准。

2）严重程度标准：社会功能受损。

3）病程标准：精神障碍开始于心理社会刺激（但不是灾难性的或异乎寻常的）发生后 1 个月内，符合症状标准至少已 1 个月。应激因素消除后，症状持续一般不超过 6 个月。

4）排除标准：排除情感性精神障碍、应激障碍、神经症、躯体形式障碍及品行障碍等。

第三节　心理健康咨询与指导的路径

一、心 理 咨 询

（一）心理咨询的定义

心理咨询是通过人际关系，运用心理学理论的方法，给咨询对象以帮助、启发，帮助其自强自立的过程。通过心理咨询，可以使咨询对象在认识、情感和态度上有所变化，解决其在学习、工作、生活、疾病和康复等方面出现的心理问题，从而更好地适应环境，保持身心健康。

（二）心理咨询的特点

心理咨询是通过语言、文字等媒介，给咨询对象以帮助、启发和教育的过程。心理咨询过程有如下特点：双向性、多端性、社会性、渐进性和反复性。只有把握这些特点，才能驾驭心理咨询活动的基本规律，更好的组织心理咨询过程及其环节。

（三）心理咨询的形式

1. 按来访者是否是本人：直接咨询和间接咨询　①直接咨询，是指由心理咨询人员对求询者本人直接进行的咨询。特点是通过咨询者与来访者的直接交往和相互作用，使来访者的疑难问题得到解决心理困扰或轻微心理疾患逐渐得到排解或减轻。②间接咨询，是指心理咨询人员对来访者的亲属及其他人员所反映的当事人的心理问题进行咨询。特点是在咨询者与来访者之间增加了一道中转媒介。

2. 按来访者数量：个体咨询和团体咨询　①个体咨询，是指咨询者与来访者一对一的咨询活动。包括当面咨询、电话咨询、互联网咨询。②团体咨询，是与个体咨询相对而言的，又称集体咨询。集体咨询治疗影响广泛，治疗效率高，治疗效果易巩固，特别适合人际关系不良的来访者。

3. 来访者的途径　门诊咨询、通信咨询、电话咨询等。

二、心理咨询过程的基本阶段

（一）建立良好的咨询关系

咨询双方建立令人满意的咨询关系，是咨询过程中的第一步，也是贯穿整个咨询过程的一个极为重要的步骤。在咨询关系中起主导作用的应为来访者，来访者能自觉的、有意识的运用有关原理和方法，使这种关系得以顺利建立和发展起来。

（二）搜集信息，搞清问题的大致范围和可能性质

1. 搜集信息是整个咨询工作的基础　搜集信息的方法包括摄入性会谈记录；观察记录；访谈记录；心理测量、问卷调查；实验室记录（心理、生理）。

2. 信息的内容　包括人口学资料；个人成长史；个人健康（含生理、心理、社会适应）史；家族健康（含生理、心理、社会适应）史；个人生活方式、个人受教育情况；自己对家庭及成员看法；社会交往状况；目前的生活、学习、工作情况；自我心理评估（优缺点、习惯、爱好、对社会、家庭、婚姻以及对目前所从事工作的看法，对个人能力和生存价值的评估）；近期生活中的遭遇；求助者目的与愿望；观察求助者的言谈举止、情绪状态、理解能力等；有无精神症状、自制力如何；自身心理问题发生的时间、痛苦程度及对工作与生活的影响；心理冲突的性质和强烈程度；与心理问题相应的测量、实验结果。

（三）资料分析，明确咨询目标

1. 排序　是指按时间出现的先后顺序，将资料排序。

2. 筛选　是指按可能的因果关系，将那些与症状无关的资料剔除。

3. 比较　是指将所有的症状，按时间排序，再按因果关系确定主症状和派生症状。

4. 分析　是指将与症状有关的资料进行分析，找出造成问题的主因和诱因。

5. 综合评估　是指将主诉、临床直接或间接所获资料（含心理测评结果）进行分析比较，将主因、诱因与临床的因果关系进行解释，确定心理问题的原因、性质、严重程度，确定其在症状分类中的位置。

（四）鉴别诊断

依据综合评估结果，形成诊断：①症状定性，是指按症状的表现确定其性质。②症状区分，是指将已经定性的症状和在现象上与其接近、性质相类似的其他症状做细致的区分，并作出明确判断。③症状确定，是指确定鉴别诊断关键的症状和特征。④症状诊断，是指按现行的症状诊断标准进行鉴别诊断（见第二节）。

（五）选定解决问题的方案

咨询方案是心理咨询实施的完整计划，其制订必须根据当前来访者心理问题的性质、采用的治疗方法、咨询的期限、咨询的步骤、计划中要达到的目的等具体情况来制订。实施具体的指导帮助或咨询治疗的前几个步骤，主要是围绕发现问题、分析问题、明确问题开展工作。从本步骤开始，咨询即转入实际解决问题阶段。

（六）追踪反馈，巩固和发展咨询成效

这是咨询过程的最后一步，也是不可忽视的一步。对那些重要的、复杂的咨询问题，如职业指导中的典型案例、发展性咨询中代表性人物、心理危机的干预或心理治疗的重要对象等，必须进行追踪观察，以利于咨询效果的巩固、评价和个案资料的积累。

三、心理咨询的注意事项

作为咨询者，要加以注意以下事项。

（一）充分地尊重和温暖来访者

尊重来访者，要求咨询者要能接受对方，能容忍甚至接受对方的不同观点、习惯等。要求咨询者不能将自己视为高人一等的专家，而应以平等的身份看待来访者。卡普兰曾经指出，建立咨询关系最重要的方面就是咨询者和来访者的平等地位。经验表明，咨询者的等级观念将增加来访者的压抑感和不满情绪，从而将使咨询过程一开始即罩上不愉快的阴影。

有一位来访者曾找过以为有名的咨询者咨询，去了两次就再也不去了，因为那位咨询者对她说："你就是得跟着我的思路走"，她不服气，再也不想去了。因此，再碰到来访者与咨询者有不同意见的时候，可以采取这样的说法："虽然我也许不同意你的这种说法，但我仍认为你有权利这么看此事"。这样就能让来访者充分地感受到你对他的尊重，他才能真正地向你敞开心扉，使你获得更多的有价值的信息。

温暖是咨询者对来访者的主观态度的体现，他不仅是以语言来表达的，而是通过咨询者的言谈话语、姿势、动作、眼神、表情流露出来的，是很难装出来的。因此，就要求咨询者真正去喜欢他，尊重他，愿意帮助他。

（二）咨询人员要以积极的态度看待来访者

咨询者注意强调来访者的长处，利用其自身的积极因素来促进他们的成长。如果你想帮助你的来访者，使其有所改变，你就必须相信他是能够改变的，而且他现在自身已经具有一些积极因素。如果你认为对方是顽石，那么任何的帮助都只能是徒劳无功的。而且更重要的是，如果你不相信对方会接受帮助，你的来访者就会接受这种信息，他在咨询中就可能真的不会有所收获。

（三）咨询场所的选择

任何交际活动都是要有适当的场合与之相配合、相呼应才能烘托出效果。心理咨询是对一个人心灵的探索历程，为使来访者能毫无保留地公开自己的内心，宣泄自己的情绪，反省自己的思想，咨询室提供的特定空间是最恰当的。咨询室能使咨询双方避开其他外来因素的干扰，专注地投入到交谈和思考之中去。当然，咨询室的布置也是有讲究的，不要求豪华，但一定要优雅、温馨。咨询者与来访者的位置也要有所考究，最好不是面对面的医患关系，这样会对咨询者产生压力；当然，也不一定非要严格按照90°的角度，主要是随意。如果学校不能保证有咨询室，也可以选择其他相对安静的隐秘之处，如有的学校在教师办公室、学校行政楼做咨询，人来人往，学生每次看到有人来，就很紧张，特别是当有自己的班主任或同学进来，更是显得惴惴不安，非常影响谈话效果甚至谈话无法进行。

（四）处理好开场白，建立平等信赖的关系

建立平等信赖的关系是咨询能否取得成效的前提和基础。最开始进来，来访者都会比较紧张，有的同学可能是下了很大的决心才走进了咨询室的门。如果咨询者一开始就很严肃地问："你有什么问题？"一定会把他们吓跑的。即使你是满脸堆笑，也会被认为是"一只披着羊皮的狼"，所以，咨询的开始并不以"开门见山"，"单刀直入"好。我们可以以朋友的姿态与之闲聊，让来访者觉得你值得信赖，从而减轻心理负担，也才可能对你敞开心扉，畅所欲言。因此，开场白就显得尤为重要。例如，你可以先招呼他坐下，然后，问问他平时爱好是什么，再聊聊他的爱好，这样比较有共同话题。如处理上网问题时，可以告诉他，老师也很喜欢上网，现代社会也离不开。处理早恋问题，可以先祝贺他，老师由衷地祝贺你长大了。这些开场白和其他老师的指责论调是截然不同的，让他产生"他乡遇故知"的感觉，这样的心理气氛就非常有利于接下来的咨询。

四、心理咨询应遵循的原则

心理咨询的原则：心理咨询的原则即心理咨询人员在工作中必须遵守的基本要求，它是咨询工作者在长期的咨询实践中不断认识并逐渐积累的经验。心理咨询的原则有很多，如自愿性原则、信赖性原则、交友性原则、启发性原则、教育性原则、艺术性原则、整体性原则、发展性原则、异同行原则、坚持性原则、保密性原则、治疗与预防相结合的原则等。但下面着重对以下5项原则进行讨论。

（一）保密原则

保密原则，可以理解为心理咨询中最为重要的原则，既是咨询双方确立相互信任的咨询关系的前提，也是咨询活动顺利和开展的基础。

这一原则要求在没有得到双方同意的时候，不得将在咨询场合下对方的信息随意泄露给任何人或机关。在公安案例研究或发表有关文章必须使用特定来访者的有关个人资料时，必须充分保护来访者的利益和隐私，并使其不至于被他人对号入座。

但是，保密原则也并不是绝对的，有时需要咨询者智慧的判断能力。如有明显自杀意图倾向的来访者，当咨询者知识不足而仅局限于保密原则的话，就可能陷入一种恐慌状态而不知所处。因此，作为咨询者在必要时应有冲破保密约定的勇气，与值得信赖的或有关人士商量，避免自杀状态的实现。也就是说，与保密原则相比，来访者的生命安全应该而且必须首先予以考虑，所谓"人命关天"的道理。

（二）自愿原则

在进行心理咨询的过程当中，来访者强烈的求助动机是保证治疗顺利进行并获得满意效果的重要前提。因此，到心理咨询室咨询的来访者必须出于完全自愿。没有咨询愿望和要求的人，咨询者不应该主动去为其进行心理咨询；只有自己感到心里不适，为此而烦恼并愿意找咨询人员诉说烦恼以寻求咨询者的帮助，才能够获得问题的解决。

迫于他人压力而前来心理咨询的来访者也大有人在。这一类来访者往往自闭倾向较强，也有较强的抵抗情绪和自我防御，因此极有可能不愿意谈论实质性问题，从而严重影响治疗进展。另一方面，既然是自愿前来，也可以自愿离去。也就说，无论是在咨询关系确立的时候，还是咨询过程之中，以及咨询关系的打破、中止或结束，都不应该存在任何意义上的强制。"来者不拒，去者不追"，是心理咨询工作中所应遵守的原则。

心理咨询室的大门向任何人都是永远敞开的。

（三）时间限定原则

心理咨询必须遵守一定的时间限定。咨询时间一般规定为每次 50min 左右（初次受理咨询可以适当延长），原则上不能随意延长咨询时间或间隔。

但是，咨询时间的限定也不是绝对的。根据来访者的病理状态、心理发展过程和年龄大小，可以缩短时间和间隔，增加咨询次数。如与精神分裂症患者的咨询时间定为 50min 可能就太长，以每次 20～30min，一周两三次比较合适。对行为化倾向较强的来访者，也可考虑增加咨询次数。而夫妻咨询的时候，可能需要一次 1h 以上才能满足双方的需求。

电话咨询原则上以 30min 为限，如果超过 30min 仍然不能终止咨询的话，除应急情况之外，可以考虑要么是咨询者卷入了来访者的感情漩涡，要么是咨询者在咨询技术、应对能力方面存在问题。

学校心理咨询和指导时所可能出现的家庭访问，也应该遵循咨询时间限定的原则，不能根据学生状态的好坏而随意更改时间从而被学生来访者所牵制。

咨询者若因会议等原因不得不提前结束咨询谈话时，需要在咨询开始时向来访者说明，避免咨询到半途时突然告知而引起来访者的不安和不快。

（四）感情限定原则

咨询关系的确定和咨询工作的顺利开展的关键，是咨询者和来访者心里的沟通和接近。但这也是有限度的，对来访者的诱惑和要求，即使是好意的，在终止咨询之前也是应该予以拒绝的。"老师，我们一起吃饭好么？"，"到我这里来玩吧"，"我们去一个清静的地方谈好么"等，对来访者的要求不应答应。个人问题接触过密的话，不仅容易使来访者过于了解咨询者内心世界和私生活，阻碍来访者的自我表现，也容易使咨询者该说的不能说，从而失去客观公正的判断事务的能力。因此，心理咨询的场面设定时，原则上禁止咨询者与来访者除咨询室之外的任何接触和交往，也不能将自己的情绪带进咨询过程，不对来访者在感情上产生爱情和依恋，更不能在咨询过程中寻求在爱情、欲求等方面的满足和实现。

（五）伦理原则

心理咨询活动的开展必须以一定的伦理规范为约束力，这是心理咨询所必须坚持的重要原则。心理咨询的伦理规范，主要表现对从事心理咨询工作的咨询者、团体的伦理要求。目前，我国尚未制订心理咨询者的道德标准与伦理规范，但已经提上了议事日程。

第四节　自我心理保健

一、心理保健应遵循的主要原则

由于每个人的自身条件和所面临的问题有很大差别，因人而异，所以没有万能的保持心理健康的指导原则，只有适用于大多数人的一般性原则。

（一）要有自知之明

自知就是对自己有一个完整、客观、全面的认识评价，不仅要正确认识自己的优点和长处，还应当清楚地了解自己的缺点与短处，自知是自我意识良好的表现，也是心理保健的重要原则。如搞清楚自己在哪种类型的刺激情境下更容易出现情绪上的困扰，便可帮助认清自己脆弱的方面，从而进一步找到方法提高自己的应急能力。能做到自知是很不容易的，不仅需要个体对自身的自我观察、自我分析和自我体验，而且还需要通过把自己与别人进行比较来认识自己。

缺乏自知会导致盲目自信，使人不适当地提高自己的抱负水平，过分地强化自己的成就动机，不自量力地从事非力所能及的工作。其结果不仅会因达不到目标而产生挫折感，而且还会由于过度疲劳和心理压力过大而患病；缺乏自知还会导致自卑，严重的还会发展到内疚、自责、自暴自弃，持续下去会影响健康。

（二）接受自己

所谓接受自己，包括不讨厌自己、不和自己过不去；客观、理智地对待自己的优缺点、长短处；不对自己提出苛刻、过分的要求；原谅自己的失误、过失等。一个人心理烦恼、焦虑不安，往往出于对自己的不满意、不接受的缘故，甚至有的人一生都处于对自己的不满之中，在自卑、自疚、自责、自罪中度过人生。接受自己是以自知为基础的，但它比自知更难做到，绝非一朝一夕之功，需要长期磨练和自觉地进行休养。

（三）体验现在的幸福感

幸福感是人生活在世界上最有价值的情感体验，能在习以为常的生活中品尝到激动、欢愉的情绪，这需要积极的人生观，对生活的敏锐洞察和对幸福含义的透彻理解。缺乏或体验不到现实的幸福感，必然导致对自己的现实处境不满，从而陷入心理烦恼、苦闷、焦虑和不安之中。

二、心理健康的自我调节

1. 自我心理调节的方法　学习和掌握一些自我心理调节的方法十分必要，这有利于在受到挫折时有效地化解因挫折而产生的焦虑、紧张、郁闷等不良情绪，从而提高挫折承受力。人们可以选择适合自己的方法来调节挫折心理，常见的方法有：

（1）暗示调节：心理学研究表明，暗示作用对人的心理活动和行为具有显著的影响，内部语言可以引起或抑制人的心理和行为。自我暗示即通过内部语言来提醒和安慰自己，如提醒自己"不要灰心""不要着急""一切都会过去的""事情并不像我想象的那么糟"等，以此来缓解心理压力，调整不良情绪。

（2）放松调节：还可学习身体放松的方法来调节挫折所引起的紧张不安感。放松调节是通过对身体各部分主要肌肉的系统放松练习，抑制伴随紧张而产生的血压升高、头痛、手脚冒汗、腹泻、睡眠等生理反应，从而减轻心理上的压力和紧张焦虑情绪。放松调节首先要学会体验肌肉紧张时的感觉，即收缩肌肉群，注意体验其感觉；然后再放松肌肉群，注意体会相反的感觉。呼吸调节也是放松调节的一种。通过某种特定的呼吸方法，来解除精神紧张、压抑、焦虑、急躁和疲劳。例如，紧张时，采用深呼吸的方法可减缓紧张感。平时也可以到空气新鲜的大自然中去做呼吸训练。

（3）想象调节：受挫心理调节能力并非要等到受挫后再来培养，而是在平时就要训练。想象调节法即是指在想象中对现实生活中的挫折情境和使自己感到紧张、焦虑的事件的预演，学会在想象的情境中放松自己，并使之迁移，从而达到能在真实的挫折情境和紧张的场合下对付各种不良的情绪反应。想象调节的基本做法是：首先学会有效的放松；其次把挫折和紧张事件按紧张的等级由低到高排列出来，制成等级表；

然后依据等级表由低到高逐步进行想象脱敏训练。

2. 自我情绪调节的几种方法　在生活中也可以采用以下这些具体的方式来调节情绪：

（1）倾诉：倾诉可取得内心感情与外界刺激的平衡，去灾免病。当遇到不幸、烦恼和不顺心的事之后，切勿忧郁压抑，把心事深埋心底，而应将这些烦恼向你信赖、头脑冷静、善解人意的人倾诉，自言自语也行，对身边的动物讲也行。

（2）旅游：当一个人心理不平衡、有苦恼时，他应到大自然去。山区或海滨周围的空气中含有较多的阴离子，阴离子是人和动物生存必要的物质，空气中的阴离子越多，人体的器官和组织所得到的氧气就越充足，新陈代谢机能便盛，神经体液的调节功能增强，有利于促进机体的健康，越健康，心理就越容易平静。

（3）读书：读感兴趣书，读使人轻松愉快的书，读时漫不经心，随便翻翻。但抓住一本好书，则会爱不释手，那么，尘世间的一切烦恼都会抛到脑后。

（4）听音乐：音乐是人类最美好的语言。听好歌，听轻松愉快的音乐会使人心旷神怡，沉浸在幸福愉快之中而忘记烦恼。放声唱歌也是一种气度、一种潇洒、一种对长寿的呼唤。

（5）求雅趣：雅趣包括下棋、打牌、绘画、钓鱼等。从事你喜欢的活动时，不平衡的心理自然逐渐得到平衡。"不管目前面临何等样的烦恼和威胁，一旦画面开始展开，大脑屏幕上便没有它们的立足之地了。它们隐退到阴影黑暗中去了，人的全部注意力都集中到了工作上面。"伊丽莎白就是通过画画治好了忧郁症。

（6）做好事：做好事，获得快乐，平衡心理。做好事，内心得到安慰，感到踏实；别人做出反应，自己得到鼓励，心情愉快。从自己做起，与人为善，这样才会有朋友。在别人需要帮助时，伸出你的手，施一份关心给别人。仁慈是最有价值的品质，你不可能去爱每一个人，但你尽可能和每个人友好相处。

（7）忘却：忘却也是保持心理平衡的好办法。忘记烦恼、忘记忧愁、忘记苦涩、忘记失意、忘记昨天、忘记自己、忘记他人对你的伤害、忘记朋友对你的背叛、忘记脆弱的情怀。忘记你曾有的羞辱，这样你便可乐观豁达起来。人生的道路是曲折坎坷的，对荣辱、富贵、贫穷、诽谤、嫉妒、酸楚等社会附加物，一笑置之，那么你就得到解脱了，心理就平衡了。忘却有害无益的人和事吧，保持心理的平衡。

（8）自我意识调节：自我意识使人能够认识和体验自己的情绪，同时也可控制情绪的变化。如一个人的政治意识、道德意识、公民意识及角色意识等均可对情绪起到调节作用。因此，当自我意识失去控制时，就需要借助外力进行调节，使自我意识水平保持最佳状态，只有提高自我意识的支配能力，才能保证较高的自我意识水平，从而发挥正常的自我意识的功能。

（9）情感调节：年轻人精力旺盛，情感丰富，情绪波动大，常产生一些不良情绪，如果不良情绪所产生的能量难以释放出，就会影响个体身心健康。因此，要学会情感调节，使不良情感得到转化，即将不良情绪带来的能量引向比较符合社会规范的方向，转化为具有社会价值的积极行动。如把年轻人充沛的精力与丰富的情感引导上升为自我教育的动力，多组织大型集体活动，以此调节他们的情感。

（10）语言暗示调节：语言是人们用来彼此交流思想和情感的工具。大学生由于知识和阅历不断丰富，具有独立思维、独立意识能力，因而通过科学的运用语言暗示，可解决一些学生的思想问题，在大学生政治思想教育方面有积极的作用。

（11）理智调节：有些人往往好强气盛，在日常生活中易出现过于强烈的情绪反应，每当此时，思维变得狭隘、情绪难以自控而失去理智。因此，要学会理智调节，无论遇到什么事件，产生什么情绪，都要唤回理智，用理智的头脑分析并进行推理，找出产生不良情绪的原因，从而保持心理平衡。

（12）注意转移调节：转移注意力在心理保健中是必不可少的，当你心绪不佳，有烦恼时，可以外出参加一些娱乐活动，换换环境，换个想法，因为新异刺激可以忘却不良的情绪。如果你能有意识地强迫自己转移注意力，对调节情绪有特殊的意义。如考完一门课，就不要再想它考得如何不好、有什么问题，而应尽快将自己的注意转移，调节心理状态，以充沛的精力迎接下一门课考试，否则哪一门课都考不好。

（13）合理宣泄调节：情绪有的可以升华，有的也不一定有必要升华，在适当的场合下，合理宣泄一下自己的情绪，同样可以起到心理调节的作用。因此要学会合理宣泄情绪，首先要注意情感宣泄的对象、地点、场合、方式等，切不可任意宣泄，无端迁怒于他人或他物，造成不良后果。

（14）交往心理调节：交往是人类不可缺少的社会性需要，不仅是利益和物质的交流，也是情感与思想的交流。因此当你心情不愉快时，不妨向同学和朋友交谈倾诉一番，特别是向异性朋友倾诉，会产生良好的心理调节作用。美国心理学家调查研究表明，所有的人都可以在同异性倾诉中获得比同性倾诉中高的解决抑郁的功效。

（15）审美心理调节：爱美之心人皆有之，只有人人追求美，社会才显得更富有活力。大学生由于正处于身心发育阶段，他们在学习的同时，也注重美的猎取，因此，应引导他们对内在美与外在美的调节。只有高尚的心灵与美好的外部形体相结合，才能形成不俗的气质和高雅的风度。

3. 怎么应对心理紧张

（1）控制自己的情绪：我们的心理压力可能并非来源于所陷入的各种困境，而是来源于对这些困境所采取的反应。你可能无法控制生活降临于你头上的打击，但你却能控制自己对待这一打击的态度。所以，在面临心理压力时，一定不要让压力占据你的头脑，保持乐观是控制心理压力的关键，应将挫折视为前进的动力，不要养成消极的思考习惯，遇事要多往好处想，努力在消极情绪中加入一些积极的思考。

（2）尝试创造一种内心的平衡感：心理学家认为，保持冷静是防止心理失控的最佳方法，每天早或晚进行 20min 的盘腿静坐或自我放松术，能创造一种内心平衡感，这种屏除杂念的静坐冥想能降低血压，减少焦虑感。有一项研究表明，过度焦虑烦躁的人每天花 10min 静坐，集中注意数心跳，使自己心跳逐渐变缓慢。10 个星期后，他们的心理紧张均有一定程度的减轻。此外，按摩对减轻压力感也非常有效。

（3）懂得平衡你的生活：要平衡自己的生活应尝试换个角度想问题，抽空去想一想或回味一下那些令自己快乐的事情。当你为琐事而紧张不安，忧心忡忡是无济于事的，你应想个办法来解决这一问题，一个行之有效的方法是把一切都写下来。每天早起 10min，把自己感受写满 3 页 16 开的纸，事后不要修改，也无需再重读。过一段时间当你把自己的烦恼都表达出来之后，你会发现自己的头脑清楚了，也能更好地处理这些问题了。这种"自我交谈方法"能帮助你解决好多问题。

第十三章　中医辨识、治未病及健康养生

第一节　精　神　调　养

一、基　本　概　念

精神调养是一种通过调节人的精神、情绪及心理活动以使身心健康的养生方法。中医学认为，精神与形体的协调一致，是人体健康长寿的根本保证。精神的异常变化能够影响人体健康。因此，主张调身先调心、护形先守神。

神的概念有广义和狭义之分。广义的神是指人体整个生命活动的表现，狭义的神则指魂魄意志思虑智等。所谓调神，也就是调心。中医认为，心者，五脏六腑之大主、精神之所舍也。说明心神在人的生命活动中占主宰地位。正是由于心神的统帅作用，脏腑、经络、气血、津液才能维持正常的功能，并能与自然界的变化相适应。"神不疲则气不乱，气不乱则身泰寿延矣"。所以，历代医家都强调养生首当养心调神，"得神者昌，失神者亡"，"神疲心易役，气弱病相萦"。此外，喜、怒、忧、思、悲、恐、惊（七情）是人对外界事物的反应，属于五脏在精神活动方面的正常表现。在一般情况下，七情并不会致病，而且有利于平秘阴阳、调和气血，疏通经络，协调脏腑功能，促进心身健康。但是情感刺激如果超过了人的调节能力，就会引起阴阳气血失和、脏腑经络功能紊乱，从而发生疾病，甚或促人早夭，所以精神调养旨在不使七情过激。

二、几种调养精神方法

（一）精神内守

使人的思想保持在一种少思、少欲、淡泊宁静状态的养生方法。调神贵在一个"静"字。恬淡虚无，在传统的精神调养方法中占有主导地位，并且深受道教和佛教思想的影响。但中医学的调神与道佛家消极的去世离俗、无欲无求、修仙行佛的方法有着根本的区别。人有各种欲望是自然的，只是不可过度，所谓"恬淡"是针对心神的易"躁乱"而言。凡人不能无思，但要适度用神、善于用神，摒除各种妄念，不奢求浮荣，不为利欲所诱惑，而"以公义胜私欲"，使心神专注于事业和工作等方面，自能"独立守神，肌肉若一"。或者在工作学习之余，闭目定志，在一段时间里处于心静神清的状态，也有益于身心健康。

（二）修德养性

通过加强品德修养以保健防病的养生方法。人的情操是否高尚及性格是否豁达，直接影响情绪的变化。大凡高寿者都性格开朗、情绪乐观，具有良好的品德修养。所以历代养生家都强调道德习性的涵养，如"修身以道，修道以仁"，"己所不欲，勿施于人"，"苟利国家，不求富贵"，"诚勤身心，常修善事"等。修德养性最主要的方法就是通过追求自己的生活目标以寻找精神寄托，这是增强理智、控制不良情绪的最根本措施。其次应当培养多种爱好，如琴、棋、书、画、钓鱼、旅游、养花、习练气功等，以怡情养心。

（三）调和七情

通过控制过激的七情活动以保持身心健康的养生方法。在人的一生中，常会遇到一些失意、悲观、愤怒、激动之事，对此要有所节制。首先是要放下各种精神包袱，勿患得患失，古代养生家强调薄名利、禁声色、廉货财、少滋味、摒虚妄、除嫉妒。人应当时常保持乐观，避免产生不良情绪。其次是要善于排除恼怒、悲哀、惊恐等不良情绪。对于愤怒之情，当避免。遇到不尽人意之事，要克制自己，或转移自己的注意力，还可采用"以情胜情"之法加以排除，做到心安而不惧，神清而气全。

三、老年人、妇女、儿童特殊的生理和心理状况

（1）老年人随着年事增高，体力和智力将逐渐减退，这本是正常的生理现象，但常会有不适应感，容易产生悲观、消极、失望等心理。老年人离退休后，也会产生一种无所适从、孤单寂寞的感觉。这种异常的情绪变化是促使老年人发病或早亡的重要原因。因此，老年人尤当注意精神调摄。首先，应当认识到老年生理功能的衰退是正常的生理现象，以乐观豁达的态度来对待，并从饮食、起居、导引等多方面进行积

极的调养，推迟衰老的到来。其次，老年人的生活不宜过分单调，更不要整日守家孤坐，无所事事，应多参加一些力所能及的家庭和社会活动，多培养一些个人爱好，如养鸟、种花、书法、绘画以及各种体育锻炼等，而且仍应合理用脑。这样既可摆脱孤独和寂寞，又能养心益智、增强体质，有利于抵抗衰老。另外，老年人的精神调养还有赖于社会和家庭为老年人创造一个舒适和谐的生活环境。

（2）女性有经、带、胎、产的特殊生理现象，其精神调养也应与其相适应。月经期因冲任气血的变化，常表现出情绪的异常，如激动、易怒、烦躁，这种异常的情绪反过来又影响气血的运行，从而诱发或加重多种月经病。因此，女性在月经期应保持心情愉快，避免过激七情。孕期妇女血聚胎元，以养胞胎，常会出现妊娠反应，如恶心、呕吐等，这是正常的变化，但孕妇的情绪常因之而变得不够稳定。此时若调摄失宜，易引发妊娠恶阻、子痫等病。因此，孕妇当调心神、和情性、节减嗜欲，庶事清静，保持神清气全，以有利于母体和胎儿的健康。临产时的精神状态也很重要，产妇要情绪稳定。若心有疑虑，则气结血滞而不顺，多致难产。产褥期的妇女多虚多瘀，极易为七情所伤，尤当注意调摄得法。哺乳期的妇女要喂养婴儿，其异常情绪既有损自身的健康，也影响婴儿的发育。50 岁前后，女性进入绝经期，冲任虚衰，月经由异常而渐渐停止，此期女性受此影响，精神烦躁、诸症纷纭，旁人需多加体谅，自身亦需注意控制，尽量使心情平和，善于排解无端而成的郁怒情绪，养性修身，可以保平安。

（3）小儿为稚阴稚阳之体，脏腑娇嫩、神气怯弱，极易因外界强烈的刺激而致病，如乍见异物、乍闻异声、暴受惊恐等，特别是婴幼儿更应避免各种恶性刺激。由于小儿不明事理，其精神调养需靠父母、老师的言传身教来进行引导。

第二节　体质调理

常见的 9 种体质辨识以及日常调养要点如下。

一、平和质：精力充沛、睡眠良好

【体质辨识】平和质人群一般体形匀称健壮，面色、肤色润泽。目光有神，嗅觉通利，唇色红润。精力充沛，睡眠良好，大小便正常。舌色淡红，苔薄白，脉和有神。"身体倍儿棒、吃嘛嘛香"，性格开朗，社会和自然适应能力强，不容易得病。

【日常调养】平常吃得不要过饱，也不要过饥，不食过冷或过热的食物。多吃五谷杂粮、蔬菜瓜果，少食油腻辛辣之物。运动上，年轻人可以多跑步、打球，老年人则适当散步、打太极等。平和质的人群平常不需要太过注重饮食宜忌，不过，也要顺应自然养生。平和质的人虽然身体棒，但到了大暑这样的气候，由于外在环境的变化，也需要适当降暑、祛湿。

二、气虚质：经常容易出虚汗

【体质辨识】气虚型的人肌肉一般不健壮，平时气短懒言，说话没劲。目光少神，肢体容易疲乏，容易呼吸短促。易出汗，且经常出虚汗。口淡，唇色少华，毛发不华，头晕，健忘。舌淡红，舌体胖大，边有齿痕，脉象虚缓。气虚的人容易感冒，生病后抗病能力弱，且难以痊愈，容易患内脏下垂如胃下垂等。

【日常调养】多吃益气健脾的食物，如黄豆、白扁豆、香菇、大枣、桂圆、蜂蜜等。以柔缓运动，散步、打太极拳等为主。平常可按摩足三里穴。常自汗、感冒者可服玉屏风散预防。

三、阳虚质：总是手脚发凉

【体质辨识】形体白胖，面色柔白，肌肉不健壮。平素精神不振、畏冷，总是手脚发凉。喜热饮食，不敢吃凉的东西。毛发易落，小便清长，大便稀溏。舌淡胖嫩，边有齿痕，苔润，脉象沉迟而弱。性格多沉静，内向。

【日常调养】可多吃甘温益气的食物，如牛肉、羊肉、葱、姜、蒜、花椒、韭菜、辣椒、胡椒等。少食生冷寒凉的食物，如黄瓜、藕、梨、西瓜等。自行按摩气海、足三里、涌泉等穴，或经常灸足三里、关元穴有保健作用。

四、阴虚质：经常手脚心发热

【体质辨识】平素易口燥咽干，喜冷饮。面色潮红、有烘热感，经常感到手脚心发热。目干涩，视物昏花，眩晕耳鸣，容易失眠。皮肤偏干、易生皱纹。小便短涩，大便干燥。唇红微干，舌红少津少苔，脉象细弦或数。

【日常调养】多吃甘凉滋润的食物，如鸭肉、冬瓜、芝麻、百合等。少食性温燥烈的食物，中午保持一定的午休时间。避免熬夜、剧烈运动，锻炼时要控制出汗量，及时补充水分。

五、血瘀质：面色晦暗，性情急躁

【体质辨识】易瘦人居多，面色灰暗或色素沉着，皮肤常在不知不觉间出现瘀斑，易患疼痛。皮肤常干燥、粗糙，刷牙时牙龈容易出血。眼睛常有红血丝，常出现疼痛，容易烦躁、健忘、性情急躁。女性多见痛经、闭经或经血中多凝血块、或经血紫黑有块，舌质黯有点、片状瘀斑，舌下静脉曲张，脉象细涩或结代。

【日常调养】可多食黑豆、海带、紫菜、萝卜、胡萝卜、山楂、醋、绿茶等具有活血、散结、行气、疏肝解郁作用的食物。少食肥猪肉等，保持充足的睡眠，但也不宜过于安逸，容易导致气机淤滞。

六、痰湿质：心宽体胖、皮肤油腻

【体质辨识】痰湿质人群最大的特点就是"心宽体胖"，腹部松软肥胖。面部皮肤油脂较多，多汗且黏。胸闷，痰多，口黏腻或甜，身重不爽。面色淡黄或黯，眼泡微浮，容易困倦。大便正常或不实，小便少或微混。舌体胖大，舌苔白腻，脉滑。

【日常调养】饮食清淡，少食肥肉及甜、黏、油腻的食物。多食葱、蒜、海藻、海带、冬瓜、萝卜、金橘、芥末等食物，可酌情服用化痰祛湿方。

七、湿热质：脸鼻有油光，开口有异味

【体质辨识】形体偏胖或苍瘦，脸部和鼻尖总是油光发亮，还容易生粉刺、疮疖，一开口就能闻到异味。容易口苦口干，身体困倦，心烦懈怠，眼睛红赤。大便黏滞不爽，小便发黄。性格多急躁易怒。男易阴囊潮湿，女易带下增多。舌质偏红苔黄腻，脉象多滑数。

【日常调养】饮食清淡，多吃甘寒、甘平的食物，如绿豆、空心菜、苋菜、芹菜、黄瓜、冬瓜、藕、西瓜等。少吃辛温助热的食物，戒除烟酒，不要熬夜、过于劳累。适合中长跑、游泳、爬山、各种球类、武术等运动。

八、气郁质：易闷闷不乐、胸肋胀满

【体质辨识】形体瘦者为多，对精神刺激适应能力较差，平素忧郁面貌。多愁善感、忧郁脆弱、敏感多疑。经常闷闷不乐、无缘无故地叹气，容易心慌失眠。胸肋胀满，或走窜疼痛，或嗳气呃逆，或咽间有异物感，或乳房胀痛，睡眠较差，大便多干，舌淡红，苔薄白，脉象弦细。

【日常调养】多吃小麦、葱、蒜、海带、海藻、萝卜、金橘、山楂、玫瑰等具有行气、解郁、消食、醒神等作用的食物。睡眠避免饮茶、咖啡等提神醒脑的饮料，可酌情服用逍遥散、舒肝和胃丸、开胸顺气丸、柴胡疏肝散、越鞠丸等调节。

九、特禀质：容易过敏

【体质辨识】对花粉或某事物过敏等，哮喘、皮肤容易起荨麻疹，即使不是感冒也经常打喷嚏、流鼻涕。或有先天生理缺陷，遗传性疾病有垂直遗传，先天性、家族性特征；胎传性疾病为母体影响胎儿个体生长发育及相关疾病特征。

【日常调养】饮食清淡、均衡，粗细搭配适当，荤素配伍合理。少吃荞麦、蚕豆、白扁豆、牛肉、鹅肉、鲤鱼、虾蟹、茄子、浓茶等辛辣之品、腥膻发物及含致敏物质的食物。

第三节　食疗与膏方

食疗又称食治，即利用食物来影响机体各方面的功能，使其获得健康或愈疾防病的一种方法。通常认为，食物是为人体提供生长发育和健康生存所需的各种营养素的可食性物质。食物不但起着营养的作用，而且还能疗疾祛病。中医很早就认识到食物不仅能营养，而且还能疗疾祛病。食疗就是用食物协助或者替代药物而使疾病得到治疗、使细胞恢复功能、使人体恢复健康。

一、部分疾病的食疗要点

（一）急慢性胃炎

（1）禁忌之物：①忌辛辣刺激之物；②忌烟酒茶；③忌过烫过冷的食物；④忌坚硬粗糙之物；⑤忌变质不洁食物；⑥忌油腻韧性食物。

（2）食养之品：牛奶、瘦猪肉、牛肉、莲藕、鸡蛋、苦瓜、山楂。

（3）原则：多吃易于消化、清淡而富含蛋白质及维生素 B 的食物。同时，一日三餐要按时按顿，避免暴饮暴食。

（二）胃、十二指肠溃疡

（1）禁忌之物：①忌辛辣刺激之物；②忌坚硬粗糙之物；③忌过热过冷的食物；④忌胀气食物；⑤忌食鲜美汤汁和甜羹。

（2）食养之品：牛奶、卷心菜、土豆、猪肚、面包、蜂蜜等。

（3）原则：少食多餐，细嚼慢咽。食易于消化，便于咀嚼，含渣较少，营养丰富的食物。

（三）慢性结肠炎

（1）禁忌之物：①忌牛奶及海鲜；②忌油腻之物；③忌蜂蜜及其制品；④忌产气食物；⑤忌生冷瓜果；⑥少食纤维蔬菜。

（2）食养之品：牛肉、黑木耳、柿饼、黄鳝、莲子芡实粥、苹果、杨梅、青梅、橄榄、石榴、山楂、苦瓜、竹笋粥（熟后去笋食粥）。

（3）原则：食物柔软，易于消化，富于营养。保证足够的热量，补充多种维生素，少食多餐。

（四）哮喘

（1）禁忌之物：①忌海腥发物；②忌冷饮；③忌过甜食品；④忌辛辣之物；⑤忌蛋类和乳类；⑥忌烟。

（2）食养之品

1）豆腐、麦芽糖、生萝卜汁混合煮开，分次服，对肺热哮喘有效。

2）小冬瓜破开，不去皮子，填入冰糖加水炖，饮冬瓜水，适合热性哮喘。

3）粳米（先煮粥）、紫苏叶（纱布包，将熟时放入）煮成粥。适合寒喘。

4）百合、杏仁、粳米、煮粥。适合脾肺虚喘。

5）苏子、莱菔子、白芥子三味水煎，去渣，加粳米煮粥。适合哮喘痰多。

6）人参、核桃肉煎汤服。适合缓解期。

（3）原则：饮食清淡，病情平稳时应食补肾纳气的食物。

（五）胰腺炎

（1）禁忌之物

1）急性胰腺炎：①禁食；②禁用含脂肪食物；③忌蛋白质。

2）慢性胰腺炎：①忌暴饮暴食；②忌饮酒；③忌生冷甘腻之品；④忌肥甘厚味和辛温助热之品。

（2）食养之品

1）鳝鱼、鸡内金蒸熟调味服，适合慢性胰腺炎营养障碍者。

2）鸡内金、红薯叶煎汤，调味服，适合慢性胰腺炎营养障碍者。

3）大枣煮烂去皮核，加入山药泥服用，适合慢性胰腺炎身体虚弱者。

（六）细菌性痢疾

（1）禁忌之物：①忌肉类浓汁及动物内脏；②忌粗纤维、胀气食物，如芥菜、芹菜、韭菜、牛奶、糖、豆制品；③忌机械性刺激类食物，如煎、炸、腌、熏、腊的大块肉；④忌污染食物；⑤忌辛热刺激之物；⑥忌性寒滑肠食物。

（2）食养之品

1）马齿苋、茶叶、白糖，水煎代茶，3～5 天。

2）米仁煮成粥，薄荷（后下）煎汁入粥，每天 1～2 次。

3）鲫鱼、大蒜煮汤调味服，每天 1 次，用 3～5 天。

4）黑木耳、红糖煎水服，每天 1～2 次。

5）荠菜焙黄研末，红枣煮汤，每次取少量荠菜末送服，每天 2 次，连服 7～10 天。

6）酸石榴捣烂取汁，加蜂蜜，温开水冲服。或石榴皮煎水，加红糖调匀温服。每天 1～2 次，连服数天。

（3）原则：易消化食品，流质饮食或半流质饮食，软食，多喝开水，多吃新鲜水果汁和少纤维的蔬菜，增加有营养的副食品。

（七）便秘

（1）禁忌之物：①忌含蛋白质和钙质过多的食物；②忌饮食过精细和偏食；③忌烟酒和辛辣刺激之物；④忌多吃糖；⑤忌胀气和不消化食物；⑥忌滥用泻药。

（2）食养之品

1）炒松子仁，蜂蜜，加入糯米粥内。

2）炒西瓜仁，蜂蜜，加入糯米粥内。

3）柏子仁，蜂蜜，加入糯米粥内。

4）火麻仁煎取汁，加入稠糯米粥。

5）胡桃仁，每晚睡前开水送服，连服 1～2 个月。

6）黑芝麻糊煮熟，调蜂蜜，用黄芪煎汁冲服，分 2 次服完，每日 1 剂。

7）香蕉、冰糖煮汤食，每天 1～2 次；或直接食用香蕉。

8）苹果 1～2 个，每天早晚空腹食，连用几天。

9）白木耳、冰糖、大枣加水水炖，早晨空腹食。

10）土豆汁加蜂蜜，早晚半杯，连服 15～20 天。

11）桑葚绞汁，早晚 1 次，服数天。

12）黄豆皮克，水煎，分 2 次服，连服数剂。

（3）原则：以清淡、润肠和纤维素食为主，并适量饮水。

（八）高血压

（1）禁忌之物：①控制食盐；②忌暴饮暴食；③忌高热量食物；④忌烟、忌酗酒、忌浓茶。

（2）食养之品

1）矿泉水。

2）芹菜切小段，开水烫一下捞起，加调味品拌食。

3）海蛰皮切丝，凉开水烫冲洗，加调味品拌食。有益于高血压动脉硬化者。

4）海参、冰糖煮至烂，空腹食用。有益于高血压属阴虚者。

5）新鲜菠菜，开水烫一下捞起，加调味品麻油拌食。有益于高血压属阴血亏虚者。

6）荠菜花、墨旱莲，沸水煮 5 分钟，代茶饮。

7）菊花沸水煮 5 分钟，代茶饮；或炒决明子沸水煮 5 分钟，代茶饮。有益于高血压目糊不清者。

8）黑木耳和白木耳，加冰糖煮烂，睡前服，有益于高血压肝肾脾不足者。

9）玉米煮成粥服用。

（3）原则：宜清淡养阴，注意高蛋白，低脂肪，低盐，多维生素。

（九）冠心病

（1）禁忌之物：①忌油腻厚味；②忌富含胆固醇的食物：动物的脑、脊髓、肝脏及其他内脏，蛋黄、墨鱼、鱿鱼、贝壳类、鱼子；③忌烟、浓茶和浓咖啡；④忌盐；⑤忌高糖饮食；⑥暴饮暴食。

（2）食养之品

1）红花少量，白酒浸泡半月后饮用，每天少量饮用。

2）粳米先煮沸，调入适量玉米粉（先用冷水溶和），同煮成粥，早晚食用。

3）黄芪、昌鱼煮熟佐餐。

4）紫皮大蒜去皮放入沸水煮 1 分钟捞出，煮蒜水加粳米煮成粥，放入煮过的蒜，早晚温服。

5）薤白、葱白二茎，切碎煎汤，或加粳米煮粥。适合有心绞痛者。

（3）原则：平时进食补肾降脂的食品，发作时则根据情况选择药膳。

（十）糖尿病

（1）禁忌之物：①忌直接对血糖有影响的食品：红糖、白糖、冰糖、葡萄糖、麦芽糖、蜂蜜、巧克力、奶汁、水果糖、蜜饯、水果罐头、汽水、果汁、甜饮料、冰淇淋、甜饼干、蛋糕、果酱、甜面包及糖制糕点；②限制对血脂有影响的食物；③忌酒类、烟；④忌含大量淀粉的食品；⑤含甜味的补品；⑥水果（如血糖控制较好可在两餐之间，即下午 3～4 时，吃少量水果）。

（2）食养之品

1）苦瓜，拌凉菜或炒肉。

2）苦瓜、蚌肉，煮汤。

3）河蚌取肉捣烂，加鸭蛋，调料适量拌匀，蒸食。如有高血脂，不用蛋黄。

4）山药、绿豆煮羹。

5）鳝鱼，炒或煮汤。

6）兔肉、枸杞加水炖。

（3）原则：忌甜食，进餐定时定量，营养成分适合生理需要，以滋阴清热，润燥滋肾为主。

（十一）泌尿系结石

（1）禁忌之物

1）草酸钙结石的患者忌：菠菜、草莓、雪里蕻、土豆、辣椒、胡椒面。

2）磷酸盐结石的患者少食：牛奶、豆腐、虾皮、海带、肥肉、蛋黄。

3）尿酸盐结石的患者应限制蛋白质和富含嘌呤的食物：猪肉、肝、肾、沙丁鱼、蟹、蛤、豌豆、扁豆、蘑菇、花生、菠菜等动物内脏，海产品，豆类。

4）忌多吃糖。

5）忌多喝啤酒。

6）忌少喝水（每天应饮水 1500～3000ml）。

7）忌辛辣上火的食物：酒、葱、韭菜、蒜、辣椒。

8）忌肥腻之品以及虾蟹、牛羊狗肉、公鸡等发物。

（2）食养之品

1）金钱草 30g 煎汁一碗，米仁 90g 煮粥和药汁服。

2）石韦 30g 煎汁一碗，米仁 90g 煮粥和药汁加适量红糖服。

3）海金砂（纱布包）15g 煎汁一碗，米仁 90g 煮粥和药汁加适量白糖服。

4）芦根 60g 煎汁一碗，米仁 60g 煮粥和药汁加适量白糖服。

5）玉米须 30g 煎汁一碗，米仁 60g 煮粥和药汁加适量白糖服。

6）黄花鱼鱼脑石捣碎，水煎 2 小时取汁，加米仁煮粥加适量白糖。

7）核桃肉炒香，豆瓣酱与米仁粥同食。

8）玉米须、石韦、金钱草、茯苓、鸡骨草适量煮茶饮。

9）石韦、车前草、栀子、甘草煮茶饮。

（3）原则：宜清淡，多饮水，药膳以通利为主。

（十二）神经衰弱（失眠）

（1）禁忌之物：①忌具有兴奋刺激之物，如咖啡、茶、烟、酒等；②忌辛辣刺激之物，如葱、韭菜、姜、蒜、辣椒、辣酱、辣油等；③忌肥腻之物；④忌补阳助火的中药，如鹿茸、海马、温纳脐、鞭类。

（2）食养之品

1）桂圆莲子适量熬汤，适合中老年人。

2）百合、红枣、冰糖适量，加水煮，适合各年龄阴虚引起的心悸、失眠、心烦等。

3）猪心、柏子仁（放入猪心内），加水炖，调味服。

4）莲子（去芯）、百合、瘦猪肉，加水煲汤，调味佐餐。

5）百合、绿豆、冰糖适量，加水烧汤，随意服用，夏季用极佳。

6）小麦、糯米混合煮粥。

（十三）贫血

（1）禁忌之物：①忌生冷不洁之物；②限制食盐：每天 5～8g；③限制脂肪，每天 50g 左右；④忌碱性食物，如馒头、荞麦面、高粱面等；⑤忌油炸食物；⑥忌不易消化的食物，花生、葵花子、核桃、杏仁、韭菜、蒜苗、洋葱、竹笋、甜薯干、奶油、海蜇、蛤蜊、毛蚶，没煮烂的各种肉类；⑦忌饮茶；⑧忌蚕豆。

（2）食养之品

1）血糯米、红枣、冰糖适量煮粥。

2）龙眼、莲子、同煮。

3）龙眼肉、红枣、糯米、煮粥，适用贫血兼失眠健忘。

4）猪肝切末，加酱油、葱、盐、味精适量，拌入红糯米滚粥内。

5）鲜羊骨捶碎，加水煎汤，弃骨，以汤水加粳米煮粥，粥中放入葱姜等调料，有益于贫血畏寒者。

6）带鱼，用铁锅煎，与血糯粥同食。

7）阿胶（烊化，加冰糖适量）、芝麻、核桃肉共捣碎，龙眼肉隔水蒸 2 小时。每次加热食少量。

（3）原则：养心，健脾，补血。

（十四）痛经

（1）禁忌之物：①寒湿型忌食生冷食品；②寒湿型忌食寒性水产品和水果，如螃蟹、田螺、河蚌、蛏子；梨、香蕉、柿子、西瓜、柚子、橙子；③忌食酸涩食物；④湿热型忌食辛辣。

（2）食养之品

1）生姜、红糖，月经来潮前水煎服。对寒湿型有效。

2）桂皮、山楂、红糖，月经来潮前水煎服。对寒湿凝滞或气滞血瘀之痛经有效。

3）羊肉、山药等量，分别煮熟捣烂，然后与粳米同煮粥，经常食用，对气血虚弱者有效。

4）桃仁：红糖：黄酒=2：1：4 浸透后取出晒干，经常服食，适宜于气血虚弱之寒性痛经。

5）好红枣，煎汤常服，适宜于虚寒痛经。

6）月经来潮前用红糖水冲鸡蛋食用，适宜于虚寒痛经者。

7）韭菜绞汁一杯，放入红糖 20～30g，炖热温服适宜于虚寒痛经者。

（3）原则：月经期间宜食新鲜易消化的，不宜过饱，多喝开水，保持大便通畅。

（十五）妊娠期忌宜

（1）禁忌之物：①忌有堕胎作用的水产品，如螃蟹、甲鱼、海带；②忌滑利之品，如薏苡仁、马齿苋；③忌杏子及杏仁；④忌黑木耳；⑤忌山楂。

（2）食养之品

1）糖摄入（包括碳水化合物，如米、面及其制品），不能有饥饿感。

2）蛋白质摄入（摄入量为非妊娠期 1～2 倍），常用食物含蛋白质较高的如鸡蛋 15%，瘦猪肉 16%，鸡肉 21%，大豆 36%，黑豆 50%，牛奶 3%，芝麻 22%，猪心 19%，猪蹄筋干品 75%，虾 20%，黄鳝 19%，带鱼 18%，青鱼 20%等。

3）铁的摄入，每天比平时多 2mg 左右，尤其最后 1 个月，含铁较高的如芝麻、猪肝、桃子、糯米、大豆、黑枣、桂圆、小米。

4）钙和磷的摄入，日常食物含钙和磷较高的如动物骨髓、大豆、芝麻、黑豆、荠菜、白木耳、蘑菇、橄榄、核桃仁、牛奶、鸡鸭鹅蛋、虾皮。

5）维生素的摄入。

6）参考食谱：①每天 1～2 瓶牛奶或豆奶；②每天 2 匙芝麻拌白糖；③每天 1～2 个鸡蛋；④每天食用一定量的水果和蔬菜；⑤经常食用猪肝蛋汤，肉骨头黄豆汤；⑥经常食用肉、鸡、鱼；⑦主食除米饭外，可适当补充面制品及粗粮。

(3) 原则：尽量不服药物，饮食的数量和质量必须有所提高，食物中必须含有高质量蛋白质，多种维生素及矿物质（钙、磷、铁等）。

（十六）口臭

(1) 禁忌之物：①忌烟；②忌辛热刺激之物；③忌粗硬多渣食物；④忌煎炸之品。

(2) 食养之品

1）萝卜煎汤，待烂时，加入薄荷滚一下即可，喝汤，对风热型有效。

2）藕节、绿豆，水浸煎汤代茶，对胃火上炎的口臭有效。

3）龙胆草、梨（切片）、山药，水浸煎汤，对肝旺克土型口臭有效。

4）白木耳煎汤，调蜂蜜服用，对肾虚火浮型口臭有效。

5）莲芯、藕加水煮烂，对肝火上冲型口臭有效。

6）佩兰适量，开水冲泡，代茶常服。

(3) 原则：多喝开水，正确刷牙，多吃新鲜蔬菜及有营养的水果。食物宜清淡、柔软、滋润，多吃冬瓜、鲫鱼、西红柿等。

（十七）白细胞减少症

(1) 禁忌之物：①忌烟酒及辛辣刺激之物；②忌偏食；③忌多食甜食；④忌肥腻不消化之品；⑤忌生冷之品；⑥限制脂肪食入（50～70g/d）。

(2) 食养之品

1）人参少量（红参、生晒参皆可）、大米煮粥，用于有倦怠乏力，动则气促者。

2）黄芪、大米煮粥，用于面色苍白，常自汗者。

3）黑木耳、红枣，或煮或炖，当点心食用。

4）桂圆、莲子、大枣、血糯米煮粥，对心悸气短。夜寐欠安，胃纳不佳最宜。

5）黄鳝（去肠骨）、瘦猪肉，调料适量，蒸至熟烂，适用于脾胃消化无碍的面色苍白，腰膝酸软者。

6）乌骨鸡去毛及内脏，于鸡腹中放入生地、饴糖，置盆中放于蒸锅蒸熟，食肉饮汤，适用于有潮汗、盗汗、乏力者。

7）鹿茸微量、山药、白酒密封浸泡7天即可饮用，10～15ml/次。

(3) 原则：饮食应富于营养，易于消化，供给充足的蛋白质和维生素，并给予补益气血，温养脾胃之品，促使白细胞上升。

二、食疗中的禁忌

我们在进行食疗时，首先要了解的是食疗和使用膏方的禁忌。所有的食疗，都是为了让我们的机体处于一个更健康，对疾病有着更强抵抗能力的状态，因此我们首先要注意的就是食疗使用的禁忌问题，下面先为大家介绍食物的一些禁忌。

（一）食物搭配的禁忌

(1) 猪肉+菱角，会引起肚子痛。

(2) 白酒+柿子，会引起中毒。

(3) 牛肉+栗子，会引起呕吐。

(4) 洋葱+蜂蜜，会伤眼睛。

(5) 羊肉+西瓜，会伤元气。

(6) 萝卜+木耳，会引发皮炎。

(7) 狗肉+绿豆，会引起中毒。

(8) 豆腐+蜂蜜，会引起耳聋。

(9) 兔肉+芹菜，会引起脱皮。

(10) 马铃薯+香蕉，面部会生斑。

(11) 鸡肉+芹菜，会伤元气。

（12）香蕉+芋头，会引起腹胀。

（13）鹅肉+鸡蛋，会伤元气。

（14）花生+黄瓜，会伤身。

（15）甲鱼+苋菜，会中毒。

（16）红薯+柿子，会引起结石病。

（17）鲤鱼+甘草，会引起中毒。

（18）螃蟹+柿子，会引起腹泻。

（19）豆浆+鸡蛋，会失去营养。

（20）豆浆+红糖，降低蛋白质营养价值。

（21）米汤+奶粉，破坏维生素 A。

（22）开水+蜂蜜，破坏营养素。

（23）小葱+豆腐，影响人体对钙的吸收。

（24）牛奶+果汁，不利于消化吸收。

（25）萝卜+水果，可致甲状腺肿大。

（26）海鲜+水果，影响蛋白质吸收。

（27）啤酒+海味，引发痛风症。

（28）肉类+茶饮，易产生便秘。

（29）白酒+胡萝卜，肝脏易中毒。

（30）山楂+胡萝卜，维生素 C 遭到破坏。

（31）咸鱼+西红柿（或香蕉+乳酸饮料），产生强致癌物。

（32）明虾+维生素 C，可致砷中毒。

（二）几种常见食材的禁忌用法

1. 鲤鱼 脊上两筋及黑血不可食用；服用中药天门冬时不宜食用；不宜久食反复加热或反复冻藏加温之品；不宜食用烧焦的鱼肉；不宜与狗肉同时食用；不宜与小豆藿同时食用；不宜与赤小豆同时食用；不宜与咸菜同时食用；不宜与麦冬、紫苏、龙骨、朱砂同时食用。

2. 带鱼 带鱼过敏者不宜食用；服异烟肼时不宜食用；身体肥胖者不宜多食。

3. 蟹 不宜食用死螃蟹；不应食用生蟹；不应食用螃蟹的鳃及胃、心、肠等脏器；不宜食用隔夜的剩蟹；不宜与柿子同时食用；服用东莨菪碱药物时不宜食用；寒凝血瘀性疾病患者不应食用；服用中药荆芥时不宜食用；不宜与梨同时食用；不宜与花生仁同时食用；不宜与泥鳅同时食用；不宜与香瓜同时食用；不宜与冰水、冰棒、冰淇淋同时食用。

4. 田螺 服用左旋多巴时不宜食用；不宜和石榴、葡萄、青果、柿子等水果一起食用；不宜与猪肉同时食用；不宜与木耳同时食用；不宜与蛤同时食用；不宜与香瓜同时食用；不宜与冰同时食用。

5. 虾 严禁同时服用大量维生素 C。否则，可生成三价砷，能致死；不宜与猪肉同食，损精；忌与狗、鸡肉同食；忌糖。

6. 泥鳅 不宜与狗肉同食。

7. 海带 不宜与甘草同食。

8. 鲫鱼 不宜与芥菜、猪肝、猪肉、蒜、鸡肉、鹿肉等同食；忌山药、厚朴、麦冬、甘草。

9. 鳖肉 忌猪肉、兔肉、鸭蛋、苋菜；忌与薄荷同煮；忌与鸭肉同食，久食令人阴盛阳虚，水肿泄泻。

10. 黄花鱼 忌用牛、羊油煎炸；反荆芥。

11. 龟肉 不宜与酒、果、瓜、猪肉、苋菜同食。

12. 蜗牛 忌蝎子。

13. 鲶鱼 不宜与牛肝同食；忌用牛、羊油煎炸；不可与荆芥同用。

14. 鳝鱼 忌狗血、狗肉，同食助热动风；忌荆芥，同食令人吐血；青色鳝鱼有毒，黄色无毒。有毒鳝鱼一次吃 250g，可致死。

15. 海鳗鱼　不宜与白果、甘草同食。

16. 青鱼　忌用牛、羊油煎炸；不可与荆芥、白术、苍术同食。

17. 牡蛎肉　不宜与糖同食。

第四节　四季养生

一、基本概念

我们知道时间是单方向的，但它存在一个一个的循环。在一年的大循环之中，时间如环无端，首尾相对，自春夏至秋冬，反复往返。其中有二至、二分、四立之不同时间点。简单来说，冬至对应夏至，春分与秋分对应，而立春对应立秋，立夏对应立冬。

一年四季，春夏秋冬，循环反复，形成一个圆圈。人体亦顺应四季，形成一年的阴阳气血循环。简单来说，春生夏长，秋收冬藏。阳气自春而升发，至夏而旺盛，至秋而敛降，至冬而收藏。如果在一年的某一个时间点，因为外邪的干扰或者饮食、七情内伤，人体的阴阳气血就会出现异常，这个异常反应会表现为疾病，而且受天地循环规律的影响，这个异常反应经常会影响到循环圆圈的对立面上。也就是说，冬至受邪，会影响夏至时的阳旺状态，而春分受邪会影响秋分时的阳气敛降状态。而调理好夏至时的阳旺状态，反过来可以治疗冬至所生之病；调理好秋分时的阳气敛降状态，亦可以治疗春分受邪所生之病。

二、四季养生

（一）春季

春天阳气升发。阳气升发才能形成新的生命，冬天阳气归根的最终目的，还是为了阳气之升发。例如，每粒种子所蕴藏的生命信息只有在春天才能重新表达出来，而春天升发好，才有助于秋天果实的收获。秋冬的阳气收藏直接影响着春天阳气的升发。若收藏不足，则升发必然不足。目前所见的人群中，普遍存在着春升无力的情况。或者肝气不足而面色青暗，或者肝气暴逆而面色红赤，或者易怒易恼，或肝疼胃痛，或者易于过敏反应，皆是春升不足而肝气横逆之象。此时当养肝之体阴以助肝之用阳。或者亦可于秋季之时，助阳气敛降，即是治疗春病的妙法。

（二）夏季

夏天阳气旺盛。阳旺而阳泄，天地之间的各种生命在此时得以充分伸展。这是阳气最旺之时，是生命最绚烂的季节。一年之间阳气的收藏和升发就是为了此时，所有的生命都在此时而灿烂。天地之间于此时阳气完全开泄于地表之上，于人体而言，此时阳气外泄而内阳必虚。所以，夏季是内阳易虚的季节，也是扶阳的重要季节。此时若过食寒凉，则极易内伤脾阳，导致洞泄，或者阳虚感寒而邪伏三阴，形成伏邪。如鼻炎，多是夏时阳泄而不藏，阴寒内伏于心下，形成留饮，至于冬天，受外寒相引而发作为鼻寒流涕。夏之时当扶阳抑阴，勿贪寒凉。若夏季伤阳或者阳泄太过，亦可于冬季养阳之藏，以固阳根。

（三）秋季

秋天阳气敛降。阳气敛降是为了收藏阳气，使外泄的浮火下归于根。正如秋天的果实，必得阳气敛降，才能形成饱满的种子。如果阳气不能降下去，种子也会不成熟，或者成而不实，则会影响到来年春天的播种。当前社会重视经济发展，对于金钱与权利的欲望使得人心浮躁，阳气应降而不降。因此，当前多见高血压、高脂血症、脑卒中等疾病，都是阳气不收而浊阴反升之类。其治疗大法在于敛金气以降浊阴。如果降浊不效，可以考虑在春天治秋天的病。当春季之时，通过针灸或者中药手段，以舒畅人体气机之升发，促进阳气的生长，使人体阴阳完全顺应自然之势，则可以助秋之敛降。

（四）冬季

冬天阳气收藏。阳气下藏即是归根，藏得越深，越有利于春天的阳升。归根是自然界能量循环的重要步骤，阳气归根意味着阳气生发。如我们每天晚上必须睡觉，第二天才有精力工作学习，这就是每天的阳气归根过程。一年亦是如此，自然界若是冬天暖而不冷，则阳气不藏而向外开泄，必然会形成天地间的疫疠之气。人体若冬不藏，至春天阳气升发无力，则容易受外邪感染而高热。其治疗大法在于养冬之藏，多用敛阴固本之法，以收藏阳气。再者，夏之伏邪至冬之时，受外寒相引而易发作，如鼻炎、哮喘、支气管炎、风湿痹痛等，都是阳气虚于内而阴寒扰于外所致。或者可于冬时疾病发作时扶阳抑阴，边开太阳边扶少阴，或者，亦可以于夏之时治疗。此即是冬病夏治。

一般来说，如果有明确的疾病发生时间，则可以按圆圈对应时间治疗。如夏至之病，可于冬至治疗；秋分之病，可以春分治疗。总之，按二十四节气相互对应治疗即是。

按这个道理来说，亦不必完全拘泥于哪种季节进行治疗了。如果是冬至前发病，可于夏至前治疗；冬至后发病，则于夏至后治疗。所以说，患者当详细向医生说明自己的疾病细节，以利于医生找到合适的治疗时机。

第五节　中医理疗

一、基 本 概 念

中医理疗是通过利用人工或自然界物理因素作用于人体，产生有利的反应，达到预防和治疗疾病的方法。也是康复治疗的重要组成部分，物理因素通过人体局部直接作用，和对神经、体液的间接作用引起人体反应，从而调整了血液循环，加快了新陈代谢，促进对细胞组织的修复，调节神经系统的功能，提高免疫功能，消除致病因素，改善病理过程，达到治病目的。其是以中医理论为基础，经络理论为指导的外治法，中医认为人体是一个有机的整体，脏腑之间在生理上是相互协调，相互促进的，同时我们又是自然界中的一分子，早在人类远古时代，人们就会利用自然带来的阳光、温泉水、冷水治疗疾病，强身健体。进入石器时代，人们已开始有了应用石器治疗疾病的方法，而这种方法经过长期的不断改进，不仅在解除人类某些重要疾病方面取得了卓越的成效，同时也为我国医药科学中治疗方法奠定了坚实的物质基础。

二、针灸、火罐与推拿按摩

（一）针灸

1. 基本概念　针灸是在中医学中采用针刺或火灸人体穴位来治疗疾病的方法，是联合国教科文组织认定的人类非物质文化遗产代表作之一。根据中医学理论，通过刺激穴位可以改善经络中的气的流向。现代科学从组织学和生理学上尚未发现气、经络或者穴位的存在，且部分当代针灸使用者并非依据传统理论体系进行实践。当代科学研究支持针灸可以缓解疼痛与术后恶心的效用。

2. 针灸的作用　疏通经络：针灸可使淤阻的经络通畅而发挥其正常的生理作用，是针灸最基本最直接的治疗作用。经络"内属于脏腑，外络于肢节"，运行气血是其主要的生理功能之一。经络不通，气血运行受阻，临床表现为疼痛、麻木、肿胀、瘀斑等症状。针灸科选择相应的腧穴和针刺手法及三棱针点刺出血等使经络通畅，气血运行正常。

调和阴阳：针灸可使机体从阴阳失衡的状态向平衡状态转化，是针灸治疗最终要达到的目的。疾病发生的机制是复杂的，但从总体上可归纳为阴阳失衡。针灸调和阴阳的作用是通过经络阴阳属性、经穴配伍和针刺手法完成的。

扶正祛邪：针灸可以扶助机体正气及驱除病邪。疾病的发生发展及转归的过程，实质上就是正邪相争的过程。针灸治病，就是在于能发挥其扶正祛邪的作用。

以下列出世界卫生组织（WHO）1980 年公布的 43 种针灸有效的病症：

呼吸系统疾病：鼻窦炎，鼻炎，感冒，扁桃体炎，急、慢性喉炎，气管炎，支气管哮喘。

眼科疾病：急性结膜炎，中心性视网膜炎，近视眼，白内障。

口腔科疾病：牙痛，拔牙后疼痛，牙龈炎。

胃肠系统疾病：食管、贲门失弛缓症，呃逆，胃下垂，急、慢性胃炎，胃酸增多症，慢性十二指肠溃疡（缓解疼痛），单纯急性十二指肠溃疡炎，急、慢性结肠炎，急性（慢性）杆菌性痢疾，便秘，腹泻，肠麻痹。

神经、肌肉、骨骼疾病：头痛，偏头痛，三叉神经痛，面神经麻痹，脑卒中后的轻度瘫痪，周围性神经疾患，小儿脊髓灰质炎后遗症，梅尼埃综合征，神经性膀胱功能失调，遗尿，肋间神经痛，颈臂综合征，肩凝症，网球肘，坐骨神经痛，腰痛，关节炎，小儿脑瘫。

（二）拔火罐

1. 基本概念 拔火罐是以罐为工具，利用燃烧、抽吸、挤压等方法排除罐内空气，造成负压，使罐吸附于体表特定部位（患处、穴位），产生广泛刺激，形成局部充血或淤血现象，而达到以防病治病、强壮身体为目的的一种治疗方法。拔火罐与针灸一样，也是一种物理疗法。

2. 禁忌证 有肺部慢性病的人，局部有皮肤病或全身枯瘦，肌肉失去弹性者，不可拔罐；凡血管多、骨凸起、毛发部、心跳处、眼、耳、鼻、口与乳头等部位，均不可拔。此外有高热、昏迷、抽搐、妇女妊娠期间及水肿、腹水、肿瘤等亦不宜应用。拔火罐后不宜洗澡。

3. 适应证 外感风寒、头痛眩晕、眼暴肿痛、畏光等症，可在太阳穴上拔之；风寒湿痹、关节酸痛，可在痛处拔之；嗽咳气喘，可在背部两侧拔之；腹痛、肠空鸣、大便泄泻，可在腹部拔之。

4. 拔火罐的时间选择 春天天气转暖，气温开始回升。但北方突然来袭的春寒，还是会让猝不及防的人患上感冒等呼吸道疾病。由风寒引起的感冒，用火罐将寒气拔出可有效缓解症状。治疗时要注意罐口的润滑。北方天气干燥，尤其是春天，又冷又干。这种环境下人的皮肤缺少水分，拔火罐时容易造成皮肤破裂。一般情况下以从点上火闪完到起罐不超过 10 分钟为宜。

夏天气温较高，加上雨水多，人很容易有皮肤病如痱子。这时拔火罐主要为了去湿气。由于夏天出汗较多，拔罐前最好洗个澡，把身体擦干，别让汗液影响火罐的吸附。拔完不要洗澡，即使身上出汗很多也不要洗，以免感染。

秋天和冬天这两个季节气温低、干燥，拔罐要选择温暖的房间，注意保温。对需要进行背、腹等部位拔罐的患者，可以适当减少拔罐时间，不要让身体暴露太久。拔完及时穿衣，可以适当喝点热水，暖暖身体。秋冬两季皮肤干燥，拔罐要润滑罐口，保护皮肤不受伤。

（三）推拿

1. 基本概念 推拿一词是由摩挲、按矫、按摩逐渐推拿演变而来。推拿医术是中国古老的医治伤病的方法，是目前中医学的一个组成部分。推拿是医生用双手在患者身体上施加不同的力量、技巧和功力刺激某些特定的部位来达到恢复或改善人体的生机、促使病情康复的一种方法。它是"以人疗人"的方法，属于现在所崇尚的自然疗法的一种。

2. 禁忌证

（1）诊断尚不明确的急性脊柱损伤伴有脊髓症状患者，推拿可能加剧脊髓损伤。

（2）开放性的软组织损伤和急性软组织损伤并且局部肿胀严重的患者，如急性踝关节扭伤。

（3）可疑或已经明确诊断有骨关节或软组织肿瘤的患者。

（4）某些感染性的运动器官病症，如骨折、骨结核、骨髓炎、老年性骨质疏松等骨病患者，推拿可使骨质破坏、感染加重。

（5）某些急性传染病，如肝炎、肺结核等。

（6）各种出血病，及有出血倾向的血液病患者，如便血、尿血、外伤性出血等，推拿可能导致局部组织出血。

（7）年老体弱、久病体虚、过度疲劳、过饥过饱、醉酒之后，严重心、脑、肾疾病及病情危重者禁用或慎用推拿。

（8）局部有皮肤破损或皮肤病的患者，手法刺激可加重皮肤损伤。

（9）妊娠期妇女的腹部、腰骶部、臀部和月经期妇女，手法刺激有引起流产的可能或可能导致月经量增多，经期延长。

（10）肿瘤、骨折早期、截瘫初期。

（11）有精神疾病、不能和医生合作的患者。

（12）饥饿、过度疲劳、剧烈运动及酒后不宜马上推拿。

3. 推拿按摩的作用 推拿按摩有疏通经络的作用。如按揉足三里，推脾经可增加消化液的分泌功能等，从现代医学角度来看，按摩主要是通过刺激末梢神经，促进血液、淋巴循环及组织间的代谢过程，以协调各组织、器官间的功能，使功能的新陈代谢水平有所提高。

推拿按摩以柔软、轻和之力，循经络、按穴位，施术于人体，通过经络的传导来调节全身，借以调和营卫气血，增强机体健康。现代医学认为，推拿手法的机械刺激，通过将机械能转化为热能的综合作用，以提高局部组织的温度，促使毛细血管扩张，改善血液和淋巴循环，使血液黏滞性减低，降低周围血管阻力，减轻心脏负担，故可防治心血管疾病。

4. 推拿按摩的注意事项

（1）身心放松。按摩时除思想应集中外，尤其要心平气和，全身也不要紧张，要求做到身心都放松。

（2）取穴准确。掌握常用穴位的取穴方法和操作手法，以求取穴准确，手法正确。

（3）用力恰当。因为过小起不到应有的刺激作用，过大易产生疲劳，且易损伤皮肤。

（4）循序渐进。推拿手法的次数要由少到多，推拿力量由轻逐渐加重，推拿穴位可逐渐增加。

（5）持之以恒。无论用按摩来保健或治疗慢性病，都不是一两天就有效的，常须积以时日，才逐渐显出效果来，所以应有信心、耐心和恒心。

除上述注意事项外，还要掌握推拿保健的时间，每次以 20 分钟为宜。最好早晚各一次，如清晨起床前和临睡前。

第六节　气功与锻炼

（一）基本概念

气功是一种以呼吸的调整、身体活动的调整和意识的调整（调息，调形，调心）为手段，以强身健体、防病治病、健身延年、开发潜能为目的的一种身心锻炼方法。气功的种类繁多，主要可分为动功和静功。动功是指以身体的活动为主的气功，如导引派以动功为主，特点是强调与意气相结合的肢体操作。而静功是指身体不动，只靠意识、呼吸的自我控制来进行的气功。大多气功方法是动静相间的。宗教中，道教的道士常会练习导引、内丹术气功，佛教里的禅定、静坐也包含气功。气功常配合武术或静坐一起练习。练针灸的中医也常透过练习气功来增进疗效。

下面分别给大家简单介绍一下五禽戏、八段锦、太极拳这三种气功。

（二）五禽戏

1. 基本概念　五禽戏是通过模仿虎、鹿、熊、猿、鸟（鹤）五种动物的动作，以保健强身的一种气功功法。中国古代医家华佗在前人的基础上创造的，故又称华佗五禽戏。五禽戏能治病养生，强壮身体。练习时，可以单练一禽之戏，也可选练一两个动作。单练一两个动作时，应增加锻炼的次数。

2. 五禽戏的作用　练熊戏可调理脾胃：人出现滞食、消化不良、食欲不振等症状，不妨练练五禽戏中的熊戏。练熊戏时要在沉稳中寓于轻灵，将其剽悍之性表现出来，习练熊戏有健脾胃、助消化、消食滞、活关节等功效。

练虎戏可缓解腰背痛：如果你有腰背疼痛的症状，练虎戏能增强挟背穴和督脉的功能，缓解颈肩背痛、坐骨神经痛、腰痛等症状。

练鹿戏可缩减腰围：现在很多上班族长期久坐、缺乏运动、生活不规律，导致腰围增大，习练五禽戏的鹿戏是个不错的缩减腰围的好方法。因为鹿戏主要是针对肾脏的保健来设计，它的各个动作都是围绕腰部来做运动，在练习的过程中，自然而然地使我们腰部的脂肪大量消耗，并重新分配，有益于缩减腰围，保持苗条身材。

练猿戏可增强心肺功能：习惯于乘坐电梯的上班族如果爬上几层楼梯，不少人都会累得气喘吁吁，这其实在提醒你，你的心肺功能需要加强了。猿戏中的猿提动作遵循"提吸落呼"的呼吸方式，身体上提时吸气，放松回落时呼气。上提时吸气缩胸，全身团紧；下落时放松呼气，舒展胸廓，这组动作有助于增强心肺功能，缓解气短、气喘等症状，感兴趣的朋友不妨试试。

练鸟戏可预防关节炎：关节炎是冬季的常见多发病，但是近年来，炎炎夏日，在医院的骨伤科，也会遇到不少肩周炎、关节炎患者因犯病而求医。主要原因就是这些患者使用空调不当，或者长时间吹电扇，导致关节疾病的发作。练鸟戏时，动作轻翔舒展，可调达气血，疏通经络，祛风散寒，活动筋骨关节，不仅预防夏季关节炎的发生，而且还能增强机体免疫力。

（三）八段锦

八段锦是一种在中国古代发明的健身方法，由八种肢體动作组成，内容包括肢体运动和气息调理。八段锦属于中国武术的一种，也可以认为是气功的一种。

1. 坐式八段

（1）闭目冥心坐，握固静思神。作用：安定神志，排除杂念，益气养神。

（2）叩齿三十六，两手抱昆仑。作用：叩齿能改善牙周的血液循环，能坚固牙齿，健脾益精，促进消化腺体的分泌，增进食欲，改善手抱昆仑能锻炼颈部肌肉，保护颈椎，改善头部血液循环，防治颈椎病、头痛、头晕等病症。

（3）左右鸣天鼓，二十四度闻。作用：镇静养脑、益肾固本，协调脏腑经络，增强听力，解除头晕头痛，防治耳鸣耳聋。

（4）微摆撼天柱。作用：增强颈肌及颈部关节的灵活性，有防治高血压、耳病、咽喉病等作用。

（5）赤龙搅水津，鼓漱三十六，神水满口匀，一口分三咽，龙行虎自奔。作用：刺激消化腺体的分泌，增进食欲。

（6）闭气搓手热，背摩后精门。作用：强腰固肾，增强性功能功效，并有防治腰背酸痛的作用。

（7）尽此一口气，想火烧脐轮。作用：能使丹田之气充盈，身强体壮。

（8）左右辘轳转。作用：此势对脊髓及内脏牵拉颇佳，能疏通任督二脉，强筋健骨，对肩、肘等部位的疾患有防治作用。

（9）两脚放舒伸，叉手双虚托。作用：此势能调理三焦，促进颈、肩部的血液循环，防治颈、肩、腰部的疾病。

（10）低头攀足频。作用：此势能促进全身经脉的运行，增强内脏血液循环，能防治血管硬化、糖尿病、风湿性关节炎、手足麻木、胃肠消化不良等病症。

（11）以候神水至，再漱再吞津，如此三度毕，神水九次吞，咽下泪泪响，百脉自调匀。作用：该势可使津液增多，能滋阴降火，治疗各种原因引起的口干症。并有增强消化功能，增强机体的免疫功能，有抗衰老的作用。

（12）河车搬运毕，想发火烧身，旧名八段锦，子后午前行，勤行无间断，万疾化为尘。作用：此势具有交通心肾，培补元气之功。保持阴阳平衡，维护精气神三宝，延年益寿。

坐式八段锦适合于慢性、虚弱性疾病患者选练。神经衰弱、慢性气管炎、食管炎、慢性胃炎、冠心病、肺气肿、溃疡病、胃下垂、腰肌劳损、慢性肾炎、肾虚腰痛等疾病，可根据疾病重点选练数节。如神经衰弱患者可选练第一、二、三、五、六、七、十一、十二等节。耳鸣、耳聋可选练第一、二、三等节；心火亢旺可选练第一、四、七节；五劳七伤可选练第一、九节；腰背疾病，可选练第一、九、十节。颈椎疾病可选练四、八、九、十等节。

2. 站式八段锦

第一式，双手托天理三焦。作用：通三焦经、心包经，促进全身气血循环，改善各种慢性病症状。

第二式，左右开弓似射雕。作用：疏通肺经，同时治疗腰腿、手臂、头眼部等疾病。

第三式，调理脾胃须单举。作用：调和脾胃两经的阴阳，增强人体正气，主治脾胃不和之症。

第四式，五劳七伤向后瞧。作用：疏通带冲二脉及胆经，治疗劳损引起的颈椎和腰椎疾病。

第五式，摇头摆尾去心火。作用：通心包经、心经、小肠经，治疗心火旺所致的气血两虚、头昏目眩和脚步不稳，增强腰力、腿力和眼力。

第六式，两手攀足固肾腰。作用：通肾经和膀胱经，强筋骨、固腰肾，治疗腰酸背痛，手脚麻木、腰膝酸软等症状。

第七式，攒拳怒目增气力。作用：疏通肝经、胆经，治疗气血两虚。

第八式，背后七颠百病消。作用：利用颠足使得脊柱得以轻微的伸展和抖动，去邪扶正，接通任督二脉，贯通气血，消除百病。

（四）太极拳

太极拳是中国武术的一种，归类为内家拳，1949年后被国家体育运动委员会统一改编作为强身健体之体操运动、表演、体育比赛用途。太极拳的主要特点为动作呈弧形，连贯而圆活，其结合了古代的导引术和吐纳术，是吸取了古典哲学和传统的中医理论而形成的一种内外兼练、柔和、缓慢、轻灵的拳术。太极拳含蓄内敛、连绵不断、以柔克刚、急缓相间、行云流水的拳术风格使习练者的意、气、形、神逐渐趋于圆融一体的至高境界，而其对于武德修养的要求也使得习练者在增强体质的同时提高自身素养，提升人与自然、人与社会的融洽与和谐。同时，太极拳也不排斥对身体素质的训练，讲究刚柔并济。

太极拳对于人体是一项全面的系统工程。其松沉柔顺、圆活畅通、用意不用力的运动特点，既可消除练拳者原有的拙力僵劲，又可避免肌肉、关节、韧带等器官的损伤性。既可改变人的用力习惯和本能，又可避免因用力不当和呼吸不当引起的胸闷紧张、气血受阻的可能性，而且架势的高或低、运动量的大小都可以根据个人的体质而有所不同，能适应不同年龄、体质的需要。

（五）练习气功的注意事项

（1）在选择练习任何一种气功前一定要找合格的老师指导入门。一个好的老师除了在教授动作要点以外，还可以纠正初学者的动作，讲解动作的作用和原理，方法得当，可以让初学者少走弯路，主要是能防止偏差和一些动作不标准对自身造成的损伤。没有老师指导，很容易因不得要领而出现虽练功时间长，但收效不大，甚至自伤其身的结果，这就不但不得其效，反损其身。

（2）锻炼的关键在于坚持。各种锻炼方式的选择并不绝对，选择一种或者两种适合自己、自己感兴趣、能够长期坚持下来的锻炼方式，切记不可人云亦云，盲目跟风，比如有关节炎的患者就不适合练习太极拳，所以适合自己的才是最好的。

（3）开始时运动量不要太大。如果把人体当做一个由多个部件组成的一个机器，那么适当的运动就是对这个机器的一种调试，只有机器处在一个协调的情况下，它的效率才是最高的。在中医里人是一个整体，只有当人体的各个部位达到平衡时，人才是健康的，而锻炼对于人体来说就是一种调试，这种调试的效果是缓慢的，不要指望1~2周或者1~2个月就能看到明显的效果，同时这种调试的效果也必须是缓慢的，毕竟每个人自己长期的生活方式已经使自己的身体形成了一种协调。也许这是一种畸形的平衡，但不可否认它是你的身体对你现在生活方式形成的一种平衡，如果你直接将这种平衡强行打破，重新构建新的平衡，那么你的身体必然会经历一个不平衡的阶段，你的身体情况，你的健康情况是否能够坚持着度过这个不平衡的阶段，这是一个未知数，而就算你度过了这么一个不平衡的阶段建立起了新的平衡，那么在度过这个不平衡阶段的过程中你的身体受到的损失需要多长时间来温养才能恢复这也是一个未知数，所以建议最开始时每天锻炼20分钟，甚至只需锻炼10分钟，不要做强度太大的运动，让你的身体逐渐适应，等身体会开始适应日常锻炼后，再开始逐步增加运动量，可以尝试缓慢的增加锻炼时间或者锻炼强度，但切记，不要同时加大运动量和运动强度。

第十四章　高血压的健康管理

第一节　概　　述

一、血压的定义

血压是指血液在血管内流动过程中对血管壁产生的压力。

当心脏收缩时，将血液射入动脉时产生的最高压力称为收缩压（高压），当心脏舒张时，动脉血管内血压降到最低值，称为舒张压（低压）。收缩压和舒张压的差值称为脉压，通常用毫米汞柱（mmHg）表示。

二、高血压的定义

在未用高血压药的情况下，非同日 3 次测量，收缩压≥140mmHg 和（或）舒张压≥90mmHg 可诊断为高血压。患者既往有高血压史，目前正在服用抗高血压药，血压虽低于 140/90mmHg，也可以诊断为高血压。

根据病因高血压可分为两大类，即原发性高血压和继发性高血压。无明确病因的高血压称为原发性高血压，也就是高血压病。原发性高血压占95%，病因到目前为止还不是很清楚，一般认为是多种因素共同导致。继发性高血压是指由其他疾病，如慢性肾小球肾炎、肾动脉狭窄、嗜铬细胞瘤、原发性醛固酮增多症等引起的血压升高。应及早明确高血压是原发性还是继发性的，可以提高治愈率或阻止病情发展。

三、高血压流行的一般规律

（1）高血压患病率与年龄呈正比。

（2）女性更年期前患病率低于男性，更年期后高于男性。

（3）有地理分布差异。一般规律是高纬度（寒冷）地区高于低纬度（温暖）地区。高海拔地区高于低海拔地区。

（4）同一人群有季节差异，冬季患病率高于夏季。

（5）与饮食习惯有关。人均盐和饱和脂肪摄入越高，平均血压水平越高。经常大量饮酒者血压水平高于不饮或少饮者。

（6）与经济文化发展水平呈正相关。经济文化落后的未"开化"地区很少有高血压，经济文化越发达，人均血压水平越高。

（7）患病率与人群肥胖程度和精神压力呈正相关，与体力活动水平呈负相关。

（8）高血压有一定的遗传基础。直系亲属（尤其是父母及亲生子女之间）血压有明显相关。不同种族和民族之间血压有一定的群体差异。

四、高血压的危害

（一）高血压对心脏的危害

对心脏血管的损害方面，主要是针对冠状动脉血管，长期的高血压使冠状动脉发生粥样硬化，冠状动脉狭窄，使供应心肌的血液减少，称之为冠心病，或称缺血性心脏病。

对心脏的损害方面。高血压累及心脏时，使心脏的结构和功能发生改变，由于血压长期升高，增加了左心室的负担，使其长期受累，左心室因代偿而逐渐肥厚、扩张，形成了高血压性心脏病，最终可导致心力衰竭。

（二）高血压对脑的危害

在高血压病的早期，仅有全身小动脉痉挛，血管尚无明显器质性改变。血压升高时，小动脉的长期加压作用，动脉壁由于缺氧，营养不良，动脉内膜通透性增高，使动脉内膜增厚，玻璃样变性，纤维化增生，以致形成小动脉硬化，管腔逐渐狭窄和闭塞。脑实质内这种小的动脉在长期高血压的作用下，常有微型动脉瘤形成。微型动脉瘤壁较薄弱，当血压骤然上升时，动脉瘤易破裂产生脑出血。

由于长期高血压的作用，使已经硬化的动脉血管内膜完整性破坏，促进了血浆中的脂质易通过破损处进入内膜，使动脉壁发生脂肪玻璃样变或纤维素样坏死，增加了血管壁的脆性，当情绪激动、精神紧张劳累、用劲排便或降压药物使用不当等原因，造成血压进一步增高，就易引起血管破裂，发生脑出血。

（三）高血压对肾脏的危害

高血压患者若不控制血压，病情持续进展，5～10年（甚至更短时间）可以出现轻、中度肾小球动脉硬化。肾小动脉的硬化主要发生在入球小动脉，如无并发糖尿病，较少累及出球小动脉。当肾入球小动脉因高血压而管腔变窄甚至闭塞时，会导致肾实质缺血、肾小球纤维化、肾小管萎缩等问题。最初是尿浓缩功能减退，表现夜尿多，尿常规检查有少量蛋白尿，若肾小动脉硬化进一步发展，将出现大量蛋白质。体内代谢废物排泄受阻，尿素氮、肌酐大大上升，此时肾脏病变加重，促进高血压的进展，形成恶性循环，使血压上升，舒张压高达130mmHg以上，肾单位、肾实质坏死，最终发生尿毒症或肾衰竭。

（四）高血压对视网膜的危害

高血压患者由于血压长期持续性升高，可引起视网膜的一些病理改变。早期视网膜小动脉痉挛，检查可见小动脉变细、反光增强。如果持续痉挛则可发展为动脉硬化，动静脉交叉处有压迹现象，严重者可出现铜丝状或银丝状动脉。如果病情发展，血压急剧增高，可出现视网膜水肿、出血和渗出，进一步发展颅内压增高可合并视神经乳头水肿，最后导致失明。

第二节　高血压的监测

一、高血压的危险因素

（一）遗传因素

原发性高血压有明显的家族倾向性，提示其有遗传学基础或伴有遗传生化异常。据调查显示，双亲无高血压病的，子女的高血压病的发病率为3%；父母中一人是高血压病患者，子女的高血压病的发病率可达28%；如果父母都患有高血压病，子女的高血压病的发病率可达46%；孪生子女一方患高血压病，另一方也易患高血压病，高血压病患者亲生子女和养子女生活环境虽一样，但亲生子女较易患高血压病。

（二）高钠低钾饮食

人群膳食中平均每人每日摄入食盐增加2g，收缩压和舒张压均值分别增高2.0mmHg及1.2mmHg，个体每日钠摄入量或24小时尿钠排泄量均与其血压呈显著正相关。钾盐的摄入量与血压水平呈负相关，钾的摄入量越低，血压水平越高，给高血压患者补充钾盐可以使血压下降，并能提高限钠饮食疗法的降压效果。

（三）超重和肥胖

人群中体质指数（BMI）与血压水平呈正相关，BMI每增加3kg/m²，4年内发生高血压的风险，男性增加50%，女性增加57%。身体脂肪分布与高血压发生也有关，腹部脂肪聚集越多，血压水平就越高，腰围男性≥90cm或女性≥85cm，发生高血压的风险是腰围正常者的4倍以上。

（四）过量饮酒

过量饮酒是高血压发病的危险因素，人群高血压病的患病率随饮酒量增加而升高，虽然少量饮酒后短时间内血压会有所下降，但长期少量饮酒可使血压轻度升高，过量饮酒则是血压明显升高。如果平均每天饮酒>3个标准杯（1标准杯相当于12g乙醇，约合360g啤酒，或100g葡萄酒，或30g白酒），收缩压与舒张压分别平均升高3.5mmHg与2.1mmHg，且血压上升幅度随着饮酒量增加而增大。

（五）吸烟

有研究表明，吸一支烟后心率每分钟增加5～20次，收缩压增高10～25mmHg，在未治疗的高血压病患者中，吸烟者24小时的收缩压和舒张压均高于不吸烟者，尤其是夜间血压明显高于不吸烟者，而夜间血压升高与左心室肥厚直接相关，即吸烟会引起血压升高且对心脏产生不良影响。

（六）精神紧张

长期精神过度紧张，大脑皮质和丘脑下部兴奋性增高，体内常产生一些特殊物质，如儿茶酚胺等，这些物质会使血管痉挛，血压升高。

（七）其他危险因素

高血压发病的其他危险因素包括年龄、缺乏体力运动、血脂异常、糖尿病等。

二、血压监测

自我管理血压是高血压患者一项非常重要的技术，除了在医生的诊室里测量之外，还必须懂得自己在家里或药店里测量，能够更准确地收集到一天中血压的变化情况。患有高血压病的朋友最好自备一台血压计，每日自己或由家人测量 2～4 次血压，并列表记录，就诊时把这张表带给医生，对医生判断病情、制订治疗方案有重要的参考意义。

高血压病治疗初期血压不稳定时最好每日测量 4 次：起床前，上午 10 点，下午 3 点，晚上 8 点。血压稳定后每日早晚 2 次即可。

动态血压监测是在 24 小时内用仪器自动定时测量血压，其反映的血压是客观、准确的，是最贴近日常生活的血压。我们平时测量一次血压称为偶测血压，动态血压监测可以反映许多偶测血压无法比拟的指标。

（一）昼夜血压节律

正常人 24 小时动态血压曲线形态呈双峰一谷，上午 6～10 时及下午 4～8 时是两个峰，夜间最低，是谷。如果血压节律异常，则心脑肾靶器官损害发生率高而且严重。

（二）24 小时血压波动程度

血压波动程度越大，靶器官损害越严重。

（三）动态血压均值

动态血压均值也就是 24 小时血压的平均值，日间血压均值应低于 135/85mmHg，夜间血压均值应低于 125/75mmHg，血压均值直接影响高血压患者的预后。

（四）血压负荷

血压负荷是指血压超过正常值的次数占总测量次数的百分比。血压负荷更能预测靶器官损害，血压负荷＞40%，是高血压并发靶器官损害的指标，应积极治疗。

应用动态血压监测还可指导降压药物的选择及剂量的调整，评价降压疗效，并可鉴别"白大衣性高血压"（有些患者的血压只是在医生的诊室里才升高，而其余时间则正常），通过血压的自我监测，能够获得额外的资料以帮助患者辨别是否真的患有高血压，以及如果是真的，它对其生活方式的改变和药物的反应如何，这将有助于患者用最低的抗高血压药物剂量来控制血压。

三、高血压的危险因素评估

（一）综合评估

高血压患者病情评估见表 14-1。

表 14-1 高血压患者病情评估表 　　　　　　　　　日期

基本情况		
患者姓名	性别	年龄
患高血压年限□年		早发心血管病家族史
并发症：脑血管病□心脏疾病□肾脏疾病□外周血管疾病□糖尿病□		
体检		
身高_____cm	体重_____kg	BMI_____
腰围_____cm	臀围_____cm	腰/臀
血压共测量_____次，其中_____次<140/90mmHg，_____次≥140/90mmHg		
辅助检查		
尿常规	微量白蛋白	
血糖：_____（空腹□、餐后 2 小时□、随机□）		
血脂：CHOL_____TG_____LDL_____HDL_____		
肾功能：CREA_____UA_____BUN_____		
ECG：		
眼底：		
其他：		
目前治疗：		
药物：药名　用法		

非药物：治疗前不良生活习惯	
治疗后已改变的习惯	
依从性	
评估：血压控制优良□尚可□不良□	
指导意见：	

说明：

（1）所有评估资料均为自动生成。

（2）数据来源于评估医生的日常工作输入。

（3）体检和辅助检查结果以最近一次输入数据为统计值。

（4）年龄、患高血压年限每年自动更新。

（二）生活方式评估

生活方式评估见表14-2。

表14-2　测试您现在的生活习惯

自我测试项目	是 （2分）	不确定 （1分）	不是 （0分）
1. 早起早睡，睡眠规律			
2. 睡眠时间有保证，起床时不觉得困			
3. 晚上不失眠或很少失眠			
4. 大便规律，不便秘			
5. 工作时间比较自由			
6. 每天早起或睡前自测体重			
7. 心平气和，不易生气			
8. 洗澡时在浴室里保持暖和			
9. 洗澡时慢慢进入变暖的热水里			
10. 寒冷夜晚，起夜时从被窝出来时注意披件衣服			
11. 洗完热水澡后注意适当补充水分			
12. 不喝酒或少量饮酒			
13. 不吸烟			
14. 平时不驾车，或驾车时哪怕遇到堵车也不急躁			
15. 不赌博			
16. 合理安排工作和家务			
17. 在单位里和同事、上下级相处融洽			
18. 对未来一段时间的事务会提前计划安排			
19. 遇到不合理的事情，会委婉拒绝			
20. 平时注意保健，勤测血压，身体不适及时就医			
小计			
总分			

注：项目1～3均是关于睡眠的调查，休息是否良好和高血压是息息相关的。

项目6是询问您是否注意体重的控制。

项目7、14、15、17～19询问性格相关的问题，容易激动、焦虑、兴奋的A型性格容易患上高血压。

项目5、16生活是否轻松，较为宽裕的时间有利于身心健康和血压的控制。

项目4、8～13提示心脑血管事件发生的可能性。

项目20是询问您的保健意识。

在这个测试中，如果您的总分是：

40分：恭喜您，您的生活习惯非常好，希望您能继续保持下去，让高血压远离您。

39～26分：您的生活习惯还是不错的，但还是有些地方值得注意一下，如果能进一步改善就更好了。

25～13分：您的生活方式有很大改善的余地。如果您的血压还正常，需要尽快做出调整，不然高血压可就要来找您了；如果您已经患上了高血压，调查了不良生活习惯后，您可能会发现自己的血压变的好控制了。

12～0分：非常抱歉地对您说，您真的需要马上对自己的生活方式做出调整。如果您的血压还正常，那么这样的生活方式极可能让您步入高血压患者的群体；如果您已经患上了高血压，还继续这样的生活方式的话，即便把自己变成"药罐子"，也很难让自己的血压得到理想控制。

（三）诊断与分类

根据《2010 年中国高血压防治指南》（修订版），高血压的定义为：在未用抗高血压药情况下，收缩压≥140mmHg 和（或）舒张压≥90mmHg，按血压水平将高血压分为 1、2、3 级。收缩压≥140mmHg 和舒张压＜90mmHg 单列为单纯性收缩期高血压。患者既往有高血压史，目前正在用抗高血压药，血压虽然低于 140/90mmHg，亦应该诊断为高血压（表 14-3）。

表 14-3　血压水平的定义和分类

类别	收缩压（mmHg）	舒张压（mmHg）
正常血压	＜120	＜80
正常高值	120～139	80～89
高血压：	≥140	≥90
1 级高血压（轻度）	140～159	90～99
2 级高血压（中度）	160～179	100～109
3 级高血压（重度）	≥180	≥110
单纯收缩期高血压	≥140	＜90

若患者的收缩压与舒张压分属不同的级别，则以较高的分级为准。单纯收缩期高血压也可按照收缩压水平分为 1、2、3 级（表 14-4）。

表 14-4　高血压患者心血管风险水平分层标准

其他危险因素、靶器官损害和疾病史	1 级高血压 （SBP140～159 或 DBP90～99）	2 级高血压 （SBP160～179 或 DBP100～109）	3 级高血压 （SBP≥180 或 DBP≥110）
Ⅰ：无其他危险因素	低危	中危	高危
Ⅱ：1～2 个危险因素	中危	中危	高危
Ⅲ：≥3 个危险因素或靶器官损害	高危	高危	高危
并存的临床疾患	很高危	很高危	很高危

四、高血压的健康干预

（一）生活方式干预

1. 膳食指导

（1）减少盐摄入：流行病学证明钠盐摄入量和血压水平显著相关，钠盐摄入过多主要通过提高血容量，从而使血压升高；限制钠盐的摄入量具有明显的降压作用，但是，钠盐的摄入量对血压的影响有明显的个体差异，对部分个体来说，减盐的降压效果不明显，这个问题在健康教育和健康干预中应该注意。凡是有轻度高血压或有高血压家族病史的，其食盐摄入量最好控制在每人每日 5g 以下，对血压较高或合并心力衰竭者摄入量更应该严格控制，每日摄入量以 1～2g 为宜。

限制钠盐摄入的方法有：尽量少吃较咸的食品，如咸鱼、香肠、腌菜、咸鸭蛋等；改变烹调方法，减少烹调用盐和少用含盐的调料；改变饮食习惯：吃面条时，面汤中含盐量很高（5～6g/大碗），如只吃面，将面汤剩下，可大幅度降低食盐的摄入量；此外，培养喝茶、喝粥的习惯，减少喝咸汤的次数。

小贴士：如何掌握 5g 的食盐究竟有多少呢？把普通的啤酒盖去掉胶垫，盛满一瓶盖的食盐大约就是6g，如果不去掉胶垫，盛的不要太满，大约就是 5g 的分量。

（2）适量摄入蛋白质：近年来的研究表明，适量摄入蛋白质，可以降低高血压的发病率。高血压患者每日摄入蛋白质的量为 1g 为宜，每周吃 2～3 次鱼类蛋白质，可以改善血管弹性和通透性，增加尿钠排出，从而减低血压，但高血压合并肾功能不全时，应限制蛋白质的摄入。

进食一定量的优质蛋白质，如牛奶、鱼、虾、瘦肉等优质动物蛋白，或者大豆等植物蛋白。鱼类特别是海产鱼所含不饱和脂肪酸有降低血脂和防治血栓的作用。中国人绝大多数以食猪肉为主，而猪肉蛋白质含量较低，脂肪含量较高，因此，应调整以猪肉为主的饮食结构，提倡多吃鱼、鸡、兔、牛肉，在营养学上有重要意义。

（3）增加含钾食品的摄入：流行病学证实，高血压患者与钾摄入及尿钠/钾比值密切相关，即血压与钾排泄呈反比，与尿钠/钾呈正比。所以，高血压患者，尤其对盐敏感者，更应注意补充钾。衡量食物的降压作用，不仅要看其钾的含量，更要看其钾/钠比值（即钾因子）的大小，含钾越高、且钾因子越大的食物，其降压作用就越好。一般来讲，钾因子≥10 的食物，对高血压病有较好的防治作用，而一般植物性食物的钾因子均在 20 以上。大部分食物都含有钾，每 100g 谷类食物中含钾 100～200mg；鱼和肉中的含量在 150～300mg 以上；蔬菜和水果 200～500mg，豆类食物 600～800mg，合适的钾的摄入量对控制高血压、脑卒中、心脏病有益处（表 14-5）。

表 14-5　常见食物钾含量排行榜（mg/100g 可食部分）

食物	紫菜（干）	绿茶	银耳	黄豆	干桂圆肉	辣椒	绿豆	海带（干）	黑木耳
含量	1796	1661	1588	1503	1348	1085	787	761	757

（4）保证钙的充足：钙摄入充足时，可增加尿钠的排泄，减轻钠对血压的不利影响，有利于降低血压。钙还可以降低细胞膜的通透性，促进血管平滑肌的松弛，并能够对抗高钠所致尿钾的排泄增加，起到保钾的作用。通过膳食钙的摄入，可以使患者血压趋于下降。

世界卫生组织建议，每日补钙至少应在 800mg 以上，老年人应在 1000mg 以上。目前，我国城乡居民每日从膳食中摄入的钙为 400～600mg，普遍存在膳食钙不足的问题（表 14-6）。

表 14-6　常见食物钙含量排行榜（mg/100g 可食部分）

食物	芝麻酱	虾皮	榛子（炒）	豆腐干	脱水油菜	酸枣	西瓜子	红茶	海带（干）	河虾
含量	1170	991	815	731	596	435	392	378	348	325

（5）适当多食新鲜蔬菜、水果：新鲜蔬菜、水果含有大量的维生素 C 及膳食纤维，有利于改善血液循环和心肌功能，还能使体内多余的胆固醇排出体外，从而有效地防止动脉硬化的发生，同时新鲜蔬菜、水果含有的人体所需的各种电解质和利尿成分，能帮助身体排除多余的水分和盐分，有利于降低血压。

高血压患者最好多食入富含钾、钙、镁的食物如胡萝卜、芹菜、海带、冬瓜、木耳、豆类、奶及奶制品等，高纤维素的食物如笋干、香蕉、坚果等，有利于降低血压。

（6）控制脂肪的摄入量：有研究表明，饱和脂肪酸和胆固醇与血压呈正相关。动物性脂肪含饱和脂肪酸高，可升高胆固醇，易导致血栓形成，使高血压脑卒中的发病率增加，而植物性油脂含不饱和脂肪酸较高，能延长血小板凝集时间，抑制血栓形成，降低血压。高血压患者要控制的是饱和脂肪的摄入量。

高血压患者食物脂肪的热能比应控制在 25% 左右，最高不应超过 30%，应严格限制肥肉、蛋黄、奶油、鱼子等高脂肪和高胆固醇的食物，尤其少吃动物油和油炸食品，食用油宜多选植物油。

（7）高血压患者应提倡合理的饮食结构，做到一日三餐饮食定时定量，不暴饮暴食。

高血压患者每天的食谱可以做如下安排：

碳水化合物 200～350g（主要指主食），新鲜蔬菜 400～500g，水果 100g，植物油 20～25g，牛奶 250g，高蛋白食物 3 份（每份指瘦肉 50g，或鸡蛋 1 个，或豆腐 100g，或鸡、鸭 50g，或鱼虾 50g。其中鸡蛋每周 3～5 个即可。）

（8）限制摄入含"隐形钠"的食物：最好选用低钠或少钠的酱油，一汤匙（10g）的酱油含有 700～800mg 的钠。

高血压患者忌用发酵法制作的面食做主食，因为发酵面食里都放碱，食用碱的主要成分是碳酸氢钠或碳酸钠，会增加机体对钠盐的摄入。需要严格忌盐的患者，最好以米为主食，或者吃用酵母发面的面食。

含"隐形钠"较高的食物有火腿、板鸭、皮蛋、泡菜、香干、豆腐干等。

（9）推荐食谱

1）嫩玉米炒柿子椒：玉米中所含的亚油酸和玉米胚芽中的维生素 E 协同作用，可以降低血液中的胆固醇浓度并防止其沉积于血管壁，保持血管弹性，从而降低血压。玉米中的黄体素和玉米黄质可以对抗眼睛老化。

材料：鲜玉米粒 200g，青柿子椒、红柿子椒各 25g。

调料：葱花 5g，盐 3g。

2）鲜虾芦笋：芦笋中的天门冬酰胺可扩张末梢血管，降低血压，芦笋含有较多的膳食纤维，可促进胃肠蠕动，排除毒素，帮助消化，促进食欲。芦笋能扩张冠状动脉，增加冠状动脉血流量，对高血压并发冠心病有较好的防治作用。

材料：芦笋 250g，鲜海虾 100g。

调料：葱花、姜末各 5g，盐 3g，料酒 15g，淀粉 10g。

3）鸡蛋木耳炒肉：黑木耳富含胶质，经常食用可把残留在人体消化系统内的灰质集中并吸附起来排出体外，起到清洁胃肠道的作用。其所含的多糖能抑制胆固醇在血管壁上的沉积，防止动脉硬化和血栓的形成，减轻血液对血管壁的压力，起到降血压的作用。木耳和鸡蛋都含有钙和磷，两者同食，会形成磷酸钙，发挥强健骨骼和牙齿的作用。

材料：猪肉丝 150g，鸡蛋 2 个，水发黑木耳 100g。

调料：葱末、姜末各 5g，盐 3g，料酒 10g。

4）土豆牛肉汤：牛瘦肉含有丰富的优质蛋白质，并富含锌元素，能防止镉含量增加而诱发的高血压，土豆能够提供足够量的热能。牛瘦肉可利用其富含蛋白质的优势，弥补土豆的不足，两者搭配食用，大大提高了营养价值。

材料：牛腿肉 100g，土豆 150g。

调料：植物油、盐、葱花、姜末各适量。

特别提示：牛瘦肉的肌肉纤维较粗糙且不易消化，老人、幼儿及消化功能较弱的人不宜多吃，或适当吃些嫩牛肉。

2. 运动指导 体育运动分为有氧运动和无氧运动。无氧运动是指肌肉在"缺氧"的状态下高速剧烈的运动，由于速度过快及爆发力过猛，人体内的糖分来不及经过氧气分解，而不得不依靠"无氧供能"，这种运动会在体内产生过多的乳酸，导致肌肉疲劳不能持久，运动后感到肌肉酸痛，呼吸急促。无氧运动的高强度会使血压突然升高，对中度和重度高血压的朋友而言，有引发脑出血的危险，因此高血压朋友最好避免此类运动。有氧运动也称有氧代谢运动，是指人体在氧气充分供应的情况下进行的体育锻炼。有氧运动可以提升氧气的摄取量，能更好地消耗体内多余的热量，特点是强度低、有节奏、持续时间较长，要求每次锻炼的时间不少于 1 小时，每周坚持 3～5 次。通过这种锻炼，氧气能充分酵解体内的糖分，还可消耗体内脂肪，在运动过程中又不至于使血压骤然升高，增强和改善心肺功能，预防骨质疏松，调节心理和精神状态，建议高血压患者选择有氧运动方式。常见的有氧运动项目有：步行、慢跑、滑冰、游泳、骑自行车、打太极拳、跳健身舞、做韵律操等。

（1）散步或疾走：可在早晨、黄昏或临睡前进行，时间一般为每次 15～50 分钟，每天 1～2 次，速度可根据个人身体状况而定，至少有一次能连续运动 30 分钟，或各 15 分钟的连续运动。

（2）慢跑或长跑：运动量比散步或疾走大，适用于轻症患者。跑步时间可有少逐渐增多，以每次 15～30 分钟为宜，长跑速度要慢，不要太快。

（3）太极拳：适合于各期高血压患者。

（4）跳舞：是一种有节奏的全身有氧运动，跳舞具有疏通血气、舒筋活络、改善机体功能的作用。

（5）练瑜伽：对于因精神紧张导致血压升高的人来说，具有明显的降压效果。

（6）打乒乓球：是最适合老年人的运动项目之一，可以养神、健脑、活动四肢，助消化、放松紧张心情，调节血压。

小贴士：高血压朋友要根据自己的身体状况，决定运动的种类、运动强度、频率和持续运动的时间，此项运动应该是以轻松、易承受为前提的。建议选择一种自己喜欢的运动方式，如果在运动中实在缺乏兴趣，可以将运动与自己感兴趣的事情搭配起来进行，如在跑步机上边跑步边听音乐、边骑健身车边听新闻、边散步边与他人聊天等，这些都是帮助坚持运动的最佳动力。

运动前要充分热身，做好准备运动，这个过程大约 10 分钟：拍拍手、搓搓腿，做一下伸展运动，舒缓关节韧带，做几下深呼吸使身体充满氧气后再进入运动状态，避免血压大幅波动。在运动时要保证安全第一，尽量避免暴发性强、憋气的、旋转的运动，注意运动时头部要高于心脏的位置，尤其是老年患者应避免做一些用力推手之类的运动。运动后若出汗较多，此时血液中水分不足、血液黏稠度增加，容易增加凝血风险，严重时可能会诱发心肌梗死和脑梗死，因此一定要及时补充水分，运动前后都要监测血压。

3. 减轻体重　肥胖通过增加全身血管床面积和心脏负担、引起胰岛素抵抗而引起血压升高，尤其是中心性肥胖，上述效应更加明显。对超重与肥胖的人，减少体重 1kg，可使收缩压降低 1.6mmHg、舒张压降低 1.3mmHg；此外，减少体重还可增强降压药的降压效果。关于减肥的速度，一般认为，急速减肥对身体造成过重的负担，降低减肥者的生活质量，不容易坚持下去，而且易反弹。合理的减肥应控制在每月 1～2kg。

饮食过量和缺乏体育运动是造成肥胖的主要原因，因此，减轻体重的方法是减少能量的摄入和积极参加体育锻炼及适当的体力劳动等。首先，应该对本人的饮食习惯进行详细的调查，发现问题所在，如吃零食的习惯，吃夜宵的习惯，喜欢吃肥肉、吃甜点的习惯，吃饭快的习惯，吃饭过量过饱的习惯，这些习惯均可能导致摄取过量。日常生活中，所有的饮食都含有能量，包括饮料、水果、零食，但这些不易引起注意。摄入水果、零食或含糖饮料，就应相应减少正餐的量。为了防止摄入过多热量，脂肪的摄入量应控制在总热量的 25%以下，胆固醇限制在 300mg/d 以下。这些事情说起来容易，但实际行动起来却很难，尤其是坚持下去取得稳定的效果更难。它既需要健康管理人员合理的指导，又需要减肥者本人的顽强的毅力和配合。

4. 戒烟　香烟的化学成分比较复杂，它含有多种有害成分，其烟雾中就含有 30 多种对人体有害的物质，流行病学调查表明，吸烟是肺癌的重要致病因素之一，也是许多心、脑血管疾病的主要危险因素，吸烟者的冠心病、高血压病、脑血管病及周围血管病的发病率均明显升高，长期大量吸烟还可引发缺血性心脏病、胃和十二指肠溃疡等。被动吸烟是指生活和工作在吸烟者周围的人们，不自觉地吸进烟雾尘粒和各种有毒物质。被动吸烟者所吸入的有害物质浓度不亚于吸烟者，吸烟者吐出的冷烟雾中，烟焦油含量比吸烟者吸入的热烟雾中的多 1 倍，苯并芘多 2 倍，一氧化碳多 4 倍。

提倡吸烟者戒烟，不仅能减少患者心血管疾病、肺部疾病和各种癌症的危险，对家庭成员被动吸烟的危险，也带来了很大的益处。烟民对戒烟的态度，分为不愿戒烟、对于戒烟犹豫不决、决定戒烟和巩固四个阶段。提高戒烟技巧，主要是针对决定戒烟和犹豫不决者。

5. 限酒　酒的主要成分是乙醇，饮酒对高血压的关系至今没有明确的定论，少量饮酒一般对高血压的发生没有明显影响，但国内外许多研究证明，大量饮酒具有增压作用，而且易于引发心血管疾病。

为了预防高血压的发生，血压正常的朋友最好不要饮酒或少饮酒，血压高的朋友更应该节制，已有饮酒习惯者应该限制及减少饮酒量。每日乙醇摄入量男性不应超过 25g，女性不应超过 15g，不提倡高血压患者饮酒，如饮酒应少量：白酒、葡萄酒（或米酒）与啤酒的量分别少于 50ml、100ml、300ml。酗酒者逐渐减量，酒瘾严重者可借助药物治疗。

6. 减轻精神压力，保持心理平衡　人的心理状态和情绪与血压水平密切相关，紧张的生活和工作节奏，长期焦虑、烦恼等不良情绪，以及生活的无规律，容易引发高血压。

有高血压倾向的人应修身养性，陶冶心情，保持良好的心理状态和情绪，养成良好的生活习惯，多参加一些富有情趣的体育和文化娱乐活动，丰富自己的业余生活。高血压患者若情绪长期不稳定也会影响抗高血压药物的治疗效果，严重者可引发脑卒中或心肌梗死等并发症。因此，时时处处保持一个"平常心"，良好的心态可使机体的免疫功能处于最佳状态，大大减少各种疾病的发生；避免不必要的精神紧张和情绪激动，尽量降低社会环境不良因素造成的恶性刺激，对于高血压的预防和遏制其发展具有非常重要的意义。

（二）症状管理与控制

高血压通常起病缓慢，早期常无症状，可以多年自觉良好，偶尔体检时发现血压升高，加上很多人对高血压病的知识了解不多，自我保健意识差，直到发生心、脑、肾等并发症或死亡后才被发现。高血压的常见症状如下。

1. 头晕 最多见的一种症状，有些是一过性的，常在突然站起来，或蹲下时出现，有些是持续性的，头晕是患者的主要痛苦所在，头部有持续性的沉闷不适感，严重者妨碍思考、影响工作，对周围的任何事物都失去兴趣。当出现高血压危象或脑动脉供血不足时，可出现与内耳眩晕症相类似的症状。

2. 头痛 高血压常见症状之一，多为搏动性的胀痛或持续性的钝痛，甚至有炸裂样的剧痛，常在早晨睡醒时发生，起床下地活动及饭后逐渐减轻，疼痛部位多在后脑勺和额部两侧的太阳穴。

3. 烦躁、心悸、失眠 高血压病患者性情大多较为急躁、遇事敏感、易激动，高血压病导致的心脏肥大、心肌扩张等都会使心脏功能不正常，出现心悸的症状。失眠多为入睡困难或早醒、噩梦纷纭、睡眠不实、易惊醒。

4. 耳鸣 多是双耳耳鸣，持续时间较长，耳鸣时感觉响声如蝉鸣，或脑中"嗡嗡"作响。

5. 注意力不集中，记忆力减退 表现为注意力容易分散，很难记住近期的事情。

6. 手脚麻木 常见于手指、脚趾麻木或皮肤有如虫子爬行的感觉或背部肌肉酸痛、紧张，部分患者会出现手指不灵活。

7. 出血 其中以鼻出血多见，其次是眼底出血、结膜出血、脑出血。

8. 肾脏表现 肾功能减退时，可引起夜尿、多尿，尿中含蛋白、管型及红细胞。尿功能低下时可出现氮质血症及尿毒症。长期高血压可以导致肾小动脉硬化。

高血压病的症状常因人、因病期而异，不同的患者朋友会告诉您不同的答案。有人举得头晕、有人觉得脖子发硬、有人会觉得耳鸣、呼吸困难、疲劳、胸闷……这些症状有时是不特异的，一些劳累、精神疲乏的亚健康状态、感冒、更年期也可能出现类似的症状。一般来说，头晕和头痛是发现高血压病的线索，上述症状一般与血压呈平行关系，也就是血压升高时症状明显，休息或服药后血压下降了，症状缓解或消失。如果经常发生上述症状，要尽早到医院接受检查。

血压突然升高时，可伴有头疼、呕吐、视物不清等，在紧急情况下，应尽快到医院就诊，由医师指导用药，待血压稳定后，要查明原因，积极治疗，防止再次发生。作为患者的家属或同事，遇到患者血压突然升高，切记不要惊慌，就地处理，先让患者躺下，头部略微抬高，并要稳定患者的情绪，及时拨打急救电话，但不要随意给患者含服一些快速降压的短效降压药物。突然出现心悸、胸闷、气短、四肢活动不灵活、伴咳粉红色泡沫样痰时，应立刻让患者双腿下垂，及时吸氧并迅速联络急救中心进行进一步的检查。

（三）健康教育

心脑血管疾病一旦发生，医务人员主要是协助患者调整身体的功能以求与疾病相适应，并不能从根本上去除疾病的存在，相比之下心脑血管疾病的预防比治疗更为重要，而预防的关键在于减少可能引起疾病的危险因素。健康教育的形式多样，重要的是专业人员与服务对象建立相互信任、相互尊敬的良好关系，把医疗工作与健康教育有机结合起来，根据不同人群的特征，有针对性地进行健康教育。控制心脑血管病的健康教育策略如下。

1. 高血压知识的宣传 在常年开展预防心脑血管疾病科普宣传的基础上，每年的高血压日，健康教育机构可以通过电视、广播、报纸及网络媒体大力宣传高血压病的相关防治知识。

有针对性的向患者讲解高血压病的一般常识，使患者对病情的诊断、治疗有大致的了解，保持心情愉快、心理平衡，生活要有规律，消除患者因未知而产生的恐惧心理。对一些不重视不愿长期服药的患者，应对其讲明高血压病及并发症的危害，使其主动配合服药，达到增强健康、提高生存质量的目的。

2. 如何控制高血压 控制高血压包括原级预防、Ⅰ级预防、Ⅱ级预防和Ⅲ级预防。

（1）原级预防：是在青少年中开展高血压的预防，如控制儿童肥胖等。与高血压疾病有关的病理变化及危险因素起源于生命早期，因此可利用儿童具有可塑性强、容易形成动力定型的生理特点，将预防成人期疾病列为学习健康教育的内容。

（2）Ⅰ级预防：是指已经有高血压的因素存在，但尚未发生高血压的人员的预防，其主要措施是倡导遵循健康的四大基石：合理膳食、适量运动、戒烟限酒、心理平衡。通过健康教育在改变知识结构和信念的基础上，进而改变不健康的行为和生活方式达到促进健康的目的。

（3）Ⅱ级预防：是提醒大众积极参加筛查以便早期发现、尽早开始治疗。有些人血压升高但没有症状，特别是中老年人，提倡经常性测血压；对于早期高血压或波动性高血压患者，偶尔测量血压可能恰逢血压处于正常水平容易延误治疗，因此要定期到社区全科医生处测量血压，或自购血压计在家里测量，以便于了解 24 小时血压动态的变化。相关知识的宣传，包括血压多少可以诊断为高血压、高血压的分级及对人体的危害、高血压的非药物治疗方式、多长时间测量一次血压、治疗高血压药物不良反应的观察和处理、高血压如何预防、高血压与心理社会因素的关系。

（4）Ⅲ级预防：是指高血压患者，要经常测量血压，按时服药，保持乐观的心态。有些患者对高血压病的危害认识不足，有的因无自觉症状或症状好转或怕麻烦，加上经济因素，药物不良反应等种种原因，导致患者擅自停药或不规律服药。针对这些原因，应当反复向患者解释病情及治疗的意见、按时用药的重要性；严格指导患者按医嘱服药，可持久的维持降压药物的血液浓度，避免短效药物引起血压骤然下降影响心脑肾等重要脏器的血液供血；根据病情尽量避免使用贵重药品，减轻患者的经济负担，利于长期服药，患者出院后叮嘱患者定时测量血压，每周 1 次，随时修订治疗方案。一旦确诊高血压要定期到高血压门诊随诊，定期对血糖、血钾、钠、氯、血尿酸、尿常规等进行检查。

培养患者的自我护理能力，提高生存质量。通过向患者传授有关疾病的知识，掌握自我护理的方法，调整生活习惯，养成自我管理疾病的意识，教会患者自我护理的知识和技能，提高服药的依从性，控制疾病的发展进而达到提高人们健康水平的目的。

3. 教育群众学会放松心情　在所有的健康措施中，心理平衡是一个关键的要素。心理平衡从而促进生理平衡，人体的免疫系统、神经系统、代偿功能才能处于最佳协调状态，不论是个人还是家庭都应该掌握一些平衡心理的方法：

（1）自我放松：可以端坐不动，闭上双眼，开始向自己下达指令，"头部放松，手指、脚趾放松"，应用意识的力量使全身处在一个松和静的状态中。运用物象自由联想法来放松自己，闭上双眼，在脑海中创造出一个优美恬静的环境，大海岸边、波涛阵阵，鱼儿不断游出水面，海鸥在天空飞翔，你走在海滩上，海风轻拂面颊……其他如自我催眠法、自律训练法亦可使用。

（2）正确对待自己和他人：不过分苛求自己，做事不刻意追求十全十美，对待他人不要抱有太高的期望，每一个人都有自己的优缺点。

（3）善于疏导自己的不良情绪，在遇到挫折的时候，应该暂时把烦恼丢开去做自己喜欢的事情，如听听音乐、看看电影、运动等；也可以找人倾诉，把自己内心的烦恼、郁闷告诉自己的好朋友、父母、师长等。

（4）乐于助人，在帮助他人的同时不但能使自己忘却烦恼，而且可以确定自己的价值赢得友谊。平时广交朋友少树敌。

（5）学会安排自己的生活，在一段时间能集中处理一件事情，把这件事情做好做完，如果同时处理很多事情，精力时间上无法协调好，往往会一件事都做不好还引起心力俱废。

（6）适当的娱乐，选择适合自己的娱乐方式，舒缓心情。

（四）合理利用医疗资源

1. 选择合理的药物治疗

（1）降压药物应用的基本原则

1）小剂量开始：初始治疗时通常采用较小的治疗剂量，并根据需要，逐步增加剂量，降压药物需要长期或终身应用，药物的安全性和患者的耐受性，重要性不亚于或甚至更胜过药物的疗效。

2）尽量应用长效制剂：尽可能使用每天 1 次给药而有持续 24 小时降压作用的长效药物，以有效控制夜间血压与晨间血压，更有效预防心脑血管并发症发生，如使用中、短效制剂，则需每天 2～3 次用药，以达到平稳控制血压。

3）联合用药：以增加降压效果又不增加不良反应，在低剂量单药治疗疗效不满意时，可以采用两种或多种降压药物联合治疗，事实上，2级以上高血压达标常需要联合用药，对血压≥160/100mmHg或中危及以上患者，起始可采用小剂量两种药物联合治疗，或用小剂量固定复方制剂。

4）个体化：根据患者具体情况和耐受性及个人意愿或长期承受能力，选择适合患者的降压药物。

（2）常用的降压药

1）钙通道阻滞剂：适用于中重度高血压、老年人高血压、周围血管病、妊娠高血压、单纯收缩期高血压、心绞痛、颈动脉粥样硬化等的治疗。

2）血管紧张素转换酶抑制剂（简称 ACEI）：适合于各类型、各级和各年龄组的高血压患者，长期应用无耐药现象，无体位性低血压，对于糖尿病肾病、心力衰竭、左心室肥厚者，以及高血压合并有慢性肾功能不全的患者，该类药物是首选用药。

3）血管紧张素受体阻滞剂（简称 ARB）：适用于各种程度的高血压，对伴有心力衰竭、2型糖尿病肾病蛋白尿、糖尿病微量白蛋白尿、左心室肥厚、ACEI 所致咳嗽的患者尤其适用。高血钾、妊娠、肾动脉狭窄患者禁用。

4）利尿剂：主要用于1级、2级（轻、中度）高血压，尤其是老年人、肥胖者、并发心力衰竭的高血压患者，大剂量应用此类药物时可能发生不良反应，因此应小剂量使用。痛风或有痛风家族史者不宜使用此类药物，此类药物可通过胎盘及通过乳汁分泌，故孕妇、哺乳妇女不宜使用，糖尿病患者、严重肝、肾功能损害者慎用。

5）β受体阻滞剂：适用于不同程度高血压，尤其是心率较快的中、青年患者或并发心绞痛患者，而对老年人高血压疗效相对来说较差，此类药物不仅降低静息血压，而且可以抑制体力应激和运动状态下血压的急剧升高。

6）α受体阻滞剂：适用于各种程度的高血压，单独使用一般仅对轻、中度高血压有明确疗效。因没有明显的代谢不良反应而且对于血脂有良好的降脂作用，故适用于糖尿病、周围血管病、肾功能不全、高脂血症患者以及前列腺增生患者，与利尿剂和β受体阻滞剂合用可增强其作用。

（3）正确认识降压药物的副作用：大多数高血压患者需要终生服药，但是有些人因为担心降压药的副作用而停止服药，使血压控制不好，甚至出现一些意外事件，因此，正确认识降压药物的副作用很有必要。几乎所有的降压药物都有副作用，但不见得在每个人身上都会发生。在应用时要了解降压药的副作用危害程度，自己是否存在该药的禁忌证，密切观察，如出现相应的副作用，要及时到医院就诊，以确保药物的安全性。

各类降压药物常见的副作用如下：

1）钙通道阻滞剂的副作用：包括反射性交感神经激活后导致心跳加快、面部潮红、脚踝部水肿、牙龈增生等。

2）血管紧张素转换酶抑制剂的副作用：最常见的是持续性干咳，多见于用药初期，症状较轻者可坚持服药，不能耐受者可改用血管紧张素受体阻滞剂。

3）血管紧张素受体阻滞剂的副作用：较少，偶有腹泻，长期应用可升高血钾，应注意监测血钾及肌酐水平的变化。

4）利尿剂的副作用：与剂量密切相关，故通常应采用小剂量，噻嗪类利尿剂可引起低血钾，长期应用者应定期监测血钾。

5）β受体阻滞剂的副作用：常见的有疲乏、肢体冷感、激动不安、胃肠不适等，还可能影响糖、脂代谢。

（4）降压药物的服用时间：血压在一天24小时中不是恒定的，存在自发性波动。研究表明，上午8：00～10：00和下午3：00～5：00血压最高，而一般药物的作用是在服药后服药后半个小时出现，2～3小时达高峰。一般应在一觉醒来时服用每日1次的长效降压药物，但也有的患者夜间血压反而明显升高，需睡前服药，具体服药时间应根据自身血压情况而定。

降压药物是控制和治疗高血压的重要手段，药物发挥作用必须有一定的时间，有的长效降压药物在体内一般需要5~7天才能开始发挥作用，4~8周发挥最佳作用，3个月后才能判断治疗方案的优劣。

2. 结合基本公共卫生服务要求，开展患者管理和随访干预

（1）患者建档

1）对辖区内35岁及以上常住居民，每年在其第一次到乡镇卫生院、村卫生室、社区卫生服务中心（站）就诊时为其测量血压。

2）对第一次发现收缩压≥140mmHg和（或）舒张压≥90mmHg的居民在去除可能引起血压升高的因素后预约其复查，非同日3次血压高于正常，可初步诊断为高血压。如有必要，建议转诊到上级医院确诊，2周内随访转诊结果，对已确诊的原发性高血压患者及时建立健康档案。首次档案记录应包括以下内容：一般情况、病史、体格检查、辅助检查、诊断治疗计划。

（2）随访及管理计划

1）以高血压心血管疾病危险水平的分层为依据，按如下规定进行随访。一级管理：低危的高血压患者，每3月随访1次，全年不少于4次。二级管理：中危的高血压患者，每2月随访1次，全年不少于6次。三级管理：高危的高血压患者，每月随访1次，全年不少于12次。随访中密切注意患者的病情，发现异常情况及时处理和转诊。

出现急症的高血压患者，须在处理后紧急转诊，2周内主动随访其转诊情况。

2）管理级别的确定与调整：①首次随访管理的高血压患者，根据建档时的血压水平和危险因素情况进行临床评估，确定管理级别；②随访管理中，患者病情加重，发生新的并发症时，应及时进行评估，重新确定管理级别进行随访管理；③病情平稳的患者，根据年度评估的结果重新确定分级，并按照新的分级进行随访管理。

（3）随访管理的方式及内容

1）方式：①门诊随访：门诊医生利用患者就诊时，开展患者管理，并按照随访要求进行记录。②家庭随访：医生通过上门服务进行患者管理，并按要求记录。③电话随访：对能进行自我管理的患者且没有检查项目的，可以通过电话进行随访，并记录。④集体随访：社区医生在社区定期开展讲座等多种形式的健康教育活动时进行集体随访。

2）随访管理的内容：①血压动态变化情况：指导患者定期测量血压，鼓励并指导患者测量和记录血压，分析和评价近期血压控制情况。②非药物治疗的执行情况：针对患者不良生活方式和危险因素，开展健康指导干预。③药物治疗情况：是否坚持服药、服药是否按时、按量，了解药物不良反应及治疗效果，及时调整治疗方案。④体格检查和实验室检查的结果记录：每次随访应测量体重、血压等，每年需进行一次详细体检（包括血生化、B超、心电图等）。⑤新出现的病情。

治疗效果的评估：各项指标达标情况、生活质量情况、并发症的出现情况等。

（4）血压控制效果评估：每年对患者进行血压控制评估，按照患者全年随访管理的血压控制情况，分为优良、尚可、不良三个等级。

优良：全年有3/4以上的时间血压记录在140/90mmHg以下。

尚可：全年有1/2以上的时间血压记录在140/90mmHg以下。

不良：全年有1/2或以下的时间血压记录在140/90mmHg以下。

在开展生活方式指导后的2个月内，对健康管理的实际效果进行评估。一方面询问被检查者生活习惯的改善情况，另一方面检查其血压、血脂、血糖、体重等指标的变化，并和第一次的结果进行比较、分析，总结成功的经验和失败的教训，修正指导计划，继续下一步的健康管理工作。

（5）转诊：通过及时的双向转诊，最大限度的发挥基层医生和专科医生各自的优势和协同作用。

1）社区健康服务中心向上级医院转诊：①初次就诊高血压疑似患者，社区没有诊断条件的，应立即转诊至上级医院。②管理的高血压患者，出现下列情况时，经社区处理情况没有好转或社区不能处理时，需及时转诊到上级医疗机构：经过饮食和运动治疗，血压水平控制不达标，需开始药物治疗；血压水平上升幅度大，需调整药物治疗方案；患其他疾病；出现高血压急、慢性并发症的症状；妊娠。

2）上级医院向社区健康服务中心转诊：上级医院将同时符合下列情况的患者转回社区，由社区医生对患者进行长期的监测随访和管理，以便减轻患者就医的各种花费和负担。①诊断明确；②治疗方案确定；③患者血压以及伴随的临床情况已经控制稳定。

高血压患者随访管理及转诊流程见图 14-1。

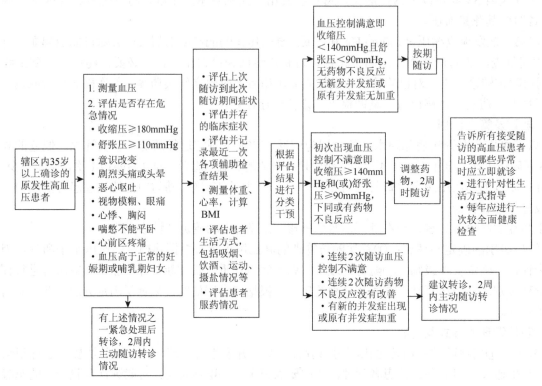

图 14-1　高血压患者随访管理及转诊流程图

第十五章　高血糖的健康管理

第一节　概　　述

当空腹（8 小时内无糖及任何含糖食物摄入）血糖高于正常范围，称为高血糖，空腹血糖正常值 4.0～6.1mmol/L，餐后 2 小时血糖高于正常范围如 7.8mmol/L，也可以称为高血糖，高血糖不是一种疾病的诊断，只是一种血糖监测结果的判定，血糖监测是一时性的结果，高血糖不完全等于糖尿病。

高血糖是糖尿病最直接的症状表现，是胰岛 β 细胞或胰岛素受体细胞受损，致使体内胰岛素的绝对或相对不足造成的。

第二节　高血糖的监测

一、监　测　指　标

（一）血糖监测

血糖监测的时间应包括空腹血糖，三餐前血糖，餐后 2 小时血糖，睡前血糖，随机血糖，必要时加测凌晨 1～3 点时的血糖等。

对于不同病情的患者，所选择的时间点也有所侧重，如新的患者往往需要规律监测一段时间的血糖，一般每天应坚持监测 4～7 次。血糖控制相对稳定时，每月监测 2～4 次；血糖控制未达标者，每周不同时间监测空腹、餐后血糖至少 4 次。在测血糖的时候不能只测"指尖血糖"，还要测"糖化血红蛋白"，这样才能反映最近 3 个月来的平均血糖水平，这更有利于医生判断病情。

（二）糖化血红蛋白

糖化血红蛋白（HbA1c）是评价长期血糖控制的金指标，也是指导临床调整治疗方案的重要依据。标准检测方法下的 HbA1c 正常值为 4%～6%，在治疗之初建议每 3 个月检测 1 次，一旦达到治疗目标可每 6 个月检查一次。对于患有贫血和血红蛋白异常疾病的患者，HbA1c 的检测结果是不可靠的。可用血糖、糖化血清白蛋白或糖化血清蛋白来评价血糖的控制。

二、监　测　频　率

糖尿病筛查的年龄和频率：对于成年人的糖尿病高危人群，不论年龄大小，宜及早开始进行糖尿病筛查，对于除年龄外无其他糖尿病危险因素的人群，宜在年龄≥40 岁时开始筛查。对于儿童和青少年的糖尿病高危人群，宜从 10 岁开始，但青春期提前的个体则推荐从青春期开始。首次筛查结果正常者，宜每 3 年至少重复筛查一次。

第三节　高血糖的危险因素评估

一、糖尿病的诊断

糖尿病的诊断标准：糖尿病症状（高血糖所导致的多饮、多食、多尿、体重下降、皮肤瘙痒、视物模糊等急性代谢紊乱表现）加①随机血糖≥11.1mmol/L，或②空腹血糖（FPG）≥7.0mmol/L，或③葡萄糖负荷后 2 小时血糖（2hPG）≥11.1mmol/L。无糖尿病症状者，需改日重复检查。以静脉血浆血糖为依据，毛细血管血的血糖值仅作为参考。糖耐量异常，餐后 2 小时血糖（2hPG）＞7.77mmol/L，但＜11.1mmol/L 时为糖耐量损伤（IGT）；空腹血糖（FPG）≥6.11mmol/L，但＜6.99mmol/L 时为空腹血糖损伤（IFG）。

二、糖尿病的分型

糖尿病共分 4 大类：1 型糖尿病、2 型糖尿病、其他特殊类型糖尿病、妊娠糖尿病。1 型糖尿病、2 型糖尿病和妊娠糖尿病是临床的常见类型。

三、糖尿病的高危人群

1. 成年人中糖尿病高危人群的定义 在成年人（>18 岁）中，具有下列任何一个及以上的糖尿病危险因素者：①年龄≥40 岁；②有糖调节受损史；③超重（BMI≥24kg/m²）或肥胖（BMI≥28kg/m²）和（或）中心型肥胖（男性腰围≥90cm，女性腰围≥85cm）；④静坐生活方式；⑤一级亲属中有 2 型糖尿病家族史；⑥有巨大儿（出生体重≥4kg）生产史或妊娠糖尿病史的妇女；⑦高血压［收缩压≥140mmHg 和（或）舒张压≥90mmHg（1mmHg=0.133kPa）］，或正在接受降压治疗；⑧血脂异常［高密度脂蛋白胆固醇（HDL-C）≤0.91mmol/L（≤35mg/dl）、甘油三酯≥2.22mmol/L（≥200mg/dl）］，或正在接受调脂治疗；⑨动脉粥样硬化性心脑血管疾病患者；⑩有一过性类固醇糖尿病病史者；⑪多囊卵巢综合征（PCOS）患者；⑫长期接受抗精神病药物和（或）抗抑郁药物治疗的患者。

在上述各项中，糖调节异常是最重要的 2 型糖尿病高危人群，每年有 1.5%～10.0%的糖耐量减低患者进展为 2 型糖尿病。

2. 儿童和青少年中糖尿病高危人群的定义 在儿童和青少年（≤18 岁）中，超重（BMI>相应年龄值、性别的第 85 百分位）或肥胖（BMI>相应年龄、性别的第 95 百分位）且合并下列任何一个危险因素者：①一级或二级亲属中有 2 型糖尿病家族史；②存在与胰岛素抵抗相关的临床状态（如黑棘皮病、高血压、血脂异常、多囊卵巢综合征）；③母亲怀孕时有糖尿病史或被诊断为妊娠糖尿病。

四、高血糖的评估

由于公共卫生资源的限制，预防糖尿病应采取高危人群优先的策略，应根据糖尿病风险程度进行针对性筛查。

2013 年版指南首次提出中国糖尿病风险评分表，总分≥25 分者应进行口服葡萄糖耐量试验（OGTT）筛查（表 15-1）。

表 15-1 中国糖尿病风险评分表

评分指标	分值	评分指标	分值
年龄（岁）		男性	2
20～24	0	体质指数（kg/m²）	
25～34	4	<22.0	0
35～39	8	22.0～23.9	1
40～44	11	24.0～29.9	3
45～49	12	≥30.0	5
50～54	13	腰围（cm）	
55～59	15	男性<75.0，女性<70.0	0
60～64	16	男性 75.0～79.9	3
65～74	18	女性 70.0～74.9	
收缩压（mmHg）		男性 80.0～84.9	5
<110	0	女性 75.0～79.9	
110～119	1	男性 85.0～89.9	7
120～129	3	女性 80.0～84.9	
130～139	6	男性 90.0～94.9	8
140～149	7	女性 85.0～89.9	
150～159	8	男性≥95.0，女性≥90.0	10
≥160	10	糖尿病家族史（父母、同胞、子女）	
性别		无	0
女性	0	有	6

注：1mmHg=0.133kPa；判断糖尿病的最佳切点为 25 分；故总分≥25 分者应进行口服葡萄糖耐量试验检查。

第四节　高血糖的健康干预

一、生活方式干预

糖尿病前期患者应通过饮食控制和运动以降低糖尿病的发生风险，并定期随访，给予社会心理支持，以确保患者的良好的生活方式能够长期坚持；定期检查血糖；同时密切关注其他心血管疾病危险因素（如吸烟、高血压、血脂紊乱等），并给予适当的干预措施。具体目标是：①使超重或肥胖者 BMI 达到或接近 24kg/m²，或体重至少减少 5%～10%；②每日饮食总热量至少减少 400～500kcal（1kcal=4.184kJ）；③饱和脂肪酸摄入占总脂肪酸摄入的 30%以下；④中等强度体力活动，至少保持在 150 分钟/周。

（一）饮食控制

1. 饮食控制的基本原则和方法　饮食计划的制订。

（1）理想体重的计算：

方法 1：理想体重（kg）=身高（cm）-105。在此值±10%以内均属正常范围，低于或超过此值 20%，分别为消瘦或肥胖。

方法 2：BMI18.5～23.9kg/m² 为正常，≤18.5 属于消瘦，≥24.0 属于超重，≥28.0 为肥胖。

（2）总热量的计算：根据理想体重和参与体力劳动的情况计算，每日所需的总热量=理想体重×每公斤体重需要的热量。

卧床休息：消瘦、正常、肥胖者每日每公斤理想体重需要热量分别为 20～25kcal、15～20kcal、15kcal。

轻体力劳动（办公室职员、教师、售货员、简单家务、或与其相当的活动量）：消瘦、正常、肥胖者每日每公斤理想体重需要热量分别为 35kcal、30kcal、20～25kcal。

中体力劳动（学生、司机、外科医生、体育教师、一般农活，或与其相当的活动量）：消瘦、正常、肥胖者每日每公斤理想体重需要热量分别为 40kcal、35kcal、30kcal。

重体力劳动（建筑工、搬运工、冶炼工、重的农活、运动员、舞蹈者，或与其相当的活动量）：消瘦、正常、肥胖者每日每公斤理想体重需要热量分别为 45kcal、40kcal、35kcal。

（3）三大营养素的分配

1）三大营养素每日所提供的热能在总热量中所占的百分比：碳水化合物（谷类、薯类、豆类）提供的能量应占全日总热量的 50%～60%。蛋白质［动物性蛋白（各种瘦肉、鱼、虾等）、植物性蛋白（黄豆及其制品、谷类）］提供的能量应占全日总热量的 15%～20%。脂肪（脂肪饱和脂肪酸、多不饱和脂肪酸、单不饱和脂肪酸）提供的能量应占全日总热量的不超过 30%。

2）三大营养物质及乙醇所提供的热量：1g 碳水化合物提供 4kcal、1g 蛋白质提供 4kcal、1g 脂肪提供 9kcal、1g 乙醇提供 7kcal。

3）每日应进食三大营养素的量：以张女士为例，每日需要从食物中摄入的总热量为 1800kcal，其中：碳水化合物占 50%～60%，即 1800×（50%～60%）=900～1080kcal；蛋白质占 15%～20%，即 1800×（15%～20%）=270～360kcal；脂肪占 30%，即 1800×30%=540kcal。

将以上三大营养素的热量换算成以 g 为单位的量，即张女士每日需要摄入：碳水化合物：（900～1080）÷4=225～270g；蛋白质：（270～360）÷4=68～90g；脂肪：540÷9=60g。

（4）糖尿病饮食估算法

1）略估法 1

主食：根据体力活动量来确定，每日至少三餐。休息（200～250g/d）、轻体力劳动（250～300g/d）、中体力劳动（300～400g/d）、重体力劳动（400g 以上/d）。

副食：新鲜蔬菜（1kg 以上）、牛奶（250ml）、鸡蛋（1 个）、瘦肉（100g）、豆制品（50～100g）、烹调油（2～3 汤匙）、盐（6g）。

2）略估法 2

普通膳食：适用于体重大致正常，一般状况较好的患者。每日主食 200～250g，轻体力活动者 250g，中体力活动者 300g，消瘦或重体力活动者 350～400g，动物性蛋白质 50～200g，油 1～2 勺（1 勺=10g），蔬菜 1～1.5kg。

低热量膳食：适用于肥胖者。主食及副食按上述减少 10%以上，同时加强体育锻炼。

高蛋白膳食：适用于儿童、孕妇、哺乳期妇女、营养不良、消耗性疾病者，主食总热量可比普通膳食增加 20%以上。

（5）合理安排餐次

1）糖尿病患者一日至少三餐，使主食及蛋白质等较均匀地分布在三餐中，并定时定量，一般按 1/5、2/5、2/5 分配或 1/3、1/3、1/3 分配。

2）注射胰岛素或口服降糖药易出现低血糖者，可在正餐中匀出小部分主食作为两正餐之间的加餐。

3）睡前加餐除主食外，可选用牛奶、鸡蛋、豆腐干等蛋白质食物（蛋白质转化成葡萄糖的速度较慢，对预防夜间低血糖有利）。

（6）科学选择水果

1）当 FPG 控制在 7.0mmol/L 以下，餐后 2 小时血糖≤10mmol/L，HbA1c≥7.0%，可以选择水果，但需代替部分主食。食用最好在两餐之间，病情控制不满意者暂不食用，可吃少量生黄瓜和生西红柿。

2）进食水果要减少主食的摄入量，少食 25g 的主食可换苹果、橘子、桃子 150g，梨 100g，西瓜 500g等。葡萄糖干、桂圆、枣、板栗等含糖量较高，应少食用。

（7）饮食治疗的注意事项

1）碳水化合物：红薯、土豆、山药、芋头、藕等根茎类蔬菜的淀粉含量高。如计划进食应与粮食交换。严格限制白糖、红糖、蜂蜜、果酱、巧克力、各种糖果、含糖饮料、冰激凌以及各种甜点心的摄入。

2）蛋白质：对于有肾功能损害者，蛋白质的摄入为每日每公斤理想体重 0.6～0.8g，并以优质蛋白为主，限制植物蛋白。

3）脂肪和胆固醇：糖尿病患者少吃煎炸食物，宜多采用清蒸、白灼、烩、炖、煮、凉拌等烹调方法。应少食坚果类食物（脂肪含量较高）。每日胆固醇的摄入量应≤300mg。

4）膳食纤维：膳食纤维具有降低餐后血糖、降血脂、改善葡萄糖耐量的作用。糖尿病患者每日摄入膳食纤维量至少为 14g/kcal。粗粮富含膳食纤维，可适当进食，粗粮也应计入每日总热量。

5）维生素、矿物质：糖尿病患者可多吃含糖量低的新鲜蔬菜，能生吃的尽量生吃，以保证维生素 C 等营养素的充分吸收。对于无胆固醇血症的患者，可适量进食动物肝脏或蛋类，以保证维生素 A 的供应。

食盐的摄入每日应限制在 6g 以内。糖尿病患者应尽量从天然食品中补充各种矿物质和维生素。

6）制订食谱是以糖尿病治疗为基础，各类食物（同类）灵活互换，但要切记非同类食物之间不得互换。部分蔬菜、水果可与主食（谷薯类）互换。

2. 高血糖的饮食干预

（1）洋葱：让血液顺畅流动。

洋葱最突出的功效是抑制血糖的上升。虽然血糖可以通过化学制剂来抑制，但是有时候化学制剂的作用过强，反而会导致低血糖。洋葱没有化学制剂那么立竿见影的效果，但它使血糖降到正常之后就不会再下降了。另外，洋葱特有的黄色色素成分——槲皮酮具有很强的抗氧化能力，能有效地抑制因血液黏稠造成的氧化，防止高血压和动脉硬化的发展。

贴心提示：每天吃 1/4 个洋葱可降低血糖。

每日摄取 50g（约 1/4 个）洋葱，就能发挥很好疗效。新鲜的洋葱辣味重，含有的有效成分也较多，效果会更好。所以应尽早食用新鲜的洋葱。

特别需要注意的是，炒洋葱前应该先放置 15 分钟。因为洋葱中对人体有益的含硫化合物在刚切好时不会立即产生，需要放置 15 分钟以上再加热烹调，更能发挥其效用。

（2）黏滑类蔬菜：抑制餐后血糖上升。

1）山药能有效改善高血糖：山药中的黏滑成分也是由黏蛋白形成的。黏蛋白能包裹肠内的其他食物，使糖分被缓慢地吸收。这一作用能抑制饭后血糖急剧上升，同时也可以避免胰岛素分泌过剩，使血糖得到较好调控。

山药还含有胰岛素分泌必不可少的镁和锌等有效成分，以及维生素 B_1、维生素 B_2。这些成分促进了血液中葡萄糖的代谢。此外，山药还含有淀粉酶，这是消化糖类的酶，可使血液中不再积存糖分。

贴心提示：山药的食用方法。

生吃山药更有助于摄取黏滑成分，可以切成细丝或者做成山药泥吃。黏滑成分越多的山药，其药效成分也越多。

2）芋头最适合需要限制热量的人：芋头中含有黏蛋白、镁、锌、维生素 B_1 等有效成分，它还含有半乳聚糖，能有效降低血压和胆固醇。此外，很重要的一点是，芋头的热量较低。因糖尿病、高脂血症、肥胖等疾病而必须限制饮食的时候，芋头是最为适合的食品。100g 芋头中，热量仅为 58kcal。

建议将芋头煮熟后再食用，这样虽然容易损伤黏蛋白，但是有利于其他有效成分的吸收，有利于控制热量摄入。

（3）茶类：避免血糖上升。

1）番石榴茶可防止血糖上升：番石榴茶是将热带地区的水果番石榴的叶干燥后，用热水浸泡而成的。

茶中含有番石榴多酚，这一物质能抑制分解糖的酶活化，缓解糖的吸收，使得只有必要的少量的葡萄糖被缓慢吸收。通过这一作用，可以避免人体吸收过多的糖分，从而抑制血糖上升，同时也防止胰岛素的过度分泌。

2）桑叶茶降血糖，预防糖尿病：很早以前，桑叶就成为被用做治疗糖尿病的中药。最近有研究发现，桑叶中特有的 1-脱氧野尻霉素成分，能抑制将多糖分解成葡萄糖的 α-糖苷酶，从而抑制血糖的上升。

桑叶除了能保护胰腺，促进胰岛素的正常分泌，还能改善高血压，减少胆固醇和甘油三酯。所以，桑叶可以有效预防糖尿病。

桑叶茶在饭前饮用能抑制饭后血糖升高，在饭后饮用则没有这种功效。

（4）含铬食物：预防血糖上升。

铬是通过多种食品被摄入体内的矿物质之一，它能促进脂质和糖的代谢。如果体内缺乏铬，会使胰岛素的功能降低，容易引起糖尿病和高脂血症。

一旦患上糖尿病，铬便易从尿中排泄出去，这样更容易缺乏了。此外，妊娠、哺乳、外伤、运动过度等原因也会造成铬缺乏。为了防止体内铬的不足，应多食含铬的食物以保证充分摄取。充分摄取铬的同时配以适当的运动，效果会更好。

铬在海藻类、鱼虾、糙米等食品中含量丰富。从啤酒酵母中也可以摄取铬。另外，还可以通过啤酒酵母制成的含铬营养补充剂来专门补充。

（5）含 γ-亚麻酸食物：使血糖和血压稳定。

γ-亚麻酸是由从食品中摄取的亚油酸在体内转化而来的。它可以进一步转化为调整身体状态的前列腺素，从而稳定血液中的甘油三酯、胆固醇、血糖、血压等。

另外，γ-亚麻酸还有扩张血管的作用，能预防血栓的生成。为了促使体内合成更多的 γ-亚麻酸，应摄取富含亚油酸的植物油（月见草油、红花油等）和蓝莓。要注意油的用量不要太多。

贴心提示：减少糖和乙醇摄入量。

γ-亚麻酸是由摄入的亚油酸在体内合成的，而摄入过多的砂糖等糖份会阻碍其合成。因此，请注意不要摄入过多的糖分。

饮用过多乙醇类，或者镁、锌、维生素 A 和维生素 B_6 等物质不足时，γ-亚麻酸的合成也无法顺利进行。一旦患上糖尿病后就更难生成。为此，要注意采取均衡的饮食，以促使 γ-亚麻酸能顺利合成。

（二）运动控制

1. 运动控制的基本原则和方法 目前认为低强度、低冲击性而时间较持续的运动较好，如散步、慢跑、游泳、爬楼梯、爬山、划船、打乒乓球等。运动量要根据每个人情况而定，对老年人来讲，散步或其他低强度的运动较好。

（1）运动疗法的适应证：①病情控制稳定的 2 型糖尿病；②体重超重的 2 型糖尿病；③稳定的 1 型糖

尿病；④稳定的妊娠糖尿病。

（2）运动治疗的禁忌证：①合并各种感染；②酮症或酮症酸中毒；③严重糖尿病肾病；④严重的眼底病变；⑤严重的糖尿病神经病变；⑥糖尿病足；⑦新近发生的血栓；⑧伴有心功能不全、心律失常、且活动后加重；⑨频繁发作的脑供血不足；⑩频发低血糖。

（3）运动中的注意事项：①在正式运动前应先做低强度热身运动 5～10 分钟；②运动过程中注意心率变化及感觉；③若出现乏力、头晕、心慌、胸闷、憋气、出虚汗，以及腿痛等不适，应立即停止运动，若休息后仍不能缓解，应及时到医院就诊；④运动时要注意饮一些白开水；⑤运动结束时，再做 5～10 分钟的恢复整理运动，不要突然停止运动。

（4）其他注意事项：①运动的选择应简单和安全；②注射胰岛素的患者运动前最好将胰岛素注射在身体的非运动区；③有条件者最好在运动前和运动后各测一次血糖；④运动后仔细检查双脚；⑤身体不舒服可暂停运动；⑥冬季注意保暖。

（5）运动方式与强度：①通常用心率衡量运动强度。糖尿病患者运动强度应保持心率（次/分）=（220-年龄）×（60%～70%）；②运动还可根据自身感觉来掌握，即周身发热出汗，但不是大汗淋漓；③糖尿病患者可选择中低强度的有氧运动方式。

1）步行：由慢速度开始，逐渐增加步行速度，时间可以从 10 分钟逐渐延长到 30 分钟，距离可由 500 米延长到 1000 米，适合年龄较大、身体较弱的患者。

2）慢跑：慢跑和步行交替进行的过渡性练习，属于中等强度，适合于较年轻、有一定锻炼基础的糖尿病患者。这种运动效果明显，运动量容易控制，主要以运动后不气促为准。

（6）运动时间：①应从吃第一口饭算起，在饭后 1～2 小时开始运动，此时血糖较高，不易发生低血糖；②每次运动持续 30～60 分钟，注意在达到应有的运动强度后应坚持 20～30 分钟，这样才能起到降低血糖的作用；③每周至少应坚持 3～5 次中低强度的运动。

2. 高血糖的运动干预 现代生活中，糖尿病患者通常采用步行、跑步、游泳、跳舞、骑自行车、打太极拳等运动锻炼使糖尿病患者控制血糖，但是这些方法常易使人疲劳，尤其是体弱多病的老人，不妨采用"背撞墙"运动方法，也能达到降血糖的目的。

"背撞墙"运动方法是：人体后背依靠墙壁站立，脚后跟离墙体约 10cm，双手叠加捧小腹，运动时先前倾身躯，当背部离开墙壁 5～10cm 时再返回碰撞墙壁，重点撞击脊柱中间部位，力度应适中，每分钟碰撞 30 次左右，一般不超过 20 分钟。初锻炼者先进行短时间适应性运动后，再逐步延长运动时间。还可使用无靠背的座位实施坐姿"背撞墙"运动，则更轻松。由于人体所有器官，特别是胰脏对人体长期直立运动缺乏敏感性，实施"背撞墙"运动能产生罕至的有氧反序"横向震动"，比起步行运动，更有利于激活胰岛 β 细胞功能，从而增强胰岛素的分泌代谢而降低血糖。

另外"背撞墙"还能消耗身体热量（一般碰撞达 50 次时浑身有发热感），因此，对于某些糖尿病患者，只要坚持锻炼，合理治疗，控制血糖，有助于逐步减缓对糖尿病药物依赖。

"背撞墙"运动的另一特点是：能对脊柱附近的大量经络穴位起到一定的按摩作用，疏通经络，激活背部皮下组织中处于休眠状态下的大量免疫细胞，提高人体免疫功能。

（三）限制饮酒

（1）乙醇可提供热量，不推荐糖尿病患者饮酒，如饮酒时需把饮酒中所含的热量计算入总能量范围内。糖尿病患者每日不超过 1～2 份标准量（1 份标准量为：啤酒 285ml，清淡啤酒 375ml，红酒 100ml 或白酒 30ml，各含乙醇约 10g）。

（2）乙醇可使血糖控制不稳定，饮酒初期可引起低血糖，随后血糖又会升高。大量饮酒，尤其是空腹饮酒，可使低血糖不能及时纠正。

（3）肥胖、高甘油三酯（TG）血症、肾病、糖尿病妊娠等患者不应饮酒。

（四）戒烟

吸烟有害健康。吸烟与肿瘤、糖尿病大血管病变、糖尿病微血管病变、过早死亡的风险增高相关。研究表明新发 2 型糖尿病患者戒烟有助于改善代谢指标、降低血压和白蛋白尿。

应劝诫每一位吸烟的糖尿病患者停止吸烟或停用烟草类制品，对患者吸烟状况以及尼古丁依赖程度进行评估，提供短暂咨询、戒烟热线、必要时加用药物等帮助戒烟。

（五）中医按摩

降糖穴是近年发现的治疗糖尿病的有效穴位，位于肚脐斜上方 2cm 的位置上，左右对称分布，在该处按摩能促进胰腺分泌胰岛素，有效地防治糖尿病。将一手的示指、中指并拢，用指腹按揉降糖穴，力度宜轻柔，和缓地揉动 3 分钟，然后换手按揉另一侧降糖穴 3 分钟，也可以双手同时按揉，每日 1 次。此法长期坚持，能够起到辅助降血糖的作用。注意不能在过饱或过饥情况下进行。

二、症状管理与控制

（一）经常感冒

糖尿病是一种内分泌代谢病，与免疫功能有着千丝万缕的联系。如果肥胖者免疫力下降，经常感冒，而且恢复得比别人慢，很可能提示内分泌代谢系统已经无法正常运转。

（二）每天打鼾

打鼾是阻塞性睡眠呼吸暂停（OSA）的标志性症状。从整体上看，成年人的患病率约为 4%。在糖尿病患者中，可达到23%以上。而在 OSA 患者中，糖尿病的患病率超过 40%。有打鼾习惯的胖人绝对是糖尿病高发人群。

（三）餐前低血糖

不吃早饭时，没到 11 点就饿，吃了早饭饿得更厉害。肥胖者遇到这种情况，说明体内胰岛素分泌功能已经"不听使唤"了。最好去做个口服葡萄糖耐量延长试验，检测胰岛素水平。

（四）手指麻木

周围神经负责传递感觉，如果您时不时觉得手指尖、脚趾头刺痛、麻木，很可能是高血糖的"杰作"。

（五）突然更胖

有研究证实，对肥胖者而言，体重每增加 1kg，患糖尿病的风险至少增加 5%。中老年人，尤其是有糖尿病家族史的高危人群，一定要注意自己的体重变化。如果突然发胖，如 1 个月内体重增加 2～3kg，或腰围增长 3cm 左右，最好去检测血糖。

三、健康教育

糖尿病患者发生微血管病变和大血管病变的风险显著高于非糖尿病患者，减少糖尿病患者发生大血管和微血管病变的风险不但依赖于高血糖的控制，还依赖于其他心血管疾病危险因素的控制和不良生活方式的改善。糖尿病的控制除药物治疗外，还需要对血糖和其他心血管危险因素进行监测，以了解控制是否达标，并根据控制目标调整治疗。此外，由于糖尿病是一种终身性疾病，患者的行为和自我管理能力也是糖尿病控制是否成功的关键，因此，糖尿病的控制不是传统意义上的治疗而是系统的管理。

（一）基本原则

限于目前医学水平，糖尿病仍是一种终身性疾病，因此应给予糖尿病患者终身的密切医疗关注。糖尿病治疗的近期目标是通过控制高血糖和相关代谢紊乱来消除糖尿病症状和防止出现急性代谢并发症，糖尿病治疗的远期目标是通过良好的代谢控制达到预防慢性并发症、提高患者生活质量和延长寿命的目的。为了达到这一目标应建立较完善的糖尿病教育和管理体系。

（二）教育和管理的目标和形式

每位糖尿病患者一旦诊断即应接受糖尿病教育，教育的目标是使患者充分认识糖尿病并掌握糖尿病的自我管理能力。糖尿病教育可以是大课堂式、小组式或个体化，内容包括饮食、运动、血糖监测和自我管理能力的指导，小组式或个体化形式的针对性更强，更易于个体化。

（三）教育管理的落实

每个糖尿病管理单位应有一名受过专门培训的糖尿病教育护士，设专职糖尿病教育者的岗位，以保证教育的质量。最好的糖尿病管理模式是团队式管理，糖尿病管理团队的主要成员应包括：执业医师［普通医师和（或）专科医师］、糖尿病教员（教育护士）、营养师、运动康复师、患者及其家属。必要时还可增加眼科、心血管、肾病、血管外科、产科、足病和心理学医师。

逐步建立定期随访和评估系统，以确保所有患者都能进行咨询并得到及时的正确指导，这种系统也可以为基层医护人员提供糖尿病管理的支持和服务。

（四）糖尿病教育的内容

（1）糖尿病的自然进程。

（2）糖尿病的临床表现。

（3）糖尿病的危害及如何防治急慢性并发症。

（4）个体化的治疗目标。

（5）个体化的生活方式干预措施和饮食计划。

（6）规律运动和运动处方。

（7）饮食、运动、口服药、胰岛素治疗及规范的胰岛素注射技术。

（8）自我血糖监测（SMBG）和尿糖监测（当血糖监测无法实施时），血糖测定结果的意义和应采取的干预措施。

（9）SMBG、尿糖监测和胰岛素注射等具体操作技巧。

（10）口腔护理、足部护理、皮肤护理的具体技巧。

（11）特殊情况应对措施（如疾病、低血糖、应激和手术）。

（12）糖尿病妇女受孕必须做到有计划，并全程监护。

（13）糖尿病患者的社会心理适应。

四、合理利用医疗资源

糖尿病的医学营养治疗和运动治疗是控制 2 型糖尿病高血糖的基本措施。在饮食和运动不能使血糖控制达标时应及时采用包括口服药治疗在内的药物治疗。

生活方式干预——如血糖不达标（HbA1c≥7.0%）则进入下一步治疗。

一线药物治疗：主要治疗途径——二甲双胍，备选治疗途径——胰岛素促泌剂或 α-糖苷酶抑制剂。

二线治疗药物：主要治疗途径——胰岛素促泌剂或 α-糖苷酶抑制剂，备选治疗途径——噻唑烷二酮或 DPP-4 抑制剂。

三线治疗药物：主要治疗途径——基础胰岛素或每日 1～2 次预混胰岛素，或胰岛素促泌剂或 α-糖苷酶抑制剂，或噻唑烷二酮类药物或 DPP-4 抑制剂，备选治疗途径——GLP-1 受体激动剂。

四线治疗药物：主要治疗途径——三线治疗中使用胰岛素者改为基础胰岛素＋餐时胰岛素或每日 3 次预混胰岛素类似物，三线治疗中口服药物者改为基础胰岛素或每日 1～2 次预混胰岛素。

（一）口服降糖药物

1. 单药治疗

（1）二甲双胍：是 2 型糖尿病患者的一线治疗药物，如无禁忌证且能耐受药物者，二甲双胍应贯穿全程治疗。二甲双胍的主要作用是抑制肝糖的输出，增加胰岛素的敏感性，对降低 FPG 效果好，可以使 HbA1c 下降 1.0%～2.0%，并可减轻体重，单独使用不导致低血糖。二甲双胍的主要不良反应为胃肠道反应。从小剂量开始并逐渐加量是减少不良反应的有效方法。禁用于肾功能不全 [血清肌酐＞133μmol/L（男），＞124μmol/L（女）或肾小球滤过率（GFR）≤60ml/min]、肝功能不全、严重感染、缺氧或接受大手术的患者。在使用碘化造影剂进行造影时，应暂停使用二甲双胍。

（2）磺脲类：仍是我国常用降糖药，磺脲类药物的主要作用是促进胰岛 β 细胞分泌胰岛素，可以使 HbA1c 下降 1.0%～2.0%。使用不当可以导致低血糖，特别是老年患者和肝、肾功能不全的患者；该药还可导致体重增加。

（3）格列奈类：为非磺脲类胰岛素促泌剂，本类药物通过刺激胰岛素的早期分泌，有效降低餐后血糖，具有起效快和作用时间短的特点。可降低 HbA1c 0.3%～1.5%。需在餐前即刻服用。常见不良反应是低血糖（较磺脲类药物轻）和体重增加。此类药物在肾损害患者无需调整剂量。

（4）α-糖苷酶抑制剂：主要作用是延缓碳水化合物在胃肠道的吸收，降低餐后血糖峰值。可使 HbA1c 下降 0.5%～0.8%，不增加体重，可与其他降糖药联用。常见不良反应为胃肠道反应如腹胀、排气多等。

从小剂量开始，逐渐加量。单用通常不会发生低血糖。

（5）二肽基肽酶-4 抑制剂（DPP-4 抑制剂）：主要作用是葡萄糖依赖性地促进胰岛素分泌，抑制胰高血糖素的分泌。可降低 HbA1c 0.5%～1.0%，单用不增加低血糖发生的风险，也不增加体重。在有肾功能不全的患者要减少药物剂量。

（6）噻唑烷二酮类（TZDs）：是胰岛素增敏剂，可以使 HbA1c 下降 1.0%～1.5%。单用不导致低血糖，体重增加和水肿是 TZDs 的常见不良反应。有心力衰竭（心功能Ⅲ级以上）、活动性肝病或氨基转移酶升高超过正常上限 2.5 倍以及严重骨质疏松和骨折病史的患者应禁止用本药。

2. 两种有口服药物联合治疗 同一类药的不同药物之间避免同时应用，不同类型的药物可两种或三种联用。

（二）胰岛素治疗

胰岛素作为控制高血糖的重要手段，根据来源和化学结构的不同可分为动物胰岛素（第一代胰岛素）、人胰岛素（第二代胰岛素）和胰岛素类似物（第三代胰岛素）；根据作用特点的差异，又可分为超短效胰岛素类似物、常规（短效）胰岛素、中效胰岛素、长效胰岛素（包括长效胰岛素类似物）和预混胰岛素（包括预混胰岛素类似物）。

推荐采用人胰岛素；费用许可时，可用胰岛素类似物；尽量不用动物胰岛素。胰岛素类似物在模拟生理性胰岛素分泌和减少低血糖发生风险方面优于人胰岛素，两者控制血糖的能力相似。

（三）2 型糖尿病的综合治疗

2 型糖尿病患者除降糖治疗外，还应综合控制血压、血脂和抗凝，对每例患者都应筛查和处理这些问题，不可遗漏。

1. 降压治疗 控制目标为血压≤130/60mmHg，首选血管紧张素转化酶抑制剂（ACEI）或血管紧张素Ⅱ受体拮抗剂（ARB）。

2. 调脂治疗 降低 LDL-C 作为首要目标。

（1）已罹患心血管疾病的糖尿病患者：都应该使用他汀类调脂药，LDL-C 降至 2.07mmol/L 以下或较基线状态降低 30%～40%。

（2）没有心血管疾病且年龄在 40 岁以上者，如果 LDL-C>2.5mmol/L 或 TC>4.5mmol/L，使用他汀类调脂药；年龄在 40 岁以下者，如同时存在其他心血管疾病危险因素（包括高血压、吸烟、白蛋白尿、早发性心血管疾病家族史及估计的心血管疾病整体危险性增加），亦应开始使用他汀类药物。

（3）如果 TG>4.5mmol/L，应先用降低 TG 为主的贝特类药物。

3. 阿司匹林用于心血管疾病的二级预防/一级预防 凡有适应证者都应该开始和维持阿司匹林治疗。

第五节 高血糖的跟踪随访

一、高血糖的随访服务基本内容

（1）为确定个体化的干预目标，要详细询问患者的临床症状、了解糖尿病的家族史，并进行以下体格检查和化验检查。

1）体格检查：身高、体重、计算 BMI、腰围、血压和足背动脉搏动。

2）化验检查：空腹血糖、餐后血糖、HbA1c、TC、TG、LDL-C、HDL-C、尿常规、肝功能、肾功能。1 型糖尿病、血脂异常和年龄>50 岁的妇女测定血清促甲状腺激素。

3）特殊检查：眼底检查、心电图和神经病变相关检查。若条件允许，应检测尿白蛋白和尿肌酐。

（2）制订最初需要达到的目标及应该采取的措施。

（3）查看患者血糖记录手册，分析化验结果如空腹和餐后血糖、HbA1c。

二、高血糖患者管理和随访干预

（一）患者建档

（1）对工作中发现的 2 型糖尿病高危人群进行有针对性的健康教育，建议其每年至少测量 1 次空腹血糖，并接受医务人员的健康指导。

（2）对确诊的 2 型糖尿病患者，及时建立健康档案。首次档案记录应包括一般情况、病史、体格检查、辅助检查、诊断治疗计划。

（二）随访及分类干预

（1）对血糖控制满意（空腹血糖值<7.0mmol/L），无药物不良反应、无新发并发症或原有并发症无加重的患者，预约进行下一次随访。

（2）对第一次出现空腹血糖控制不满意（空腹血糖值≥7.0mmol/L）或药物不良反应的患者，结合其服药依从情况进行指导，必要时增加现有药物剂量、更换或增加不同类的降糖药物，2 周内随访。

（3）对连续 2 次出现空腹血糖控制不满意或药物不良反应难以控制以及出现新的并发症或原有并发症加重的患者，建议其转诊到上级医院，2 周内主动随访转诊情况。

（4）对所有的患者进行针对性的健康教育，与患者一起制订生活方式改进目标并在下一次随访时评估进展。告诉患者出现哪些异常时应立即就诊。

（三）随访管理的方式及内容

1. 方式

（1）门诊随访：门诊医生利用患者就诊时，开展患者管理，并按照随访要求进行记录。

（2）家庭随访：医生通过上门服务进行患者管理，并按要求记录。

（3）电话随访：对能进行自我管理的患者且没有检查项目的，可以通过电话进行随访，并记录。

（4）集体随访：社区医生在社区定期开展讲座等多种形式的健康教育活动时进行集体随访。

2. 随访管理的内容

（1）血糖动态变化情况：指导患者定期测量血糖，鼓励并指导患者测量和记录血糖，分析和评价近期血糖控制情况。

（2）非药物治疗的执行情况：针对患者不良生活方式和危险因素，开展健康指导干预。

（3）药物治疗情况：是否坚持服药、服药是否按时、按量，了解药物不良反应及治疗效果，及时调整治疗方案。

（4）体格检查和实验室检查的结果记录：每次随访应测量体重、血压、血糖等，每年需进行一次详细体检（包括血生化、B 超、心电图等）。

（5）新出现的病情。

治疗效果的评估：各项指标达标情况、生活质量情况、并发症的出现情况等。

3. 控制效果评估

每次对患者进行血压控制评估，按照患者随访管理的血糖控制情况，分为控制满意和不满意两个等级。

控制满意：空腹血糖值为 4.4～7.0mmol/l，或非空腹血糖值为 4.4～10.0mmol/l。

控制不满意：空腹血糖值>7.0mmol/l，或非空腹血糖值>10.0mmol/l。

在开展生活方式指导后的 2 个月内，对健康管理的实际效果进行评估。一方面询问被检查者生活习惯的改善情况，另一方面检查其血压、血脂、血糖、体重等指标的变化，并和第一次的结果进行比较、分析，总结成功的经验和失败的教训，修正指导计划，继续下一步的健康管理工作。

4. 转诊

通过及时的双向转诊，最大限度发挥基层医生和专科医生各自的优势和协同作用。

（1）社区健康服务中心向上级医院转诊

1）就诊糖尿病疑似患者，社区没有诊断条件的，应立即转诊至上级医院。

2）管理的糖尿病患者，出现下列情况时，经社区处理情况没有好转或社区不能处理时，需及时转诊到上级医疗机构。

经过饮食和运动治疗，血糖水平控制不达标，需开始药物治疗；血糖水平上升幅度大，需调整药物治疗方案；出现糖尿病急、慢性并发症的症状；患其他疾病；妊娠及其他。

（2）上级医院向社区健康服务中心转诊：上级医院将同时符合下列情况的患者转回社区，由社区医生对患者进行长期的监测随访和管理，以便减轻患者就医的各种花费和负担。

1）诊断明确。

2）治疗方案确定。

3）患者血糖以及伴随的临床情况已经控制稳定。

依据原卫生部《国家基本公共卫生服务规范（2011年版）》（简称《规范》），2型糖尿病的规范管理如下。

服务对象为辖区内35岁及以上2型糖尿病患者。服务内容为：①2型糖尿病筛查，对工作中发现的2型糖尿病高危人群进行有针对性的健康教育，建议其每年至少测量1次空腹血糖和1次餐后2小时血糖，并接受医务人员的生活方式指导。②对确诊的2型糖尿病患者，乡镇卫生院、村卫生室、社区卫生服务中心（站）要提供每年至少4次的面对面随访。具体流程见图15-1。

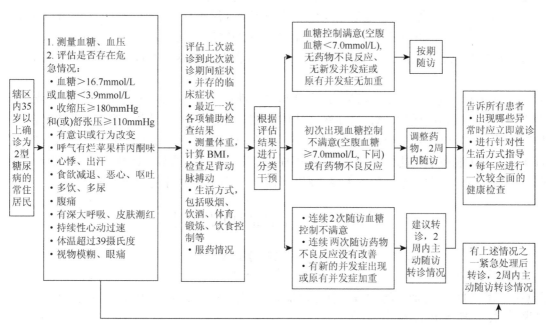

图15-1　2型糖尿病患者健康管理的服务流程

第十六章　高脂血症的健康管理

第一节　概　　述

血脂是血浆中的胆固醇、甘油三酯（TG）和类脂如磷脂等的总称。与临床密切相关的血脂主要是胆固醇和 TG。许多年来，人们通常用高脂血症这一词来描述人体血脂代谢失常，它是指人体血浆中一种或多种脂质成分异常增高的一种病症，临床上血脂检测的基本项目包括总胆固醇（TC）、低密度脂蛋白胆固醇（LDL-C）和甘油三酯的升高；后来逐渐认识到血浆中高密度脂蛋白胆固醇（HDL-C）降低也是一种血脂代谢紊乱。因而，现在认为采用血脂异常这一名称能更全面准确地反映血脂代谢紊乱的状态。

高脂血症是指血脂水平过高，可直接引起一些严重危害人体健康的疾病，如动脉粥样硬化、冠心病、胰腺炎等。

高脂血症可分为原发性和继发性两类。原发性与先天性和遗传有关，是由于单基因缺陷或多基因缺陷，使参与脂蛋白转运和代谢的受体、酶或载脂蛋白异常所致，或由于环境因素（饮食、营养、药物）和通过未知的机制而致。继发性多发生于代谢性紊乱疾病（糖尿病、高血压、黏液性水肿、甲状腺功能低下、肥胖、肝肾疾病、肾上腺皮质功能亢进），或与其他因素年龄、性别、季节、饮酒、吸烟、饮食、体力活动、精神紧张、情绪活动等有关。本章所述主要是对代谢紊乱所致高脂血症的健康管理。

第二节　高脂血症的监测

一、监 测 指 标

（一）测定血脂谱全套

空腹总胆固醇（TC）、甘油三酯（TG）、低密度脂蛋白胆固醇（LDL-C）、高密度脂蛋白胆固醇（HDL-C）。

（二）判断血浆中有无乳糜微粒存在

可采用简易的方法，即把血浆放置在 4℃冰箱中过夜，然后观察血浆是否有"奶油样"的顶层。

（三）血浆低密度脂蛋白（LDL-C）浓度

1～2 周内血浆胆固醇水平可有±10%的变异，实验室的变异容许在 3%以内。

（四）有关脂代谢的特殊检查

1. 载脂蛋白测定　测定血浆 ApoB 和 ApoA I 水平对于预测冠心病的危险性具有重要意义。

2. 体内脂蛋白代谢测试　此外，还可进行基因 DNA 突变分析、脂蛋白-受体相互作用以及脂蛋白脂酶和肝脂酶、胆固醇脂化酶与合成酶等方面的测定。

（五）其他检查

家族性混合型高脂血症和家族性高三酰甘油血症存在胰岛素抵抗，其血浆胰岛素水平升高，临床上可表现为糖耐量异常；Ⅲ型高脂蛋白血症常合并有糖尿病；家族性混合型高脂血症可伴有高尿酸血症；Ⅲ型高脂蛋白血症患者可伴有甲状腺功能减低。

二、监 测 频 率

血脂异常及心血管病的其他危险因素主要是通过临床日常工作来检出，这不限于因心血管病前来就诊的患者，而应该包括前来医院就诊的所有血脂异常和心血管病易患人群。一般人群的常规健康体检也是血脂异常检出的重要途径。为了及时发现和检出血脂异常，建议 20 岁以上的成年人至少每 5 年测量 1 次空腹血脂，包括 TC、LDL-C、HDL-C 和 TG 测定。对于缺血性心血管病及其高危人群，则应每 3～6 个月测定 1 次血脂。对于因缺血性心血管病住院治疗的患者应在入院时或 24 小时内检测血脂。

血脂检查的重点对象：①已有冠心病、脑血管病或周围动脉粥样硬化病者；②有高血压、糖尿病、肥胖、吸烟者；③有冠心病或动脉粥样硬化病家族史者，尤其是直系亲属中有早发冠心病或其他动脉粥样硬化性疾病者；④有皮肤黄色瘤者；⑤有家族性高脂血症者。

　　建议 40 岁以上男性和绝经期后女性应每年均进行血脂检查。

第三节　高脂血症的危险因素评估

一、危 险 因 素

　　血脂异常的危险因素除冠心病及其等危症外，还包括高血压、年龄（男≥45 岁，女≥55 岁）、吸烟、低 HDL-C、肥胖和早发缺血性心血管病家族史等。

　　（1）身体运动量不足、超重与肥胖可引起总胆固醇、低密度脂蛋白胆固醇和甘油三酯升高，高密度脂蛋白胆固醇降低；血清总胆固醇 80%～90% 来自体内肝脏的合成，而从摄入食物中吸收的仅占 10%～20%，有些食物尽管胆固醇含量较低，但进入机体后，能增加体内胆固醇的合成，其中饱和脂肪（动物脂肪、黄油）是使体内合成胆固醇升高的主要原因。

　　（2）过量热量摄入、酗酒、未控制好的严重糖尿病、肾病，某些药物（如雌激素等）以及遗传性高甘油三酯血症。

二、综 合 评 估

　　对血脂异常的评估首先要确定其类型，同时还应对其危险分层进行评估，危险分层越高，其对健康的威胁越大。根据危险分层采用分级管理，低危者纳入一级管理，中危者纳入二级管理，高危和极高危者纳入三级管理。

（一）血脂异常的分类

　　血脂异常的分类见表 16-1。

表 16-1　血脂异常的临床分型

分型	TC	TC	HDL-C	相当于 WHO 表型
高胆固醇血症	增高	—	—	IIa
高甘油三酯血症	—	增高	—	IV I
混合型高脂血症	增高	增高	—	IIb III IV V
低高密度脂蛋白血症	—	—	降低	—

（二）血脂水平分层标准

　　血脂水平分层标准见表 16-2。

表 16-2　血脂水平分层标准

分层	TC	LDL-C	HDL-C	TG
合适范围	<5.18mmol/L（200mg/dl）	<3.37mmol/L（130mg/dl）	≥1.04 mmol/L（40mg/dl）	<1.70mmol/L（150mg/dl）
边缘升高	5.18～6.19mmol/L（200～239mg/dl）	3.37～4.12mmol/L（130～159mg/dl）	1.70～2.25 mmol/L（150～1999mg/dl）	
升高	≥6.22mmol/L（240mg/dl）	≥4.14mmol/L（160mg/dl）	≥1.55mmol/L（60mg/dl）	≥2.26mmol/L（200mg/dl）
降低		<1.04mmol/L（40mg/dl）		

（三）血脂异常危险分层方案

　　血脂异常危险分层方案见表 16-3。

表 16-3　血脂异常危险分层方案

危险分层	TC5.18～6.19mmol/L（200～239mg/dl）或 TC≥6.22mmol/L（240mg/dl）或
	LDL-C3.37～4.12mmol/L（130～159mg/dl）LDL-C≥4.14mmol/L（160mg/dl）

续表

无高血压且其他（危险因素数<3）	低危	低危
高血压或其他（危险因素数≥3）	低危	中危
高血压且其他（危险因素数≥1）	中危	高危
冠心病及其等危症	高危	高危

注：其他危险因素包括，年龄（男≥45岁，女≥55岁）、吸烟、低 HDL-C、肥胖和早发缺血性心血管病家族史。

三、三级预防

一级预防的重点是改善生活方式：①减少饱和脂肪酸和胆固醇的摄入量；②增加体力活动；③控制体重。其次就是戒烟限酒、清淡饮食、少糖、保持心情愉快。

二级预防注重的是改善生活方式和配合药物治疗，其目的是减少因血脂异常，导致冠心病发生急性病变，最终是以降低冠心病引发急性冠状动脉综合征的危险性为目标。

三级预防的目的是降低因血脂长期持续升高加重并发症的急剧恶化、进展，防止冠状动脉综合征的再次发生，减少死亡事件，提高患者的生存和生命质量。

第四节　高脂血症的健康干预

一、生活方式干预

血脂异常在一定意义上属于"生活方式疾病"。90%以上的血脂异常与生活方式有关，防治心血管病只有从源头抓起才能收到事半功倍的效果。应当积极重视调整生活方式，关键在于改变饮食习惯和适度锻炼，以控制理想体重。如果仍不能使血脂降至理想水平才需要进行药物治疗。

（一）饮食治疗

饮食控制是血脂异常治疗的基础，膳食治疗的目标对于高胆固醇血症而言不仅是为了降低血清胆固醇，同时需要保持患者在其性别、年龄及劳动强度的具体情况下有一个营养平衡的健康膳食，还要有利于降低心血管病的其他危险因素，增加保护因素。由于高脂血症患者的膳食往往是不平衡的，因此，膳食处方的目标是对有关的营养成分适当限度。

血浆脂质主要来源于食物，通过控制饮食，可使血浆胆固醇水平降低 5%～10%，同时有助于减肥。饮食治疗时机，主要取决于患者的冠心病危险程度和血浆 LDL-C 胆固醇水平。高脂血症的饮食治疗是通过控制饮食的方法，在保持理想体重的同时，降低血浆中的 LDL-C 胆固醇水平。

饮食治疗的前 3 个月优先考虑降低 LDL-C。因此，在首诊时医生应通过询问和检查了解患者在以下几方面是否存在问题：①是否进食过多的升高 LDL-C 的食物；②是否肥胖；③是否缺少体力活动；④如肥胖或缺少体力活动，是否有代谢综合征。

为了解和评价患者摄入升高 LDL-C 食物的状况，推荐使用高脂血症患者膳食评价表（表 16-4）。该表虽然不能取代营养师所做的系统性膳食评价，但可以帮助临床医生发现患者所进能升高 LDL-C 的食物，以便有效指导下一步的干预。

表 16-4　高脂血症患者膳食评价

项目	评分
1. 您近 1 周吃肉是否<75g/d：0＝否，1＝是	□
2. 您吃肉种类：0＝瘦肉，1＝肥瘦肉，2＝肥肉，3＝内脏	□
3. 您近 1 周吃蛋数量：1＝0～3 个/周，2＝4～7 个/周，3＝7 个以上/周	□
4. 您近 1 周吃煎炸食品数量（油饼、油条炸糕等）：0＝未吃，1＝1～4 次/周，2＝5～7 次/周，3＝7 次以上/周	□
5. 您近 1 周吃奶油糕点的次数：0＝未吃，1＝1～4 次/周，2＝5～7 次/周	□
评分总和	□□

注：按实际情况在□里填数"0 或 1"，总分<3 为合格；总分 3～5 为轻度膳食不良；总分>6 为严重膳食不良。

　　饮食结构可直接影响血脂水平的高低，调节饮食结构的原则：限制摄入富含脂肪、胆固醇的食物；选用低脂食物（植物油、酸牛奶）；增加维生素、纤维（水果、蔬菜、面包和谷类食物）。食用油应以植物油为主，每人每天用量以 25～30g 为宜；并经常饮茶。家族性高胆固醇血症患者应严格限制食物中的胆固醇和脂肪酸摄入。

　　具体到不同的对象应采取不同的处方，原则上要控制总热量摄入，摄入的热量仅需维持理想体质量或肥胖患者达到减重 5%～10%。同时合理分配营养素，碳水化合物占总热量的 50%～60%，蛋白质占总热量的 10%～20%，脂肪不超出总热量的 30%，严格控制饱和脂肪酸的摄入（其中饱和脂肪≤7%总热量，多不饱和脂肪占 8%～10%的总热量，单不饱和脂肪占 12%～14%总热量）。同时提倡增加食物中可溶性纤维和植物固醇，以及水果和蔬菜的摄入。

　　高脂血症患者治疗膳食举例：早餐：豆浆 200ml，蒸饼 50g，煮熟黄豆 10g；中餐：标准粉、玉米粉两面馒头 100g，米稀饭 50g，瘦猪肉 25g，炒青椒 100g，炒豆角 100g；晚餐：米饭 150g，小白菜 100g，熬豆腐 50g，粉条 10g，鲤鱼 20g，土豆丝 100g。全日烹调用油 12g。

（二）适度锻炼

　　适度的运动可以增加能量的消耗，改善心血管功能，纠正脂质代谢紊乱，不但可以增强心肺功能、改善胰岛素抵抗和葡萄糖耐量，而且还可减轻体重、降低血浆三酰甘油和胆固醇水平，升高 HDL-C 胆固醇水平。

　　运动处方的原则是运动个体化，从轻强度运动开始，倡导中强度有氧运动，并遵循有氧运动四原则，循序渐进、因人而异、全面发展、持之以恒。最好的运动方式是在日常生活中选择运动锻炼计划，如以步行代替坐车、爬楼代替电梯等。还可以依据各自的体力和爱好来适当选择简便、有效可行的运动项目。最好能组织运动团队，以增加运动的依从性。合理安排运动强度、次数与持续时间，使每日能量总消耗量大于或等于总摄入量。为了达到安全有效的目的，进行运动锻炼时应注意以下事项。

　　1. 运动强度　通常以运动后的心率水平来衡量运动量的大小，适宜的运动强度一般是运动后的心率控制在个人最大心率的 80%左右。运动形式以中速步行、慢跑、游泳、跳绳、做健身操、骑自行车等有氧活动为宜。

　　2. 运动持续时间　每次运动开始之前，应先进行 5～10 分钟的预备活动，使心率逐渐达到上述水平，然后维持 20～30 分钟。运动完后最好再进行 5～10 分钟的放松活动。每周至少活动 3～4 次。

　　3. 注意事项　运动时应注意安全保护。

（三）控制理想体重

　　许多流行病学资料显示，肥胖人群的平均血浆胆固醇和三酰甘油水平显著高于同龄的非肥胖者。除了体重指数与血脂水平呈明显正相关外，身体脂肪的分布也与血浆脂蛋白水平关系密切。一般来说，中心型肥胖者更容易发生高脂血症。肥胖者的体重减轻后，血脂紊乱亦可恢复正常。

（四）戒烟

　　吸烟对我国人群的心血管病致病相对危险约为 2 倍，但人群归因危险百分比高达 32%，吸烟加上血脂异常将大大增加心血管病的危险。因此，控烟可以降低血脂异常患者对健康的威胁。控烟可以通过一切可行的途径宣传和必要的强制措施（如严禁在公共场所吸烟和一定的罚款等）。

　　吸烟可升高血浆胆固醇和三酰甘油水平，降低 HDL-C 胆固醇水平。停止吸烟 1 年，血浆 HDL-C 胆固醇可上升至不吸烟者的水平，冠心病的危险程度可降低 50%，甚至接近于不吸烟者。

（五）药物治疗

　　以降低血清总胆固醇和 LDL-C 胆固醇为主的有他汀类和树脂类。以降低血清三酰甘油为主的药物有贝特类和烟酸类。

（六）重度血脂异常的非药物治疗

　　部分血脂异常的患者通过调整饮食和改善生活方式均可以达到比较理想的血脂调节效果，有极少数患者血脂水平非常高，多见于有基因遗传异常的患者，可以通过血浆净化治疗、外科治疗。基因治疗在未来有可能攻克顽固性遗传性的血脂异常。

二、症状管理与控制

由于高血脂的发病是一个慢性过程，轻度高血脂通常没有任何不舒服的感觉，较重的会出现头晕目眩、头痛、胸闷、气短、心慌、胸痛、乏力、口角歪斜、不能说话、肢体麻木等症状，最终会导致冠心病、脑卒中等严重疾病，并出现相应症状。

如果出现晨起头晕，不清醒，思维迟钝；蹲着干活气喘；阵发性视物模糊等症状应警惕是否已患高脂血症。

高脂血症该如何自我判断高血脂是导致冠心病、高血压及脑卒中的危险因素，那么怎样才能知道我们是否出现高血脂并采取及时合理的治疗呢？可以从下面 5 个方面加以判断。

（1）常出现头晕脑胀或与人讲话间隙容易睡着。早晨起床后感觉头脑不清醒，早餐后可改善，午后极易犯困，但夜晚很清醒。

（2）睑黄疣是中老年妇女血脂增高的信号，主要表现在眼睑上出现淡黄色的小皮疹，刚开始时为米粒大小，略高出皮肤，严重时布满整个眼睑。

（3）腿肚经常抽筋，并常感到刺痛，这是胆固醇积聚在腿部肌肉中的表现。

（4）短时间内在面部、手部出现较多黑斑（斑块较老年斑略大，颜色较深）。记忆力及反应力明显减退。

（5）看东西一阵阵模糊，这是血液变黏稠，流速减慢，使视神经或视网膜暂时性缺血缺氧所致。

三、健 康 教 育

血脂异常对健康的影响绝大部分是间接的，较短时期内人们难以体会到它的危害。因此，健康宣教的重点是要让人们了解血脂异常的长期危害。可通过定期组织专家到社区或医院举办专题知识讲座、有奖知识问答和健康宣传手册等进行健康教育宣传：

例如，何谓血脂异常？血脂异常与哪些疾病有关？日常生活习惯对血脂有何影响？血脂异常是否都需要药物治疗？检测血脂时要注意些什么？检测发现血脂异常后该怎么办？服用调脂药物时应注意些什么？

四、合理利用医疗资源

血脂异常治疗最主要目的是为了防治冠心病，所以应根据是否已有冠心病或冠心病等危症以及有无心血管危险因素，结合血脂水平进行全面评价，以决定治疗措施及血脂的目标水平。

由于血脂异常与饮食和生活方式有密切关系，所以饮食治疗和改善生活方式是血脂异常治疗的基础措施。无论是否进行药物调脂治疗都必须坚持控制饮食和改善生活方式。根据血脂异常的类型及治疗需要达到的目的，选择合适的调脂药物。需要定期进行调脂疗效和药物不良反应的监测。

在决定采用药物进行调脂治疗时，需要全面了解患者患冠心病及伴随的危险因素情况。在进行调脂治疗时，应将降低 LDL-C 作为首要目标。临床上在决定开始药物调脂治疗以及拟定达到的目标值时，需要考虑患者是否同时并存其他冠心病的主要危险因素（即除 LDL-C 以外的危险因素）。分析这些冠心病的主要危险因素将有助判断罹患冠心病的危险程度，由此决定降低 LDL-C 的目标值。不同的危险人群，开始药物治疗的 LDL-C 水平以及需达到的 LDL-C 目标值有很大的不同（表 16-5）。主要结合我国人群的循证医学的证据制订这些数值。

表 16-5　血脂异常患者开始调脂治疗的 TC 和 LDL-C 值及其目标值

危险等级	TLC 开始	药物治疗开始	治疗目标值
低危：10 年危险性＜5%	TC≥6.22mmol/L （240mg/dl）	TC≥6.99mmol/L （270mg/dl）	TC＜6.22mmol/L （240mg/dl）
	LDL-C≥4.14mmol/L （160mg/dl）	LDL-C≥4.92mmol/L （190mg/dl）	LDL-C＜4.14mmol/L （160mg/dl）
中危：10 年危险性 5%～10%	TC≥5.18mmol/L （200mg/dl）	TC≥6.22mmol/L （240mg/dl）	TC＜5.18mmol/L （200mg/dl）
	LDL-C≥3.37mmol/L （130mg/dl）	LDL-C≥4.14mmol/L （160mg/dl）	LDL-C＜3.37mmol/L （130mg/dl）
高危：CHD 或 CHD 等危症，或 10 年危险性 10%～15%	TC≥4.14mmol/L （160mg/dl）	TC≥4.14mmol/L （160mg/dl）	TC＜4.14mmol/L （160mg/dl）
	LDL-C≥2.59mmol/L （100mg/dl）	LDL-C≥2.59mmol/L （100mg/dl）	LDL-C＜2.59mmol/L （100mg/dl）

续表

危险等级	TLC 开始	药物治疗开始	治疗目标值
极高危：ACS 或缺血性心血管病合并 DM	TC≥3.11mmol/L（120mg/dl）	TC≥4.14mmol/L（160mg/dl）	TC<3.11mmol/L（120mg/dl）
	LDL-C≥2.07mmol/L（80mg/dl）	LDL-C≥2.07mmol/L（80mg/dl）	LDL-C<2.07mmol/L（80mg/dl）

血清 TG 的理想水平是 [（1.70mmol/L（150mg/dl）]，HDL-C≥1.04mmol/L（40mg/dl）。对于特殊的血脂异常类型，如轻、中度 TG 升高 [2.26～5.63mmog/L（200～500mg/dl）]，LDL-C 达标仍为主要目标，非HDL-C 达标为次要目标，即非 HDL-C＝TC-HDL-C，其目标值为 LDL-C 目标值+0.78mmol/L（30mg/dl）；而重度高甘油三酯血症 [≥5.65mmol/L（500mg/dl）]，为防止急性胰腺炎的发生，首先应积极降低 TG。

血脂异常的药物治疗必须建立在治疗性生活方式改变（TLC）的基础上，在 TLC 治疗方案实施后血脂不能达标或有缺血性心血管疾病依据或危险分层为高危时应用。目前临床上供选用的调脂药物有他汀类、贝特类、烟酸类、树脂类和胆固醇吸收抑制剂。无论应用何种调脂药，服药期间要定期进行调脂的疗效和药物不良反应的监测，一般情况下将降低 LDL-C 作为首要目标。

（1）他汀类：主要使用于高胆固醇血症，对轻、中度高甘油三酯血症也有一定疗效。

（2）贝特类：主要使用于高甘油三酯血症或以甘油三酯升高为主的混合型高脂血症和低高密度脂蛋白血症。

（3）胆酸螯合树脂类：仅适用于单纯高胆固醇血症，对任何类型的高甘油三酯血症无效。对混合型高脂血症，需合用其他类型调节血症药。

（4）烟酸及其衍生物：适用于高甘油三酯血症，低密度脂蛋白血症或以 TG 升高为主的混合型高脂血症。

第五节　高脂血症的跟踪随访

饮食与非调脂药物治疗 3～6 个月后，应复查血脂水平，如能达到要求即继续治疗，但仍须每 6 个月至 1 年复查 1 次，如持续达到要求，每年复查 1 次。药物治疗开始后 4～8 周复查血脂及 AST、ALT 和 CK，如能达到目标值，逐步改为每 6～12 个月复查 1 次，如开始治疗 3～6 个月复查血脂仍未达到目标值，则调整剂量或药物种类，或联合药物治疗，再经 4～8 周后复查。达到目标值后延长为每 6～12 个月复查 1次，TLC 和降脂药物治疗必须长期坚持，才能获得临床益处。对心血管病的高危患者，应采取更积极的降脂治疗策略。

降脂药物治疗需要个体化，治疗期间必须监测安全性。依据患者的心血管病状况和血脂水平选择药物和起始剂量。在药物治疗时，必须监测不良反应，主要是定期检测肝功能和血 CK。如 AST 或 ALT 超过 3×ULN，应暂停给药。停药后仍需每周复查肝功能，直至恢复正常。在用药过程中应询问患者有无肌痛、肌压痛、肌无力、乏力和发热等症状，血 CK 升高超过 5×ULN 应停药。用药期间如有其他可能引起肌溶解的急性或严重情况，如败血症、创伤、大手术、低血压和抽搐等，应暂停给药。

血脂异常与高血压、糖尿病、肥胖等都有密切联系，健康检查应包括下列内容：

（1）每半年到 1 年应检查 BMI、血压、血糖、血脂及肝功能 1 次。

（2）对于已有血脂异常患者因每 3 个月复诊 1 次，如服用调脂药则 1～3 个月复查血脂和肝功能。

（3）长期血脂异常者，如有条件每年应做心电图、心脏彩超及外周血管 B 超 1 次，以了解动脉粥样硬化情况。

（4）血脂异常患者，经治疗恢复正常后仍应 3～6 个月复查血脂 1 次。

第十七章　颈椎病的健康管理

第一节　颈椎病的相关基础知识

一、颈椎的生理结构

（一）颈椎的结构

1. 概念　颈椎指颈椎骨，颈椎位于头以下、胸椎以上的部位。颈椎有 6 个椎间盘，7 个椎体，8 对神经。颈椎共由 7 块颈椎骨组成，每个颈椎都由椎体和椎弓两部分组成。椎体呈椭圆形的柱状体，与椎体相连的是椎弓，两者共同形成椎孔。所有的椎孔相连就构成了椎管，脊髓就容纳其中。颈椎又是脊柱椎骨中体积最小，但灵活性最大、活动频率最高、负重较大的节段（图 17-1）。

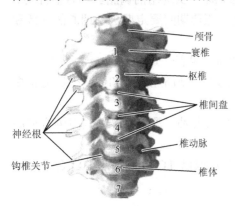

图 17-1　颈椎的结构

2. 颈椎的关节

（1）寰枢关节：第 1 颈椎与第 2 颈椎之间无椎间盘，有一个关节称寰枢关节。

（2）关节突关节：每个椎体的上缘和下缘均有两个骨性突起，称上关节突和下关节突，上下关节突之间构成了关节突关节。抬头、低头、左右旋转的运动都需要关节突关节的导向作用。

3. 椎间盘　除第 1 颈椎和第 2 颈椎外，其他颈椎之间都夹有一个椎间盘，加上第 7 颈椎和第 1 胸椎之间的椎间盘，颈椎共有 6 个椎间盘。每个椎间盘由纤维环、髓核和椎体的透明软骨板所组成，其上下纤维均由软骨细胞与软骨板相连，组成一个封闭的球样体，不论外力从上下来，还是从左右来，它的体积均不变，压力则平均地分配到各个方面。

4. 肌肉　颈部可以进行 7 个方向的运动，颈部有很多肌肉参与颈部运动，如果颈部肌肉受损，如急性损伤、慢性劳损、一个姿势维系时间过长都会使颈部的活动发生障碍。

（二）颈椎的连接方式

颈椎的连接主要有三种方式：

第一，椎间盘：即追歼纤维软骨盘，是椎体之间的主要连接方式。

第二，颈椎的椎间节：包括普通颈椎的关节突关节。

第三，颈椎的韧带：在颈椎椎体及椎弓周围有一系列韧带对颈椎的固定及限制颈椎的运动有重要作用。

（三）活动范围

颈椎为了适应视觉、听觉和嗅觉的刺激反应，需要有较大而敏锐的可动性。因此，颈椎的活动范围要比胸椎和腰椎大得多，如前屈后伸，左右侧屈，左右旋转及上述运动综合形成的环转运动。

点头：颈椎的前屈、后伸（俗称低头、仰头），分别为 45°颈椎的前屈、后伸运动是上下椎体的椎间关节前后滑动的结果。过度前屈受后纵韧带、黄韧带、项韧带和颈后肌群限制；过度后伸则受前纵韧带和颈前肌群的约束。

环状环绕：颈椎的屈伸活动主要由第 2～7 颈椎完成。左右侧屈各为 45°，主要依靠对侧的关节囊及韧带限制过度侧屈，侧屈主要由中段颈椎完成。左右旋转各为 75°，主要由寰枢关节来完成。环转运动则是上述活动的连贯作用来完成。

点头动作发生在寰枕关节；摇头动作发生在寰枢关节。颈椎的活动度个体差异较大，与年龄、职业、锻炼情况有关。一般随年龄增长，颈部活动亦渐受限制。

（四）生理弯曲

正常脊柱各段因人体生理需要，均有一定的弯曲弧度，称为生理曲度。在颈椎的正常侧位 X 线片上颈椎呈轻度前凸。颈椎的生理曲度主要是颈 4、颈 5 椎间盘前厚后薄造成颈椎中段有一向前凸出的弧度，这在侧位 X 线片上甚为明显（图 17-2）。

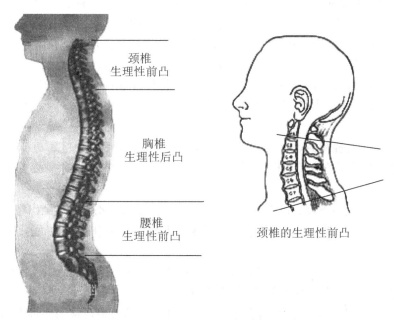

图 17-2　颈椎的生理性弯曲

　　颈椎的正常生理屈度测量颈椎生理曲度的方法为沿齿状突后上缘开始向下，连每一椎体后缘成一弧线，再由齿状突后上缘至第 7 颈椎椎体后下缘做一直线，弧线的最高点至直线的最大距离为颈椎生理曲度的数值。正常范围在 12±5mm 范围内。

　　颈椎生理曲度的存在，能增加颈椎的弹性，减轻和缓冲重力的震荡，防止对脊髓和大脑的损伤。

　　由于长期坐姿、睡姿不良和椎间盘髓核脱水退变时，颈椎的前凸可逐渐消失，甚至可变直或呈反张弯曲，即向后凸，成为颈椎病 X 线上较为重要的诊断依据之一。

二、颈椎病的症状管理

（一）自我运动治疗

　　1. 颈部运动　头向前倾 10 次，向后仰 10 次，向左倾 10 次，向右倾 10 次。然后缓慢摇头，左转 10 次，右转 10 次。

　　2. 摇动上肢　左臂摇动 20 次，再右臂摇动 20 次。

　　3. 抓空练指　两臂平伸，双手五指做屈伸运动，可作 50 次。

　　4. 局部按摩　可于颈部、大椎穴、风池穴附近寻找压痛点、硬结点或肌肉绷紧处，在这些反应点上进行揉按、推捏。

　　5. 远道点穴　在手背、足背、小臂前外侧、小腿外侧寻找压痛点。于此反应点施点穴按摩。

　　6. 擦掌摩腰　将两手掌合并擦热，随即双手摩擦腰部，可上下方向擦动，做 50 次。

　　7. 掐捏踝筋　两手变替掐捏足踝后大筋。用拇、示指掐揉人中穴。

　　8. 提揉两耳　用手提拉双耳，然后搓揉，待耳发热为止。

　　每日可自行施术 1 次。手法由轻渐重，以能忍耐为度。依法施术，一般 1～2 月即可见效。

（二）腰背僵硬

　　腰背僵硬轻者醒后腰背不适，需要起床活动方可恢复正常，重者可发展成脊柱病。睡眠应以仰卧为主，侧卧为辅，要左右交替，侧卧时左右膝关节微屈对置。俯卧、半俯卧、半仰卧或上下段身体扭转而睡，都属不良睡姿，应及时纠正。头应放于枕头中央，以防落枕。脊柱病患者应以木板床为宜，弹簧床对脊柱生理平衡无益。

（三）耳鸣预防

颈椎病会导致脑供血不足，颈椎的骨质增生压迫椎基底动脉，出现缺血症状，基底动脉在脑干上部分出大脑后动脉，而主管耳部供血的内听动脉正是来自大脑后动脉，耳鸣症状因此出现。

颈椎病引起的耳鸣一般以做伏案工作较多者易患。从开始的局部炎症水肿形成积液，使患部肌体代谢障碍，到后期堆积形成增生。这一过程中医称之为痹症，痹也就是不通畅之意。

耳鸣是颈椎病的一种并发症，颈椎病会引起耳鸣，很多患者在被告知患有颈椎病耳鸣后往往手足无措，但颈椎病耳鸣真的那么难治吗？其实不然。颈椎病耳鸣最根本的原因是颈部退化导致压迫神经根和椎动脉造成的。在明白这点后，治疗颈椎病耳鸣就有径可循了。

（四）并发症预防

1. 吞咽障碍 吞咽时有梗阻感、食管内有异物感，少数人有恶心、呕吐、声音嘶哑、干咳、胸闷等症状。这是由于颈椎前缘直接压迫食管后壁而引起食管狭窄，也可能是因骨刺形成过速使食管周围软组织发生刺激反应所引起。

2. 视物障碍 表现为视力下降、眼胀痛、畏光、流泪、瞳孔大小不等，甚至出现视野缩小和视力锐减，个别患者还可发生失明。这与颈椎病造成自主神经紊乱及椎基底动脉供血不足而引发的大脑枕叶视觉中枢缺血性病损有关。

3. 颈心综合征 表现为心前区疼痛、胸闷、心律失常（如早搏等）及心电图 ST 段改变，易被误诊为冠心病。这是颈背神经根受颈椎骨刺的刺激和压迫所致。

4. 高血压颈椎病 可引起血压升高或降低，其中以血压升高为多，称为"颈性高血压"。由于颈椎病和高血压病皆为中老年人的常见病，故两者常并存。

5. 胸部疼痛 表现为起病缓慢的顽固性的单侧胸大肌和乳房疼痛，检查时有胸大肌压痛。这与颈 6 和颈 7 神经根受颈椎骨刺压迫有关。

6. 下肢瘫痪 早期表现为下肢麻木、疼痛、跛行，有的患者在走路时有如踏棉花的感觉，个别患者还可伴有排便、排尿障碍，如尿频、尿急、排尿不畅或大小便失禁等。这是因为椎体侧束受到颈骨刺的刺激或压迫，导致下肢运动和感觉障碍所致。

7. 猝倒 常在站立或走路时因突然扭头出现身体失去支持力而猝倒，倒地后能很快清醒，不伴有意识障碍，亦无后遗症。此类患者可伴有头晕、恶心、呕吐、出汗等自主神经功能紊乱的症状。这是由于颈椎增生性改变压迫椎动脉引起基底动脉供血障碍，导致一时性脑供血不足。

8. 颈椎病引起的手脚麻木 由于颈椎肥大增生或颈椎间盘变性突出压迫颈神经根或颈髓，可以引起单侧或双侧手指麻痛，并逐渐发展至上臂、前臂，甚至出现上肢活动障碍。

一般的颈椎病都会引起头疼眼花，四肢麻木疼痛，采取积极有效的方法还是可以缓解的，西医治疗这样的病症效果不是很理想，除了口服药物以外，只有手术了，而且一般颈椎部手术是不提倡做的，因为颈部位神经线密集，有很大的风险。按摩牵引不能解除病痛，如果技术不高的医师，反而会加重病情，建议采用穴位治疗效果会比较好。

（五）其他相关疾病

1. 脑卒中 据不完全统计，脑卒中患者有90%以上都有颈椎病，可很多人不注意，到发病后还不知道，特别有很多医师也不了解。

2. 顽固失眠，神经衰弱 经临床观察有这种疾病的患者70%以上有颈椎病发生。可很多患者和医生只治疗失眠。

3. 反复发作的头晕 主要是椎动脉压迫所引起，如果在高处作业、河边行走、开车途中、机器操作时突然晕倒，就会带来很严重的后果。

4. 严重的记忆力下降。

5. 颈部僵硬不能转动。

6. 自主神经功能紊乱。

7. 上肢疼痛无力。

8. 高位截瘫。

9. 耳聋。

第二节　颈椎病的健康干预

生活方式干预

（一）如何科学使用电脑

现在电脑的使用率特别高，已普及到大众家庭，但电脑使用姿势不当，是患颈椎病的常见病因。

1. 键盘宜低不宜高　键盘放得位置合适，只有肘关节以下的部位受力，如果键盘放得很高，前臂、上臂、肩部甚至颈部都要紧张，时间久了会造成脊柱的损伤（图17-3）。

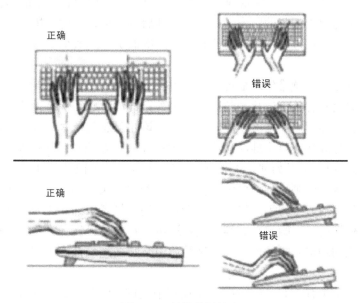

图 17-3　科学使用键盘

2. 鼠标宜近不宜远，宜低不宜高　鼠标的位置较合适的距离是肘关节可以活动的区域，如果放得太远，前臂、上臂、肩部也都会紧张（图17-4）。

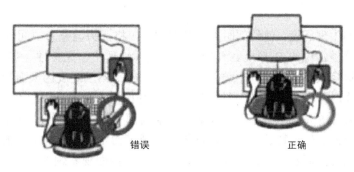

图 17-4　科学使用鼠标

3. 显示器宜高不宜低　我们现在的电脑显示器在桌面上的高度和偏转角度99%以上放置都过低，人不自觉地就低下了头，这时颈椎就失去了正常的生理曲度，久而久之就造颈椎骨质增生或韧带钙化或组织脱水，而增加颈椎病的发病率。眼睛与电脑显示器形成轻度向下注视荧光屏的角度，这样可使颈部肌肉得到放松。调整显示器高度，让其上边与眼睛保持水平为好。将电脑屏幕中心位置调整到与操作者胸部在同一水平线上。

（二）办公室微运动

全国健康传播激励计划倡导的健康微运动第一季是颈部拉伸、肩部运动，每天办公室运动 5 分钟，有效预防颈椎病，也可在以下网址观看 http://v.youku.com/v_show/id_XNzMxOTM2ODI4.html。

（三）生活中的防治

1. 强化颈部肌肉和韧带　积极锻炼颈部肌肉可以有效增强颈椎生物力学结构的稳定性、强化正常的颈椎生理曲度、促进血液和淋巴循环，能有效预防并减轻颈椎病。据调查：颈部肌肉发达的人群中，颈椎病发作的概率下降 80%。但是，并非所有的锻炼都是有益的，盲目、错误的锻炼甚至可能带来不可挽回的、致命的后果，特别是已经出现颈椎生物力学结构失稳的患者，不应进行激烈的如摇头、颈前伸、左右晃动、低头等锻炼。

正确的锻炼方法是：坐位或俯卧位，双上肢伸直并置于身后，双手十指交叉（交叉困难者亦可不交叉），双臂努力后伸，同时尽最大努力抬头（宜缓慢），将后颈部肌肉及双肩胛骨间肌肉尽力绷紧，持续 10 秒后停止并恢复正常体位，尽力放松绷紧的肌肉，休息 10 秒后再次进行上述锻炼，反复锻炼至感觉疲劳或微出汗时即可停止，不宜一次锻炼过度，每天可进行 3～5 次锻炼，此锻炼不应在站立位进行，以免万一因头晕而跌倒。

经常进行此锻炼将有效促进颈椎生理曲度的恢复并强化相关肌肉强度，增强颈椎稳定性，颈椎骨结核、骨肿瘤、骨折患者等特殊疾病者禁止进行颈部锻炼。另外，蛙泳时必须保持抬头位，这也有利于保持颈椎生理曲度，故常被临床医生推荐，不过，颈椎病患者也应该注意避免受寒，故进入泳池前应做好充分准备运动，进入泳池后立即进行蛙泳，停止蛙泳后应立即上岸穿衣，避免长时间待在泳池内而感受寒湿。

2. 选择合适的枕头　颈椎患者如何选好枕头？颈椎病是由于颈椎及颈部软组织慢性损伤或退变引起脊柱内外力学平衡失调，压迫或刺激颈部血管、神经和脊髓引起头、颈、肩臂、上肢、背中部、胸部疼痛及其他症状，甚至合并肢体功能障碍等一组临床综合征。病症轻者头痛、头晕、恶心呕吐、颈肩疼痛、上肢麻木、无力、耳鸣、视物模糊、胸闷心慌等，重者还可导致肢体瘫痪、大小便障碍，甚至危及生命。颈椎病不包括急性外伤所致的颈椎骨折脱位、骨肿瘤等。引发和加重颈椎病的因素较多，睡眠时频繁使用的枕头是重要原因之一。

对一般人来说，每天至少有 1/4～1/3 时间是在睡眠中度过，因此，如果枕头使用不当或不用枕头，容易引起或加剧颈椎病。反之，如果注意和调整颈椎在睡眠中的姿势，亦可有预防和治疗作用。

睡眠时枕头是维持头颈正常位置即生理曲度的重要工具，这种生理曲线既是颈椎外在肌群平衡的保证，又是保持颈椎管内生理结构状态不可缺少的条件。如果枕头选择和使用不当，不仅破坏了维持颈椎正常弧度的外在平衡，而且也直接影响颈椎管内容积的大小和局部组织的生理结构。因此，枕头的高低必须引起高度重视。

为了有效维持颈椎的生理屈度，使颈部肌肉充分放松，应将枕头调整为中间低、两端高、颈肩缘稍高、对缘低的类马鞍状，也就是常说的 B 形枕。合理枕头应是质地适中，无弹性（热压缩海绵枕芯较好）、长方形。由于每个人的身材有大小，肩宽有个体差异，因此，枕头两端高度因人而异，以确保维持颈椎生理屈度。为此，枕头在制作时应考虑具可调节性，也要利于变换枕头高度，适应不同的睡姿（仰、侧卧）。

（1）枕头高低曲度很有讲究：枕头过高或过低对颈椎病都不利。枕头的适宜高度，以 6～10cm 较为合适，具体尺寸还要因每个人的生理特征，尤其是颈部生理弧度而定。这两种不同的高度可确保在仰卧和侧卧位时颈椎的正常生理曲度，即从正面观察颈椎为一直线，从侧面观察颈椎有一向前的生理弯曲。

原则上以睡在枕上不会使颈部扭曲。习惯仰睡的人，枕头高度应以压缩后与自己的拳头高度（握拳虎口向上的高度为拳高标准）相等为宜；习惯侧睡的人，枕头高度应以压缩后与自己的一侧肩宽高度一致为宜。当然，无论仰睡、侧睡都能保持颈部正常生理弧度的颈椎病枕头是最理想的。

如果颈椎病发作期间，就不要选择稻谷壳糠皮枕头或者慢回弹枕头，因为这些材料的弹性不稳定，容易造成颈部肌肉疲劳和损伤。

（2）软硬适中：颈椎病枕头应该选择稍微柔软些，但又不失一定硬度的类型，一方面可以减少颈椎病枕头和头皮之间的压强，另一方面又保持了不均匀的压强，使血液可从压力较小的地方通过。颈椎病枕头只要稍有弹性即可，弹性过大会造成颈部肌肉疲劳和损伤。

（3）枕芯填充物：①荞麦壳：价廉，透气性好，可随时调节枕头的高低。②蒲绒：质地柔软，透气性好，可随时调节高低。③绿豆壳：不仅透气性好，而且清凉解暑，如果加上适量的茶叶或薄荷则更好。

国内现在针对颈椎病而言，理想的对颈椎病具有保护效果的枕芯应该是热压缩海绵枕芯，这种枕芯是一种具有特定功能的特殊枕芯，一般于颈椎病、打鼾和失眠者使用。这种枕芯是采用优质海绵经过整体度量电控一体化切割，特别是在高温下采用特殊热压缩处理技术和零压力测试技术，形成特制热压缩海绵，这样枕头的特点是：

1）枕头不易变形：保证了颈椎枕头的外形不易改变，密度高，长久保持枕头处于一个合理的高度，这样保证在睡眠中颈椎始终处于一个舒适的高度，不因为睡眠中枕头的变形或者弹性减弱引发落枕或者影响颈椎关节的稳定性，从而诱发或者加重颈椎病。

2）保持睡眠时始终处于零压力状态：特制热压缩海绵一般都需要采用零压力软件测试技术，制作过程中对每一个枕头的软硬度严格把控，有效把人体压力化解为零压，抵消反动力，提供最平均、真实的支撑，使睡眠时长时间接触的部位处于无压力状态，有效促进血液循环，消除颈部疲劳及酸痛，减少睡眠时不必要的翻身次数。

3. 白领颈椎病治疗要及时　过去被视做老年病的颈椎病，现在却越来越"青睐"年轻白领。专家说，都市白领在工作和生活中要重视预防颈椎病，一旦患上了颈椎病，就应及时接受规范治疗。专家特别提醒道，选择错误的治疗方式，很可能对健康造成二次伤害。

4. 防止外伤与落枕　外伤（如车祸造成的"挥鞭伤"）可能损伤颈部肌肉和韧带，并进一步破坏颈椎的稳定性，进而诱发或加重颈椎病。落枕是颈椎病的信号，落枕说明颈椎周围的韧带已松弛，失去了维护颈椎关节稳定性的功能，这称为"颈椎失稳"，而且椎关节已可能发生"错位"，可累及椎间盘，使骨质增生加速，发展成颈椎病。

落枕也是一种损伤，因用枕不当造成，故总是在睡后发病。

5. 避免受寒　受寒将导致肌肉张力增高、失去弹性，从而易于损伤，张力增高也会增加椎间盘压力、压缩椎间隙而恶化神经根压迫症状，受寒还可能导致神经根周围的炎症加重。

6. 足穴有利治病　双脚大踇指根部内侧第一节为足穴的颈椎反射区。每日用手按压此部位，对颈椎病有一定疗效。

7. 慎用颈椎牵引　对于颈椎来说，最重要的就是维持正常的、稳定的生物力学结构，而颈椎正常生物力学结构的基础就是生理曲度（又称生理前屈、前凸），而牵引将导致颈椎生理曲度变直而不是恢复，故不宜经常牵引。

8. 康复运动操

（1）准备姿势：两脚分开与肩同宽，两臂自然下垂，全身放松，两眼平视，均匀呼吸，站坐均可。

（2）双掌擦颈：十指交叉贴于后颈部，左右来回摩擦100次。

（3）左顾右盼：头先向左后向右转动，幅度宜大，以自觉酸胀为好，以30次左右为宜。前后点头：头先前再后，前俯时颈项尽量前伸拉长30次。

（4）旋肩舒颈：双手置两侧肩部，掌心向下，两臂先由后向前旋转20～30次，再由前向后旋转20～30次。

（5）翘首望月：头用力左旋、并尽量后仰，眼看左上方5秒，复原后，再旋向右，看右上方5秒。

（6）双手托天：双手上举过头，掌心向上，仰视手背5秒。

（7）放眼观景：手收回胸前，右手在外，劳宫穴相叠，虚按膻中，眼看前方，5秒后收操。

第十八章 高尿酸血症的管理与干预

第一节 概 述

高尿酸血症（HUA）仅仅只是表现为血液中尿酸增高，但如果任其发展，当出现反复发作的关节炎或痛风结石等症状时，则称为"痛风"。目前已经明确，痛风是由于嘌呤代谢紊乱，尿酸产生过多或排泄减少，从而引起血液中尿酸增高，使身体发生变化的一组异质性的疾病。

一、嘌呤与尿酸

（一）嘌呤

1. 嘌呤的定义 嘌呤是核酸分解代谢的产物。在生物界，除了成熟的红细胞外，但凡一个细胞都含有核酸，即脱氧核糖核酸（DNA）和核糖核酸（RNA）。核酸是细胞核的重要组成成分，在能量供应、代谢调节及组成辅酶等方面都起着十分重要的作用。

2. 嘌呤的生理作用 嘌呤在人体内主要以嘌呤核苷酸的形式存在。人体类的嘌呤碱基主要包括腺嘌呤、鸟嘌呤、次黄嘌呤和黄嘌呤等，以腺嘌呤和鸟嘌呤为主，它们分别与磷酸核糖或磷酸脱氧核糖构成嘌呤核苷酸。

（二）尿酸

1. 尿酸的来源 人体中的尿酸有2个来源，一是由体内核酸的分解代谢产生，这是一条复杂的由许多酶参与的代谢过程，在这个过程中，核酸不断被分解，生产嘌呤，进而生产尿酸，这条途径所产生的尿酸为"内源性尿酸"。尿酸的另一个来源是食物。食物中的核酸主要以核蛋白的形式存在，核蛋白在胃中受胃酸的作用分解为核酸与蛋白质。核酸进入小肠后被水解生成单核苷酸，然后再进一步水解成核苷酸，核苷酸和核酸均可以被肠道吸收，她们被吸收后在肠黏膜细胞内又进一步被水解成嘌呤和嘧啶。其中的嘌呤则被氧化生成尿酸，这条途径产生的尿酸为"外源性尿酸"。

2. 尿酸的作用

（1）抑制不饱和脂肪酸、维生素C的氧化，防止血栓形成：多数高血压、冠心病患者同时伴有高尿酸血症，因此高尿酸是否构成动脉硬化的危险因素，很早就有人进行研究。有些研究人员认为尿酸与动脉硬化有关，但也有人认为，高尿酸血症的患者多数同时存在肥胖、高血脂、高血压和糖耐量下降，因此高尿酸血症不能构成独立的动脉硬化危险因素。一个难以解释的问题，近年媒体经常介绍法国人冠心病发病率低是与经常喝红葡萄酒有关，但恰恰是喝葡萄酒可使血中尿酸值升高，因此也有人认为尿酸具有抑制动脉硬化作用。

（2）抗氧化作用：人是需氧动物，但医学界早已了解，高浓度氧有可能引起氧中毒，导致中枢神经系统、呼吸系统以及视网膜功能障碍，之所以如此是由于过量的氧经一系列生化反应产生活性氧的结果。活性氧也称自由基，以细胞脂质、蛋白质、核酸为靶子，通过氧化而造成细胞组织损伤，成为老化、癌症以及生活方式病的发生原因。近年一个非常有意义的发现，尿酸具有消除体内活性氧的作用。血中存在的白蛋白、维生素C、维生素E以及谷胱甘肽等非酶性抗氧化物质的抗氧化作用也与尿酸有关。同时当体内维生素不足时，尿酸可替代它进行抗氧化作用。

（3）抑制机体癌细胞的发生：人与低等动物相比寿命较长，这与整体细胞突变率相对较低有关，目前认为细胞突变与过氧化物刺激有关。存在于人体内的尿酸具有抗氧化防细胞突变作用，因此有人认为尿酸可抑制机体癌细胞的发生，血中尿酸值偏低，可能成为癌症发生的原因。

人体内不论是合成产物或是分解产物，其生理功能有些还未能得出最后结论。但不论如何，在体内保持物质平衡是健康的基本前提。近年对尿酸与人类健康关系的研究提示人们，除患有特殊疾病应限制摄入高嘌呤食物外，对正常人不必限制。要看到嘌呤代谢可产生不利的方面，也要看到其有益的方面。

二、高尿酸血症

（一）高尿酸血症的定义

由于溶解在人体液中的尿酸，接近98%是以钠盐形式存在的。在人体37℃的温度下，酸碱度为pH7.4的环境中，尿酸的饱和度是380μmol/L，实验室测得的尿酸正常值范围为150～416μmol/L（2.6～7.0mg/dl）

（二）高尿酸血症的诊断标准

1. 高尿酸血症的标准　嘌呤饮食状态下，非同日2次空腹血尿酸水平男性＞420μmol/L（7mg/dl），女性＞360μmol/L（6mg/dl），即可诊断为高尿酸血症。

2. 高尿酸血症的分型诊断　分型诊断有助于发现高尿酸血症的病因，给予针对性治疗。高尿酸血症患者低嘌呤饮食5天后，留取24小时尿检测尿尿酸水平。

（1）尿酸排泄不良型：尿酸排泄＜0.48mg/（kg·h），尿酸清除率＜6.2ml/min。

（2）尿酸生成过多型：尿酸排泄＜0.51mg/（kg·h），尿酸清除率≥6.2ml/min。

（3）混合型：尿酸排泄＞0.51mg/（kg·h），尿酸清除率＜6.2ml/min。

考虑到肾功能对尿酸排泄的影响，以肌酐清除率校正，根据尿酸清除率/肌酐清除率比值对高尿酸血症分型如下：＞10%为尿酸生成过多型；＜5%为尿酸排泄不良型；5%～10%为混合型。

（三）高尿酸血症与痛风

高尿酸血症是痛风的早期阶段，而痛风的本质就是高尿酸血症，也是引发痛风性关节炎、痛风结节和痛风性肾病的根本原因。当体液中的尿酸钠持续处于饱和状态时，在某些条件的激发下，如劳累、酗酒、饮食不节、局部受凉等，就会导致体液中溶解的尿酸钠进入过饱和状态，形成尿酸钠结晶，沉积在关节、肾脏和人体的其他组织中，之后经过一系列复杂的生化过程，引发炎症反应，从而诱发痛风性关节炎、痛风结节和痛风性肾病等疾病。

高尿酸血症的患者，只有出现尿酸盐结晶沉积、关节炎（或）肾病、肾结石时，才能称为痛风。

三、高尿酸血症的危险因素

（一）遗传性因素

遗传原发性痛风是一种先天性代谢缺陷性疾病，具有家族聚集现象。目前专家认为，除极少数嘌呤代谢酶类缺陷所导致的痛风（次黄嘌呤、鸟嘌呤磷酸核糖转移酶部分缺乏或磷酸核糖焦磷酸合成酶活性增高）已经确定是性连锁隐性遗传和家族性青少年高尿酸性肾病是常染色体显性遗传外，绝大多数原发性痛风的遗传方式还不肯定。在有痛风患者的家族中，痛风的患病率可达60%～80%，痛风发病年龄越小，有家族史者比例越高。

（二）非遗传性因素

1. 年龄因素　高尿酸血症与痛风的发生与年龄明显相关。痛风在40岁以上男性中发病率最高，一般来讲，在高尿酸血症出现20～30年后才发生痛风。女性发病均在绝经后，这是由于女性在青春期，由于雌激素促进肾脏对尿酸的清除作用，血尿酸值较低，而绝经期后雌激素水平明显降低，减少了肾脏对尿酸的清除率，血尿酸水平相应升高，发病明显晚于男性。最新研究显示，高尿酸血症及痛风的患病年龄有提前趋势。

2. 性别因素　痛风的发作有着明显的性别差异，在痛风患者中，男性患者占痛风发病人数的90%以上，女性患者占极少数，且在生育年龄发病者仅占0.08%。女性痛风患者绝大多数在绝经以后发病，在绝经前期痛风的发作十分少见，可能与高浓度的孕激素可抑制高尿酸血症有关。

3. 体重因素　专家研究显示，体重指数（BMI）是痛风的独立危险因素，且具有剂量效应，随着BMI的增加，痛风的患病率也升高。当BMI为21～23kg/m² 时，痛风的相对危险系数（RR）为1.4；当BMI为30～35kg/m² 时，RR升至3.26。

4. 膳食与生活方式　高嘌呤、高蛋白质饮食和酗酒是痛风的重要危险因素。过多食用富含嘌呤的食物，如海鲜、各类家禽以及动物内脏，尤其是脑、肝、心等，会增加痛风和高尿酸血症的发生率。饮酒可刺激人体内乳酸合成增加，而乳酸可抑制肾脏排泄尿酸的功能且饮酒时常伴食含丰富蛋白和嘌呤的食物，而且某些酒类，尤其是啤酒在发酵过程中可产生大量嘌呤，因此饮酒是痛风的重要危险因素。专家研究显示，从事脑力劳动者较从事体力劳动者发生痛风的危险性高。

5. 代谢综合征　其他单纯性高尿酸血症较少见，高尿酸血症常与多种疾病，如高血压病、高脂血症、冠心病、糖尿病、肥胖等伴发，称为代谢综合征。高胰岛素血症是代谢综合征的中心环节。正常情况下，胰岛素能刺激肾小管对尿酸的再吸收，因此胰岛素抵抗和高胰岛素血症使尿酸再吸收增加，从而导致高尿酸血症。高血压患者长期血压高可引起肾小球动脉硬化，肾小管因缺氧而导致乳酸生成增加，而乳酸对尿酸的排泄有竞争抑制作用，使尿酸排出减少，进而形成高尿酸血症。糖尿病早期因高血糖和高尿糖在肾近曲小管竞争，抑制尿酸的重吸收，使尿酸排泄增加。随着病情发展，糖尿病对尿酸的清除率逐渐下降，导致尿酸排泄减少，使血尿酸升高。

第二节　高尿酸血症的自我监测

一、自我监测的意义

自我监测，即对痛风患者的病情变化及治疗效果进行监控，是使痛风患者得到良好控制的保证。自我监测的意义在于：

1. 是调整治疗方案的依据　通过有效的痛风监测，可以获得血尿酸及其有关代谢控制的情况，作为调整药物、膳食和活动量的依据，以保持理想的控制状态，并可及时发现和治疗急性并发症，积极预防慢性并发症。

2. 是痛风教育的媒介　进行痛风病监测，需要进行有关痛风病知识、监测意义、监测技术、结果分析、药物的选择及剂量的调整等方面的培训，因此痛风监测可以起到促进全面教育的作用。

3. 是自我管理的一种手段　通过痛风患者自我监测，可以了解在日常生活中与饮食、情绪、运动相关的血尿酸变化，有利于患者加深对痛风病的理解，增强保持血尿酸正常值的信心，从而成为自我管理的一种有效手段。

二、监测的主要指标

一般认为，血尿酸异常增高是痛风的最重要标志，故痛风患者必须注意监测血尿酸，以了解病情变化与转归，指导预防和治疗。然而，痛风发病并非完全归因于血尿酸水平增高，其他一些代谢指标异常也可能成为痛风的危险因素，例如，体重、血压、血甘油三酯、血胆固醇和血糖等。即使是无症状高尿酸血症患者，也应定期监测以上指标，减少痛风的发作风险。

第三节　高尿酸血症的危险因素评估

一、无症状高尿酸血症

血清尿酸盐浓度随年龄而升高，又有性别差异，在儿童期男女无差别，性成熟期后男性高于女性，至女性绝经期后两者又趋接近，因此男性在发育年龄后即可发生高尿酸血症，而女性往往发生于绝经期后。不少高尿酸血症病者可以持续终生不发生症状，称为无症状高尿酸血症，只有在发生关节炎时才称为痛风。血清尿酸盐浓度越高，时间越长，则发生痛风和尿路结石的机会越多。痛风的发病年龄以 40 岁左右达最高峰。

二、痛风性关节炎

急性痛风性关节炎是原发性痛风最常见的首发症状，好发于下肢关节，典型发作起病急骤，患者可以在上床睡觉时还很健康，但到了半夜因脚痛而惊醒，数小时内症状发展至高峰，关节及周围软组织出现明显的红肿热痛，痛甚剧烈，甚至不能忍受被褥的覆盖。大关节受累时可有关节渗液。并可伴有头痛、发热、白细胞增高等全身症状。多数患者在发病前无前驱症状，但部分患者于发病前有疲乏、周身不适及关节局部刺痛等先兆。半数以上患者首发于趾，而在整个病程中约 90%患者踇趾被累及。跖趾、踝、膝、指、腕、肘关节亦为好发部位，而肩、髋、脊椎等关节则较少发病。初次发病常常只影响单个关节，反复发作则受累关节增多。四季均可发病，但以春秋季节多发。半夜起病者居多。关节局部的损伤如脚扭伤、穿紧鞋多走路及外科手术、饱餐饮酒、过度疲劳、受冷受湿和感染等都可能是诱发因素。

痛风发作持续数天至数周可自然缓解，关节活动可完全恢复，仅留下炎症区皮肤色泽改变等痕迹，而后出现无症状阶段，即所谓间隙期，历时自然月、数年甚至十余年，多数患者于 1 年内复发，此后每年发作数次或数年发 1 次，偶有终生仅发作一次者，相当一部分患者有越发越频的趋势，受累关节也越来越多，引起慢性关节炎及关节畸形，只有极少数患者自初次发作后没有间隙期，直接延续发展到慢性关节炎。

三、痛风结节

在未经治疗的患者，尿酸盐在关节内沉积增多，炎症反复发作进入慢性阶段而不能完全消失，引起关节骨质侵蚀缺损及周围组织纤维化，使关节发生僵硬畸形、活动受限，在慢性病变的基础上仍可有急性炎症反复发作，使病变越来越加重，畸形越来越显著，严重影响关节功能。个别患者急性期症状轻微不典型，待出现关节畸形后始被发现。少数慢性关节炎可影响全身关节包括肩髋等大关节及脊柱。此外，尿酸盐结晶可在关节附近肌腱、腱鞘，以及皮肤结缔组织中沉积，形成黄白色，大小不一的隆起赘生物即所谓痛风结节（或痛风石），可小如芝麻，大如鸡蛋或更大，常发生于耳轮、前臂伸面、跖趾、手指、肘部等处，但不累及肝、脾、肺及中枢神经系统。结节初起质软，随着纤维组织增生，质地越来越硬。在关节附近易磨损处的结节，其外表皮菲薄，容易溃破成瘘管，可有白色粉末状尿酸盐结晶排出，但由于尿酸盐有制菌作用，继发性感染较少见，瘘管周围组织呈慢性炎症性肉芽肿，不易愈合。痛风结节的发生和病期血尿酸盐增高的程度有关，一般文献报道血尿酸盐在 480μmol/L（8mg/dl）以下者，90%患者无痛风结节，而在血尿酸盐浓度超过 540μmol/L（9mg/dl）者，50%有痛风结节，病程越长，发生痛风结节的机会越多。发生时间较短的质软结节在限制嘌呤饮食，应用降尿酸药物后，可以逐渐缩小甚至消失，但发生时间长的质硬结节，由于纤维增生不易消失。

痛风结节的出现，意味着痛风病程已经进入了第三阶段，疾病越发严重了。

四、痛风性肾病

（一）痛风性肾病

尿酸盐结晶沉积于肾组织引起间质性肾炎，早期可仅有蛋白尿和显微镜血尿，且呈间隙出现，故易被遗漏，随着病程进展，蛋白尿转为持续性，肾功能尤其浓缩功能受损，出现夜尿增多、尿比重偏低等现象，病情进一步发展，终于由慢性氮质血症发展到尿毒症综合征。以往 17%～25%痛风患者死于肾衰竭。由于痛风患者常伴有高血压、动脉硬化、肾结石、尿路感染等疾患，所谓痛风性肾病可能是综合因素的结果。

（二）急性肾衰竭

由于大量尿酸结晶广泛阻塞肾小管腔，导致尿流梗阻而产生急性肾衰竭症状，此时如给予积极治疗如多饮水，给予碱性药物、降低血尿酸等，病情常可挽回。

（三）尿路结石

原发性痛风患者 20%～25%并发尿酸性尿路结石，部分患者肾结石的症状早于关节炎的发作。继发性高尿酸血症者尿路结石的发生率更高。细小泥沙样结石可随尿液排出而无症状，较大者常引起肾绞痛、血尿及尿路感染症状。纯尿酸结石能被 X 线透过而不显影，但混合钙盐较多者，可于尿路平片上被发现。

第四节 高尿酸血症的健康干预

一、生活方式指导

（一）调整心理状态

精神压力大是多种代谢性疾病的其中一项危险因素。现代社会的压力处处都有，升学、工作、生活让人从年轻时就开始处于高压力的环境中，精神压力的不断积聚容易导致痛风和引发痛风发作，这也是痛风患者越来越年轻化的原因。

当人体处于高压力的状态时，交感神经高度兴奋，指挥着人的全身心处于应激的状态，这种紧张状态持续之下，人体的热量也随之过度消耗，代谢也更加旺盛，尿酸的产生过程也更加活跃。另一方面，精神压力的积聚，导致身体功能紊乱，尿酸的排泄也受到影响。因此，在压力的环境中，尿酸产生得多，排泄得少，血液中尿酸的含量就会越来越多。

（二）调整膳食结构

1. 调整膳食的原因　痛风是一种代谢性疾病，目前的医学还无法根治，前面已经提到，饮食结构的不合理是高尿酸血症及进展为痛风的重要危险因素，因此，需要养成合理的饮食习惯，并长期坚持，可以达到控制尿酸增高的目的。并且，痛风与肥胖、高血压、血脂异常、糖尿病等密切相关，我们所提倡的合理饮食，同时也是避免其他危险因素的保障。

2. 膳食的基本原则

（1）控制总热量：大量的医学资料显示，多数的代谢类疾病如糖尿病、痛风都与饮食有很大的关系，要满足我们的日常生活需求，需要摄入一定的营养物质，营养物质摄入过多、过少都不行。这里的多少并不是指食物的分量，而是指食物所提供的热量。

总热量的供给是因人而异的，轻体力劳动者与重体力劳动者有所不同，肥胖者与消瘦者也有所不同，我们需要根据自身的实际来确定一天所需的总热量，这在前面关于合理膳食的章节中已有描述。大多数人可能会觉得每日精准地计算自己需要摄入的热量非常麻烦，难以实施，那么最简单的办法就是每餐只吃"八分饱"。

（2）饮食结构搭配合理：痛风的发病与高蛋白、高脂肪膳食等不良饮食习惯密切相关，因此三大营养素一天的理想配比是在限定总热量的范围内，55%～60%的碳水化合物、20%左右的蛋白质、20%～25%的脂肪。

此外，痛风患者还应多进食碱性食物，碱性食物是指食物进入人体后的酸碱性质，大体上由食物中的无机盐种类和含量多少的比例而定。痛风患者多进行碱性食物，可使体内碱量增加，尿 pH 升高，降低血尿酸浓度，促进尿酸的排出。常见的碱性食物主要有油麦菜、白菜、胡萝卜、海藻、紫菜、水果等富含微量钾的蔬菜和水果。

（3）避免高嘌呤饮食：虽然外源性嘌呤不是痛风发病的主要原因，但吃一顿富含嘌呤的饮食，类似于往血液中注射了一剂尿酸，容易使血尿酸浓度突然增高而诱发痛风的急性发作。因此，减少富含嘌呤食物的摄入，在痛风的防治上非常重要。

对痛风患者而言，每日的嘌呤摄入量，在急性期应控制在 100mg 以下，慢性期控制在 150mg 以下。高嘌呤的食物无论是在急性期还是缓解期都应该视为禁忌饮食。中等量的食物，在痛风急性期应尽量避免，缓解期每天可少量食用。而嘌呤含量少的食物则是痛风患者最佳饮食。因此，痛风患者较合理的饮食品种是牛奶、奶制品、豆浆、豆腐、鸡蛋、各类水果、各种谷物制品、大部分蔬菜和植物油等。但是，这绝不意味着患者要和肉食绝缘，在肉食的食用上注意烹饪方法，就可减少食物中的嘌呤含量。

（4）多饮水，控制饮酒：水喝得多，尿量就会增加，随之排出的尿酸也会增加。痛风患者只要肾功能正常，建议可适量多饮水，一般每日液体摄入量不少于 2500ml，最好是饮用白开水。

乙醇可以增加乳酸浓度，抑制肾脏对尿酸的排泄，同时乙醇在肝组织代谢时，会大量利用血液中的水分，这样，血浓度增加，使原来已经接近饱和的尿酸，加速进入软组织形成尿酸盐结晶。因此，高尿酸血症患者需控制饮酒。

（5）持之以恒：饮食是一种生活态度，也可以说是一种生活习惯，保持健康饮食是需要长期坚持的过程。导致高尿酸血症或痛风的原因，很可能就是原来那些不良的饮食习惯所造成。只要坚持上述健康的饮食习惯，让这些饮食习惯成为一种生活态度，坚持下去，久而久之，高尿酸和痛风的一些症状就会逐渐得到缓解和控制。

3. 适宜的饮食搭配

（1）控制食物总热量的方法：对于痛风患者而言，控制食物总热量的目的是为了保持标准体重或减肥实现标准体重。另外，限制了食物的热量后，也能进一步保证患者食物中摄入的嘌呤不超标。因此，痛风患者应确切了解自己每日所需摄入的热量，保证每日进食不超标。

痛风患者每日饮食总热量可以参考糖尿病饮食，它是医生综合年龄、性别、是否肥胖、每日活动量及有无并发症等诸多因素制订的。通常，男性每日需要 1400～1800kcal 热量，女性每日需要 1200～1600kcal 热量。具体如何计算每个人的每日饮食总热量可参照糖尿病章节。

（2）低嘌呤饮食的选择和烹饪技巧

1）每日嘌呤摄入的参考值：一般正常膳食每日的嘌呤摄入量大约为 800mg。为了预防高尿酸血症，低嘌呤饮食强调的是控制食物中的嘌呤摄入量，每日不超过 400mg。在急性发作期，要求的就更为严格，每日允许摄入的嘌呤含量应为 100mg 以下。

2）按嘌呤含量对食物分门别类（表 18-1～表 18-3）：为了方便患者的计算和选择，低嘌呤饮食提倡按照食物中的嘌呤含量将常见的食物分成了低、中、高三个类别：

第一类：痛风患者宜食用的低嘌呤食物——每 100g 食物含嘌呤＜25mg。

第二类：痛风患者宜限量的中等嘌呤食物——每 100g 食物含嘌呤 25～150mg。

第三类：痛风患者禁忌的高嘌呤食物——每 100g 食物含嘌呤 150～1000mg。

3）低嘌呤饮食的选择和烹饪：一般而言，痛风患者在急性发作期，应以第一类饮食为主，第二类和第三类禁食；当处于高尿酸血症期，饮食以第一类为主，第二类限量，第三类避免。如果长期处于痛风间歇期，并且高尿酸也得到了控制，饮食限制可进一步放宽，饮食以第一类为主，第二类限量，第三类少吃。

低嘌呤饮食的选择并不难，只需记住少吃肉、不喝肉汤，不吃动物内脏，少吃海鲜，不饮酒尤其是啤酒，并饮用充足的水分，其他食品可根据自己的喜好进行选择。我们提倡"少吃肉不喝汤"，是因为食物煮熟之后，食物中的嘌呤成分大量析出，而溶于汤汁中，痛风患者大量喝汤后，可能就会诱发痛风的急性发作。因此我们在烹饪肉类食物时，也可先把肉焯水后，去汤吃肉，那么摄入的嘌呤也会大大减少。

（3）多吃碱性食品：碱性食物可以降低血清和尿液的酸度，长期坚持食用甚至可以使尿液保持碱性，从而增加尿酸在尿液中的溶解度，有利于尿酸的排泄。食物的酸碱度主要取决于食物中含有的矿物质的种类和数量，对人类而言，必要的矿物质中，与食物的酸碱性有密切关系的有八种：钾、钠、钙、镁、铁、磷、氯、硫。前五种含量较多的食物，在体内的最终代谢产物常呈碱性，如蔬菜、水果、乳类、大豆和菌类等。其中，豆类、菌类和蔬菜中的菠菜，由于其中的嘌呤含量较高，不适应痛风患者食用外，其他的碱性食品，尤其是水果，都很适合痛风患者食用。因此，食物的选择可以综合嘌呤含量和酸碱度两个方面来进行选择。

常见食物的酸碱度：

强酸性食品：蛋黄、乳酪、甜点、白糖、金枪鱼、比目鱼、奶酪、西点、柿子、乌鱼子、柴鱼等。

中酸性食品：火腿、培根、鸡肉、猪肉、鳗鱼、牛肉、面包、小麦、鲔鱼、奶油、马肉等。

弱酸性食品：巧克力、空心粉、葱、白米、花生、啤酒、油炸豆腐、海苔、文蛤、章鱼、泥鳅等。

弱碱性食品：红豆、萝卜、苹果、甘蓝菜、洋葱、豆腐等。

中碱性食品：萝卜干、大豆、红萝卜、番茄、香蕉、橘子、番瓜、草莓、蛋白、梅干、菠菜等。

强碱性食品：大头菜、葡萄、茶叶、海带芽、海带、柠檬等。

（三）控制体重

据统计，我国目前约有 10 万名痛风患者，发病年龄多集中在四五十岁及以上，但目前，40 岁以下的年轻患者正在逐年增多，且年轻的痛风患者有 85% 超重。超重或肥胖是罹患痛风的一个重要危险因素，因此，减重对于高尿酸血症和痛风患者是非常必要的。

体重管理前面已有章节详细介绍，其实超重肥胖究其原因，是不科学的饮食习惯所造成的，保持良好的饮食习惯，对于体重维持在正常范围至关重要。

（四）大量饮水

1. 大量饮水的目的　肾脏是排泄尿液的器官，而尿酸是溶解在尿液中的，患者排出的尿液越多，排出体内的尿酸也就越多。因此，大量饮水才能多排尿，从而达到多排出尿酸的目的。

痛风患者如果水分摄入不足，尿量就会减少，尿中溶解的尿酸浓度增高，容易在尿路中形成尿路结石。只要患者的肾功能正常，在摄取了足够多的水分之后，尿量也就随之增加，尿色就会变淡，尿酸也容易溶解在其中并随尿液排出体外，不容易形成晶体，能够有效预防尿路结石和肾功能障碍。并且，饮水充足后，还能使血液黏稠度下降，对于预防痛风并发症如心脑血管疾病具有一定的好处。

2. 饮水的要点　最适合痛风患者饮用的水最好具有两个特点：①偏碱性：有助于碱化尿液，当患者尿液的 pH 增高时，尿酸的溶解度也随之增加，有助于体内尿酸的排出。②含热量低：上述已提到痛风患者需要控制体重，那么就需要控制热量的摄入，如果所饮水中含有糖分等能量物质，则不利于痛风患者控制体重。

综上两点，苏打水是适合痛风患者的理想选择，苏打水中含有碳酸氢钠，因水中含有解离的碳酸氢根离子而呈碱性，有助于痛风患者碱化尿液，排出尿酸。

3. 饮水的注意事项　痛风患者需要多饮水，但不能等到明显口渴才喝水，因为这个时候体内实际已经处于缺水状态，身体里处于浓缩状态的尿酸已经开始要形成尿酸盐，此时才大量饮水并不能有效地促进尿酸的排泄。因此，痛风患者平时就应该注意多饮水，而不是等到口渴才喝水。

另外，还需要注意不要在吃饭前后大量饮水，这样会冲淡消化液和胃酸，影响食物的消化吸收。饮水的最佳时间应该是清晨、两餐之间和晚上。

（五）适当的运动

1. 适当运动的目的

（1）增强体质，减轻体重：饮食生活是人体摄取能量的过程，而运动可以实现人体的能量"支出"。当人体运动的时候，肌肉中的糖原被消耗，随着运动的持续，流淌在血液里的葡萄糖也会逐渐被肌肉吸收、消耗。再接下来，就会开始消耗脂肪组织里的游离脂肪酸。所以，长期坚持运动，痛风患者可以减轻体重，回归理想的身材，血尿酸亦随之下降。此外，痛风患者通过合理运动，不仅能增强体质、增强机体防御能力，而且对减缓关节疼痛、防止关节痉挛及肌肉失用性萎缩大有益处。

（2）减轻胰岛素抵抗：近些年的医学研究发现，痛风连同 2 型糖尿病、糖耐量减低、冠心病、高脂血症、肥胖等疾病，存在一个共同的发病机制——胰岛素抵抗，因此，这一组与代谢相关的疾病，又有一个特别的名字：胰岛素抵抗综合征。

如果胰岛素抵抗综合征的患者长期坚持运动，可以增加细胞对胰岛素的感受性，这样一来，患者罹患胰岛素抵抗综合征的风险就会下降。另外，运动还能减少内脏脂肪，降低血液中的胆固醇、甘油三酯等脂类物质，防止它们在体内聚集，并能增加对人体有益的高密度脂蛋白的含量，淡化种种代谢综合征的危险因素。

因此，运动不仅有利于痛风的疾病控制，同样也适用于糖尿病、高脂血症、动脉粥样硬化等由不良生活习惯导致的疾病。

2. 适当运动的选择

（1）全身运动

1）选择有氧运动：体育运动分为有氧运动和无氧运动两种。有氧运动是指人体在氧气充分供应的情况下进行的体育锻炼。人们在运动时大口大口地呼吸，使空气中的氧气通过肺泡进入到血液循环系统之中，然后随着动脉血流向全身的组织细胞中，这是一个漫长的过程。低强度、长时间的运动，基本上都是有氧运动，如走步、慢跑、长距离慢速游泳、骑自行车、跳舞等。

而高强度、大运动量、短时间内的运动项目，一般都是无氧运动，如 100 米、200 米短跑，100 米游泳、跳高、举重、俯卧撑等都是无氧运动。无氧运动是不能长时间持续进行的，在这个过程中，消耗的主要是糖类，几乎不动用脂肪，而且，在进行无氧运动时，肌肉中的三磷腺苷（ATP）分解，向血液中大量释放肌苷、次黄嘌呤等物质，使得血尿酸、血乳酸增高，并抑制肾脏对尿酸的排泄。因此，痛风患者应尽可能避免无氧运动。

2）选择适合自己的运动：适合自己的运动可以从两个方面进行选择：一是根据自身的身体状况选择相应的运动；二是根据自身的兴趣爱好挑选喜爱的运动。

人体对不同运动的承受能力是不同的。同一种运动，训练的方式方法不同，强度也随之改变。对于一个体力有限或平时缺乏锻炼的人而言，一般人看似缓和的运动，却有可能难以承受。因此，当决定开始运动疗法时，一定注意要根据自身的实际情况，选择适合自己的运动才是好的运动。

我们常说：兴趣是最好的老师，也是能让我们长期坚持一件事情的最佳动力。对于痛风患者而言也是如此，挑选一个自己喜欢的运动项目，可以让"痛苦"的运动变得有趣起来。如果实在对哪一项运动都提不起兴趣，这里有个小办法：不妨将运动和自己感兴趣的事情搭配起来进行。例如，边骑健身车边听新闻广播；边步行边和旁人聊天或听音乐；上街购物时可采取去时步行，回来时乘公交车；居住在楼上的可以每天步行上下楼梯。这样，就在不知不觉中把运动进行了。

（2）关节操

1）指关节操：握拳与手指平伸交替运动。握拳时可紧握铅笔或粗一点的棍棒，手伸时可将手掌和手指平贴桌面，或两手用力合掌。

2）腕关节操：两手合掌，反复交替用力向一侧屈曲，亦可紧握哑铃做手腕伸屈运动。

3）肘关节操：手掌向上，两臂向前平举，迅速握拳及屈曲肘部，努力使拳达肩，再迅速伸掌和伸肘，反复进行多次，然后两臂向两侧平举，握拳和屈肘运动如前。

4）肩关节操：一臂由前方从颈旁伸向背部，手指触背，同时另一臂从侧方（腋下）伸向背部，手指触背，尽量使两手手指在背部接触，每天反复多次。

5）踝关节操：坐位，踝关节分别做屈伸及两侧旋转运动。

6）膝、髋关节操：下蹲运动与向前抬腿运动，每次重复活动 10～15 次，每次 2～3 回。

3. 运动的注意事项

（1）需减少运动的情况：痛风伴有以下情况时，宜减少运动量。如病情较重、关节炎较明显的患者，中度以上痛风性肾病患者，痛风伴中、重度高血压的患者。在急性痛风性关节炎发作的时候，则应该安静休息，避免运动。

（2）运动的强度很重要：痛风患者以中等运动量为妥。如 50 岁的患者运动心率达到 110～120 次/分，少量出汗；早晚各运动 30 分钟，每周 3～5 天。

痛风患者运动不可太过剧烈。因为剧烈运动后会大量出汗，可导致血容量、肾血流量减低，尿酸、肌酸等排泄减少，出现一过性高尿酸血症。而且剧烈运动后体内乳酸增加，可竞争性地抑制尿酸排泄，导致暂时性血尿酸升高。所以痛风患者不宜参加剧烈运动，运动前后也要多补充水分。

二、症　状　管　理

（一）痛风急性发作期的管理

（1）尽快尽早应用药物治疗，最好能在急性发作的初期就能使用药物控制。这时候，非甾体抗炎药只要给予常规剂量就可以控制急性发作。必要时应用秋水仙碱也是理想的选择。

（2）急性发作症状刚刚减轻时，不要马上停用药物，要继续治疗至疼痛完全消失，局部关节炎症完全消退。

（3）如果患者平时没有应用尿酸抑制药和尿酸促排药，在痛风急性发作期不要使用。此时若随意应用，反而会欲速则不达，延长痛风急性发作期。因为服用降尿酸的药物后，血清尿酸的浓度会出现迅速下降，使关节部位的尿酸钠结晶溶解释放，又会出现另一个短暂的血尿酸浓度升高。

（4）如果患者平时有使用降尿酸的药物，在痛风的急性发作期要保持"不增量、不减量"的原则，避免体内的血清尿酸浓度出现大的波动。

（5）如有可能，尽量避免使用影响血清尿酸排泄的药物，如青霉素、噻嗪类及呋塞米（速尿）等利尿药、维生素 B_1、维生素 B_2、乙胺丁醇、吡嗪酰胺、左旋多巴等药物。

（二）代谢综合征的治疗

代谢综合征是指人体的蛋白质、脂肪、碳水化合物等物质发生代谢紊乱的病理状态，是一组复杂的代谢紊乱综合征。是指腹部肥胖、2 型糖尿病、高血压、高血脂、高尿酸血症、微量蛋白尿等病理现象共同聚集在同一患者身上的综合征。代谢综合征的发生可能与胰岛素抵抗有关，其所有的治疗都应围绕降低各种危险因素进行。包括有效减轻体重、减轻胰岛素抵抗、控制血糖、改善脂代谢紊乱、控制血压等。

1. 减轻体重

（1）饮食调节合理饮食，控制总热卡量，减低脂肪摄入。对于 25≤BMI≤30 者，给予每日 1200kcal（5021kJ）低热量饮食，使体重控制在合适范围。

（2）运动锻炼适当体力活动和体育运动，提倡每日进行轻至中等强度体力活动 30 分钟。

2. 减轻胰岛素抵抗 在减肥和运动外，二甲双胍和胰岛素增敏药噻唑烷二酮类都是临床常用的增加胰岛素敏感性的药物，但两者治疗代谢综合征的作用机制存在很大差异。

3. 改善血脂紊乱 调脂治疗在代谢综合征中的作用也很重要，常见药物有贝特类和他汀类。

4. 降压治疗 降压药物宜选用不影响糖和脂肪代谢者。首选血管紧张素转化酶抑制剂（ACEI）和（或）血管紧张素 II 受体拮抗剂（ARB），研究提示两者还可增加胰岛素敏感性。

（三）并发症的预防

痛风是一种慢性病，病程可达数十年，具有间歇发病的特点，来得快消失也快。不过患有痛风不能有自己会消除的想法，因为痛风的并发症很严重。所以，想要处理好痛风问题，预防并发症要放在首位。

痛风由于长期尿酸增高并在关节及周围组织沉积，引起痛风性关节炎，多发生在膝关节、腕关节、手指关节和肘关节以及足部，并可损害内脏。最明显的是尿酸损伤肾脏组织，引起痛风性肾病、痛风肾结石。尤其是体内有糖和脂肪代谢功能紊乱，极容易并发许多严重疾病。想做好预防工作需要注意以下几点：

（1）控制饮食，减少尿酸来源，避免进食动物内脏、骨髓、海鲜、蛤蟹等高嘌呤食物。

（2）控制体重，避免肥胖。多饮水，少饮酒，特别是不能大量饮啤酒，减少高热量食物。

（3）控制情绪，避免精神过度紧张，减少精神压力，心情舒畅，情绪稳定。

（4）劳逸结合，避免过度劳累和外伤刺激。

（5）注意气候、环境突然变化，及时增减衣服，避免受寒湿伤害。

（6）注意医治，要在发病初期及时到正规医院确诊治疗。

三、健 康 教 育

高尿酸血症的患者中只有 5%～12%会得痛风，不少高尿酸血症可以持续终身而不出现症状，在第一次检查出患有高尿酸血症时，要对患者进行高尿酸血症和痛风的健康宣教，指导其采取正确的生活方式，避免高尿酸血症的进一步发展；对于已经诊断为痛风的患者，健康教育依然非常重要，指导痛风患者正确的饮食、运动、心理调节及正确规律用药，可以有效缓解疾病的发生、发展。

四、合理治疗与用药

（一）痛风治疗原则

（1）迅速有效地缓解和消除急性发作症状。

（2）预防急性关节炎复发。

（3）纠正高尿酸血症，促使组织中沉积的尿酸盐晶体溶解，并防止新的晶体形成，从而逆转和治愈痛风。

（4）治疗其他伴发疾病。

（二）不同时期痛风的治疗方案

1. 一般治疗 进食低嘌呤、低能量饮食，保持合理体重，戒酒，多饮水，每日饮水 2000ml 以上。避免暴食、酗酒、受凉受潮、过度疲劳和精神紧张，穿舒适鞋，防止关节损伤，慎用影响尿酸排泄的药物如某些利尿剂和小剂量阿司匹林等。防治伴发病如高血压、糖尿病和冠心病等。

2. 急性痛风性关节炎 卧床休息，抬高患肢，冷敷，疼痛缓解 72 小时后方可恢复活动。尽早治疗，防止迁延不愈。应及早、足量使用以下药物，见效后逐渐减停。急性发作期不开始降尿酸治疗，已服用降尿酸药物者发作时无需停用，以免引起血尿酸波动，延长发作时间或引起转移性发作。

（1）非甾类抗炎药（NSAIDs）：非甾类抗炎药均可有效缓解急性痛风症状，为一线用药。非选择性非甾类抗炎药如吲哚美辛等常见不良反应为胃肠道症状，必要时可加用胃保护剂，活动性消化性溃疡者禁用，伴肾功能不全者慎用。选择性环氧化酶（COX）-2 抑制剂如塞来昔布胃肠道反应较少，但应注意其心血管系统的不良反应。

（2）秋水仙碱是治疗急性发作的传统药物。秋水仙碱不良反应较多，主要是胃肠道反应，也可引起骨髓抑制、肝损害、过敏和神经毒性等。不良反应与剂量相关，肾功能不全者应减量使用。

（3）糖皮质激素治疗急性痛风有明显疗效，通常用于不能耐受非甾类抗炎药和秋水仙碱或肾功能不全者。单关节或少关节的急性发作，可行关节腔抽液和注射长效糖皮质激素，以减少药物全身反应，但应除外合并感染。对于多关节或严重急性发作可口服、肌内注射、静脉使用中小剂量的糖皮质激素。为避免停药后症状"反跳"，停药时可加用小剂量秋水仙碱或非甾类抗炎药。

3. 间歇期和慢性期　目标是长期有效控制血尿酸水平，防止痛风发作或溶解痛风石。使用降尿酸药指征包括急性痛风复发、多关节受累、痛风石、慢性痛风石性关节炎或受累关节出现影像学改变、并发尿酸性肾石病等。治疗目标是使血尿酸<360μmol/L（6mg/dl），以减少或清除体内沉积的单钠尿酸盐晶体。目前临床应用的降尿酸药主要有抑制尿酸生成药和促进尿酸排泄药，均应在急性发作终止至少2周后，从小剂量开始，逐渐加量。根据降尿酸的目标水平在数月内调整至最小有效剂量并长期甚至终身维持。仅在单一药物疗效不好、血尿酸明显升高、痛风石大量形成时可合用两类降尿酸。在开始使用降尿酸药物同时，服用低剂量秋水仙碱或非甾类抗炎药至少1个月，以预防急性关节炎复发。肾功能正常、24小时尿尿酸排泄量3.75mmol，应选择抑制尿酸合成药。

（1）抑制尿酸生成药：为黄嘌呤氧化酶抑制剂。广泛用于原发性及继发性高尿酸血症，尤其是尿酸产生过多型或不宜使用促尿酸排泄药者。

（2）促尿酸排泄药：主要通过抑制肾小管对尿酸的重吸收，降低血尿酸。主要用于肾功能正常，尿酸排泄减少型。对于24小时尿尿酸排泄>3.57mmol或已有尿酸性结石者、或慢性尿酸盐肾病的患者、急性尿酸性肾病患者，不宜使用。在用药期间，特别是开始用药数周内应碱化尿液并保持尿量。代表性药物有丙磺舒、苯磺唑酮和苯溴马隆。

（3）新型降尿酸药：国外一些新型降尿酸药物已用于临床或正在进行后期的临床观察。

（4）碱性药物：尿中的尿酸存在游离尿酸和尿酸盐两种形式，作为弱有机酸，尿酸在碱性环境中可转化为溶解度更高的尿酸盐，利于肾脏排泄，减少尿酸沉积造成的肾脏损害。痛风患者的尿pH往往低于健康人，故在降尿酸治疗的同时应碱化尿液，特别是在开始服用促尿酸排泄药期间，应定期监测尿pH，使之保持在6.5左右。同时保持尿量，是预防和治疗痛风相关肾脏病变的必要措施。

4. 肾脏病变的治疗　痛风相关的肾脏病变均是降尿酸药物治疗的指征，应选用别嘌醇，同时均应碱化尿液并保持尿量。慢性尿酸盐肾病如需利尿时，避免使用影响尿酸排泄的噻嗪类利尿剂及呋塞米等，其他处理同慢性肾炎。对于尿酸性尿路结石，经过合理的降尿酸治疗，大部分可溶解或自行排出，体积大且固定者可行体外冲击碎石、内镜取石或开放手术取石。对于急性尿酸性肾病急危重症，迅速有效地降低急骤升高的血尿酸，除别嘌醇外，也可使用尿酸酶，其他处理同急性肾衰竭。

第五节　高尿酸血症的跟踪随访

一、患者建档

（一）高危人群

对工作中发现的高尿酸血症人群进行有针对性的健康教育，建议其每3个月至少测量1次尿酸，并接受医务人员的健康指导。

（二）痛风患者

对确诊的痛风患者，及时建立健康档案。首次档案记录应包括一般情况、病史、体格检查、辅助检查、诊断治疗计划。

二、分类干预

（一）无症状高尿酸血症人群

仅在体检时发现血尿酸偏高的人群，要指导其采取低嘌呤膳食，如有超重或肥胖者，要根据其体重和从事的体力劳动情况,计算出每日饮食总热量;指导其选择适宜的运动,并监测其执行情况;如有其他慢性病如高血压或糖尿病,也要同时控制相关危险因素。督促其按以上饮食运动等方案执行,每 3 个月检测 1 次血尿酸控制情况。

(二)合并痛风性关节炎的人群

对于已罹患痛风一段时间,并合并有痛风性关节炎的患者,要结合其服药情况,每个月检测 1 次尿酸控制情况,随访时重点了解其痛风性关节炎发作情况、服药情况、有无药物不良反应、饮食运动情况,同时进行生活方式指导,在关节炎发作期嘱其卧床休息,抬高患肢;对于尿酸控制正常的可每 1 个月随访 1 次,尿酸控制不满意或未能坚持健康饮食运动的每 2 周随访 1 次。

(三)合并痛风结节的人群

对于合并有痛风性结节的患者,要结合其服药情况,每个月检测 1 次尿酸控制情况,随访时重点了解其痛风性关节炎发作情况、服药情况、有无药物不良反应、饮食运动情况,同时进行生活方式指导,在关节炎发作期嘱其卧床休息,抬高患肢,对于痛风性结节影响日常生活的,可采取手术摘除;尿酸控制正常的可每 1 个月随访 1 次,尿酸控制不满意或未能坚持健康饮食运动的每 2 周随访 1 次。

(四)合并痛风性肾病的人群

合并痛风性肾病说明病情已经到了很严重的地步,这时候不仅仅要控制尿酸,更重要的是要保护或延缓肾衰竭的发生。患者除了服用降尿酸的药物,同时还要注意监测肾脏的病变情况,每个月除了常规检查,还要检测尿酸、尿常规。随访时需要重点了解患者服药情况、饮食运动情况、尿常规的检测结果和其他相关症状,及时纠正肾衰竭。对于此类人群,应每 2 周随访 1 次。

食物嘌呤含量一览表见表 18-1～表 18-3。

表 18-1　低嘌呤(嘌呤含量＜25mg——宜食用)

食物名称	嘌呤(mg)	食物名称	嘌呤(mg)	食物名称	嘌呤(mg)
奶粉(脱脂高)	15.7	芜菁	20	柠檬	3.4
鸡蛋白	3.7	苋菜	23.5	桃子	1.3
鸡蛋黄	2.6	圆白菜	9.7	西瓜	1.1
鸭蛋白	3.4	芹菜	8.7	哈密瓜	4
鸭蛋黄	3.2	韭菜	25	橙子	3
皮蛋白	2	韭黄	16.8	橘子	2.2
皮蛋黄	6.6	辣椒	14.2	莲蓬	1.5
猪血	11.8	青葱	13	葡萄	0.9
海参	4.2	菠菜	13.3	葡萄干	5.4
海蜇皮	9.3	荠菜	12.4	番茄(小)	7.6
白米	18.4	葱头	8.7	梨子	1.1
玉米	9.4	苦瓜	11.3	芒果	2
糙米	22.4	小黄瓜	14.6	苹果	1.3
糯米	17.7	冬瓜	2.8	杨桃	1.4
小米	7.3	丝瓜	11.4	香蕉	1.2
冬粉	7.8	胡瓜	8.2	李子	4.2
面线	19.8	茄子	14.3	枇杷	1.3
通心粉	16.5	胡萝卜	8.9	木瓜	1.6
麦片	24.4	洋葱	3.5	黑枣	8.2
面粉	17.1	青椒	8.7	红枣	6

续表

食物名称	嘌呤（mg）	食物名称	嘌呤（mg）	食物名称	嘌呤（mg）
米粉	11.1	空心菜	17.5	菠萝	0.9
薏仁	25	番茄	4.6	蜂蜜	1.2
高粱	9.7	去根豆芽菜	14.6	瓜子	24.2
甘薯	2.6	雪里红	24.4	桂圆干	8.6
芋头	10.1	菜花	25	冬瓜糖	7.1
荸荠	2.6	葫芦	7.2	米醋	1.5
马铃薯	3.6	榨菜	10.2	番茄酱	3
大白菜	12.6	木耳	8.8	酱油	25

表 18-2　中等嘌呤（嘌呤含量 25～150mg——限量吃）

食物名称	嘌呤（mg）	食物名称	嘌呤（mg）	食物名称	嘌呤（mg）
绿豆	75.1	猪皮	69.8	黑芝麻	57
红豆	53.2	猪大肠	69.8	茼蒿菜	33.4
黑豆	137.4	羊肉	111.5	豌豆	75.7
花豆	57	牛肚	79.8	四季豆	29.7
菜豆	58.2	牛肉	83.7	蘑菇	28.4
花生	95.3	兔肉	107.5	枸杞	31.7
豆腐	55.5	鳝鱼	92.8	海带	96.6
豆干	66.5	鳗鱼	113.1	笋干	53.6
豆浆	27.75	鲫鱼	137.1	金针菇	60.9
鸡腿肉	140.3	鱼丸	63.2	大葱	38.2
鸡胸肉	137.4	鲍鱼	112.4	银耳	98.9
虾	137.7	乌贼	89.9	腰果	80.5
草鱼	140.2	虾	137.7	栗子	34.6
猪肉	132.6	螃蟹	81.6	莲子	40.9
鸭肉	138.4	蚬子	114	杏仁	31.7

表 18-3　高嘌呤（嘌呤含量 150～1000mg——少吃或避免吃）

食物名称	嘌呤（mg）	食物名称	嘌呤（mg）	食物名称	嘌呤（mg）
肉汁	500	蛤蜊	316	白带鱼	391.6
麦芽	500	乌鱼	183.2	蚌蛤	426.3
发芽的豆类	500	鲢鱼	202.4	干贝	390
鸡肝	293.5	小鱼干	1538.9	牡蛎	239
鸭肝	301.5	海鳗	159.5	黄豆芽	500
猪小肠	262.2	秋刀鱼	355.4	芦笋	500
猪肝	229.1	猪脾	270.6	紫菜	274
牛肝	169.5	鸡肉汤	＜500	香菇	214
扁鱼干	366.7	鸡精	＜500	豆苗菜	500
白鲳鱼	238	酵母粉	559.1	皮刀鱼	355.4

第十九章 体重管理

第一节 概 述

　　开展体重管理，预防和控制超重与肥胖已成为刻不容缓的任务。近年来，随着社会经济的飞速发展，我国居民生活方式发生了巨大变化，人群超重和肥胖率也急速上升。2002年中国居民营养与健康状况调查结果显示，中国居民超重率和肥胖率之和为23.2%，接近总人口的1/4，60岁组城市人群超重率达37.2%，肥胖率16.0%。2005年《中国慢性病报告》则显示已有近3亿人超重和肥胖。

　　肥胖既是一种独立的疾病，又是2型糖尿病、心血管病、高血压、脑卒中和多种癌症的危险因素，被世界卫生组织列为导致疾病的十大危险因素之一。超重和肥胖症会引发一系列健康、社会和心理问题。已有证据表明超重和肥胖症是心血管病、糖尿病、某些癌症和其他一些慢性疾病的重要危险因素。

　　超重和肥胖症的防治不单纯是个人问题，应引起全社会的关注与支持。从宣传、教育和健康促进入手，做好社区人群的体重监测和体重管理，及时发现高危个体及可能伴发的并发症，并进行具体指导，也应成为社区卫生服务的重要内容。要提倡自我体重管理的理念，保持合理体重。将积极预防和控制与超重和肥胖有关的疾病、改善健康状况、延长积极的生命期限和提高人群生活质量作为公共卫生的根本任务之一。

第二节 体重的监测

一、超重和肥胖的定义、分类

（一）定义

　　超重和肥胖的一般特点为体内脂肪细胞的体积和细胞数增加，体脂占体重的百分比异常高，并在某些局部过多沉积脂肪。当超重达到一定程度即为肥胖。在我国，根据中国成人体重与疾病的具体分布情况，当体重指数（或体质指数，即 BMI 指数，概念见评价方法部分）为 24.0～27.9 时，一般视为超重，当体质指数≥28 时，则称为肥胖。国际上通常用世界卫生组织制订的体重指数界限值，即体重指数为 25.0～29.9 为超重，≥30 为肥胖。

（二）分类

　　1. 单纯性肥胖　无内分泌疾病或找不出可能引起肥胖的特殊病因的肥胖症为单纯性肥胖。单纯性肥胖者占肥胖症总人数的 95%以上。对人体外表的观察通常可以大致估计肥胖及消瘦的程度，适用于初筛，但无法定量。在临床上和流行病学调查中，估计肥胖程度的最实用的人体测量学指标是体重指数和腰围。

　　2. 中心性肥胖　如果脂肪主要在腹壁和腹腔内蓄积过多，被称为"中心性"或"向心性"肥胖，对代谢影响很大。中心性肥胖是多种慢性病的最重要危险因素之一。

二、体重的监测指标和频度

（一）常用监测指标

　　1. 体重指数　目前常用的体重指数（body mass index）简称 BMI，又称为体质指数。它是一种计算身高体重（weight for height）的指数。具体计算方法是以体重（公斤，kg）除以身高（米，m）的平方——BMI=体重/身高^2（kg/m^2）。

　　成人的 BMI 数值：

　　WHO 标准 18.5～24.9 为正常体重；亚洲标准 18.5～22.9 为正常；中国参考标准为：18.5 以下为体重过低。18.5～23.9 为正常。24.0～27.9 为体重超重。28 以上为肥胖。

　　举例：一个人的身高为 1.75m，体重为 68kg，他的 BMI=68/（1.75^2）=22.2（kg/m^2）当 BMI 指数为

18.5～23.9 时属正常。

体重指数可以消除身高变量对判断肥胖程度的影响，以便于不同人群或不同个体间肥胖程度的比较。大多数个体的体重指数与身体脂肪的百分含量有明显的相关性，能较好地反映机体的肥胖程度。但在一些特殊情况下计算体重指数会存在偏差。如过高估计肌肉很发达的年轻男性的肥胖程度，反之，过低估计老年人或肌肉不发达者。此外，一般情况下，计算得到相同体重指数值时，实际女性的体脂百分含量（体脂%）要高于男性。在有条件时，计算体重指数同时结合仪器测定体脂百分含量（体脂%）更能客观反映肥胖程度。

2. 体脂百分含量　体脂百分含量是指人体内脂肪重量在人体总体重中所占的比例，又称体脂率，它反映人体内脂肪含量的多少。正常成年人的体脂百分含量分别是男性 15%～18% 和女性 25%～28%。体脂百分含量应保持在正常范围。体脂百分含量可通过以下公式用 BMI 的数值进行计算：

$$体脂\%=1.2\times BMI+0.23\times 年龄-16.2-性别值$$

其中男性性别值为 1，女性为 0。以上公式可以粗略去除年龄和性别因素对 BMI 值的干扰。

3. 腰围　腰围（waist circumference，WC）是指腰部周径的长度。目前公认腰围是衡量脂肪在腹部蓄积（即中心性肥胖）程度的最简单、实用的指标。脂肪在身体内的分布，尤其是腹部脂肪堆积的程度，与肥胖相关性疾病有更强的关联。在 BMI 并不太高者，腹部脂肪增加（腰围大于界值）是独立的危险性预测因素。同时使用腰围和体重指数可以更好地估计与多种相关慢性疾病的关系。

腰围的测量方法：腰围的测量方法是让受试者直立，两脚分开 30～40cm，用一根没有弹性、最小刻度为 1mm 的软尺放在右侧腋中线胯骨上缘与第 12 肋骨下缘连线的中点（通常是腰部的天然最窄部位），沿水平方向围绕腹部一周，紧贴而不压迫皮肤，在正常呼气末测量腰围的长度，读数准确至 1mm。

4. 结合腰围和 BMI 的评价标准　国际生命科学学会中国办事处中国肥胖问题工作组根据对我国人群大规模测量数据，汇总分析了体重指数与相关疾病患病率的关系，并结合腰围来判断相关疾病的危险度，提出对中国成人判断超重和肥胖程度的标准，原卫生部疾控司下发的《中国成人超重和肥胖症预防控制指南》也采用了这一标准，如表 19-1。

表 19-1　中国成人超重和肥胖的体重指数和腰围界限值与相关疾病*危险的关系

分类	体重指数（kg/m²）	腰围（cm）		
		男：<85 女：<80	男：85～95 女：80～90	男：≥95 女：≥90
体重过低**	<18.5	—	—	—
体重正常	18.5～23.9	—	增加	高
超重	24.0～27.9	增加	高	极高
肥胖	≥28	高	极高	极高

*相关疾病指高血压，糖尿病，血脂异常和危险因素聚集。

**体重过低可能预示有其他健康问题。

注：为了与国际数据可比，在进行 BMI 数据统计时，应计算并将体重指数≥25 及≥30 的数据纳入。

（二）体重监测的频度

预防和控制肥胖和超重，要经常测量和计算体重、腰围、BMI 指数等指标，建议至少每周测量一次。有条件的，可以每天在家庭自备的体重秤或社区卫生服务站或医务室测量。测量体重最好是在每天的同一时段，在同一秤上，穿同一套衣服，而且在人安静、排完大小便的时候测量，是正确的测量方法。

第三节　体重的危险因素评估

一、导致超重和肥胖发生的主要危险评估因素

超重和肥胖是遗传因素、环境因素及生活方式等多种内外因素相互作用，最终导致人体能量的摄入超

过能量消耗，形成体内脂肪过多蓄积的结果。在内因方面，由于不同个体在代谢等遗传特点上的差异，导致不同个体对能量摄入、食物的生热作用和体重调节反应上有所不同；在外因方面，不同个体所处社会环境不同，文化背景各异，生活方式、个人行为、膳食习惯、心理状况等方面也不尽相同。以上这些各不相同的内在、外在因素相互作用，在造成人体的能量摄入和消耗失衡，能量摄入过多，脂肪蓄积到一定程度时，即可导致超重和肥胖的发生和发展。

（一）遗传因素

长期的流行病学调查表明，单纯性肥胖具有明显的遗传倾向性。单纯性肥胖者中家庭发病的特征较为普遍。父母双方都肥胖，他们所生子女中患单纯性肥胖者比父母双方体重正常者所生子女高 5～8 倍。有研究者对 1333 名出生于 1965～1970 年期间的儿童进行了纵向调查发现，父母一方有肥胖，其所生子女随着年龄的增长，他们的超出正常的比值（odd ratio）也随之增加，1～2 岁肥胖儿童到成人早期肥胖为 1.3，3～5 岁肥胖为 4.7，6～9 岁肥胖者为 8.8，10～14 岁者 22.3，15～17 岁为 17.5。

（二）社会因素

一方面，经济发展和现代化生活方式对进食模式有很大影响。在中国，随着家庭成员减少、经济收入增加和购买力提高，食品生产、加工、运输及储藏技术有较大改善，可选择的食物品种更为丰富。随着妇女更广泛地进入各行各业，在家为家人备餐的机会日益减少；加上家庭收入增加，在外就餐和购买现成的加工食品及快餐食品的情况增多，其中不少食品的脂肪含量过高。特别是经常上饭店参加宴会和聚餐的人群，常常会进食过量。

另一方面，现代社会人群体力活动明显减少。社会经济的飞速发展，使我国城乡交通系统日臻完善，各种现代交通工具甚至短程代步工具日渐普及，日常徒步行走的运动量迅速减少。工作环境的现代化大大降低了职业性体力劳动的强度，家用电器的普及又使家务劳动量减轻，人们处于静态生活的时间显著增加。体力活动过少，是超重和肥胖发生和发展的另一主要原因。

（三）进食过量

1. 总能量和脂肪摄入过量　总能量和脂肪摄入量过多是引起超重和肥胖的重要原因。近年来，我国的经济快速发展，食物供应充足，种类丰富，膳食模式发生了很大变化。人们对食物能量的基本需求满足以后，对高蛋白、高脂肪的食物消费量不断提高，能量的总摄入量大增，往往超过实际能耗。含脂肪多而其他营养素密度低的膳食，引起肥胖的可能性最大。因此限制总能量和脂肪摄入量是控制体重的基本措施。

2. 进食行为不良　现代社会生活节奏快速，常常导致不良进食行为的发生。

三餐的食物能量分配及间隔时间要合理，一般早、晚餐各占 30%，午餐占 40%。但是部分人群为节省上班时间不吃早餐，常常导致午餐和晚餐时摄入的食物较多，而且一日的食物总量增加。同时，经常性的宴会聚餐、夜间加餐、喜欢零食，也会使摄入能量超标。上班族中餐普遍较为仓促，常选用方便、快捷的现代快餐食品，但这类食品往往富含高脂肪和高能量，而其构成却比较单调，经常食用会导致肥胖，并有引起某些营养素缺乏的可能。

（四）体力活动过少

目前，我国汽车、摩托车、电动车等长途和短程现代交通工具普及，人们徒步行走时间减少，职业性体力劳动和家务劳动量减轻，导致体力活动过少，多余能量在体内蓄积，成为发生肥胖的另一主要原因。同时，坐着上网或看电视是许多人在休息时间的主要休闲消遣方式，处于静态生活的时间又会进一步增加。另外，肢体伤残者或患某些疾病行动不便的患者体力活动也会明显减少。

二、超重和肥胖是导致多种慢性疾病发生的高危因素

超重和肥胖往往与许多慢性疾病密切相关，是影响与造成多种慢性非传染性疾病的高危因素。

超重和肥胖者患高血压的概率要比非肥胖者高。肥胖者常伴有心排血量和血容量增加，但在血压正常的肥胖者，周围血管阻力降低，而有高血压的肥胖者周围血管阻力正常或升高。高血压为肥胖症高死亡率的重要因素。

超重和肥胖是糖尿病的高发危险因素。肥胖症患者发生 2 型糖尿病的发病率 4 倍于非肥胖成人。肥胖常为糖尿病早期表现，中年以上发病的 2 型糖尿病者有 40%～60% 起病时和早期有多食和肥胖。糖尿病的

发病率与肥胖成正比。肥胖的糖尿病者起病前摄食过多，刺激β细胞过度而失代偿时发生糖尿病。

超重和肥胖也是影响冠心病发病和死亡的一个独立危险因素。肥胖症患者多在餐后较长时间内血脂持续在较高水平，富含甘油三酯的低密度脂蛋白（LDL-C）中的较小而致密的颗粒有直接致动脉粥样硬化的作用。而且中心性肥胖症患者要比全身性肥胖者具有更高的疾病危险，当体重指数只有轻度升高而腰围较大者，冠心病的患病率和死亡率会明显增高。

超重和肥胖还与消化系统疾病密切相关。由于肥胖者的消化功能、肝功能紊乱及脂类代谢紊乱，高热量饮食和油腻食物使胆固醇过多达饱和状态，易发生胆结石，主要为胆固醇结石。其发生率较正常体重者高1倍。胆石症可发生胆绞痛，继发感染时出现急性或慢性胆囊炎。减肥不当可引发脂肪肝。有68%～94%的肥胖症患者，其肝脏有脂肪变性，过半数肝细胞有脂肪浸润者占25%～35%。肥胖者的肝脏脂肪酸和甘油三酯浓度均比正常者高。

此外，超重和肥胖者对感染的抵抗力降低，易发生呼吸系感染。肺炎发生率较高。肥胖者应激反应差，往往病情险恶，耐受手术及麻醉能力低，术后恢复慢，并发症及死亡率增加。此外，肥胖者身体反应变得缓慢，易于遭受各种外伤。

肥胖者的死亡率比正常体重者有明显的增高，随着体重的增加，死亡率也有所增加。研究表明，肥胖者因糖尿病而死亡者比正常体重组明显增高，为38.3%（男性）及37.2%（女性）；其次是肝硬化、阑尾炎、胆石症的死亡率，肥胖者也增加1倍左右；心血管、肾病及意外事故的死亡率也较高。

另外，超重和肥胖者往往受目前社会观点、媒体宣传的影响，产生自卑感，导致社会问题和心理疾病发生。为避免在社交中受到排斥，年轻女性往往把减肥作为时尚。有人因为减肥导致体重过低，有人甚至因减肥过度罹患厌食症。肥胖儿童容易产生心理问题，对各种社交活动怀有畏惧感。暴饮暴食是超重和肥胖者中另一常见的心理病态行为。

所以，防治超重和肥胖症的目的不仅在于控制体重本身，更重要的是肥胖与许多慢性病有关，控制肥胖症是减少慢性病发病率和病死率的一个关键因素。

第四节　超重和肥胖的健康干预

一、生活方式干预

合理控制膳食总能量、减少饱和脂肪酸摄入量，同时增加体力活动，促进能量负平衡，是目前公认的减重主要措施。

（一）合理安排饮食

合理安排饮食的主要目的是减少热量的摄入。合理安排饮食包括改变饮食结构和控制食量两个方面。

1. 改变饮食结构　在改变饮食结构方面，减重膳食构成的基本原则为，低能量、低脂肪、适量优质蛋白质、含复杂碳水化合物（如谷类），增加新鲜蔬菜和水果在膳食中的比重。合理的减重膳食应在膳食营养素平衡的基础上减少每日摄入的总热量；既要满足人体对营养素的需要，又要使热量的摄入低于机体的能量消耗，让身体中的一部分脂肪氧化以供机体能量消耗。

在改变饮食结构方面，注意要多选择体积较大而所含能量相对低一些的食物，即能量密度低的食物。如蛋白质和碳水化合物的能量密度为4kcal/g，较脂肪（9kcal/g）低得多。因此炒菜用油量要少，要少吃油炸食品，在烹饪时建议多用煮、煨、炖、烤和微波加热的方法。蔬菜和水果也是很好的低能量密度食品。在平衡膳食中，蛋白质、碳水化合物和脂肪提供的能量比，应分别为15%～20%、60%～65%和25%。

2. 控制食量　在控制食量方面，要控制食欲，七分饱即可。少吃零食、点心，尽量不要加餐。进食应有规律，不暴饮暴食，不要一餐过饱，也不要少吃一餐。应避免吃油腻食物，鼓励适量多吃蔬菜和水果。蔬菜和水果不但能量密度低，还富含人体必需的维生素和矿物质，而且体积较大，易使人产生饱腹感，从而避免摄食过量。

在控制食量方面，应以减少脂肪、限制和减少能量摄入为主。血脂异常者应限制摄入富含饱和脂肪和胆固醇的食物（如肥肉、内脏、蛋黄）。适当注意选择一些富含优质蛋白质（如瘦肉、鱼、蛋白和豆类）的食物。优质蛋白质含必需氨基酸较多，适量优质蛋白质可以与谷类等植物蛋白质的氨基酸起互补作用，提高植物蛋白质的营养价值。在能量负平衡时，摄入足够蛋白质可以减少人体肌肉等瘦组织中的蛋白质被动员作为能量而被消耗。

3. 不能只限制主食摄入量　值得强调的是，单纯限制谷类主食量，不吃或少吃谷类主食的做法是不可取的。减少总的食物摄取量时，也要相应减少谷类主食量，但不要减少谷类食物占食物总量的比例。谷类中的淀粉有维持血糖水平的作用。淀粉作为复杂的碳水化合物，可使进食后人体血糖的升高和降低速度平缓，避免很快出现高血糖或低血糖症状，不会过早出现低血糖导致饥饿感而使进食量加大。谷类食物还富含膳食纤维，对降低血脂和预防癌症有益。

4. 要结合体力活动等其他措施　此外，只限制饮食而不采取其他措施，减重的有效性和持续性均不易达到预期的程度。因此，超重和肥胖的治疗应以限制和调配饮食为基础，合并增加体力活动或采取其他措施。采用中等降低能量的摄入并积极参加体力活动，使体重逐渐降低到合理水平。中等低能量减重膳食一般设计如下。

女性 1000～1200kcal/d，男性 1200～1600kcal/d，或比原来习惯摄入的能量低 300～500kcal。也可采用粗略估算的膳食设计，即每天膳食中的热量比原来日常水平减少约 1/3。辅以适当体力活动和其他措施，一般可达到每周降低 0.5kg 体重的减重目标。

同时，为了避免因食物减少引起维生素和矿物质不足，应适量摄入维生素和微量营养素。可以按照推荐的每日营养素摄入量设计添加维生素 A、维生素 B_2、维生素 B_6、维生素 C 和锌、铁、钙等微量营养素。

（二）加强体力活动和锻炼

限制饮食使体重下降达到一定水平后，体重下降的速度会减慢甚至停止。因为体重下降到一定程度后，机体的基础能量需要减少，机体储存脂肪的消耗也会变少。如果要使体重进一步降低，则需要进一步减少摄入膳食的能量，而极低能量膳食（低于 800kcal/d）中的营养素极低，往往对健康有损害。体重的反复波动也对健康不利。但是，在维持能量负平衡的情况下，加强体力活动能消耗更多脂肪，适当控制饮食加体力活动有利于长期保持减重后体重不反弹。采用增加体力活动与限制饮食相结合的减体重措施，其总体效益比单独限制饮食要好。

在加强体力活动和锻炼时，一般提倡多做有氧运动。有氧运动包括走路、骑车、爬山、打球、慢跑、游泳、划船、滑冰、滑雪及舞蹈等类似活动，多为全身大肌群参与的运动。中等或低强度有氧运动的可持续时间长，而且主要靠燃烧体内脂肪供能。

1. 尽量多创造活动的机会　体力活动是保证健康和提高身体素质的必备条件。应该在生活中尽量多创造活动的机会。例如，鼓励人们在 1 千米距离内步行；短途出行骑自行车；提前一站下车而后步行到目的地；步行上下 5 层以内的楼梯等。而且，还要力求使这些活动在一定程度上成为良好的日常生活习惯。

2. 参照减重目标，每天安排一定量的中等强度体力活动　每天安排进行体力活动的量和时间应按减体重目标计算，每天所需亏空能量的 50% 应由增加体力活动的能量消耗来解决，其他 50% 可由减少饮食总能量和减少脂肪的摄入量来达到。增加体力活动的时间，可以有意识地结合日常活动来安排。

肥胖者对体力活动量的安排应根据其体能、年龄和兴趣等因素进行，可以某一项活动为主，再配合其他一些活动以达到需要亏空的能量。可以用能量消耗相等的或相似的体力活动或运动来交换，如游泳可与慢跑交换，快走可与打乒乓球或骑车交换。一些日常体力活动和运动项目与所消耗的能量如下：

平常性活动：每小时消耗的能量 80～100cal。包括久坐阅读、书写、用餐、看电影电视、听收音机、缝纫、玩扑克牌、打字和其他坐着无需动手或很少动手的办公室工作。

轻度体力活动：每小时消耗的能量 110～160cal。包括烹饪、洗餐具、使用吸尘器、手洗小件衣物、熨衣服、散步、照顾患者、某些办公室工作和一些必须站着动手的工作、快速打字和一些虽然坐着但操作强度较大的工作。

中度体力活动：每小时消耗的能量 170～240cal。包括铺床、擦地板或刷地板、大扫除、打蜡、使用洗衣机、轻松的园艺工作、中等速度步行、一些站着用手臂的中等活动和坐着但手臂需做较剧烈活动的工作等。

重度体力活动：每小时消耗的能量 250～350cal。包括繁重的洗刷和打蜡、手洗大件衣物、挂晒衣物、换床单、其他繁重的工作，快速步行，玩保龄球，玩高尔夫球和园艺工作等。

剧烈活动：每小时消耗的能量 250～350cal。包括游泳、打网球、跑步、骑脚踏车、跳舞、溜冰、踢足球。

3. 循序渐进增加活动量 增加体力活动量应先从一些日常活动开始。首先要尽量减少看电视、看书、玩电脑等静坐的时间，在静态生活间穿插一些运动或家务劳动。然后可以每天进行快走、慢跑、打羽毛球、打乒乓球等活动。因为体力活动的能量消耗效果与坚持活动的时间、强度和频率有关，超重和肥胖者应选择能坚持较长时间的中等活动量有氧运动和日常活动，可取得较好的耗能效果。

4. 合理安排运动量和持续时间 每天活动的时间不必是连续的，每次活动的时间可以累加，但每次活动时间最好不少于 10 分钟。如果出现下列任何一种情况应立即停止活动：

（1）心跳不正常，如出现心率比日常运动时明显加快、心律不齐、心悸、心慌、心率快而后突然变慢等。

（2）运动中或运动后即刻出现胸部、上臂或咽喉部疼痛或沉重感。

（3）特别眩晕或轻度头痛、意识紊乱、出冷汗或晕厥。

（4）严重气短。

（5）身体任何一部分突然疼痛或麻木。

（6）一时性失明或失语。

二、健 康 教 育

开展体重管理的健康教育工作时，首先要树立正确的观念，即肥胖是可以预防和控制的，某些遗传因素也可以通过改变生活方式来影响。对超重和肥胖症的普遍性干预是较为经济有效的措施。原卫生部疾控司 2003 年 4 月颁发的《中国成人超重和肥胖症预防控制指南》，对超重和肥胖的主要干预原则、策略和措施有较为系统和详尽的阐述。

（一）干预原则

（1）必须坚持预防为主，从儿童、青少年开始，从预防超重入手，并须终生坚持。

（2）采取综合措施预防和控制肥胖症，积极改变人们的生活方式。包括改变膳食、增加体力活动、矫正引起过度进食或活动不足的行为和习惯。

（3）鼓励摄入低能量、低脂肪、适量蛋白质和碳水化合物，富含微量元素和维生素的膳食。

（4）控制膳食与增加运动相结合以克服因单纯减少膳食能量所产生的不利作用。两者相结合可使基础代谢率不致因摄入能量过低而下降，达到更好的减重效果。积极运动可防止体重反弹，还可改善心肺功能，产生更多、更全面的健康效益。

（5）应长期坚持减体重计划，速度不宜过快，不可急于求成。

（6）必须同时防治与肥胖相关的疾病，将防治肥胖作为防治相关慢性病的重要环节。

（7）树立健康体重的概念，防止为美容而减肥的误区。

（二）干预策略与措施

干预策略：做好宣传教育和健康促进工作。预防超重和肥胖要从未成年人抓起，特别要加强对学生的健康教育工作。采取综合预防控制措施，提倡正确的生活方式，对有肥胖趋势的个体做到早期发现，对个别高危个体做到具体指导。

干预措施：根据受超重和肥胖危险因素影响的程度的不同，干预措施可分为三个层次：一般人群的普遍性干预、高危人群的选择性干预、对肥胖症和伴有并发症患者的针对性干预。

1. 一般人群的普遍性干预 首先是群体预防，把监测和控制超重与预防肥胖发展以降低肥胖症患病率作为预防慢性病的重要措施之一，进行定期监测抽样人群的体重变化，了解其变化趋势，做到心中有数。

积极做好宣传教育。使人们更加注意膳食平衡，防止能量摄入超过能量消耗。膳食中蛋白质、脂肪和碳水化合物摄入的比例合理，特别要减少脂肪摄入量，增加蔬菜和水果在食物中的比例。在工作和休闲时间，有意识地多进行中、低强度的体力活动。广为传播健康的生活方式，戒烟、限酒和限盐。经常注意自己的体重，预防体重增长过多、过快。成年后的体重增长最好控制在 5kg 以内，超过 10kg 则相关疾病危险将增加。要提醒有肥胖倾向的个体（特别是腰围超标者），定期检查与肥胖有关疾病危险的指标，尽早发现高血压、血脂异常、冠心病和糖尿病等隐患，并及时治疗。

2. 高危人群的选择性干预　有肥胖症高危险因素的个体和人群，应重点预防其肥胖程度进一步加重，和预防出现与肥胖相关的并发症。高危险因素指：存在肥胖家族史、有肥胖相关性疾病、膳食不平衡、体力活动少等。对高危个体和人群的预防控制超重肥胖的目标，是增加该群体的知识和技能，以减少或消除发生并发症的危险因素。其措施包括：改变高危人群的知识、观念、态度和行为；应让其了解，在大多数情况下，不良环境或生活方式因素对肥胖症的发生可起促进作用并激活这一趋势，而改变膳食、加强体力活动对预防肥胖是有效的。可以通过对学校、社团、工作场所人群的筛查发现高危个体。要强调对高危个体监测体重和对肥胖症患者进行管理的重要性和必要性。

3. 对肥胖症和伴有并发症患者的针对性干预　对已有超重和肥胖并有肥胖相关疾病的高危个体，主要预防其体重进一步增长，最好使其体重有所降低，并对已出现并发症的患者进行疾病管理，如自我监测体重，制订减轻体重目标，以及指导相应的药物治疗方法。通过健康教育提高患者对肥胖可能进一步加重疾病危险性的认识，并努力提高患者的信心。要使已超重或肥胖者意识到，期望短期恢复到所谓的"理想体重"往往不太现实，但是即使在 1 年之内比原有体重减少 5%～10%也会对健康有极大好处。

干预流程如图 19-1。

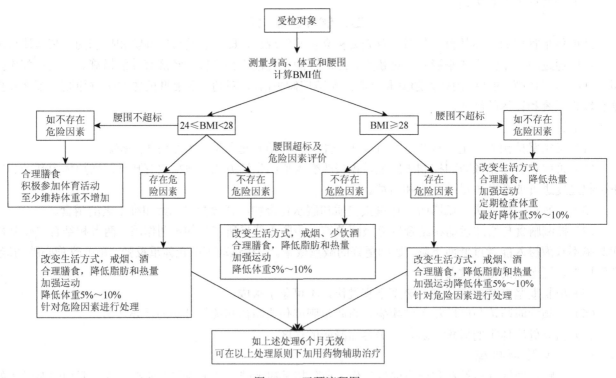

图 19-1　干预流程图

《中国成人超重和肥胖症预防控制指南》还特别强调，超重与肥胖的防治只有个人的积极性往往是不够的，还需要得到有关机构和相应政策的支持：①制订防治肥胖症的规划和对策；②将预防和控制肥胖的措施纳入宏观的公共卫生项目；③鼓励生产能量密度低而富含营养的食品，宣传合理营养知识；④引导群众进行体育锻炼，在学校、机关、社区和团体创造进行体力活动的环境、机会和氛围，尽可能增加活动场地和器械，有计划地或不定期地组织活动；要求在建筑、居住小区、学校、公园、购物中心的设计中考虑让公众有体力活动的机会和条件；⑤规定在住宅设计中应优化楼道照明和环境，以利居民能适当放弃乘电梯而步行上下；⑥普及有关肥胖会损害健康的知识等，才能为控制人群体重超重创造良好的社会条件。

三、合理利用医疗资源

（一）行为疗法

加强医患交流协作，帮助超重和肥胖者树立节食意识，每餐七成饱，仔细咀嚼食物以延长进食时间，有助于减少进食量。多挑选脂肪含量低的食物。不可暴饮暴食。

医疗保健人员应与患者建立共同战胜肥胖症的伙伴关系。应了解患者病史、存在的问题以及肥胖症对其生活有何影响，并向肥胖症患者说明肥胖对健康的危害性。协助超重和肥胖者制订规划并支持和指导减肥措施的执行，让患者采取主动、积极参与制订改变行为的计划和目标，不能由医疗保健人员单方面决定。

值得强调的是，指导需要减肥的对象进行自我监测是非常有效的行为措施：每天记录摄入食物的种类、量和摄入时间、进行的运动、使用的药物、改变行为后所得到的结果等，经常测量体重对长期保持适当体重是非常重要的。对行为的自我监测通常可以使患者向所希望的目标方向改变。

（二）药物治疗

在控制饮食量并增加体力活动而体重仍然不能减低者，或行为疗法效果不明显的，可用药物辅助减重。因担心增加体力活动可能加重原有的疾病或使病情出现新的变化的，也可采用药物辅助减重。

减重药物包括中枢性作用减重药和非中枢性作用减重药两大类。前者以西布曲明为代表，后者主要为奥利司他一类的药物。使用方法可参照具体的药物说明书。

1. 药物减重的适应证

（1）食欲旺盛，餐前饥饿难忍，每餐进食量较多。

（2）合并高血糖、高血压、血脂异常和脂肪肝。

（3）合并负重关节疼痛。

（4）肥胖引起呼吸困难或有阻塞性睡眠呼吸暂停综合征。

（5）BMI≥24 有上述合并症情况，或 BMI≥28 不论是否有合并症，经过 3～6 个月单纯控制饮食和增加活动量处理仍不能减重 5%，甚至体重仍有上升趋势者，可考虑用药物辅助治疗。

2. 设定药物减重目标

（1）比原体重减轻 5%～10%，最好能逐步接近理想体重。

（2）减重后维持低体重不再反弹和增加。

（3）使与肥胖相关症状有所缓解，使降压、降糖、降脂药物能更好地发挥作用。

（三）外科手术治疗

外科手术治疗主要是胃肠道手术和局部去脂术。手术治疗仅适合于极度肥胖或有严重肥胖并发症的患者。对 BMI＞40 的极度肥胖病患者，或者因肥胖症引起心肺功能不全等而使用其他减肥治疗方法长期无效的患者，经过慎重选择的病例才可以考虑以外科手术作为辅助治疗的方法。

第五节 跟踪随访和管理

一般可结合基本公共卫生服务要求，开展患者管理和随访干预。

一、随访管理方式

（1）门诊随访：门诊医生利用患者就诊时，开展患者管理，并按照随访要求进行记录。

（2）家庭随访：医生通过上门服务进行患者管理，并按要求记录。

（3）电话随访：对能进行自我管理的患者且没有检查项目的，可以通过电话进行随访，并记录。

（4）集体随访：社区医生在社区定期开展讲座等多种形式的健康教育活动时进行集体随访。

二、随访管理的内容

（1）健康管理体检按照早发现，早干预的管理原则来选定体格检查的项目。检查的结果对后期的健康干预活动具有明确的指导意义。坚持预防为主，从儿童青少年开始，从预防超重入手，必须终身坚持。

（2）通过分析个人健康史、家族史、生活方式和各项检查指标状况的个人健康体检报告，为受检者提供一系列评估报告。

（3）积极改善人们的生活方式包括改善膳食增加体力活动，矫正引起过度进食和活动不足的行为习惯，鼓励摄入低能量、低脂肪、适量蛋白质和碳水化合物含微量元素和维生素的膳食。

（4）受检者可以得到不同层次的健康咨询服务，解释个人的健康信息及健康评估结果及其对健康的影响，制订个人健康管理计划，提供健康指导，制订随访跟踪计划等。

（5）监督随访是后续服务的一个常用手段，随访的主要内容是检查健康管理计划的实现状况，并检查（必要时的测量）主要危险因素的变化情况。健康教育课堂也是后续服务的重要措施，在营养改善、生活方式改变与疾病控制方面有很好的效果。

第二十章　肺功能管理

第一节　概　　述

肺功能指的是人的摄氧和转化氧气成为能量的能力。整个过程，牵涉心脏制血及泵血功能、肺部摄氧及交换气体能力、血液循环系统携带氧气至全身各部位的效率，以及肌肉使用这些氧气的功能。肺是人体与外界直接接触的器官，很容易受到损伤，肺功能下降或缺失带来的直接后果就是导致身体氧气获得不足，而长期缺氧与全身慢性疾病也有密不可分的关系。可以导致肺功能损害的疾病有很多种，最常见的是哮喘、慢性支气管炎、肺气肿等，但事实上，很多人会同时患有这几种疾病，而且这些肺部疾病的治疗和自我管理方法也通常是相同的。

做好肺功能管理，首先要定期检查肺功能，肺功能测定结果有助于判断有无通气功能障碍，以及障碍的性质和程度，可作为某些肺疾病诊断的辅助手段。肺功能检查，尤其是通气功能检查对慢性阻塞性肺疾病（COPD）诊断及病情严重程度分级评估具有重要意义。肺通气功能是衡量空气进入肺泡及废气从肺泡排出过程的动态指标，含有时间概念。常用的分析指标有静息通气量、肺泡通气量、最大通气量、时间肺活量及一些流速指标。肺功能检测的主要作用有：①作为某些疾病诊断参考或估计其严重程度；②判断通气功能障碍类型及程度，协助诊断临床疾病；③进行劳动能力鉴定；④疾病治疗疗效评价。

（一）肺通气功能正常值

1. 静息分钟通气量（minute ventilation，MV） 指在基础代谢情况下每分钟所呼出的气量，由潮气量乘以每分钟呼吸次数求得。成人正常值 3～10L。如每分钟呼吸次数约 15 次，潮气量 500ml，其静息通气量为 7.5L/min。

2. 肺泡通气量（alveolar ventilation，VA） 指在基础代谢情况下每分钟所吸入气量中能到达肺泡进行气体交换的有效通气量。成人正常值为 3～7L。每分钟呼吸次数约 15 次，潮气量减去无效腔气量约 350ml，相乘得出肺泡通气量约为 5.5L/min。

3. 最大通气量（maximal voluntary ventilation，MVV） 指在单位时间内以最快速度和最大幅度呼吸所测得的气量。正常值：男性约 104L，女性约 82L。

4. 用力肺活量（forced Vital capacity，FVC） 指吸气至肺总量位后以最大的努力，最快的速度做呼气所得气量。正常人第 1 秒中呼气量（FEV 1）占用力肺活量比值大于 80%。

5. 最大呼气中段流量（maximal midexpiratory flow curve，MMEF） 由用力肺活量曲线上，计算获得的用力呼气肺活量 25%～75%（即中间一半）时的平均流量。

（二）肺通气功能临床意义

（1）由于通气功能有极大的储备，一般情况下，静息通气量不出现异常。

（2）肺泡通气量减少，见于慢性阻塞性肺病、肺炎、肺不张、麻醉、重症肌无力等通气不足性疾病，血气分析示Ⅱ型呼吸衰竭和呼吸性酸中毒。肺泡通气量增加，见于酮症酸中毒、癔症、高通气综合征等肺泡通气过度性疾病，血气分析示呼吸性碱中毒。

（3）最大通气量可反映气道阻塞的严重程度，又可了解患者肺的呼吸储备力、肌肉强度和动力水平，可作为手术前评价。其减少见于：①气道阻力增加，如各种慢性阻塞性肺疾病、支气管哮喘或支气管肿瘤等；②肺组织损害，如肺炎、肺结核、肺泡出血、肺水肿、肺间质纤维化等；③胸廓、胸膜病变，如严重脊柱后侧弯、肋骨骨折、气胸、大量胸腔积液等；④神经系统和呼吸肌活动障碍，如麻醉、脑炎、脊髓灰质炎和重症肌无力等。

（4）用力肺活量、最大呼气中段流量或 FEV 1/FVC 减少，说明阻塞性通气功能障碍，其减少见于：

①气管与支气管疾病，如气管肿瘤、狭窄，支气管哮喘，慢性阻塞性支气管炎，闭塞性细支气管等；②肺气肿、肺大疱；③其他原因不明的疾病，如纤毛运动障碍。

（5）可用于通气功能障碍类型的判断。阻塞性通气功能障碍表现为肺活量正常或减低，FEV1/FVC 减低，残气量增高；肺总量正常或增高，残总比明显增高；限制性通气功能障碍表现为肺活量减低，FEV1/FVC 正常或增高，残气量减低，肺总量减低，残总比正常或轻度增高。

第二节　肺功能障碍的危险因素

一、生理老化

老年人随着年龄的增大壁硬度增加，肺弹性回缩力下降，呼张力减退等，使其肺活量呈进行性下降。肺和胸壁的变化使老年人肺换气能发生改变，并导致肺通气或血流的比例失调，呼吸道阻力增加，肺泡壁所含胶原成分增多，呼吸膜的有效面积减少，使其最大通气量随年龄增加而逐渐减少，60 岁时有可能下降到原来水平的一半，而残气量却逐渐增加。另外，由于肺泡面积减少以及老年人肺气肿，也易造成肺部缺氧。

二、环境污染

由于我们的肺与外界直接相通，使外界的有害物质如微生物、粉尘、过敏源、炒菜高温产生的油烟和有害气体等直接被吸入肺内而造成各种伤害；加之肺内柔弱的黏膜组织结构抗侵袭能力差，以及它的温湿环境最有利于细菌、病毒的生存，使肺会受到各种污染，影响肺功能。

三、肺部疾病

造成老年人肺功能低下最重要的原因是肺部疾病，其中慢性阻塞性肺病（慢阻肺）的发生是老年人的常见病。慢阻肺是伴有气道阻塞的一组疾病，它实际上就是慢性支气管炎、肺气肿等疾病的统称。慢性肺部疾病会导致痰的长期堆积，如不及时清除，将堵塞我们的呼吸通道，新鲜的空气（氧气）无法进来，身体代谢产生的废气排不出去，结果就造成肺功能的下降，产生缺氧现象。

四、吸　烟

在损害肺功能诸多因素中，吸烟位居榜首。无症状吸烟者吸烟史不长时，常规肺功能检查可能正常，若进行小气道功能测定，常可显示吸烟者存在小气道功能异常，且吸烟年限越长，对小气道产生不可逆影响就越大。吸烟 7 年以上者用力肺活量（FVC）、1 秒钟用力呼气容积（FEV1）及最大通气量（MVV）等指标均低于吸烟不足 7 年者，吸烟 30 年以上者则肺功能降低尤为明显。说明吸烟对肺功能影响有积累作用。吸烟是导致慢性支气管炎、慢性阻塞性肺疾病的主要危险因素。吸烟的人群患慢性阻塞性肺部疾病的危险性比不吸烟者高 4~8 倍。

五、过量饮酒

过量饮酒、酗酒会影响呼吸道黏膜，减弱纤毛运动，降低气道洁净作用，尤其是乙醇可抑制肺部吞噬细胞的吞噬功能，使细菌、病毒在呼吸系统不断增殖。而且，乙醇在体内约有 5%未被氧化需经肺排出体外，这样又会刺激呼吸道，加剧对气管和肺的损害而降低防御功能。研究发现，过量饮酒者的细胞免疫功能严重受损，其肺结核发病概率比不饮酒者高 9 倍。而且，感染上肺结核后，大多病灶易扩散，病情较难控制。当应用抗结核药物治疗时，如不戒酒，则会明显加重抗结核药物的副毒反应。长期酗酒会降低气管和支气管平滑肌张力，降低呼吸道黏膜对痰液和异物刺激的敏感性，削弱咳嗽这一保护性机制的作用，从而难以及时将痰液及病菌清除出去，造成支气管和肺部感染。

六、药　物

人们熟悉药物影响肝、肾等器官功能，其实肺也在其中。例如，药物性肺炎、哮喘、肺水肿、肺纤维化、肺栓塞等。以药物性肺炎为例，多为药物过敏所致，如青霉素、氨苄西林、氯丙嗪、磺胺药、呋喃妥因、对氨基水杨酸钠等，症状主要有低热、头痛、咳嗽、气急、胸闷、多痰等，大多在停药后方能消失。

七、饮　食

饮食是否科学也与肺功能有关。不少动物性食品以及某些坚果、鸡蛋、鱼、巧克力甚至可乐等可诱发哮喘发作，进而影响肺功能。一些青春期哮喘患者，与不吃正餐或贪吃零食等不良饮食习惯关系密切。

第三节　肺功能障碍的危害

肺功能下降造成的直接危害就是缺氧，会改变肌体的功能和代谢状态，其结果非常容易诱发多种慢性疾病，它的表现体现在全身的各个方面。

一、对心血管的影响

肺功能下降导致的缺氧会促使刺激肾脏产生红细胞生成素，红细胞的增多会增加血液黏稠度使外围血管阻力加大，引起或加重高血压、心律失常，诱发心肌梗死、脑血栓等一系列疾病；缺氧还会引起肺血管的收缩引起肺动脉的高压，右心的负荷就会加重，日久有可能导致肺心病和右心衰竭。

二、对神经系统的影响

缺氧会直接影响人的神经系统，使人出现智力和视觉功能紊乱，尤其是对脑组织的损害。脑组织是对氧依赖最敏感的组织器官，脑的用氧量要占耗氧总量的20%～30%，全部要靠血液循环带来新鲜的氧气来维持正常运转，脑经常性地缺氧后会引发失眠、反应速度下降、记忆力下降、行为异常、脑痴呆等症。

三、对组织和细胞的损伤

缺氧后果的严重程度，与缺氧的持续时间有很大关系，若肺功能长期低下得不到纠正，即使对缺氧耐受力较强的组织和细胞也会发生病变。缺氧易引起能量供应不足，导致组织细胞的酸中毒或碱中毒，使整个组织细胞能量代谢出现障碍，免疫力下降，出现细胞变性。如引起肝细胞水肿、肾小管上皮细胞坏死、胰岛细胞损伤等，这些细胞病变又会使细胞表现出肝纤维化、肾功能不全、糖尿病等慢性病。

第四节　肺功能障碍的健康干预

一、生活方式干预

（一）定期做肺功能监测

1. 肺功能检查　肺功能检查是指采用一系列手段检测肺的气体交换功能。包括肺容量测定，肺通气功能测定，通气、血流在肺内分布及通气/血流比率测定，气体弥散、肺顺应性、气道阻力、小气道功能等的测定及运动试验、动脉血气分析等。

2. 自我监测肺功能　自我判断心肺功能的办法：

（1）登楼试验：能用不紧不慢的速度一口气登上三楼，不感到明显气急与胸闷，则心肺功能良好。

（2）血压检查：舒张期血压与收缩期血压之比正常为50%左右，如果低于25%，或高于75%，则说明心肺功能较差。

（3）血压与脉搏计算：收缩期血压加上舒张期血压之和，再乘以每分钟脉搏数，如果乘积为13 000～20 000，则心肺功能良好。

（4）血压、脉搏与活动试验：平睡时血压、脉搏正常，在30～40秒内较快地坐起，如果下降不到10.5mmHg，脉搏每分钟加快10～20次，表示心肺功能良好。相反，血压下降超过10.5mmHg，脉搏每分钟加快20次以上，甚至出现恶心、呕吐、眩晕、冷汗等现象，说明心肺功能很差。

（5）哈气试验：距离一尺（1尺=33.33cm）左右点燃一根火柴，使劲哈口气，能将火焰熄灭则心肺功能不错。

（6）小运动量试验：原地跑步一会儿，脉搏增快到100～120次/分，停止活动后，如能在5～6分钟脉搏恢复正常者，心肺功能正常。

（7）憋气试验：深吸气后憋气，能憋气达30秒示心肺功能很好，能憋气达20秒以上者也不错。

（二）控烟

阻止肺功能障碍的关键在于减少香烟、职业粉尘和化学毒物的接触以及降低室内外的空气污染程度。戒烟对减少肺部疾病危险因素和控制肺部疾病进一步发展非常有效。必须通过一切可行的途径宣传详细、明确而可持续执行的控烟计划并反复宣传禁烟信息。即使医生3分钟的劝诫也会取得良好效果。通过公共场所努力倡导禁烟，以减少不吸烟人群被动吸烟的概率。

（三）饮食指导

含黄酮类化合物的食物可通过新陈代谢产生重要的抗氧化物质，从而减少肺癌发病率。正常摄食含黄酮化合物最多的苹果、洋葱、果汁、蔬菜和果子酱的人，肺癌发病率降低20%。研究人员发现，每周至少吃5个苹果或是3个西红柿可以显著提高人体的肺功能。同时，经常吃香蕉的人也一般不会遇到呼吸困难的情况。

枇杷可入药，《本草纲目》记载其"气味甘、酸、平、无毒"。其中以枇杷叶药用价值最高，其所含皂角苷和维生素 B_1 可清肺和胃，降气化痰，多治因风热燥火、劳伤虚损而引起的咳嗽、呕呃、饮食不下，亦可用于清暑。

松子功效也具有滋阴、熄风、润肺、滑肠的功效。

秋季气候干燥，人体极易受燥邪侵袭损伤肺，出现皮脸干裂，口干咽燥、咳嗽少痰等各种秋燥病症。按中医理论，可通过多食用白色食物等方法来缓解秋燥伤肺，而西方现代医学也认为维生素 E 可增强肺功能。秋季大量上市的许多新鲜水果和蔬菜，富含人体所需的多种营养物质，具有滋阴养肺、润燥生津的功效，且能治疗与肺有关的疾病，是秋季养生保健的最佳食品，如梨、葡萄、大枣、石榴、柑橘、甘蔗、柿子、百合、萝卜、荸荠、银耳等。但白色食物多偏寒凉，过敏性体质者要小心，所以秋季养肺时，选择含丰富蛋白质的食物，如鱼肉、豆浆，选用宣肺化痰、滋阴益气的中药，如人参、沙参、西洋参、杏仁、川贝等，对缓解秋燥有良效，更可以藉此保养呼吸系统。

（四）运动干预

积极参加运动，促进肺部的血液循环，是加强肺功能最有效的方法。运动能增长肌肉、改善情绪、增强活力和心肺功能。虽然运动不能修复肺部的损害，但它却可以改善有限制的肺功能。步行是最简便、安全的运动，体质较弱者可以从慢速散步开始，每日步行500~1500米，开始时可用自己习惯的速度走，然后用稍快的速度，适应后再逐渐增加锻炼的时间和距离。每天锻炼半小时左右，也可采用隔天锻炼1次，每次锻炼1小时以上。另外，上下楼梯、慢跑、太极拳等运动也对肺功能有益。对于居住在城市而又无活动场所的人可通过上下楼梯进行锻炼，开始时可只上一层楼梯，然后根据体力和呼吸功能的情况逐渐增加强度，间歇进行，每日1~3次。慢跑能使全身得到运动，可防止肺组织的弹性衰退，速度自己掌握，强度以边跑能边与人说话、不觉难受、不喘粗气为宜，要求跑后心率不超过170。体质弱者可减量。太极拳是一种增强体质的健身运动，又是防病治病的有效手段。初练时从简化太极拳开始，早晚各练1次，每次练2~3遍。打拳时要求思想高度集中，形意相合，动作要柔和缓慢，体态要放松自然，呼吸要匀细深长，不能憋气。呼吸功能锻炼应尽可能在户外进行，要持之以恒，有规律，这样才能增进肺功能。另外，呼吸肌的针对性锻炼可增强呼吸肌肌力和耐力，改善肺功能，加大呼吸幅度，有助于减少解剖无效腔的影响，提高肺泡通气量和血氧饱和度。呼吸肌锻炼包括腹式呼吸、缩唇呼吸及全身性呼吸体操等。另外，在空气污浊的城市里待久了，去郊外踏青，呼吸新鲜空气，也是一种养肺的办法。因为郊外的空气中可吸入颗粒少，负氧离子丰富，对肺的保健大有好处。不过，有过敏性鼻炎或哮喘的人，踏青时要格外注意规避过敏原，最为简单有效的办法就是戴口罩。

用简单的小方法，坚持练功调养，对身体是非常好的。现介绍几种锻炼肺功能的操作方法。

1. 练功调养法

（1）躬身撑体。端坐，全身放松，调匀呼吸，然后，两脚自然交叉，躬身弯腰，两手用力支撑，使身体向上3~5次为1遍。可根据各人体力，反复做3~5遍。注意两臂支撑要用力，用力时，宜闭息，不呼吸。身体上抬时要尽量躬身；双腿自然交叉，是为了避免借下肢的力量支撑身体；所以，要用臂力，腿不要用力。这种方法可通达肺气，疏通肺脉，具有调养肺气的作用，对风邪伤肺及肺气虚损均有调理作用。

（2）捶背。端坐，腰背自然直立，双目微闭，放松，两手握成空拳，反捶脊背中央及两侧，各捶3~5遍。捶背时，要闭气不息。同时，叩齿5~10次，并缓缓吞咽津液数次。捶背时要从下向上，再从上到下，沿背捶打，如此算一遍。先捶脊背中央，再捶左右两侧，这种方法可以畅胸中之气，通脊背经脉，预防感冒，同时，有健肺养肺的功效。

（3）摩喉。上身端直，坐立均可，仰头，颈部伸直，用手沿咽喉部向下按摩，直至胸部。双手交替按摩 20 次为 1 遍，可连续做 2～3 遍。注意按摩时，拇指与其他四指张开，虎口对住咽喉部，自颏下向下按搓，可适当用力。这种方法可以利咽喉，有止咳化痰的功效。

2. 健肺呼吸操方法　"肺主气司呼吸，不断吐故纳新"。建议每天都出门锻炼身体的人，不妨同时做一做这套简便有效的"健肺呼吸操"，它既可提高正常人的肺功能、肺活量，还能促进支气管炎、肺部疾病的缓解康复。具体方法如下。

准备式到室外选择空气清新之处，做呼吸运动，自然放松，腹式呼吸。

第 1 节伸展运动：站立双臂下垂，两脚间距同肩宽，吸气，两手经体侧缓慢向上方伸展，尽量扩展，同时抬头挺胸，呼气时还原。

第 2 节转体压胸：站姿同上。吸气，上身缓慢地向右后方转动，右臂随之侧平举并向右后方伸展。然后左手平放左侧胸前向右推动胸部，同时呼气，向左侧转动时，动作相同，方向相反。

第 3 节交叉抱胸：坐位，两脚自然放松着地。深吸气然后缓缓呼气，同时两臂交叉抱于胸前，上身稍前倾，呼气时还原。

第 4 节双手压胸：体位同上。两手放于胸部两侧。深吸气，然后缓缓呼气，同时两手挤压胸部，上身前倾。吸气时还原。

第 5 节抱单膝压胸：体位同上。深吸气，然后缓缓呼气，同时抬起一侧下肢，两手抱住小腿，并向胸部挤压。吸气时还原。两膝交换进行。

第 6 节抱双膝压胸：直立，两脚并拢，深吸气，然后缓缓呼气，同时屈膝下蹲，大腿尽量挤压腹部及胸部，并排除肺中残留的气，吸气时还原。保持肺部清洁。

按照以上以"健肺呼吸操"顺序依次做完，每法重复 5～8 次，由慢到快循序渐进。年老体弱者，可单选其中二、三节即可，每天做 2～3 次。值得注意的是，每一节都要求腹式呼吸，用鼻吸气，嘴呼气，呼气比吸气时间长约 1 倍，当有呼吸道感染或合并心力衰竭时暂不宜锻炼。

3. 缩唇呼吸锻炼肺功能　缩唇呼吸指的是吸气时用鼻子，呼气时嘴呈缩唇状施加一些抵抗，慢慢呼气的方法。此方法气道的内压高，能防止气道的陷闭，使每次通气量上升，呼吸频率、每分通气量降低，可调解呼吸频率。缩唇呼吸操锻炼方法如下（图 20-1、图 20-2）。

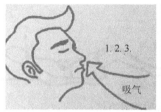
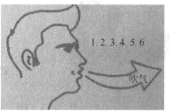

第 1 步：从鼻孔吸入空气，嘴唇紧闭　　　第 2 步：撅起嘴唇，慢慢呼气，如同吹口哨

图 20-1　缩唇呼吸操锻炼方法

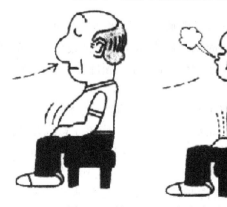

图 20-2　缩唇呼吸配合腹式呼吸

取端坐位，双手扶膝，舌尖放在下颌牙齿内底部，舌体略弓起靠近上颌硬腭、软腭交界处，以增加呼气气流的阻力，口唇缩成"吹口哨"状。吸气时让气体从鼻孔进入，这样吸入肺部的空气经鼻腔黏膜的吸附、过滤、湿润、加温可以减少对咽喉、气道的刺激，并有防止感染的作用。每次吸气后不要忙于呼出，宜稍屏气片刻再行缩唇呼气，呼气时缩拢口唇呈吹哨样，使气体通过缩窄的口形徐徐将肺内气体轻轻吹出，每次呼气持续 4～6 秒，然后用鼻子轻轻吸气。要求呼气时间要长一些，尽量多呼出气体，吸气和呼气时间比为 1∶2。按照以上方法每天练习 3～4 次，每次 15～30 分钟，吸气时默数 1、2，呼气时默数 1、2、3、4，就能逐渐延长呼气时间，降低呼吸频率。

因为吹口哨状呼气能使呼吸道保持通畅，防止过多气体潴留在肺内，从而提高呼吸效率。如果缩唇呼气是能配合轻度弯腰收腹的动作，这样更有利于膈肌抬高，呼出更多的气体。

4. 腹式呼吸　腹式呼吸又称控制式呼吸或横膈呼吸。对肺气肿、慢性支气管炎和哮喘等患者，引起气促的一个原因就是横膈膜和呼吸肌的功能降低，当这种情况发生时，肺部不能正常地运作，即肺不能充分地吸入新鲜空气及排出废气。腹式呼吸可以增强呼吸肌的力量，提高呼吸肌的效率，减轻呼吸时用力。腹式呼吸时，膈肌每下降 1cm，肺通气量可增加 250～300ml，坚持腹式呼吸半年，可使膈肌活动范围增加 4cm。腹式呼吸对于肺功能的改善大有好处，能使胸廓得到最大限度的扩张，使肺下部的肺泡得以伸缩，让更多的氧气进入肺部，从而扩大肺活量，改善心肺功能，并减少肺部感染，尤其是少患肺炎。腹式呼吸是老年性肺气肿及其他肺通气障碍的重要康复手段之一。

腹式呼吸练习方法（图 20-3）：

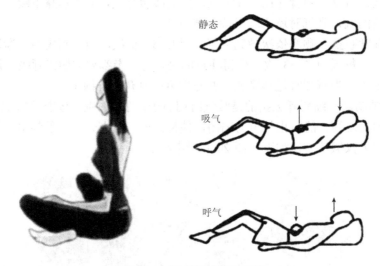

图 20-3　腹式呼吸练习方法

（1）取仰卧或舒适的冥想坐姿，放松全身。

（2）右手放在腹部肚脐。

（3）用鼻子缓慢吸气，最大限度地向外扩张腹部，胸部保持不动。想象你的肺部正充满了新鲜空气。

（4）通过圆唇的嘴缓慢向外呼气，同时用手向内和向上轻推腹部，胸部保持不动。

（5）循环往复，保持每一次呼吸的节奏一致。细心体会腹部的一起一落。每天练习 3～4 次，每次 10～15 分钟。

经过一段时间的练习之后，就可以将手拿开，只是用意识关注呼吸过程即可。

呼吸过程不要紧张也不要刻意勉强，如果是初学者就更应该注意练习的过程和对身体的影响，吸气时，感觉气息开始经过鼻腔、喉咙充分集中于肺部，当肺部容积逐渐增大，而保持胸廓不动，就会迫使横膈肌下沉，同时腹略向外鼓起；呼气向内收回腹部，横膈膜向上提升，使大量浊气呼出体外。

腹式呼吸的注意事项包括：①呼吸要深长而缓慢；②用鼻吸气而不用口；③一呼一吸掌握在 15 秒左右。即深吸气（鼓起肚子）3～5 秒，屏息 1 秒，然后慢呼气（回缩肚子）3～5 秒，屏息 1 秒；④无论是吸还是呼都要尽量达到"极限"量，即吸到不能再吸，呼到不能再呼为度腹部也要相应收缩与胀大到极点；⑤身体好的人，屏息时间可延长，呼吸节奏尽量放慢加深。身体差的人，可以不屏息，但气要吸足。

5. 瑜伽呼吸法 瑜伽呼吸法是通过各种不同的呼吸方法（根据个体身心状况的不同而确定）有效地按摩内脏，刺激各生理腺体良性的分泌。瑜伽呼吸法要求腹胸式完全呼吸，肺的上、中、下三部分都参与呼吸运动，腹部、胸部乃至感觉全身都在起伏张缩。瑜伽呼吸法有利于改善肺通气及肺换气状况，降低肺动脉高压状态，对呼吸系统具有保健康复作用。

（五）心理干预

好心态不仅是治疗百病的"良药"，也是促进体内器官年轻的"灵丹"，对肺尤其有益。肺主气，悲忧易于伤肺，而情绪变化表现最显现的地方就是呼吸。呼吸急促、不平稳，不仅增加肺的负担，同时也会使气不断地消耗、外泄、导致肺气虚。在肺气虚时，机体对外来非良性刺激的耐受性就下降，而易于产生悲忧的情绪变化。因此，保持心态平和，心情愉快，是养肺的好方法。1992年WHO发表的《维多利亚健康宣言》中把心理平衡作为健康四大基石之一。所谓心理平衡，就是要求有良好的心态，驾驭好自己的情绪。

二、常见呼吸系统疾病症状管理与控制

（一）急性上呼吸道感染

1. 概述 急性上呼吸道感染是鼻腔、咽或喉部急性炎症的概称。其发病无年龄、性别、职业和地区差异。一般病情较轻，病程较短，预后良好。本病全年皆可发病，但以冬春季节高发，由于发病率高，具有一定的传染性，不仅影响生产劳动力，有时还可产生严重并发症，应积极防治。

2. 预防与控制

（1）营养平衡。在饮食中，注意营养平衡是预防急性上呼吸道感染的主要方法之一，对于经常需要脑力劳动和体力劳动的人，每天要适当补充含有维生素C的食物，果蔬是最重要的维生素C来源。因此，应多吃素，少吃荤，荤素搭配的比例最好是1∶7。

（2）适当运动。加强体育锻炼，坚持有规律、适合个体的体育活动，如体操，散步、慢跑、太极拳以及各种球类运动，以增强机体抗病毒能力，抵御各种病原微生物的侵袭。

（3）充足的睡眠。治疗急性上呼吸道感染的"特效药"是休息，休息最佳的方式是睡眠。实践证明，当人睡眠少、劳累过度、寒冷刺激时，体内"胞壁酸"大大减少，抵抗力随之下降，细菌、病毒等病原微生物便乘虚而入，诱发疾病。因此，要求每天至少应有7小时的睡眠时间，并且最好能在每晚11点钟上床就寝，因为晚上11点钟至次日凌晨3点钟是处于熟睡状态的最好睡眠，也是让身体主要器官休息并进行修复的时间。若是只工作不休息，人体的免疫系统就会很快出现失调，对疾病的康复不利。

（4）注意与上呼吸道感染的患者隔离，预防交叉感染。在上呼吸道感染的流行季节，适当服用一些抗病毒的西药或中成药（如板蓝根冲剂），在干燥的室内可以适当增加湿度，也可用食醋熏蒸。

（5）应用流感疫苗。引起上呼吸道感染的病毒类型较多，人体对各种病毒感染后产生的免疫力较弱且短暂，故目前尚无有效的疫苗用于预防上呼吸道感染，但可以根据每年流行的趋势监测，在疾控部门的指导下应用疫苗。

（6）采取对症治疗。上呼吸道感染时，一般选一些解热镇痛类药物和减少鼻咽充血及分泌物的药物，合并细菌感染时可选用适宜的抗生素。

（7）按摩治疗。

搓手法：对搓两手大拇指根部，就是大鱼际部位，直到搓热为止。大鱼际是手太阴肺的循环之处，与肺关系密切。每日搓搓，不但有助于肺气的恢复，及早消除感冒，而且对于增强肺气、改善易感的体质大有益处（图20-4）。

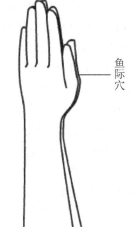
鱼际穴

图20-4 按摩治疗搓手法

按摩鼻翼法：两手微握拳，以屈曲的拇指背面上下往返按摩鼻翼两侧及旁开部位，以局部红、热为度。

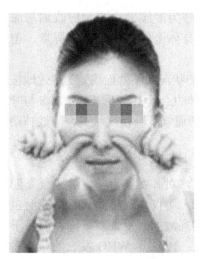

图 20-5　按摩鼻翼法

鼻翼区域为感冒敏感区，还有迎香穴，该法可通窍御邪，改善鼻部循环，预防外邪的侵入（图 20-5）。

（8）健康教育。春天的冷暖骤然变化，使人免疫与防御功能下降，加之细菌、病毒等致病微生物大量滋生肆虐，上呼吸道感染发病增多，轻者仅限于上呼吸道，如鼻炎、咽喉炎、扁桃体炎、普通感冒，重者发展至肺炎，尤以小儿更为多见。麻疹、风疹、腮腺炎及流感等病毒性传染病亦常在春季流行。进社区、学校、各机关、企事业单位针对预防上呼吸道感染进行专题健康教育宣传工作，摆放健康宣传展板，发放健康教育处方，提醒人群形成良好的生活习惯，加强户外锻炼，尽量少去人口密集的公共场所。通过宣传，提升自我预防意识，减少这些疾病对人群造成的危害和影响。

（二）支气管哮喘

1. 概述　支气管哮喘是由多种细胞（如嗜酸粒细胞、肥大细胞、T淋巴细胞、中性粒细胞、气道上皮细胞等）和细胞组分参与的气道慢性炎症性疾病。这种慢性炎症导致气道高反应性的产生，通常出现广泛多变的可逆性气流受限，并引起反复发作的喘息、气促、胸闷或咳嗽等症状，常在夜间和（或）凌晨发作、多数患者可自行缓解或经治疗缓解。

典型的支气管哮喘出现反复发作的胸闷、气喘及呼吸困难、咳嗽等症状。在发作前常有鼻塞、打喷嚏、眼痒等先兆症状，严重者可短时间内出现严重呼吸困难、低氧血症。有时咳嗽为唯一症状（咳嗽变异型哮喘）。在夜间或凌晨发作和加重是哮喘的特征之一。哮喘症状可在数分钟内发作。有些症状轻者可自行缓解，但大部分需积极处理。发作时出现两肺散在、弥漫分布的呼气相哮鸣音，呼气相延长，有时吸气、呼气相均有干啰音。严重发作时可出现呼吸音低下，哮鸣音消失，临床上称为"静止肺"，预示着病情危重，随时会出现呼吸骤停。哮喘患者在不发作时可无任何症状和体征。

2. 预防与控制

（1）积极寻找外界诱发因素，避免接触过敏原。通过病史询问、过敏原测试等可以确定部分外界诱发因素，采取积极有效的方法（如戴口罩、改变居住环境、积极控制感染因素等）尽量避免哮喘的急性发作。

（2）心理干预。哮喘反复发作对人心理的负面影响是深远的，哮喘患者普遍因对疾病的控制没有信心而感到人生灰暗、前途渺茫，远离社会活动，性格孤僻，因此心理干预治疗显得尤为重要。

（3）饮食指导。饮食宜清淡，少刺激，不宜过饱、过咸、过甜，忌生冷、酒、辛辣等刺激性食物。过敏性体质者宜少食异性蛋白类食物，一旦发现某种食物确实可诱发患者支气管哮喘发病，应避免进食，宜多食植物性大豆蛋白，如豆类及豆制品等。要保证各种营养素的充足和平衡，特别应增加抗氧化营养素，如 β 胡萝卜素、维生素 C、维生素 E 及微量元素硒等；抗氧化营养素可以清除氧自由基，减少氧自由基对组织的损伤，从而预防哮喘发作；β 胡萝卜素、维生素 C、维生素 E 在新鲜蔬菜及水果中含量丰富。微量元素硒在海带、海蜇、大蒜中含量较丰富。防止呼吸道感染，调节免疫功能亦很重要，应注意季节性保暖，婴儿应以母乳为主，母乳中含分泌型免疫蛋白（SIgA）抗体，能增加呼吸道的抵抗力；经常食用菌类能调节免疫功能，如香菇、蘑菇含香菇多糖、蘑菇多糖，可以增强人体抵抗力，减少支气管哮喘的发作。

（4）适度运动。大多数哮喘患者在没有发病的时候都能承受一些中等强度的运动，如排球、体操、板球和摔跤等。而他们对于一些高强度的运动则耐受性较差，如长跑、足球和曲棍球等。同时，也不适合参加一些冬季运动项目，如冰球、滑雪和滑冰等。游泳，虽然属于较高强度的运动，但还是属于大部分哮喘患者可承受的范围，因为它通常处于一个温和且潮湿的环境中。此外，游泳还是能很好地保持体形的体育项目。其他一些适合哮喘患者的运动还包括：室内自行车、室外自行车、有氧健身操、散步和慢跑。一般来讲，在没有哮喘症状的时候，每周保持 4～5 次的运动，且每次至少 30 分钟。最好还是咨询一下医生，根据自身的状况来调整计划。

（5）健康教育。采取全人群与高危人群策略，开展多种形式的健康教育，使群众了解支气管哮喘的发病原因、主要危险因素、初期症状及危害等，主动采取措施远离有害因素并及时进行健康体检。对哮喘患者进行系统的、有计划的、有组织的健康教育，提高患者对哮喘的认识水平，可有效预防哮喘危急重症发作，提高患者的生活质量。

（三）慢性阻塞性肺疾病

1. 概述 慢性阻塞性肺疾病（COPD）是一种具有气流受限特征的可以预防和治疗的疾病，气流受限不完全可逆、慢性呈进行性发展，与肺部对香烟有害气体或有害颗粒的异常炎症反应有关。COPD 主要累及肺脏，但也可引起全身（或称肺外）的不良效应。

肺功能检查对确定是否存在气流受限有重要意义。在吸入支气管舒张剂后，第 1 秒 FEV1/FVc×100%＜70% 表明存在气流受限，并且不能完全逆转。肺功能检查对确定是否存在气流受限有重要意义。FEV1/FVC 是 COPD 的一项敏感指标，可检出轻度气流受限。为确定 COPD 的诊断，应努力提供标准化的肺功能检查。

COPD 患者常因呼吸功能逐渐减退，通气、换气功能障碍，发生不同程度的低氧血症和高碳酸血症。慢性支气管炎并发 COPD 时，往往在咳嗽、咳痰的基础上，出现逐渐加重的呼吸困难。早期多在活动后，如上楼、快步行走、登山、爬坡时感气急，而后发展到走平路时亦感气急。若在说话、穿衣、洗脸乃至静息时有气急，提示肺气肿相当严重。通气功能障碍时，胸憋、气促加剧。呼吸衰竭时，有发绀、头痛、嗜睡、神志恍惚等症状。肺气肿患者易并发自发性气胸、肺部急性感染和慢性肺源性心脏病，并出现相应的临床表现。

2. 预防与控制

（1）控烟。开展控烟运动能有效降低 COPD 的发病率，提倡不吸烟，鼓励戒烟是 COPD 防治尤其是早期防治的最重要干预措施。控烟的措施主要有：一是通过政策手段与宣传教育来减少吸烟和被动吸烟，如通过立法促进公共场所禁止吸烟、提高烟草税及创建无烟社区、无烟单位等方法；二是积极向广大群众宣传吸烟的危害，同时提供有效的戒烟服务；三是要积极预防青少年吸烟。

（2）注意膳食营养合理。在营养支持方面，应要求达到理想的体重，最佳 BMI 为 18.5kg/m² ＜BMI＜ 23.9kg/m²；按轻体力劳动者标准体重每日热量 35kcal/kg，结合 COPD 患者主要身体状况，男性及吸烟居多、身体偏瘦、老年居多等制订膳食处方；平衡饮食，同时避免过高碳水化合物饮食和过高热卡摄入，并适当增加蛋白质摄入量。

（3）避免污染。避免职业粉尘和污染物质的刺激，避免室内外有害颗粒的吸入，维持良好的生活习惯，不要到空气污浊、人多拥挤的场所，要避免长时间待在被烟雾充满的房间和被空气污染的空间，室内维持通风，适时增减衣物，防范感冒。控制减少职业性危害，减少煤矿工、金属制造业、生产石器、玻璃和黏土制品的工人、接触工业刺激性粉尘和有害气体的工人、谷物运输工、棉纺工人等相关职业危害接触人群吸入粉尘、烟雾及有害气体。一方面要加强对存在职业性危害的工厂进行监测与监控，促使工厂对存在危害的环节进行技术改造；另一方面对经常接触工业刺激性粉尘和有害气体的工人采取相应的劳动保护措施，并每年开展预防性健康体检，有呼吸功能损害者调离原岗位。

（4）运动指导。COPD 患者因肺功能下降不得进行剧烈运动，而适度运动可促进血液循环、改善心肺功能，有利于 COPD 患者恢复健康。上肢运动训练可提高上肢肌力和耐力，减轻呼吸困难，改善重症患者穿衣、梳头、吃饭、洗漱等日常生活能力。下肢有氧训练是肺康复中最基本的项目，一般选择步行及慢跑为运动方式（下肢大肌群有氧运动），运动时心率保持在（170–年龄）/min 左右即可，每周至少 3 次，每次 15～30 分钟。

（5）预防感染及增强机体抵抗力。感染是 COPD 急性发作的首要因素，增强机体免疫力、预防感染可有效减少其急发及住院的可能。①疫苗：COPD 患者接种流感疫苗能够减少严重症状的发生和死亡 [A 级证据，每年给予 1 次（秋季）或 2 次（秋、冬季）]。大于等于 65 岁的 COPD 患者以及小于 65 岁但 FEV1＜40% 预计值的患者有必要接种肺炎球菌疫苗（B 级证据）。②免疫调节剂：对降低 COPD 急性加重严重程度可能具有一定的作用。③急性感染致病菌多为流感嗜血杆菌、肺炎链球菌、卡他莫拉菌等，可口服阿莫西林、克拉维酸、阿奇霉素、第 1 代或第 2 代头孢菌素及左氧氟沙星等（具体用药请遵医嘱）。

（6）长期家庭氧疗。COPD 稳定期进行长期家属氧疗对具有慢性呼吸衰竭的患者可提高生存率。对血流动力学、血液学特征、运动能力、肺生理和精神状态均会产生有益的影响。长期家庭氧疗的目的是使患者血氧饱和度维持在较好水平，这样才可持续重要器官的功能，保证周围组织的氧供。长期家庭氧疗应在Ⅳ级即极重度 COPD 患者应用，每天保证吸氧 12～15 小时，吸氧流量 1～2L/min，可以缓解病情，延长患者寿命，若能达到每天 24 小时的持续氧疗，效果更好。

（7）合理使用支气管扩张剂。对于已经患有慢性阻塞性肺疾病的患者，可以在医生指导下，合理使用支气管扩张剂。既可以在家中起到治疗作用，又能避免疾病进一步发展，还可以在必要时达到急救的目的。

（8）健康教育。通过健康教育可提高患者及家属等相关人员对 COPD 的认识和处理自身疾病的能力，更好地配合治疗和加强预防措施，减少反复加重，维持病情稳定，提高生活质量。健康教育与干预可利用门诊与日常随访、健康讲座等多种方式进行。主要内容包括：①介绍 COPD 相关危害因素与预防控制措施，让患者注意保暖、避免受凉、预防感冒，避免香烟烟雾及环境污染物的刺激，定期接种疫苗等；②进行心理指导，鼓励和帮助患者正确认识和对待疾病，避免急躁和紧张情绪，解除患者常伴有的精神焦虑和抑郁；③使患者了解 COPD 的基本病理生理与相关临床知识，了解赴医院就诊的时机和获得社区医疗服务与帮助的途径，强调规范化治疗管理的意义，提高患者服从治疗与管理的依从性，并掌握一般和某些特殊的治疗方法，如支气管舒张剂的应用及日常祛痰药物的使用等。

（9）个体化干预。实行个体化干预，可更好地帮助患者改变行为，提高自我管理能力与意识，患者自我管理培训课程班是一种很好的方式。组织患有相同疾病的患者及其家属组成学习小组，学习相关控制疾病的知识与技能，有利于相互学习相互促进。

（四）支气管扩张

1. 概述 支气管扩张（bronchiectasis）以局部支气管不可逆性解剖结构异常为特征，是由于支气管及其周围肺组织慢性化脓性炎症和纤维化，使支气管壁的肌肉和弹性组织破坏，导致支气管变形及持久扩张。典型的临床症状有慢性咳嗽、咳大量脓痰和反复咯血。主要致病因素为支气管的感染、阻塞和牵拉，部分有先天遗传因素。患者多有童年麻疹、百日咳或支气管肺炎等病史。由于其病理基础是支气管结构破坏，因此反复感染和咯血将严重影响患者身心健康，降低患者生活质量，增加患者家庭及社会经济负担。

2. 预防与控制

（1）健康教育及健康咨询。教育群众积极防治麻疹、百日咳、支气管肺炎、肺结核等急、慢性呼吸道感染；并注意防止异物吸入气管等，对预防支气管扩张的发生具有重要意义。应使患者对支气管扩张的症状、发生、发展、治疗、预后等有所了解。支气管扩张为不可逆病变，患者对此要有充分认识，并应学会自我监测病情，避免呼吸道感染等诱发因素，掌握体位引流等有效的治疗方法。加强体育锻炼，增加营养，增强体质和机体免疫力，减少急性发作。定期到专科门诊接受体格检查，特别是肺部检查。

（2）危险因素干预。预防感染，增强机体自身抵抗力是防止支气管扩张急发的重要措施。①平衡膳食，选择食物要多样化，不可偏食，不宜进食过于肥甘厚味、辛辣刺激性及粗糙食物，以防助热生痰，加重病情，原则上鼓励患者进食高蛋白、高维生素、富含营养易消化的半流质食物，食物宜温凉，大咯血时禁食。②适当运动，保持体重指数达到 $18.5～23.9kg/m^2$，提高机体自身免疫力是防治感染的根本；③接种疫苗（流感疫苗和肺炎疫苗）及免疫调节剂的使用也可以起到一定的效果。

（3）心理指导。向患者介绍有关疾病和自我护理的知识，认识到本病良好的预后，经临床治愈后，完全可以和健康人一样地学习、劳动和工作。始终保持乐观主义精神，消除其担心、害怕等不良情绪，增强战胜疾病的信心和决心，并帮助患者结识性格开朗的病友，鼓励同种病患者之间进行交流，特别是请治疗效果好的病友进行现身说教，使之配合治疗。患者一旦咯血常有精神紧张和恐惧心理，此时要嘱患者勿紧张急躁，保持情绪稳定，因情绪波动会加重病情，并指导患者将气管内存留的积血轻轻咳出，勿吞下，切勿坐起，以免因引流不畅使血块阻塞气道引起窒息，介绍患者使用放松的技巧，如缓慢呼吸、听轻音乐、练气功等。

（4）学会体位引流的方法。由于气道壁结构破坏使支气管扩张患者清除气道细菌和分泌物功能受损，导致了感染反复发生发展，因此体位引流显得尤为重要，必要时还可加服祛痰剂或气道雾化。最初在医生的指导下进行，每天引流 3～5 次，每次时间 5～15 分钟。引流时，做胸部体外叩拍可增加引流效果，缩短引流时间。对痰量较多、身体虚弱者应慎重。

（5）咯血的应对方法：一旦出现咯血，千万不要惊慌，因为一般情况下肺大量出血引起出血性休克较少见，而咯血引起的窒息才是关键，可采取患侧卧位，尽量将血块咳出，清理口鼻内残血，密切观察出血量。如出血量不大，则在咳出陈血时开始口服有效抗生素及止血药；如出血量较大或出血不止或出现呼吸急促、口唇发绀、烦躁不安等则在前述处理的同时呼叫 120 急救。总之，不论出血量多少，防窒息是关键。

三、合理利用医疗资源

肺功能障碍的人群始终要与医疗机构和健康管理机构保障密切联系，患者需要知道自己什么时候需要帮助和如何得到帮助。

（一）寻找适宜的医疗资源

引导有肺功能异常相关疾病者合理寻找和利用医疗资源，一般情况诊疗与日常健康管理指导，可以到基层医疗卫生机构和健康管理机构寻求帮助，病情有变化或出现咯血、严重呼吸困难等症状时，则需要转到上级医疗机构就医和处置。

（二）提高医患交流能力

良好的医患沟通可以增进理解和让患者更好地获得帮助。医患交流能力是患者需要学习和掌握的。成功的医患沟通应包括四个阶段：①准备。在看医生之前，准备好"提问表"。这次去看医生的目的是什么？你希望从医生那里得到什么？花时间把你想到的问题列出来，见面开始时就要提出问题，在谈你的想法、感受及担心时，要尽可能坦诚，积极给医生回应。就诊时，除了把你关心的问题列出来，也要准备能简单明了地描述你的症状（有没有明显诱因；什么时间开始的；持续多长时间了；在什么部位；怎样才能减轻或加重；以前有没有相同的症状出现过；有没有改变饮食习惯、运动习惯或因为有症状而以某种方式用药等）。如果已尝试了一种治疗方法，你就要准备报告治疗的效果。②询问。通出提出问题以获取明白的答案和讯息是自我管理的基础。需要准备询问有关诊断，检查、治疗及跟进的问题。③重复。医生会面及讨论时，能向医生简单重复一些关键问题会有所帮助。包括诊断、病情发展、下一步会如何、治疗计划等，这可以检查你是否已经明白了最重要的讯息。向医生重复问题，也使医生有机会很快地纠正误解及沟通中的错误。④行动确认。在会面结束时，你需要清楚地明白下一步要做什么。在适当的时候，要求你的医生对特定情况（如病情、药物的作用与副作用），列明有关指示或介绍可参考的资料给你。如果因某些原因而不能执行医生的建议时，要让医生知道，他可以对建议做些调整，帮助你克服困难。

（三）症状监测

肺部疾病不会时刻保持同一状况，它时好时坏，只要能监测症状，通常可以预测肺病何时将会发作加剧，在病情转差前及时与医生沟通，先做一些准备和预防。当出现以下情况下，说明肺病将会发作：①症状（咳嗽、气促、痰增多或变浓、疲劳增加）出现得比平时频密或更多；②比平时需要较多喷次的快速舒缓药物，或需要药物的次数每周多过 2 次（体力活动需要除外）；③晚上被症状弄醒的情况出现得较频繁。

第二十一章　儿童健康管理

第一节　概　　论

一、什么是儿童健康管理

生命早期的健康管理、营养环境和生长发育状况，对成年后期的健康有独特而重要的影响，儿童健康管理正逐渐成为国家卫生工作的关注重点。目前，对于儿童健康管理尚未有一个完全定论，很多学者对其定义都有自己的看法，有学者认为儿童健康管理是对涉及儿童身心健康的相关活动进行科学有效的组织和管理，对儿童个体或群体的健康危险因素进行全面监测、分析、评估以及预测、预防、诊治和跟踪的全过程。还有学者认为儿童健康管理是对儿童健康状况（含生长发育）及其影响因素进行监测、分析、评估，提供健康咨询和指导以及对健康危险因素进行干预的全过程；可定义其内涵为儿童健康管理是以预防医学与临床医学手段为基础，融合心理学、教育学、运动医学等学科知识，通过健康监测、风险评估、行为干预和随访服务等措施，引导家庭、社区、教育机构帮助胎儿期至青春期的儿童实现身体、心理及良好社会适应能力的综合性工作。

二、儿童健康管理的范围和特点

（一）儿童健康管理服务内涵

儿童健康管理以维护健康为中心，按照循证医学的原则，充分发挥预防医学与全科医学相结合的作用，以适应传统医学向生物—心理—社会医学模式的转化，结合儿童各个年龄阶段的生理、心理特点，针对儿童群体或个体生长发展过程中的健康问题，采取有效的干预和防治措施，优化成长环境，提高养育质量，促进儿童全面发展，达到更高的健康水平。

（二）儿童健康管理服务特点

1. 儿童健康管理服务措施和方向的多样化　从开展儿童保健三级预防的研究与服务看，儿童健康管理不仅需要各类治病防病手段，更多的是应用有利健康的干预措施，如提倡母乳喂养、计划免疫、健康教育、均衡膳食、生长发育监测、疾病早期筛查、合理运动等，融合了流行病学、临床医学，康复医学、基础学科、实验室等各种方式、方法。

2. 儿童健康管理具有多学科和交叉学科渗透的特点　从胚胎的孕育开始，儿童各年龄阶段生长、发育，涉及妇产学、优生遗传学、儿童保健学、营养学、心理学、教育学、社会医学、运动医学等多学科，各学科之间有交叉、有渗透，共同应用与提高，才能深入和完善地做好儿童健康管理工作。

3. 儿童健康管理的社会性特点　儿童健康管理是一项涉及多层次、多层面、群众性很强的社会工作，我们采用多种形式通过社会、社区、家庭、父母进行优生优育、母乳喂养、计划免疫、生长发育监测、儿童疾病综合管理等工作，必须得到广大群众和社会各阶层的大力支持和密切配合，才能提高全民的健康素养和儿童的健康水平。

（三）儿童健康管理的服务对象年龄分期

根据儿童各个时期不同的特点，可将其分为 7 个生长发育阶段，即围产期、新生儿期、婴儿期、幼儿期、学龄前期、学龄期和青春期。本书儿童健康管理的服务对象为 0～14 岁儿童，重点为 0～6 岁儿童。

第二节　儿童生长发育不同时期健康标准

一、儿童生长发育的一般规律和特点

生长是指儿童整体和各器官的增长，是可以测量的；而发育是指细胞、组织、器官功能的演进和成熟过程，是质变的过程；两者密不可分，又不能截然分开。

生长发育的一般规律。

1. 儿童生长发育的连续性和阶段性　儿童生长发育是一个连续的过程，各年龄阶段发育速度不同，年龄越小生长的速度越快，婴儿期生长速度最快，但是整个生长发育过程又不是呈直线上升趋势，而是会出现明显的阶段性，每个阶段又都有各自特点，前后发展彼此相连，前一阶段为后一阶段生长发育创造条件，对其产生直接影响。

2. 生长发育速度呈波浪状　整个生长发育过程表现为波浪式时快时慢，以婴幼儿期和青春期最迅速，为身高、体重增长的第一个高峰期，其他时期相对平稳，到青春期发育时出现第二次突增。

3. 生长发育有一定顺序

（1）头尾发展规律。先头部后四肢。

（2）由近及远。先肩部到手指。

（3）由低级到高级。先感知觉，后分析判断。

（4）由粗大到细小。先发展大动作，后发展细小动作。

（5）由简单到复杂。单音发展到词组、句子。

4. 各系统发育不平衡　神经系统发育最早；心、肝、肾、肌肉等的发育与体重的增长相平行；生殖系统发育最迟。

5. 生长发育过程存在个体差异　虽然生长发育有一定的规律，但受到内、外环境的影响，每个个体间的发展都存在正常范围内的差异，如若影响较大，未及时采取干预措施，会出现发育异常，影响生长发育的因素通常有遗传、营养、疾病、药物、教育、生存环境等。

二、不同阶段生长发育特点与健康指导要点

1. 婴儿期（0～12 个月）　生长迅速，是生长最快的阶段，3 个月时体重可达到出生时的 2 倍，1 年内体重可达到出生时的 3 倍；体质弱，此年龄段由于来自母体的免疫抗体逐渐消失，自身的免疫功能尚未发育完全，对各类疾病的抵抗力较弱，容易感染；咀嚼功能逐渐发育，但胃肠功能发育不全，因此应逐步添加辅食，避免引起消化不良。

大脑发育迅速，为新生儿与外界发生复杂联系提供了物质基础；视觉和听觉发展很快，能用眼睛追寻熟悉的人或物，能寻找声源；动作发展稍微落后于感觉发育，是神经系统发育的一个重要指标，与智力发育密切相关，从 3～4 个月开始能抬头、翻身、坐、爬行，10～12 个月学习站立，12 个月时开始逐步掌握作为人类特点的直立行走，双手协调动作等；精心动作发育逐渐完善。

健康指导要点：

（1）提倡鼓励母乳喂养，及时合理添加辅食。

（2）严格按照计划免疫要求进行预防接种，提高新生儿免疫能力。

（3）加强家庭指导，科学合理地进行大动作、感知觉、语言及其他各种感官训练。

2. 幼儿期（12～36 个月）　此年龄段生长速度减慢，但脑部结构和功能都在逐步完善，身体发育促进了动作发展，动作的发展扩大了活动范围，接触面和人际交往增多，语言、思维、动作和社会交往能力发育较快，表象思维发展，形成初步想象力，好奇多动，但幼儿对危险的识别和自我保护能力不够，免疫力仍较低，易发现传染病和各种意外伤害；因断奶可能造成营养不足，出现各类营养性疾病。

健康指导要点：

（1）培养良好习惯，加强口腔卫生，有计划地开展早期教育，预防意外伤害的发生。

（2）合理增加调配辅食，预防消化不良和各类营养性疾病。

（3）科学合理地提供适宜刺激和训练，加强体格智力发展。

3. 学龄前期（3～6 岁）　幼儿骨骼富有弹性，大肌肉群开始发育，小肌肉群还需加强训练，易疲劳受损，心肺功能发育不完善，各组织器官比较柔弱，各种动作功能发展迅速，协调性越来越好，免疫功能较差，容易感染疾病。

语言、思维、神经精神发育较快，与外界接触交流增多，对具体、形象的事物易感知，但在感知、注

意、记忆、想象、思维时，目的性差，目标易转移；此时期是个性品质形成的重要时期，显露性格、能力上的差异；社会性发展从单纯的家庭向外扩展，形成初步个性。

健康指导要点：

（1）科学调配营养均衡的幼儿食谱，促进身体生长发育。

（2）定时体检，防治弱视、斜视、弱听，加强常见病预防。

（3）合理提供各类条件，培养学习兴趣。

（4）加强安全教育，建立安全意识，防止各类意外伤害的发生。

4. 学龄期（6～12 岁）　学龄期儿童一般为 6～7 岁至 11～12 岁，处于小学阶段。小学生的身体发育，正处于两个生长发育高峰之间的相对平稳阶段。身高平均每年增长 4～5cm，体重平均每年增加 2～3kg，胸围平均每年增宽 2～3cm。小学生的骨骼骨化尚未形成。骨骼系统的许多软组织、椎、骨盆区和四肢的骨骼还没有骨化，骨骼组织含水分多，含钙盐成分少，使骨骼硬度小、韧性大，富于弹性，易弯曲变形。小学生能做比较用力和动作幅度较大的运动，如跑、跳、投、掷等活动，而对他们小肌肉运动精确性还未发育完好，不能长时间连续地书写、演奏乐器和做手工劳动。小学生的心肺功能也相应增强，但心脏容积小于成人，因此要注意不让孩子开展过分剧烈的运动和繁重的体力劳动，以防损害心脏。

此阶段儿童大脑皮质公共发育更加成熟，对事情具有一定的分析、理解能力，从具体形象思维向抽象思维过渡，随意性和自觉性均有所发展，集体意识和个性逐渐增强。小学生的心理健康包括六个方面，即智力发展水平、情绪稳定性、学习适应性、自我认识的客观化程度、社会适应性、行为习惯。

健康指导要点：

（1）均衡营养，科学进食，保持正常生长发育。

（2）加强用眼卫生、口腔卫生，预防常见病，要特别注意孩子坐、立、行、读书、写字正确姿势的培养训练，尤其要防止驼背的产生。

（3）做好学校健康教育，提高安全意识。

（4）培养良好的学习习惯，做好心理建设。

5. 青春期（中学阶段）　青春期是一个人从童年到成年的过渡阶段，这时的体格生长加速，出现第二个生长高峰，生殖器官也开始从发育进入到成熟的阶段。女孩的青春期一般是 12～18 岁，女童的体格生长和生殖系统发育早于男童两年，故男孩比女孩晚两年进入青春期。由于神经系统和内分泌的影响，人体的形态和功能都会出现显著的变化。整个生长发育过程分为三个阶段，第一阶段为体格形态快速发育到第二性征出现前期，一般为 2～3 年；第二阶段从第二性征出现到性发育成熟，为 2～4 年；第三阶段为第二性征发育成熟到体格停止生长，为 2～3 年。

进入青春期的青少年不但身高、体重迅速增长，神经系统和内脏器官的生理功能迅速增强，智力也飞跃发展，参加各种社会活动，逐渐开始独立生活，此时即带有童年的痕迹，又出现了某些成年人心理特征的萌芽。半成熟半幼稚、独立性与依赖性、自觉性与冲动性等错综交织的，矛盾振荡着他们的内心世界。造成这一时期情绪多变且不稳定，易发生各种异常心理。

健康指导要点：

（1）加强各类健康教育、品德教育，进行营养指导、性健康指导。

（2）重视心理建设，正确引导学习兴趣与方式，避免吸烟、早恋等偏离行为。

（3）掌握正确的心理保健方法，加强意志力，提高自控能力。

（4）倡导身体锻炼，培养良好的个性，做到德、智、体、美、劳全面发展。

三、生长发育评价指标与标准

1. 体格生长发育常用的几项评价指标　体格生长发育的评价指标是指身体及其各部分在形态上可测出的各种量度（包括长、宽、围度和重量等）。最重要和常用的指标为身高（长）和体重。此外，代表长度的还有坐高、手长、足长、上肢长、下肢长；代表横径的有肩宽、骨盆宽、胸廓横径、胸廓前后径；代表周径的有头围、胸围、上臂围、大腿围、小腿围；代表营养状况的有皮褶厚度等。

（1）身高（长）：身高（长）是头部、脊柱和下肢长度的总和，是生长发育的一个重要指标，是正确评估身体发育特制和评价生长速度时的必要依据，可衡量儿童骨骼发育和长期营养状态。

（2）体重：体重是儿童生长发育最为重要的指标之一，因为体重受环境因素影响较大，常作为生长监测的指标，也是最易获得的反映儿童生长营养状态的指标。

（3）坐高：头顶到坐骨结节的长度，衡量头颅和脊柱的生长。

（4）头围：头围的增长与脑和颅骨的生长发育有关，主要测量价值在2岁以内，是6岁以下儿童的主要指标。

（5）胸围：主要反映胸廓和肺部的生长发育。

（6）上臂围：是骨骼、肌肉、皮肤、皮下组织的综合指标，反映儿童皮下脂肪的厚度及营养状况，主要用于早期发现营养不良。筛查1～5岁营养状况，评估标准：＞13.5cm为营养良好；12.5～13.5cm为营养中等；＜12.5cm为营养不良。

（7）囟门：是顶骨和额、枕骨形成的间隙，大小为对边中间点的连线长度。顶骨与额骨形成的菱形间隙为前囟，顶骨与枕骨形成的三角形间隙为后囟。出生时后囟间隙小或已闭合，最迟于6～8周闭合；前囟出生时为1.5～2cm，在12～18个月时闭合。前囟生长情况在临床具有一定参考价值，前囟早闭或过小：小头畸形；前囟迟闭或过大：佝偻病、先天性甲状腺功能减退。

前囟饱满：示颅内压增高，见于脑积水、脑炎、脑膜炎、脑肿瘤等；前囟凹陷：脱水或极度消瘦者。

（8）牙齿：人一生有乳牙（20个）和恒牙（32个）2副牙齿。儿童期20颗乳牙，4～10个月开始萌出，因遗传、内分泌、食物等因素，乳牙萌发时间存在较大个体差异，迟者可至10～12个月。12个月未出牙者，需查找原因。2～2.5岁出齐，2岁内乳牙数：月龄–（4～6）。恒牙：28～32颗。6岁：第2乳磨牙之后萌出第1恒磨牙；7～8岁：乳牙按萌出先后脱落代之以恒牙；12岁：萌出第2磨牙；18岁以后：第3磨牙（智齿），亦有人终身未出；20～30岁：出齐。牙齿发育异常：佝偻病、营养不良、甲状腺功能减低、先天愚型等（图21-1）。

2. 生长发育的生理功能指标　生理功能指标指身体各系统、各器官在生理功能上可测出的各种量度。常用的生理功能指标主要有：骨骼肌肉指标（包括握力和背肌力等），呼吸功能指标（包括肺活量、肺通气量等），心血管功能指标（包括心率、血压和脉搏等）、生化指标（包括血清钙、血红蛋白、铁和其他微量元素的含量等）及内分泌指标等。

3. 儿童生长发育评价标准　儿童生长发育评价标准是评价个体或集体儿童生长发育状况的统一尺度。它是用横断面调查方法，搜集大量的儿童集体生长发育正常值，用统计学方法，按性别、年龄计算出各种指标的均值、标准差、标准误、百分位数、回归系数等，并根据这些统计数据做出发育图、表。这些资料称为某地区某时段内儿童生长发育评价标准。由于儿童生长发育是在多种因素影响下进行的，因而评价儿童生长发育的标准是相对的、暂时的，只能在一定地区和一定时间内使用。故在制订和使用"标准"时要特别注意"标准"的时间性、地区性和调查对象的代表性。

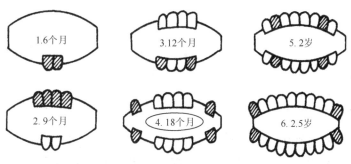

图21-1　乳牙萌出顺序

4. 儿童生长发育评价方法　WHO提出衡量儿童生长发育的科学的标准是：年龄别身高、年龄别体重和身高别体重。常用方法有以下几种。

（1）估算法：儿童身高（长）推算参照公式：

3 个月增长为每月 3～3.5cm。

4～6 个月每月增长 2cm。

7～12 个月每月增长 1～1.5cm。

1 岁后增加 10cm。

2～12 岁身高（长）cm=85+（年龄−2）×7

儿童体重推算参考公式：

1～6 个月的体重（kg）=出生时体重＋月龄×0.8

7～12 个月体重（kg）=出生体重＋6×0.8＋（月龄−6）×0.35

1～12 岁体重（kg）＝8＋年龄×2

儿童头围推算：出生时头围约 34cm，前半年增长约 9cm，后半年增长约 3cm，第 2 年增长 2cm，达 48cm；第 3 年增长 1～2cm，5 岁时约 50cm，10 岁时为 52cm，15～16 岁达 54～58cm。

儿童胸围推算：出生时胸围比头围小 1～2cm，一般在 1 岁后胸围赶上头围，其后胸围较大。在 1 岁至青春期前（10 岁左右），胸围超过头围的厘米数＝年龄（周龄）−1。

（2）中位数百分位数法：采用的正常参考值为原卫生部《中国 7 岁以下儿童生长发育参照标准》和 WAO 推荐使用的体格发育正常参考值标准。

以人群指标的第 50 百分位为中位数（P50）为基准，从小到大按顺序排列，算出某百分位的相应数作为划分发育水平的分级标准。常用百分位数等级有第 P3、P10、P25、P50、P75、P90、P97 百分位，也有用 P3、P25、P50、P75、P97 5 个百分位数作为划分等级。其中 P50 相当于离差法中的均值，P3 相当于离差法中的均值减 2 个标准差，P97 相当于离差法中的均值加 2 个标准差。P3～P97 包括了全部样本的 95%，属正常范围。百分位法数值分布较均值离差法精细，更能准确分级评价。

在评价儿童体格生长状况的同时，常对其营养状况也作出判断。目前通常采用 WHO 推荐的评价儿童营养状况的三项主要指标，可以综合反映儿童近期和远期营养状况。此评价以低于 P20 为"低"，P20～P80 为"中"，高于 P80 为"高"（表 21-1）。

表 21-1　三项指标综合评价

按身高的体重	按年龄的身高	按年龄的体重	评价意义
高	低	高	肥胖++
高	中	高	目前营养好，有营养过度倾向
高	低	中	目前营养好，过去营养不良
中	高	高	高个子，营养正常
中	中	中	营养正常
中	低	低	过去营养不良，目前营养正常
低	高	中	瘦高体型，目前轻度营养不良
低	中	低	目前营养不良+
低	高	低	目前营养不良++

（3）发育曲线图：将不同性别、不同年龄组儿童某项发育指标的均值，均值±1SD 和均值±2SD 分别标在坐标纸上，用曲线作为评价个体儿童发育的标准，然后将各个儿童的发育指标实测值，分别按年龄标在曲线图上，根据其所处的位置予以评价。此评价法直观简便，还可评价儿童的生长发育动态。

《国家基本公共卫生服务规范》2011 版用儿童生长发育监测图见图 21-2～图 21-5。

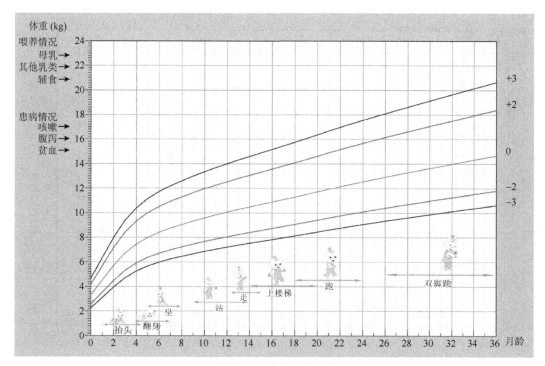

图 21-2 男童年龄别体重

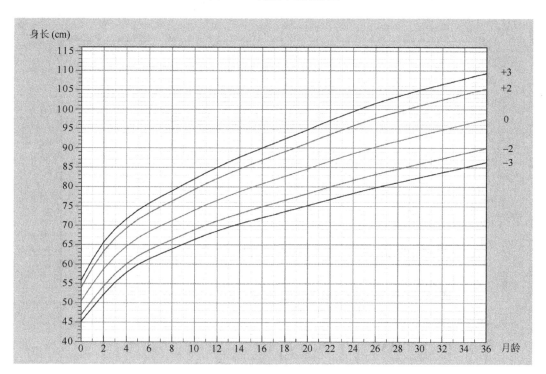

图 21-3 男童年龄别身长

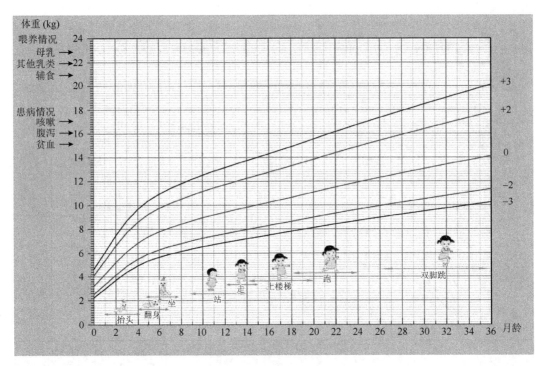

图 21-4　女童年龄别体重

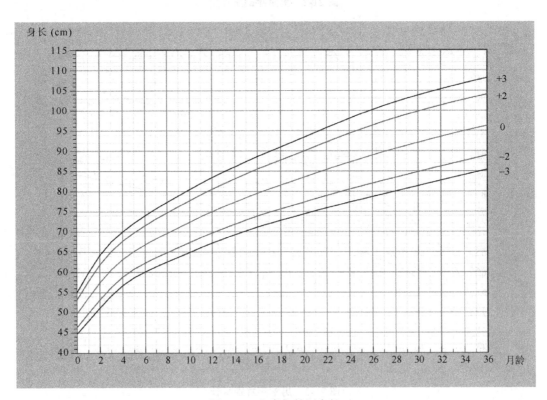

图 21-5　女童年龄别身长

（4）指数法：不同地区、不同年龄及性别的群体，体格生长中所存在的某些差别用单项指标很难反映，如果用某些相对值将这些差别突出，使不同对象间形成某种可比性，就能更清楚地进行比较分析。身体指数法就是借助一定数学公式，根据身体各部位间比例关系，将两项及多项指标相连并转化成指数进行评价。指数计算方便，便于普及，所得结果直观，使用广泛（表21-2）。

表 21-2　常用的身体指数

名称	体质指数（Kaup 指数）（BMI）	身高体重指数	身高胸围指数
公式	$\dfrac{体重(kg)}{身高(cm)^2}\times10^4$	$\dfrac{体重(kg)}{身高(cm)}\times1000$	$\dfrac{胸围(cm)}{身高(cm)}\times100$
含义	单位面积中所含体重数，与皮脂厚度关系密切，常用于衡量营养状况和肥胖程度	每厘米身高的体重数，反映人体的密度与充实度	通过胸围与身高的比例，反映人的体型、胸廓发育和营养状况
正常范围	分　级　　BMI 营养不良　<12 偏　瘦　12～13.5 正　常　13.5～18 优　良　18～20 肥　胖　>20	随儿童年龄增长而呈规律性增加： 出生　62 1 岁　120 2 岁　138 6 岁　160	随儿童月龄增加先增大，后减小，转折点在2～3 个月。青春期突增高峰时降至最低点，然后随年龄增长上升，成人期稳定

注：来源于原卫生部妇幼保健与社区卫生司 2009：中国 7 岁以下儿童生长发育参照标准。

5. 儿童神经心理行为发育常用的指标

（1）儿童认知发育：感知发育、语言发育、运动发育。

视觉发育的关键期在 3 个月～6 岁，新生儿期，视觉最佳焦距为 15～20cm，2 个月时头眼协调可注视物体；3～4 个月时喜欢看自己的手，追寻活动的人或物体；4～5 个月：认识母亲、奶瓶等；6～7 个月时目光可垂直移动，喜鲜艳明亮的颜色；8～9 个月时出现视深度感觉，能看小物体；1.5～2 岁可区别各种图形；2 岁能区别垂直线与横线；5 岁时区别颜色；6 岁时深度视觉充分发育，视力 1.0。

听觉发育对语言发育有着重要的意义，新生儿出生时鼓室没有空气，所以听力低下，听觉阈限高于成人 10～20 分贝。生后 3～7 天听觉敏锐度有很大提高。婴儿视听感知发展程序见表 21-3。正常儿童的听觉强度为 0～20 分贝。3～4 个月：定向反应；6～7 个月：区别父母声音，唤其名有反应；8 个月：听懂自己的名字；1～2 岁：能听懂简单吩咐；3 岁：更精细区分不同声音；4 岁：听觉发育完善。

出生时味觉发育已很完善，可对不同味道产生不同的反应。4～5 个月的婴儿对食物的微小改变已很敏感，为味觉发育关键期。婴儿早期的味觉经历的变化对以后接受食物有特殊作用。出生时嗅觉中枢与末梢早已发育成熟。而且婴儿有嗅觉的记忆，在发育中学习分辨愉快与不愉快气味；3～4 个月能区别好闻、难闻的气味；7～8 个月开始对芳香气味有反应。

表 21-3　婴儿视听感知发展程序

月龄	视感知发展	听感知发展
1 个月	短暂注视	对铃声有反应
2 个月	目光跟随物体移动 90°	区别笛声和铃声
4 个月	目光跟随物体移动 180°	听悦耳声音时微笑
6 个月	目光跟随落地物体	对母亲语音有反应
9 个月	长时间看远处人物的移动	可迅速、直接地寻找声源
12 个月	偏爱注视小物品	听懂自己的名字，对声音的反应可以控制

触觉是引起小儿某些反射的基础；新生儿眼、口周、口腔、舌尖、手掌、足底的触觉已非常敏感。大腿、前臂、躯干则比较迟钝。随动作发育，婴儿的手逐渐在触觉发育中占主导地位。婴幼儿知觉发育在 5～6 个月时了解物体各方面的属性。1 岁开始有时间和空间知觉；2 岁能辨上下；4 岁辨前后；4～5 岁开始有

时间观念；5岁能辨自身左右。

大肌肉动作能力是指儿童的姿势或全身活动，称大运动，如抬头、翻身、坐、爬、站、走、跑、跳跃等。婴儿2～3个月俯卧抬头45°～90°，4个月俯卧抬胸，竖头稳定。4～6个月会翻身，拉坐时头不滞后，扶站自动跳跃。8个月独坐稳，会爬行。10个月会扶栏杆横走，12个月从一个物体到另一物体能走几步。12～15个月的幼儿学习独自走路，练习爬上台阶，15个月应该走得稳。18～24个月的幼儿会拉玩具倒退行走，自己扶栏上、下台阶。2岁会跑、双脚跳、扔球和踢球。3岁能两脚交替上下楼梯，会骑小三轮车。0～7岁是儿童的身心发育最为迅速的时期，被称为大肌肉动作能力发展的"黄金时期"。大肌肉动作能力，作为儿童动作能力的一个重要组成部分，对儿童的心理发展起着极其重要的作用，可以说是儿童心理发展的"催化剂"，既能促进儿童认知和语言的发展，也能促进儿童情绪、情感、个性和社会性的发展。

小肌肉群动作发展是指儿童手与手指的运动、手眼协调操作物体的能力，亦称为精细动作。如用勺子、系鞋带、抓、捏、握笔、绘画、使用剪刀等。精细动作多为小肌肉运动，在全身大肌肉发育后迅速发育。而且随着精细动作水平的提高，手眼协调能力越来越占重要地位，并贯穿于精细动作中。约3个月时握持反射减弱、消失；4～5个月的婴儿开始伸出双臂抓取面前的物品；6～7个月开始弯腰取物，捏、敲等探索动作，将物体在两手间传递；9～10个月用拇指、示指拾物，喜欢撕纸；12～15个月学会用勺，乱涂画，多页一起翻书；1.5岁能叠2～3块积木；2岁能一页页翻书，叠6～7块积木；3岁临摹简单图形。5岁能学习写字。随着精细动作水平的提高，手眼协调能力越来越占重要地位。人们常说"心灵手巧"，两者确实具有高度的相关。

语言为人类所特有。正常儿童语言发育经过发音、理解和表达表述三个阶段。1岁以前的婴儿主要是咿呀作声和初步理解，4个月会出声笑、大声叫，6～8个月叫名字开始有反应，10个月会招手"再见"或拍手"欢迎"，12个月能听懂几样物品的名称。1岁以后幼儿开始学说话，18个月能说10～20个词，21～24个月能将2～3个词组合起来。2岁会用代词"我"、"你"，2岁半能说歌谣，3岁会回答简单问题。1～3岁是口语发育的关键期，先说单词，然后组成句子，逐步完善。根据我国学者的调查，3～4岁儿童的常用词汇约有1730个，4～5岁儿童的常用词汇约有2583个，5～6岁儿童的常用词汇达到3562个左右。词汇量逐年大幅度增长，尤其3～4岁和4～5岁是词汇量飞跃发展的时期。因此，对学前儿童的语言能力水平进行评价是十分必要的。

（2）儿童智力发展评价：在心理测量学中，智力是指智力测验所反映的适应环境的能力。心理学界多数人比较倾向于认为，智力指认识方面的各种能力，包括注意力、记忆力、观察力、想象力及思维能力等。

婴幼儿注意力分为无意注意和有意注意，1岁以内为几十秒；1～2岁为5～8分钟；2～3岁为10～15分钟；4～5岁为20分钟。记忆是指感知过、操作过、体验过的事物保存在大脑。3～4个月注意的物体在眼前消失会追寻；5～6个月会记住妈妈，看到后表示愉悦；8～12个月会寻找玩具或喜欢的物品；1～2岁能记住名字；3～4岁记忆力明显增强；4～5岁能培养阅读、听故事简单复述等。

（3）儿童个性发育：儿童气质发育、自我意识发展。

自我意识是后天生活学习实践中形成的。5个月内无自我意识；5～8个月逐渐认识到手、脚是自己身体的一部分，喜欢照镜子；9～12个月指定镜子中的自己，能区分他人；1岁～1岁半，逐渐认识到走路是自己的行为，随着语言发展，知道"我"是个整体，知道用名字称呼自己；2～3岁能用代词"我"来把自己当成一个主体；3岁以后可以逐渐出现自我评价。

气质是婴幼儿阶段出现的一种较为明显而稳定的人格特性，是心理特性之一，是个体对环境事件出现的反应倾向，是心理活动的强度、速度、稳定性、灵活性和指向性的较为稳定表现。分为平易型、中间偏平易型、麻烦型、中间偏麻烦型、发动缓慢型五种。掌握儿童的气质特点，因人施教，有利于健康人格的形成。

（4）儿童社会行为发育评价：主要内容有亲子关系、伙伴关系、性别角色、社会行为等。

6. 儿童神经心理行为发育测量与评价　　儿童神经心理发育水平表现在感知、运动、语言、能力、性格等方面，对这些能力及特征的检查统称心理测验。心理测验即用一定的实验手段，用量化的方法，观察人的心理发育。儿童心理测验主要用于检查智力低下、行为异常、情绪紊乱，可协助临床判断是否有心理障碍，并评价治疗效果和判断预后：

（1）早期发现、早期诊断发育上有问题的儿童，以便早期矫治。

（2）评价儿童智力低下的程度。

（3）对一些神经系统、内分泌系统疾病是否伴有心理发育异常提供依据。

（4）在治疗疾病或智力发育干预过程中进行效果评价。

（5）为科研和流行病学调查提供手段。

（6）发现和确定超常儿。

儿童心理行为发育评价常用方法：测验法、晤谈法、观察法和问卷法。

与儿童的父母、带养者、老师等知情者或儿童本人进行晤谈，可了解儿童的行为表现特点、心理活动状况；在自然或实验条件下观察儿童活动，可评价儿童的行为特征；问卷法以儿童行为表现或心理症状作为项目构成问卷，由知情者评定或自己评定，可作为判断行为问题或其他行为特征的筛查工具；根据儿童发育的不同功能，运用标准化的测量工具——儿童发育量表，评价儿童发育水平和发展潜力。

按年龄分：新生儿测验、婴幼儿测验、学龄前儿童测验、学龄儿童测验；

按测验对象分：个别测验与集体测验。

按测验范围分：单项能力测验与综合能力测验。

按测验精度分：筛查性测验与诊断性测验。

第三节　儿童常见健康问题与家庭指导

一、儿童常见生理疾病

（一）新生儿黄疸

新生儿黄疸是新生儿时期由于胆红素在体内积聚，而引起巩膜、皮肤、黏膜、体液和其他组织被染成黄色的现象，可分为生理性黄疸和病理性黄疸两种。引起黄疸的原因多而复杂，病情轻重不一，重者可导致胆红素脑病（核黄疸），常引起严重后遗症。

1. 社区护理要点

（1）密切观察病情（防止胆红素脑病的发生发展）：①观察皮肤颜色：根据皮肤黄染的部位、范围和深度，估计血清胆红素增高的程度，判断其转归。②观察生命体征：体温、脉搏、呼吸及有无出血倾向，观察患儿哭声、吸吮力、肌张力的变化，判断有无核黄疸发生。③观察排泄情况：大小便的次数、量及性质，如有胎粪延迟排出，应给予灌肠处理。

（2）保暖：体温维持在 36～37℃，低体温影响胆红素与白蛋白的结合。

（3）尽早喂养刺激肠道蠕动，促进胎便排出。同时，有利于肠道建立正常菌群，减少胆红素的肝肠循环，减轻肝脏负担。应耐心、细致喂养患儿，少量多次，保证患儿营养及热量摄入的需要。

（4）处理感染灶：观察皮肤有无破损及感染灶，脐部如有脓性分泌物，可用 3%过氧化氢清洗局部后，涂以 2%碘酊，保持脐部清洁、干燥。

（5）光照疗法：按光照疗法护理。

（6）必要时候转诊，换血治疗。

2. 社区家庭防护指导

（1）如有胆红素脑病后遗症，家长应接受康复治疗和护理指导。

（2）母乳性黄疸的患儿，母乳喂养可暂停 1～4 天，或改为隔次母乳喂养，黄疸消退后再恢复母乳喂养。

（3）红细胞 6-磷酸葡萄糖脱氢酶 G-6-PD 缺陷者，需忌食蚕豆及其制品。患儿衣物保管时勿放樟脑丸，并注意药物的选用，以免诱发溶血。

（4）指导家长合理的喂养新生儿，防止感染。

（5）若有黄疸退而复现应立即复诊。

（二）鹅口疮

新生儿鹅口疮是由白色念珠菌引起的口腔黏膜感染性疾病。患儿口腔布满白色物质，形状如"鹅口"，因此称为"鹅口疮"。患病主要原因是母体患念珠菌阴道炎在分娩过程中使新生儿感染或是乳头、食具等不卫生，侵入口腔黏膜。长期服用抗生素的宝宝也容易患此病。

鹅口疮比较容易治疗，可用制霉菌素研成末与鱼肝油滴剂调匀，涂搽在创面上每 4 小时用药 1 次，疗效显著。居室要通风换气，保持清洁卫生。衣物、用具晾晒消毒，喂奶前要清洁乳头，不要用纱布等擦拭新生儿口腔，以免细菌侵入导致败血症。

（三）湿疹

婴儿湿疹是吃奶的宝宝身上较常见的一种皮肤疹，也称奶癣，此病一般是由于过敏引起的，但病因比较复杂，目前也没有十分明确，湿疹患儿多见于过敏体质。典型的婴儿湿疹多发生在头、面、耳部周围。

社区家庭防护指导：①给患儿洗脸、洗澡时不要用肥皂刺激，如身体、四肢湿疹较重时，暂时不要盆浴，洗后要立即涂药；②给患儿换上清洁、柔软舒适的全棉衣物，衣服被褥均要用浅色的纯棉制品；勤洗勤换，不能使用化纤制品；③患儿要躲避冷风，夏季不要暴晒；④哺乳期时，母亲应忌食辣椒、葱、蒜、酒等刺激性食物；⑤找出可疑致病因素，及时发现致敏物。少食刺激性食物，多食富含维生素的食物，如若对牛奶过敏，喂患儿的牛奶应多煮些时间，用以破坏牛奶中的致敏物质。

患湿疹严重时要及时请皮肤科医生治疗，家长不要随意用药，以免加重过敏。

（四）水痘

水痘是水痘病毒引起的急性传染病，发病后的主要表现是皮肤和黏膜出现斑丘、疱疹。水痘的潜伏期为 14～17 天。水痘主要通过呼吸道飞沫和接触传染。水痘患儿不能入托、上学，需等全身疱疹完全干燥结痂后才能解除隔离，一般在 10 天左右。

社区家庭防护指导：患水痘可得到终身的免疫。家长应及时修剪患儿指甲，不要洗澡，衣服、被褥勤洗勤换，以免感染。疱疹瘙痒、破溃可用外用药。患水痘期间，要做好隔离工作，患儿多休息，多喝水。吃清淡食品，不要吃鱼虾等刺激性食物。要保持室内卫生，室内要常通风换气。出疱疹期有严重的瘙痒感，要注意避免抓破皮疹，造成感染，留下瘢痕。

（五）发热

正常宝宝的基础体温为 36.9～37.5℃，一般当体温超过基础体温 1℃以上时，可认为是发热。其中，低热是指体温波动于 38℃左右，高热时体温在 39℃以上。

社区家庭防护指导：大多数病菌生存的适宜温度为 37℃左右，发热是人体自我保护的一种反应，所以针对发热不能只求降低体温，而是必须治疗疾病。一般低热不需要特殊处理，可多饮水，保持口腔卫生，食用流质饮食；高热时，可先进行物理治疗，使用退热贴或冰枕，或用温水兑医用乙醇擦拭耳后、腋下、大腿根部等部位。保持室内空气流通。如发现前囟饱满隆起、有剧烈呕吐、或喷射性呕吐、有腹泻、或里急后重、有皮疹出现等，均应尽快请医生诊治。

（六）上呼吸道感染

上感是上呼吸道感染的简称，是鼻、咽部黏膜急性炎症，多由病毒感染，少数为细菌感染或混合感染。在儿童中发病率最高，是最普遍的疾病。一年四季均可见，以冬春季发病率为最高。上感在发病时常表现鼻塞、流涕、打喷嚏，常有发热，体温可达 39～40℃，咽干、腹痛、食欲缺乏，有的还出现呕吐、腹泻等症状。

（1）症状诊断：流感多发生在冬春季，6 个月至 3 岁的宝宝是流感的易感人群。生病宝宝表现为高热、头痛、咳嗽、全身酸痛、疲倦无力、咽痛，有时还会出现恶心、呕吐、腹泻等。流感容易诱发多种严重并发症，如肺炎、心肌炎、中耳炎、脑膜炎等。

（2）社区家庭防护指导：高发季节少带孩子去人群密集的公共场所。需及时治疗、隔离患流感的宝宝。一般要隔离至退热，平均 1 周左右。尤其是在流感发病前 3 天内传染性最强，要注意消毒措施。患流感且咳嗽的宝宝饮食应该避免吃凉性的食物，卧床休息，补充适当水分。

（七）（新生儿）肺炎

（1）症状诊断：可由病毒或细菌感染引起，是 3 岁以下小儿冬春季节的常见病。宝宝得了肺炎主要表现为发热、咳嗽、喘，肺炎的发病可急可缓，一般多在上呼吸道感染数天后发病。重症病儿可出现鼻翼扇动、口周发青等呼吸困难的症状，甚至出现呼吸衰竭、心力衰竭。患儿还可出现呕吐、腹胀、腹泻等消化系统症状。

（2）社区家庭防护指导：初春为感冒流行季节，尽可能少去公共场所。保持空气清新，在寒冷的季节，尤其要注意保持适宜的室温，通风的同时，不能有对流风。父母应在医生的指导下给患儿喂药，不能随意服药。患儿应注意保暖，但不宜太热。可将患儿上半身稍微垫高，以增加肺通气。多喝水，应少量多餐，继续喂奶、喂食，饮食宜吃鸡蛋羹、面片、牛奶等易消化的食物。鼻腔内有干痂时，可用棉签蘸水轻轻取出。

（八）便秘

（1）症状诊断：便秘是指大便干硬不正常，排泄困难的症状。

（2）社区家庭防护指导：饮食调节，对于喝牛奶的宝宝，要适时地添加润肠辅食，如蔬菜汁、新鲜水果汁、西红柿汁等。训练排便习惯，不滥用导泻药；适当服用通便食品，对于长期便秘的宝宝可以在医生指导下服用一些调整肠道功能的保健食品。另外，每天晚上为宝宝做顺时针的腹部按摩，也是很有效的。

二、儿童常见营养性疾病

1. 营养不良

（1）主要表现：小儿得不到充足的营养，生长发育减慢或停止。体格检查可见：身高、体重、胸围大大低于同龄儿，血红蛋白低，有时有不同程度的水肿、肝脾大，面色黄白。

（2）社区家庭防护指导：条件允许的情况下要给孩子吃五谷杂粮，鸡、鸭、鱼、肉、蛋等动物蛋白和动物血，新鲜蔬菜水果，各种豆子、果仁。条件受限时，争取在粥、饭中加入一小勺熟油（动物油或植物油都可以），每天给孩子吃一个鸡蛋，尽快去医院治疗。

2. 生长发育不良

由于家长缺乏正确的营养、卫生知识，娇惯子女，造成孩子偏食，使得某些营养素摄入不足，某些营养素服用过量，从而形成不良的饮食行为和习惯造成营养物摄入不足，导致儿童营养不均衡，使其生长发育不良。

社区家庭防护指导：进行必要的健康教育学习，家长首先从自身寻找生活方式的不良习惯或误区，改正自己的生活、饮食方式，按照正确的方法喂养孩子，让孩子养成良好的生活、饮食习惯，促使孩子恢复健康。

3. 维生素 A 缺乏症　又称夜盲症。

社区家庭防护指导：要多吃奶类、肉、蛋、肝、豆类、胡萝卜、西红柿、水果、鱼肝油。断母乳后不要只喂淀粉类食物，及时添加上述食物。

4. 碘缺乏　社区家庭防护指导：应在孕期就得到足够重视，因为一旦因缺碘引起智力受损，是不可逆的。孩子每周喝一次紫菜汤，吃一次海带，可以预防碘缺乏。

如果怀疑孩子有碘缺乏应及时看医生，进行药物治疗。家长不要听信广告、商业宣传，不要滥用所谓的含碘营养品，过量补碘。

5. 维生素 D 缺乏性佝偻病　维生素 D 缺乏性佝偻病是常见小儿营养缺乏性疾病，是由维生素 D 缺乏而导致钙磷代谢紊乱的一种全身性疾病，典型表现为生长期的骨骼病变。

社区家庭防护指导：①提倡母乳喂养，改进小儿喂养方式，增加户外活动，多晒太阳，本病的预防在于晒日光浴和补充维生素 D 相结合；②冬天出生的婴儿，前 3 个月生长时必须给予维生素 D 预防量 400U/d，早产儿 800U/d，双胎或多胎儿 1200U/d；③饮食方面注意钙质的配餐，保证食物品种和搭配，促进患儿食欲和吸收；④突击疗法补充维生素 D 期间注意维生素 D 中毒表现。

6. 营养性缺铁性贫血　营养性缺铁性贫血是由于体内储存铁缺乏致血红蛋白合成减少的一种小细胞低色素贫血，为小儿贫血中最常见者，6 个月至 3 岁最常见，尤以婴幼儿发病率最高，对小儿健康危害较大，是我国重点防治的小儿常见病之一。

社区家庭防护指导：①加强宣教，提倡母乳喂养，及时添加辅食，合理喂养，增加富铁食物及维生素 C 丰富的食物。对早产儿可提早补充铁剂。2 个月左右即可给予铁剂预防。②加强护理，保证充足睡眠，搭配合理饮食。如需补充铁剂，应于两餐之间服用。加用维生素 C 可促进铁的吸收，口服铁剂应用至血红蛋白正常后再服 2 个月，以补充储存铁。③补铁时要注意微量元素的平衡，铁与锌的比例以 1∶1 最合理，钙与铁同时服用会妨碍铁的吸收。④纠正不合理饮食习惯和偏食习惯。如有钩虫病等慢性失血性疾病应及时治疗。

7. 小儿单纯性肥胖症　小儿单纯性肥胖症是由于长期能量摄入超过消耗，运动不足，导致体内脂肪积聚过多而造成的疾病。

社区家庭防护指导：控制饮食，加强运动，合理安排睡眠时间。治疗的目的是使皮脂减少，体重减轻。治疗肥胖应采用综合措施，并让患儿及其家长了解肥胖的危害性。

（1）控制饮食：在保证儿童生长发育的基本热量与营养素需求的前提下，减少热量供给，限制糖类与脂肪的摄入，保证蛋白质的摄入，可多食蔬菜和一定量的粗粮，食物体积应尽可能大，以产生饱腹感。

（2）加强运动：单纯控制饮食不能使体重减轻，减肥必须辅以运动锻炼。如每日坚持进行 1 小时左右的晨间跑步、散步、踢球、做操、游泳等，运动时脉搏以 150 次/分左右为适宜，这样的强度能有效地消耗脂肪并且不会使孩子过于疲劳。运动量太大有损健康，运动量太小不仅不能减少脂肪，反而有可能增加食欲。

（3）心理辅导：行为矫治，纠正不良的饮食和生活习惯。社区门诊对肥胖儿应定期观察，不断鼓励和提高他们坚持控制食量及运动锻炼的兴趣。

（4）市售所谓"减肥药"、"减肥茶"儿童期禁用。

三、儿童一般心理行为发育问题

1. 吸吮行为　有些儿童习惯将手指头放入口中吸吮，或睡前咬衣物、被角，有的儿童表现出咬手指甲或其他物品等不良行为。临床检查发现，经常吸吮手指和咬指甲的孩子除了可使手指水肿、脱皮、发炎和局部化脓感染；可导致下颌发育不良，牙列异常，牙齿闭合不良，妨碍咀嚼功能的发展和感染疾病外，还会造成妨碍学习的内心紧张、压力、忧虑或烦躁的症状。

（1）诊断

1）体检。完善社区健康档案。是否缺锌；是否存在神经功能障碍性皮肤症。

2）分析具体的原因：①自我分化不良。②心理需要没有得到满足。③教养方式不正确。④睡眠习惯不良。儿童没有睡意的情况下，让其躺在床上，在待睡过程中，儿童会抓住被角或枕巾玩，把它们含在口中，家长若不及时纠正，久而久之就形成固定的不良睡眠习惯。

（2）社区健康管理指导

1）婴儿期运用正确的喂养方法。注意定时、定量、喂足、喂好，让孩子从小养成良好的生活和饮食习惯。

2）帮助孩子养成良好的卫生习惯。家长不给孩子双手空闲，不让孩子过早睡在床上。进行正确的健康知识教育。

3）转移孩子的注意。转移注意即当孩子将要表现出这种行为时，及时用孩子感兴趣的活动吸引孩子，使之逐渐淡忘。一味地责骂，只会引起孩子的反感，应给孩子心理支持。和孩子保持融洽的关系，从客观上有利于改掉孩子的坏习惯。

4）强化疗法。使用强化法逐渐戒断，即用奖励（正强化法）和惩罚（负强化法）的方法逐渐减少孩子出现这种行为的频率和时间，达到戒断的目的。

2. 退缩行为　退缩又称社会性退缩，是指幼儿在人际交往过程中，表现过分胆怯、孤独，不敢去陌生环境，不愿与小朋友一起玩等。退缩行为主要发生在学龄前儿童，也常见于刚入学的小学低年级学生，一般随着年龄增长而自行消失，极少数可转变成回避型人格障碍。

退缩行为的主要表现：轻重不一的孤独、退缩、胆小、害怕或局促，一般较难适应新的环境，常常不愿或不敢到陌生的环境中去，即使在自己家中，看见来了客人也要赶快躲藏起来。但在他们熟悉的环境中，与自己熟悉的人在一起，还是能高高兴兴地谈笑与玩耍，并无任何精神异常的表现。

（1）诊断

1）体检。

2）退缩行为与先天素质、教育及环境有关：①个性使然。②父母教养态度不当。③生活环境影响。

④缺乏自信心。⑤沟通能力或社会技巧不佳。

（2）社区健康管理指导：重点在于教育及环境的改善。

1）培养孩子开朗的性格。对孩子不可溺爱，也不可粗暴、冷漠。

2）创造机会让孩子做些力所能及的事。

3）加强示范，促进交流。请孩子的朋友或父母的朋友到家里来做客，由父母做示范动作，目的是让他习惯在众人面前表现自如，进而可以吸收他参加大家的谈话。

4）引起孩子对动、植物的兴趣和关注。

5）参加集体娱乐活动。多带孩子到户外去活动，鼓励他们逐渐参加集体活动。

6）加强与成人交谈，形成正常心理。对于已有行为退缩者，更要耐心地逐步引导，通过各种活动或谈话，使成人与孩子间建立信任而亲密的关系，学习经验，克服不良行为。

7）采用放松疗法。

对绝大多数患儿来说，是不需服用药物的。但较为严重的退缩行为且伴有情绪障碍者，建议转诊。

3. 习惯性阴部摩擦 是指儿童反复用手摸弄自己的生殖器或其他物件摩擦外生殖器部位的行为，儿童最早可发生于1岁左右，婴儿期发作时表现为在家长怀抱中两腿交叉内收，进行擦腿动作，几乎所有的儿童在其生长发育的过程中均可出现或轻或重的这类现象。小儿摩擦时脸颊泛红，双眼凝视，额部微微出汗，不理呼唤。发作时间多在入睡前、醒后、单独玩耍时，有时会被家长误认为癫痫发作。上学后逐渐消失，至青春期可演化为自慰行为，即手淫，男孩多于女孩。

（1）诊断

1）体检，外阴疾病。发生该问题的孩子可能会先有局部的刺激。

2）心理因素，因为寂寞或偶然机会触摸生殖器产生快感而形成习惯，或成人逗玩、不良的生活环境、儿童情绪紧张和焦虑等引发此行为。

（2）社区健康管理指导

1）局部治疗。

2）良好生活习惯的培养和教育。

3）妥善制止孩子。恐吓、打骂等方式可能会强化孩子的不良行为。

4）适当的娱乐活动。以免孩子因一个人寂寞而去玩弄自己的生殖器。

5）对于已进入青春发育期的孩子，应适当介绍一些有关性的生理卫生常识，多读健康、有益的读物。

4. 屏气发作 是指儿童因发脾气或需求未得到满足而剧烈哭闹时突然出现呼吸暂停的现象。一般发生于6个月至3岁的婴儿。

（1）诊断：根据症状一般即可诊断。屏气发作与癫痫发作的区别是：①屏气发作前一般有情绪诱因存在；②突然停止呼吸为起点，继之出现发绀、意识丧失，而癫痫的青紫往往在发作后出现；③常出现角弓反张，而癫痫少见；④呼吸正常后意识即恢复正常，不像癫痫常在发作后昏睡；⑤脑电图一般正常。

（2）社区健康管理指导：矫正重点是为父母提供咨询，解决儿童与父母及环境间的冲突，消除父母的焦虑，并指导他们对待儿童要镇静，避免溺爱，简单的惩罚与斥责只会促进该行为的发作。须强调，父母当孩子面时要保持一致的教养态度，避免当孩子面表现过分焦虑不安，后者亦可成为暗示诱因。

5. 感统失调 感统失调就是大脑失去控制和调整身体对外界各种刺激所做出适当反应的能力。儿童智力正常，并不是一种真正意义上的病症，通常孩子在12岁之前通过训练很容易纠正。

（1）诊断

1）体检。

2）儿童感觉统合能力发展评定量表测试。

（2）社区健康管理指导

1）注意孕期保健，孕妇生活起居有规律，避免长时间心理压抑或紧张、精神亢奋等，不饮酒，吸烟，刺激性食物等。

2）高危儿要及时尽早干预。剖宫产儿童比顺产儿童易出现感统失调，出生时脐带绕颈、窒息等也属于诱发因素。有此类情况时，要及时跟进观察，指导家长在家对婴幼儿进行大运动、精细运动、语言、社会适应性等方面的训练。

3）在孩子的生长过程中，指导家长采用科学的教养方式，应尽量为孩子提供良好的家庭环境，鼓励孩子多动手动脑，讲究卫生的同时多进行户外活动。

4）感统失调的矫治：感统训练，是运用一定的训练器材，让儿童在训练游戏项目中体验以前没有或者缺少的某些感受，帮助他们解决学习困难、注意力缺陷、多动等症状。

第四节　社区儿童健康管理服务

一、儿童定期健康检查时间

儿童健康管理非常重要的组成部分就是对儿童按一定的时间间隔进行的定期健康检查。儿童期特别是婴幼儿期，正处于生长发育的快速期，各器官功能均不成熟，在生长发育过程中，易受到多方面因素的影响，导致儿童生长发育出现偏离或异常，那么定期的健康检查能让健康管理部门和家长全面系统地观察孩子在体格生长、营养、心理发育、社会行为发育等状况，了解在喂养、护理、科学教养和生活环境中存在的问题，早期发现各类不良或异常情况，及时采取早期干预措施，科学指导育儿和疾病防控。根据《国家基本公共卫生服务规范》（2011版）中的要求，0～6儿童健康管理的次数和时间如下。

（1）新生儿出院后1周内进行家庭访视1次。

（2）对于低出生体重、早产、双多胎或有出生缺陷的新生儿根据实际情况增加访视次数。

（3）新生儿满月（28天）健康体检1次。

（4）2～36个月，分别在3、6、8、12、18、24、30、36个月龄时进行健康体检1次。

（5）4～6岁儿童，每年提供一次健康管理服务。

（6）有条件的地区，建议结合儿童计划免疫接种实际增加体检次数。

二、0～6岁儿童健康服务流程

0～6岁儿童健康服务流程见图21-6。

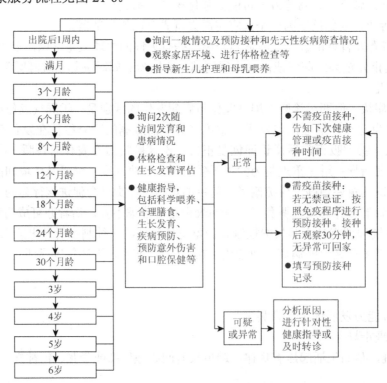

图21-6　0～6岁儿童健康服务流程

三、儿童健康管理服务内容

（一）新生儿访视要点

新生儿出院后 1 周内，到新生儿家中进行第一次访视。

1. 新生儿访视 出院 1 周内，主动沟通，与家长建立良好关系，进行家庭访视，同时进行产后访视，询问了解围产期情况、记录新生儿出生时体重和身长，为新生儿测量体温，记录吃奶、睡眠、大小便、黄疸、脐带等情况；新生儿筛查，询问在出生时候是否进行了苯丙酮尿症和先天性甲状腺功能减低症筛查，是否踩了足跟血，如果没有，督促家长尽快带孩子到出生医院或具备筛查条件的医疗保健机构补筛。如果发现新生儿未按时接种卡介苗和第 1 剂乙肝疫苗，敦促家长尽快补种。

2. 新生儿体格检查 观察整体情况，测量体温、心跳、呼吸次数等，发现异常及时转诊，观察新生儿的面色、精神、活动及家庭居住环境，填写基本情况登记表，做好访视记录同时建立社区儿童健康管理手册。

3. 发育评估 对照 0～6 岁儿童神经心理发育量表进行，重点是原始反射和大运动的评估，如发育明显落后，尽快转诊。

4. 家庭指导 坚持母乳喂养，注意喂奶前洗手及清洁乳房，保持个人卫生，发现乳头异常（乳头凹陷、平坦、皲裂等）时，给予妥善处理；人工喂养或混合喂养的新生儿要预防婴儿佝偻病，在 15 天时，开始口服维生素 D，每日 400～500U，同时加服钙剂，补充量为每日所需剂量的 1/3；母乳喂养的新生儿建议补充同剂量维生素和钙剂。

注意新生儿护理，勤洗勤换勤消毒，保持口腔、脐部、会阴等清洁干燥；尽量减少与外界因素接触，防治交叉感染。不要随便用药，必要时遵医嘱，进行婴儿抚触，促进新生儿生长发育。

新生儿训练被动操（二八拍）

> 两手胸前交叉
> 伸屈肘关节
> 肩关节运动（环转）
> 伸展上肢运动（胸前交叉，向上伸展）
> 伸屈踝关节
> 两腿轮流伸屈
> 上肢伸直上举
> 学转体、翻身

卡介苗接种 2 周左右，局部可能出现红肿，一般在 8～12 周后结痂为正常反应；如出现化脓或淋巴肿大则为不正常反应，随时就诊。做好计划免疫接种记录。

鼓励家长 28 天满月后带孩子到基层医疗服务机构（社区卫生服务中心、乡镇卫生院）接种第 2 针乙肝疫苗，同时进行随访。对于低出生体重、早产儿、双多胎、有出生缺陷的新生儿根据实际情况增加访视次数。

（二）新生儿满月、婴幼儿期健康管理服务

1. 询问内容 婴儿期注重喂养方式，母乳喂养量，人工喂养数量及调配方式，添加辅食的月龄、种类、数量等，及时补充维生素 D、维生素 K；幼儿期着重饮食习惯、喂养行为、有无挑食、偏食等；睡眠、大小便、户外活动与锻炼，口腔卫生等，以及曾患或近期患病情况。

3 个月时注意佝偻病症状：夜惊、多汗、烦躁等；18 个月特别注意语言发育情况；24 个月增加人机互动情况。

2. 测量身长、体重、头围 28～30 天，测量身长、体重、头围后，观察面色、精神、营养状况；必要时测量体温、呼吸次数、心跳。用《中国 7 岁以下儿童生长发育参照标准》进行体格发育评价，如体格评价低于 2SD 或体重增长低于 600g，需查找原因，必要时转诊。

2 个月、3 个月、6 个月、8 个月、12 个月、18 个月、24 个月、30 个月、36 个月测量身长、体重、头围；用《中国 7 岁以下儿童生长发育参照标准》进行体格评价，若评价低于 2SD 或增长幅度偏低，应寻找原因，进行针对性指导，2 周后随访，连续 3 次随访仍然没有改善者尽快转诊。有条件地区，增加随访次数，绘制监测图。按照"儿童生长发育监测图"的运动发育指标进行评估。每项发育指标至箭头右侧月龄通过的为通过，否则为不通过。

3. 定期完成婴幼儿体格检查。

4. 计划免疫

出生：第 1 剂乙肝疫苗和卡介苗，如果未接种，请尽快到社区卫生负责机构补种。卡介苗接种 2 周左右，局部可能出现红肿，一般在 8～12 周后结痂为正常反应；如出现化脓或淋巴肿大则为不正常反应，随时就诊。做好计划免疫接种记录。

满月：第 2 剂乙肝疫苗。接种疫苗后，必须观察 15～30 分钟无异常反应后方可离开。接种反应：个别婴儿可出现中、低度发热，或注射部位微痛，24 小时内消失。如遇发热、患有急性或慢性严重疾病者及过敏者禁止预防接种。

2 个月：脊髓灰质炎糖丸。家长带孩子到社区计划免疫室服用脊灰糖丸，观察 15～30 分钟后方可离开；服糖丸前 1 小时内不喂奶和热水；服糖丸后 1 小时不能喝热水，4 小时内不要喂食母乳，母乳中的抗病毒抗体对疫苗病毒有一定的中和作用。服糖丸后，一般不会出现不良反应，但个别婴儿会促发发热、呕吐、皮疹、轻度腹泻等症状，持续时间短，很快会消失。禁忌证：发热和重度腹泻者，患有免疫缺陷疾病，使用免疫抑制剂，急性疾病或慢性疾病急性发作期禁止服用，对牛乳、牛乳制品过敏者慎服。

3 个月：第 2 剂脊髓灰质炎糖丸（有关事宜参看第 1 剂）。

第 1 剂百白破疫苗，接种后观察 15～30 分钟无异常反应方可离开，注射当天严禁洗澡，24 小时后，注射部位会出现红肿、硬痂需热敷，每天 3～5 次直至消肿。接种禁忌：患严重疾病、发热者；有过敏史者，注射白喉或破伤风类毒素后发生神经系统反应者禁止接种。

4 个月：第 3 剂脊髓灰质炎糖丸。

第 2 剂百白破疫苗，接种后观察 15～30 分钟方可离开，接种反应与禁忌参看上一剂注意事项。

5 个月：第 3 剂百白破疫苗，接种后观察 15～30 分钟无异常反应方可离开，注射当天严禁洗澡，24 小时后，注射部位会出现红肿、硬痂需热敷，每天 3～5 次直至消肿。有癫痫、抽搐、脑炎、脊髓灰质炎等神经系统疾病病史的幼儿不能接种百白破混合制剂。

6 个月：第 3 剂乙肝疫苗（参看第 2 剂）。

8 个月：第 1 剂麻疹疫苗，注射后 15～30 分钟无异常反应方可离开，一般无不良反应，在 6～10 天时可能会有少数发热现象，一般不超过 2 天，偶有散在皮疹现象。患严重疾病、发热、过敏史特别是鸡蛋过敏史者不能接种。

乙脑（减毒）第 1 剂，少数儿童可能出现一过性发热反应，一般不超过 2 天，可自行缓解。偶有散在皮疹出现，一般不需特殊处理，必要时可对症治疗。有以下情况禁止接种：发热、患急性传染病、中耳炎、活动性结核或心脏、肾脏及肝脏等疾病者。体质衰弱、有过敏史或癫痫史者。先天性免疫缺陷者，近期或正在进行免疫抑制剂治疗者。庆大霉素过敏者。

6～18 个月：流脑 A 群共 2 剂，注射后 15～30 分钟无异常反应方可离开，注射当天不要洗澡，防止注射部位感染；宜多饮白开水。第 1 剂与第 2 剂间隔 3 个月，一般反应轻微，少数人有短暂低热，多发生于接种后 6～8 小时，局部红晕及压痛感，多在接种 24 小时后逐步消失。癫痫、抽搐、脑部疾病及有过敏史者；肾脏病、心脏病及活动性肺结核禁止接种。

18～24 个月：百白破疫苗第 4 剂。麻腮风疫苗 1 剂。甲肝（减毒），18 个月龄时注射 1 剂，不良反应：一般接种疫苗后 24 小时内，注射部位可出现疼痛和触痛，多数情况下于 2～3 天内自行消失。1～2 周内，可能出现一过性发热反应。其中大多数为轻度发热反应，一般持续 1～2 天后可自行缓解，不需处理，必要时适当休息，多喝开水，注意保暖，防止继发感染；对于中度发热反应或发热时间超过 48 小时者，可采用物理方法或药物对症处理。接种疫苗后，偶有皮疹出现，不需特殊处理，必要时可对症治疗。罕见不良反应——重度发热反应：应采用物理方法及药物对症处理，以防高热惊厥。极罕见不良反应——过敏性休克：一般接种疫苗后 1 小时内发生。应及时注射肾上腺素等抢救措施进行治疗。过敏性皮疹：一般接种疫苗后 72 小时内出现荨麻疹，出现反应时应及时就诊，给予抗过敏治疗。过敏性紫癜：出现过敏性紫癜反应时应及时就诊，应用皮质固醇类药物给予抗过敏治疗，治疗不当或不及时有可能并发紫癜性肾炎。以下情况禁止接种：正在患急性传染病或其他严重疾病；发热、体温超过 37.5℃；免疫缺陷或正接受免疫抑制药物治疗；过敏性体质。

2 岁：乙脑（减毒）第 2 剂，有关事宜参看第 1 剂。

3 岁、6 岁：流脑 A+C 群，2 剂间隔≥3 年；第 1 剂次与 A 群流脑疫苗第 2 剂次间隔≥12 个月。有下列情况者不能接种本疫苗：癫痫、抽搐、脑部疾病及有过敏史者。肾脏病、心脏病及活动型肺结核。急性传染病及发热者。接种完毕后，留观 15～30 分钟无异常反应方可离开，疫苗使用后，偶有短暂低热，局部稍有压痛感，一般可自行缓解。如有严重反应及时诊治。

疫苗免疫程序见表 21-4。

表 21-4　疫苗免疫程序

疫苗	接种对象月（年）龄	接种剂次	接种部位	接种途径	接种剂量/剂次	备注
乙肝疫苗	0、1、6 月龄	3	上臂三角肌	肌内注射	酵母苗 5μg/0.5ml，CHO 苗 10μg/ml、20μg/ml	出生后 24 小时内接种第 1 剂次，第 1、2 剂次间隔≥28 天
卡介苗	出生时	1	上臂三角肌中部略下处	皮内注射	0.1ml	
脊灰疫苗	2、3、4 月龄，4 周岁	4		口服	1 粒	第 1、2 剂次，第 2、3 剂次间隔均≥28 天
百白破疫苗	3、4、5 月龄，18～24 月龄	4	上臂外侧三角肌	肌内注射	0.5ml	第 1、2 剂次，第 2、3 剂次间隔均≥28 天
白破疫苗	6 周岁	1	上臂三角肌	肌内注射	0.5ml	—
麻风疫苗（麻疹疫苗）	8 月龄	1	上臂外侧三角肌下缘附着处	皮下注射	0.5ml	—
麻腮风疫苗（麻腮疫苗、麻疹疫苗）	18～24 月龄	1	上臂外侧三角肌下缘附着处	皮下注射	0.5ml	—
乙脑（减毒）	8 月龄，2 周岁	2	上臂外侧三角肌下缘附着处	皮下注射	0.5ml	
流脑 A	6～18 月龄	2	上臂外侧三角肌附着处	皮下注射	30μg/0.5ml	第 1、2 剂次间隔 3 个月
流脑 A+C	3 周岁，6 周岁	2	上臂外侧三角肌附着处	皮下注射	100μg/0.5ml	2 剂次间隔≥3 年；第 1 剂次与 A 群流脑疫苗第 2 剂次间隔≥12 个月
甲肝（减毒）	18 月龄	1	上臂外侧三角肌附着处	皮下注射	1ml	—
出血热疫苗（双价）	16～60 周岁	3	上臂外侧三角肌	肌内注射	1ml	接种第 1 剂次后 14 天接种第 2 剂次，第 3 剂次在第 1 剂次接种后 6 个月接种
炭疽疫苗	炭疽疫情发生时，病例或病畜间接接触者及疫点周围高危人群	1	上臂外侧三角肌附着处	皮上划痕	0.05ml（2 滴）	病例或病畜的直接接触者不能接种
钩体疫苗	流行地区可能接触疫水的 7～60 岁高危人群	2	上臂外侧三角肌附着处	皮下注射	成人第 1 剂 0.5ml，第 2 剂 1.0ml 7～13 岁剂量减半，必要时 7 岁以下儿童依据年龄、体重酌量注射，不超过成人剂量 1/4	接种第 1 剂次后 7～10 天接种第 2 剂次
乙脑灭活疫苗	8 月龄（2 剂次），2 周岁，6 周岁	4	上臂外侧三角肌下缘附着处	皮下注射	0.5ml	第 1、2 剂次间隔 7～10 天
甲肝灭活疫苗	18 月龄，24～30 月龄	2	上臂三角肌附着处	肌内注射	0.5ml	2 剂次间隔≥6 个月

注：1. CHO 疫苗用于新生儿母婴阻断的剂量为 20μg/ml。

2. 未收入《中华人民共和国药典》的疫苗，其接种部位、途径和剂量参见疫苗使用说明书。

5. 发育评估

对照《0～6 岁儿童神经心理发育量表》，3 个月前，重点为原始反射和大运动的评估，发育明显落后的进行转诊。

3 个月时，可增加"丹佛发育筛查量表（DDST）"测评，轻度落后，给予干预指导，2～4 周后再次评估，发育明显落后或再次评估落后、DDST 测试异常者转诊。

6～36 个月，原始反射逐渐减弱、消失。有条件进行 DDST 测评。轻度落后，进行干预指导，家长促进训练，1 个月后重新测评。原始反射仍然存在（提示可能脑部存在损害）；发育明显落后（3 个月以上），再次测评仍落后者进行转诊。

6. 家庭指导

（1）喂养方式：鼓励母亲尽量采取母乳喂养方式，母乳喂养要掌握正确的方法和技能，纯母乳喂养的婴幼儿遵循 WHO 的建议。

混合喂养要注意先喂母乳后喂其他乳品，如是奶水量不足，要定时喂奶，切时间不要过长（10 分钟）；如是工作原因，固定喂奶时间，并且一天不少于 3 次，最好不使用奶嘴，用小勺或滴管等，以免产生奶头错觉。

人工喂养尽量选用合适的配方奶粉，并且根据月龄段更换，注意冲调方法、浓度、数量等；避免喂养多量；做好奶瓶、奶嘴的清洁、消毒；更早添加果汁、菜汁。

（2）辅食添加

1）添加的原则：由一种到多种，由少量到多量，按月龄添加。

2）注意事项：每次只加一种新的食品，待幼儿习惯，再加另一种；第一次添加新食物量少，如果消化正常，3、4 天后可加量；喂奶前添加新食物；幼儿身体不适、天气炎热或新环境等情况下不宜添加新食品；按月龄添加相应辅食（表 21-5）。

表 21-5　辅食添加表

月龄	辅食名称
2～4 周	鱼肝油 1 滴开始，每月增加 1 滴，至摄入维生素 D400U
5～6 周	菜汁、果汁或维生素 C 约 20mg
3～4 个月	蛋黄（1/4 开始渐增）、米糊、叶菜汁、果汁、烂粥、麦粉糊
5～6 个月	稀粥、挂面糊、蛋黄、菜泥、果泥、鱼泥、嫩豆花
7～9 个月	粥、软面、饼干、面包、馒头、煮土豆；全蛋、肝泥、碎肉末、豆腐、鱼肉、蔬菜泥，水果泥
10～12 个月	稠粥、烂饭、饼干、面条、面包、馒头；全蛋、肝、鱼肉、碎肉、碎菜、豆制品

注：母乳喂养的婴幼儿断奶后，仍需按年龄段保证每天配方奶粉或全脂牛奶。

（3）膳食安排：对 1～3 岁以后婴幼儿指导合理安排膳食，做好食物多样化，营养均衡，少食多品种化，定时定点进食适量。

基本原则为优先供给优质蛋白的食物；保证各类维生素和矿物质食用量；适量供应碳水化合物与脂肪高的食品；膳食烹饪要使用科学方式（表 21-6）。

表 21-6　1～3 岁幼儿每日膳食供给量

食物名称	必需供给量
奶	250～500g
瘦肉	25～50g
鱼虾	25～50g
鸡蛋	1 个
肝	25g

续表

食物名称	必需供给量
豆类食品	25～50g
绿叶类蔬菜	100g
其他蔬菜	50～100g
水果	50～100g
糖	10～15g
油	15～20g
谷类食物	150～200g

3～6 岁幼儿膳食的卫生要求必须根据这一阶段幼儿的生长发育需要，以及生理消化功能特点来制订，主要包括：保证必需热量和营养素的供给，中国营养学会为我国婴幼儿制订了热量计各种营养素的供给量，根据不同经济情况会有所调整，但是不能低于营养学会所提出的供给量标准。建立科学合理的膳食制度，即合理安排用餐时间、次数和每日供给量的分配等，3～6 岁幼儿根据其消化特点，每日安排三餐一点，每餐间隔时间为 3.5～4 小时，寄宿制幼儿园晚上可增加一次点心。严格保证食品卫生与安全，科学烹调。保持幼儿进食环境干净、优美、安静，进餐前后不要做剧烈运动或斥责等不愉快刺激，培养幼儿健康的卫生饮食习惯。

（三）学龄前期儿童健康管理

3～6 岁为学龄前期儿童，散居儿童的健康管理服务在乡镇卫生院或社区卫生服务中心进行，而进入托幼机构的称为集体儿童，此阶段儿童分为散居儿童管理系统和集体儿童管理系统两部分，一般为每年提供一次健康管理服务。

1. 集体儿童健康管理服务　3～6 岁儿童进入幼儿园，按照幼儿园卫生保健管理办法实施，原卫生部、教育部发布的《托儿所幼儿园卫生保健管理办法》健全卫生保健制度。

（1）入园前的健康体检：托幼机构新生入园前必须到当地儿童保健机构或指定的医疗卫生机构进行健康检查，并填写统一的幼儿入园手册或健康检查表；离园 3 个月及以上者，需重新健康检查；有传染病接触史需进行相应的医学观察时间确认健康后方可入园。

（2）定期体格检查，每年 1 次系统体检，建立完善儿童健康档案。

（3）做好晨检及全日健康观察，建立合理一日生活制度。目的是防止儿童将传染病或危险物品带入幼儿园；随时巡视观察在园儿童的精神、面色、进食、大小便、活动、睡眠等情况，及时发现异常并做相应处理。

（4）科学制订幼儿食谱，合理分析膳食结构，保证供给均衡营养。

（5）个人卫生与环境卫生管理，做好卫生消毒工作及传染病控制等。

（6）有组织有计划地开展体格锻炼，充分利用"三浴"锻炼和游戏，增强儿童体质和抵抗力。

（7）做好常见病防治及意外伤害的健康教育。

2. 散居儿童健康管理

（1）体格检查：重点为皮肤、弱（斜）视、口腔（龋齿）、心肺功能、身体姿势；佝偻病体征，腿痛、多汗、无力等；有异常者及时转诊。询问膳食、2 次体检间的患病情况、计划免疫记录等。

（2）发育评估：主要对照《0～6 岁儿童神经心理发育量表》进行，有条件的可用做"DDST"测评。

（3）加强指导：指导家长注意膳食平衡，保证营养素摄入；强调口腔卫生，正确刷牙；如遇营养相关性疾病，及时进行食疗指导或者药物治疗，及时复查，保证儿童正常生长发育；进行合理的体格锻炼，适度的户外活动，做好意外伤害的健康教育；指导家长对儿童进行生活自理、人际交往、认识、学习能力等训练。做好社区儿童健康管理发育评估记录。

（4）特殊儿童专案管理：指儿童定期体检或者生长监测中发现的特殊儿童，包括维生素 D 缺乏佝偻病、缺铁性贫血、营养不良、肥胖等健康管理对象。了解此类儿童的患病情况，进行详细登记，做专案管理，对于中重度贫血、活动期佝偻病、肥胖症等建立管理卡片，营养不良等儿童使用生长监测图进行管理，通过监测评估、干预指导提高儿童的健康水平。

（5）0～6 岁儿童生命监测：主要目的为掌握准确、可靠的 0～6 岁儿童的死因资料，为制定政策和提出干预措施提供有力依据。

（四）做好中小学生健康管理工作

目前，关于加强中小学生健康管理国家出台了一系列的政策，《中共中央国务院关于加强青少年体育增强青少年体质的意见》、《学校卫生工作条例》、《国家学校体育卫生条件试行基本标准》、《预防性健康检查管理办法》、《中小学生健康体检管理办法》等，社区健康管理机构主要是与学校做好沟通、协调、配合工作，全面了解和跟进掌握中小学生的生长发育和身体健康状况，及早发现疾病，矫正生理发育缺陷，做到对各类疾病的初步检查和预防，有针对性地采取健康干预措施，促进中小学生身心健康发展。

（1）严格按照《中小学生健康体检管理办法》等有关规定，加强社区与学校联系，指导中小学建立学生健康档案，每学年对学生进行一次身体检查，并把检查情况，及时用书面形式告知家长。认真完成各项预防接种工作。

（2）指导学校或在社区内定期进行卫生知识宣传教育工作，特别是根据季节等情况有针对性地进行常见病和传染病预防知识教育。

（3）广泛开展形式灵活的健康教育，加强常见病、传染病、性病与艾滋病等疾病的预防与了解。

（4）掌握预防营养性疾病的基本知识，了解平衡膳食对人体健康的重要作用。通过学校或社区健康宣传教育学生合理营养，平衡膳食。加强指导学校学生食品卫生的管理。

（5）做好心理卫生健康教育，发挥学校或社区心理咨询室作用，及时发现和疏导各种年龄段可能出现的心理异常，特别是青春期少年。

（6）建立预防疾病应急制度。当出现学生有病的情况，及时让学生到相应医疗机构就医，若发现重大疾病或传染病应在 10 分钟内及时上报学校主要领导。医疗机构根据患者情况及时采取相应措施，防止疾病传播，保证患者得到及时科学的治疗，妥善的康复。

第二十二章　妇女健康管理

第一节　概　　述

妇女是人类的母亲，承担着孕育下一代的神圣使命，当今妇女的社会地位和生理特点使妇女的健康问题具有自身的特殊性，必须得到保护。我国人口半数以上为女性，妇女健康管理的对象不仅人口数量多，而且服务周期长，从青春期直到老年。妇女健康管理是公共卫生体系中的一个重要组成部分，不仅要利用公共卫生学来预防妇女疾病、促进妇女身心健康，还要通过生命准备阶段的保健措施来提高出生人口的素质，保护下一代的健康成长。

妇女健康管理是针对女性一生中不同时期的生理、心理特征，以促进妇女的身心健康和提高妇女自我保健意识为目的，以预防为主，以保健为中心，以群体为对象，运用多种学科的现代医学知识和专业技术，为妇女提供良好的健康保护和健康促进服务，降低孕产妇死亡率，控制疾病的传播和遗传病的发生，从而解决妇女的健康问题。

女性占全国人口的半数以上，是当今社会经济发展的重要力量。女性健康问题不仅仅是生理健康和性别差异问题，也是关系到女性权益和地位的问题，保障妇女权益、促进妇女发展，体现了一个国家的经济社会进步程度和文明发展水平。

妇女是家庭的核心，维护妇女身心健康，直接关系到子孙后代和家庭的健康，做好妇女健康管理工作，有助于出生人口素质的提高和计划生育基本国策的贯彻与落实。从提供保健服务、维护妇女的权益和地位、保证妇女生育质量、促进社会健康等各方面满足和保障了妇女健康的需要，也是人类社会文明的体现和进步的标志。

第二节　青春期女性健康管理

青春期是由儿童转向成年的过渡时期，是女性从月经初潮开始到生殖功能发育成熟的时期，也是心理叛逆、机会与危险并存的时期。青春期发育的开始年龄、结束年龄、发育速度和发育水平因地区、民族的不同而存在个体差异。处于青春期的孩子不仅生理上正发生着改变，心理、智力、道德和世界观也开始变得更加个性化，如何让孩子适应此时期的身心变化并平稳过渡对其健康成长尤为重要。

一、青春期女性身心特点

（一）青春期的生理变化

青春期女孩的生理变化主要表现为体态开始丰满、乳房增大、骨盆变宽、声调变高、腋毛与体毛的生长等。

1. 乳房

乳房是女孩最早出现的第二性征，也是进入青春期的信号。女孩一般在 10 岁左右，乳房开始发育；14～15 岁时，乳房明显隆起；16～17 岁时，乳房丰满，线条清晰；18～20 岁时，乳房发育为成年女性乳房，富有弹性，但无乳汁，需等到生育后才能分泌乳汁。乳房的大小是由脂肪量决定的，体胖的人乳房稍大，体瘦的人乳房较小。

2. 体态　青春期是女孩身高增长的迅猛期，一般在月经初潮前身高的增长速度是最快的，往后便减缓增长速度直至停止长高。

在雌性激素的作用下，女孩的骨盆逐渐变大变宽，臀部、腰部和下腹部等处的脂肪开始增厚，身材变得高挑，体态丰满，皮肤细腻，胸部隆起，臀部突出，腰部相对较细，逐渐呈现出女性的曲线美。

3. 腋毛与体毛　女性到了青春期，由于体内激素的分泌会出现阴毛和腋毛。在青春期的任何时候，腋毛和体毛（胳膊、腿、上唇和脸部等）都可能开始生长，随发育过程毛色加深，毛数增多。

4. 月经　正常育龄女性每月来一次月经。月经一般持续 3～7 天，第一次来的月经称为月经初潮。初潮的早晚也存在个体差异，一般认为和遗传有关。如果母亲初潮早，女儿也会偏早；母亲初潮晚，女儿也可能偏晚。但这并不是绝对的，也会受其他因素影响。

月经周期是指：从此次月经来时的第 1 天开始算起，直到下一次月经来临前 1 天为止，称为 1 个月经周期，一般 1 个月经周期为 26～35 天。

（二）青春期的心理特征

青春期的孩子随着身体的快速发育，自我意识明显增强，不愿束缚，开始有自己的主张和见解，在独立思考和处事能力上表现出强烈的自主性，但现实和幻想的差距太大，社会经验和生活经验的不足，使他们常常碰壁。心理成长较生理发展缓慢，两者发展的不平衡造成青春期心理变化过程中的矛盾与冲突。由于每个孩子的家庭环境、成长过程、个性特征等各不相同，所以当青春期到来时所表现出来的心理特征也会不尽相同。青春期孩子的普遍心理特征如下。

1. 独立意识增强　不愿被动地听从父母的教诲和安排，迫切渴望用自己的双眼看世界，用自己的思维和方法去解决一切问题，用自己的标准来衡量是非曲直，开始有自己独特的见解和强烈的表现欲。这种从被动到主动，从依赖到独立的转变，是青少年成长的必经之路。

2. 情绪波动两极化　青春期的孩子情感丰富，反应强烈，情绪波动大。他们既会为一时的成功而洋洋得意、兴奋不已，也会因小小的失败而垂头丧气、抑郁消沉。他们情绪多变，常常出现莫名的烦恼和焦虑。

3. 心理自闭　进入青春期，随着心理的不断发展，他们对情绪的自控能力比儿时有了较大的提高，开始把注意力集中到自己的世界中，学会掩饰、隐藏自己的真实情绪，出现心理自闭的特点。

过去爱说爱笑的孩子，进入青春期可能会变得沉默寡言。他们常把自己关在房间里，很少和父母交谈，通过写"日记"的方式流露真情实感，倾诉内心的秘密，并强烈反对别人翻看自己的东西，包括父母。

4. 渴望与异性交往　青春期由于性的发育和成熟，出现了与异性交往的渴求。如喜欢接近异性，并在异性面前表现自己，想了解性知识等。但由于学校和家长的约束与限制，使他们在情感和性的认识上存在着既非常渴求又被压抑的矛盾状态。

5. 行为易冲动　国外的学者研究指出，人脑中负责控制感情和冲动的控制中心要到成年早期才能完全成熟，所以青春期的青少年，负责控制感情和冲动的神经尚未发育完全，这是他们易冲动的原因。

6. 逆反心理　处于青春期的孩子总是渴望独立，由于其生理激素发生的变化使得他们对待事物总是持有一种逆反心理，表现为对抗、不服从或者有意违抗父母、长辈的说服和命令，甚至还会对一些事熟视无睹，漠不关心。

青春期的孩子出现的各种变化是青春期生理、心理发展的必然结果，是青少年由不成熟向成熟转变过程中的正常表现。

二、青春期女性健康问题及健康指导

青春期的少女随着体格的发育成长，抵御疾病的能力也不断加强，此阶段身体是较为强健的，患病率和死亡率是一生中最低的，但并不代表青春期没有健康问题。

（一）青春期的健康问题

1. 青春期月经病　月经是青春期开始的一个重要标志，青春期少女由于中枢神经下丘脑-垂体-卵巢轴尚未建立稳定的周期性调节与反馈机制，容易出现功能失调性子宫出血、闭经、痛经等月经病。

2. 青春期贫血　据近年调查显示，在 12～20 岁阶段的少女约有半数发生轻度贫血，因发生在青春期，故称青春期贫血。青春期由于受激素的刺激，身体发育明显加速，人体内的血液量和体重增加成正比，而此时，制造红细胞的铁和蛋白质如果摄入不足，就会出现贫血。进入青春期后月经来潮，增加消耗，若经血量过多将加重贫血。因经济条件限制或慢性胃肠道疾病等使消化吸收功能不良引起饮食摄入营养不足，偏食、挑食或为保持瘦体型而不吃肉、蛋、奶等食物，也易出现贫血。

3. 青春期甲状腺肿大　青春期甲状腺肿大多为单纯性甲状腺肿，俗称"粗脖子"、"大脖子"或"瘿脖子"，是以缺碘为主的代偿性甲状腺肿大。碘是构成甲状腺素的重要微量元素，青春期的生长发育迅速易造成碘的相对缺乏．阻碍甲状腺素的合成和分泌，导致垂体分泌促甲状腺激素（TSH）过多，引起甲状腺组织代偿性增生。一般来说，青春期甲状腺肿大多为轻度，青春期后可自行恢复。

4. 青春期高血压　进入青春期的少女，身体形态及各器官都有明显变化，此时期垂体、性腺和甲状腺等内分泌腺的活动旺盛，心脏收缩力和血容量显著增加。根据美国国家联合委员会规定，青春期 14～17 岁年龄段收缩压为 17.3kPa（130mmHg），舒张压为 12.0kPa（90mmHg）。若血压持续等于或大于该年龄血压的 95%，称青春期高血压。青春期高血压大多为暂时性的，随着年龄增长血压可恢复正常。

5. 其他不良习惯　青春期女孩对事物的认知能力有限，好奇心强，喜欢与同伴攀比，易受社会不良风气的影响，沾染不良习惯和行为，如吸烟、酗酒、偏食、盲目减肥、吸毒和青少年性行为等。不正当性行为会导致青少年妊娠和性疾病传播，严重危害少女的身心健康。应及早发现并劝导，帮其改正以免影响身心发育。

（二）青春期健康指导

1. 养成良好的卫生习惯

（1）青春期女孩不宜盲目减肥：每个女孩都是爱美的，但瘦并不代表着美，当今女孩最愿意做的事就是减肥，一旦发现自己体重有所增加便刻意去控制饮食。如果刻意的挑食、偏食或盲目减肥，会使身体蛋白质摄入量不足，引起青春期贫血，导致生长发育迟缓，抵抗力低下，甚至影响智力发育。节食还会使人体所需的微量元素缺乏而导致多种疾病的出现，过度节食还会引起女性月经紊乱，甚至闭经。

（2）青春期女孩不宜穿高跟鞋：女孩穿上漂亮的高跟鞋，挺胸收腹，彰显曼妙的身材，风姿卓越。但并不是每一个女孩都适合穿高跟鞋，尤其是 20 岁以前处于青春期发育的少女更不宜穿高跟鞋。

女孩子过早地穿高跟鞋会引起骨盆和足部形态改变。穿高跟鞋时，全身重量主要落在前脚掌上，加重骨盆负荷，容易引起骨盆口狭窄和骨盆畸形，给成年后的分娩带来困难。过早地穿高跟鞋也会使足骨按照高跟鞋的角度完成骨化过程，容易发生跖趾关节变形、跖骨骨折及其他足病，引起足部疼痛，严重时可影响行走、活动。因此，青春期的少女不宜穿高跟鞋，平时以穿坡跟鞋或跟高不超过 3cm 的鞋为宜。

（3）青春期女孩不宜穿紧身裤：紧身裤可以收腹提臀，突出女孩子身体的曲线，比穿宽松无形的校服漂亮多了。但青春期的女孩穿紧身裤并非是好事，对自身的健康危害很大。

2. 注意经期卫生

（1）正确选择经期卫生用品。到正规门店购买经国家卫生部门检验合格、允许出售的卫生巾或卫生纸。经期所用的内裤、专用毛巾都要勤洗勤换，并在太阳光下晒干消毒。便后擦拭，要从前向后擦拭，以防将肛门口的细菌带入阴道口。

（2）注意经期卫生。女性在月经期间子宫内膜脱落，身体抵抗力较差，容易感染疾病，所以在月经期间每天要用温水洗净外阴，保持外阴清洁，应淋浴或擦浴，尽量不要选择盆浴。

（3）经期要注意保暖，避免受凉。寒冷刺激容易引起子宫、盆腔内血管过度收缩，导致痛经或月经失调。因而要避免淋雨和用凉水洗脚，少吃或不吃冰冻的食物和饮料。洗澡时应用温水，也不宜用过热的水，热水会使子宫充血，造成经血量增加。

（4）经期避免剧烈运动。经期进行一些缓和的、运动量不大的体育运动，可转移经期出现的烦躁感，促使经血流畅。但如果剧烈运动，会使盆腔血液流速加快，造成经血不容易干净，经血量增多。同时应避免参加重体力劳动，不宜游泳、性交、阴道用药及阴道检查，以防止宫腔感染。

（5）保持愉快的心情。月经期间应保持精神愉快、心情开朗，生活作息规律，睡眠充足，避免情绪波动或发脾气，因为愤怒和情绪波动都会引起月经失调，出现经血过多、过少或停止。

3. 注意乳房保健　青春期少女在乳房发育后不宜束胸，适时佩戴乳罩，选择合适的乳罩与罩杯尺寸，在睡觉时，应将乳罩解下，以免影响血液循环。学会乳房自我检查的方法，定期进行乳房检查，及时发现异常可使乳房疾病得到有效地预防和治疗。

4. 合理膳食，加强营养　青春期是生长发育最为迅速的时期，青少年在发育期间对各种营养需求特别是蛋白质、维生素和矿物质、热量及水分的需要量大大增加。蛋白质是细胞构成的原料，参与激素、抗体和酶的形成；热量是维持年轻人身体活动所必需的能量；维生素 A、维生素 B、维生素 C、维生素 D 和钙、铁、锌、磷、碘等都是生长发育中不可缺少，维持细胞合成及器官功能正常发育的重要营养和元素；水分是维持身体新陈代谢及其产物排出的必要原料。因此，青少年应增加饭量，多食谷类、富含糖、脂肪和蛋白质的食物，保证体内有充足的营养成分供机体生长发育消耗；养成多饮水的习惯，补充足量的水分，维持身体正常的新陈代谢功能。女孩不应为保持身材而挑食、偏食，适当吃一些粗粮、杂粮，多吃白菜和豆制品，多吃鱼，常喝牛奶，常吃坚果、藻类，少喝咖啡、可可、巧克力等含有大量咖啡因的饮品，避免饮酒，合理安排饮食，养成良好的膳食习惯。

5. 正确认识青春期性心理变化　进入青春期的少女，随着性生理的逐渐成熟，心理上也开始发生微妙的变化，开始渴望了解性知识，对异性有了特殊的情感向往。然而，由于受家长、社会等多方因素影响，在与异性的交往中或因自卑、胆小而过分紧张、害怕；或因不良因素影响，与异性交往过于随便，甚至出现婚前性行为；呈现出两极化的现象。

家长和老师应在孩子进入青春期时利用各种途径开展健康教育，教授青春期生理和心理相关知识、青春期心理卫生、伦理道德基本要求、男女交往礼仪等，使她们能正确了解性科学的基本知识，掌握有关避孕的知识和方法，消除对性的神秘感并能有效地自我保护。

6. 发展良好的心理健康水平　智力发展与年龄增长相符，能正确认识环境，有浓厚的学习兴趣和求知欲，目标明确，对遇到的困难和问题勇于克服，不逃避现实或盲目乐观。

待人热情，有愉快的心情，与人交往时避免斤斤计较，远离嫉妒，不要有较强的猜疑心，要善于与人交流，心态平和，不长期沉陷于忧愁苦闷之中，情绪稳定，不喜怒无常。

能正确认识自己，对自己的弱点和缺陷有比较客观的评价，有较好的自控能力，不自卑也不过于自信。

女孩子更应自尊、自爱、自重、自强，注意自己的言行，不轻浮、不轻率、不爱慕虚荣，与异性交往能拿捏分寸，知进退，尊重自己的人格，爱惜自己的名誉，洁身自好。

第三节　围婚期女性健康管理

围婚期是指女性从确定婚姻对象直至婚后受孕前的一段时期，包括婚前、新婚、受孕前三个阶段。围婚期女性的健康状况不仅关系到婚配双方的身体健康，而且与未来家庭的幸福、下一代的健康繁衍、提高人口素质等息息相关。围婚期女性健康管理的目的是为了提高妇女的婚姻保健意识，接受专业的婚前医学检查、生育知识指导，有效地实现调节和计划生育，保障夫妻双方和其下一代的健康。

一、围婚期女性身心特点

（一）围婚期女性生理特点

围婚期女性性生理已发育成熟，生殖器官及功能的发育成熟为婚姻生活奠定了生理基础。此时期的性生理特点主要表现为性的生理活动。

（二）围婚期女性的心理特点

1. 爱情心理　随着性生理的发育成熟，当男女双方在学习、工作和社会活动中趣味相投时，便会相互吸引，建立感情，随着对彼此的了解，感情的加深，便产生思念、渴望、拥有的情愫即爱情，在爱情的驱使下，双方要求结婚，共同组建家庭，爱情是婚姻的基础。

2. 性心理　围婚期性心理是女性从婚前羞涩到婚后适应性行为和性关系而展开的心理活动，通过性意识、性行为来表达对彼此的情感，逐渐建立夫妻间和谐的性生活。

3. 婚后心理调整　随着新家庭的建立，环境和心境的改变让夫妻双方经历一次再认识的过程，也是相互适应、磨合的过程，在此期间会出现一些新的矛盾，调节适应能力和感情基础是顺利度过这一时期的关键。

二、围婚期女性健康指导

1. 婚前教育　婚姻不仅是男女的结合，还是新生命的孕育者。因此，在择偶时不要仅以感情和性爱为基础，还要从遗传因素、健康因素和国家法律等方面科学、慎重考虑。

（1）近亲不可通婚。我国婚姻法规定：直系血亲和三代以内的旁系血亲禁止结婚。否则会因他们具有共同的遗传基因而影响到下一代的优生。

（2）20 岁前不宜结婚。中国法定结婚年龄，女性不得早于 20 周岁，因为只有达到一定的年龄，才具备适合的生理和心理条件，才能履行夫妻义务，承担家庭和社会的责任。

2. 婚前检查　婚前检查一方面可以了解男女双方的健康状况，另一方面通过正规的医学体检可以确定男女双方有无生理缺陷、严重疾病以及遗传方面的问题，客观地向婚检者提出医学建议，有利于男女双方科学选择伴侣，以及科学地计划生育时间，尽量避免遗传病的延续。2003 年 10 月 1 日通过法律规定，婚前检查可在自愿的基础上进行。婚前检查主要包括：

（1）询问病史：包括个人健康史、家族史、是否近亲婚配、月经史等。

（2）全身体格检查：包括测量血压、身高、体重以及检查女性第二性征；精神、行为、智力、听、说、行等有无异常。

（3）生殖系统检查：包括女性乳房、外阴、子宫盆腔。

（4）实验室检查：包括血常规、尿常规、肝功能、阴道分泌物涂片等。

3. 婚育指导

（1）性知识指导：性生活和谐是家庭生活幸福的基础。对性生理、性心理、性卫生知识等方面知识进行健康教育，使女性能获得安全健康的新婚生活。

（2）养成良好的性卫生习惯：经常注意外阴部的清洁，性生活前后须将生殖器清洗干净，避免引起尿道炎和膀胱炎。月经期尽量避免进行性生活。根据身体状况、心理状态等调整性生活频率。坚持健康与安全的性行为。

（3）受孕指导

1）最佳生育年龄：根据国家晚婚、晚育、优生、优育的政策方针，女性在 18 岁前或 35 岁后妊娠都有较大的生育危险，一般以 25～29 岁为女性最佳生育年龄。

2）受孕时机：婚后 2～3 年生育，有利于男女双方的健康、学习和工作，个人和家庭在婚后都有缓冲的时间。同时，在计划受孕阶段，夫妻双方应注意身体的健康，保持心情愉快，无过多的压力，近期避免接触有害物质以及未服用对胎儿不利的药物等。

（4）避孕指导：对婚后暂不考虑生育的女性进行避孕指导。

1）工具避孕：利用避孕工具防止精子与卵子结合或通过改变宫腔内环境达到避孕的方法。例如，避孕套、阴道膈膜和宫内节育器等。

2）药物避孕：是安全、可靠、实用的避孕方法，目前使用较为普遍。药物避孕是通过药物抑制排卵，并改变子宫颈黏液性状，使精子不易穿透，或使子宫腺体减少肝糖的制造，让囊胚不易存活，或是改变子宫和输卵管的活动方式，阻碍受精卵的运送而达到避孕的目的。避孕药又分为短期口服避孕药、长效口服避孕药、速效口服避孕药、紧急避孕药等，针对不同的避孕需求，可有针对性服用。

3）安全期避孕：要求女方月经准时、规律，月经来潮前后 1 周内是安全期，其余为易孕期，在安全期内进行性生活而达到避孕的目的称为安全期避孕。但排卵期可受情绪、健康状况和外界因素影响而推迟或提前，使避孕失败，所以此方法安全性并不十分可靠。

第四节　孕产期女性健康管理

因为每一位准妈妈都难以较准确地判断受孕的时间，所以医学上规定，以末次月经的第 1 天起计算预产期，其整个孕期共为 280 天，10 个妊娠月（每个妊娠月为 28 天）。在这一段时期内，女性要经历妊娠、分娩和产褥期三个阶段。所谓孕产期健康管理是从怀孕开始至产后 42 天，以保护孕妇的身心健康、胎儿的正常发育，足月后正常生出一个身体健康、智力发育良好的宝宝而进行的一系列健康管理服务。孕妇在妊娠 38～42 周内分娩，均为足月。

一、孕产期女性身心特点

孕产期是女性生命中一个重要的生理变化时期。包括妊娠期、分娩期和产褥期三个阶段。

（一）妊娠期

1. 妊娠期生理特点　妊娠时，为满足胎儿生长发育的需要，孕妇所有的器官、系统都会产生一系列的变化，但这些变化都是暂时性的，当妊娠终了便会恢复到妊娠前的状态。

（1）局部变化

1）生殖系统：子宫在此时期的变化最大，随妊娠期的延长，子宫体逐渐变软、变大，子宫重量增加至原来的 20 倍左右；血流量增加；可感受到不规则无痛性收缩，收缩强度和频率随妊娠期进展逐渐增加。子宫颈充血、肿胀，腺体增生、黏液分泌增多。阴道充血、变软，分泌物增多，阴道分泌物 pH 降低呈酸性。

2）乳房：乳房从早期开始增大，可感觉有发胀或刺痛感；乳头及乳晕着色加深；乳晕周围出现皮脂腺肥大隆起的小结节；到妊娠晚期可挤出黄色液体，即初乳。

3）皮肤：皮肤色素沉着，乳头及乳晕、正中线较明显；在面部易出现黄褐斑，产后可逐渐消退；乳房、大腿及腹部易出现妊娠纹。皮肤汗腺和皮脂腺分泌旺盛，孕妇易流汗。

（2）全身性变化

1）呼吸系统：呼吸方式从腹式转变成胸式呼吸，因孕妇对氧的需求量增加，加重肺的负担，呼吸次数增加，呼吸较深，呼吸较为急促；上呼吸道黏膜增厚，容易引起孕妇呼吸道感染。

2）血液循环系统：为满足子宫和胎盘血流量增加的需求，血容量从妊娠早期开始增加，一直持续到分娩；一方面因血容量和新陈代谢的增加，另一方面子宫的增大使心脏向左前方移位，加重心跳负担，导致孕妇心跳加快、心率增加。

3）消化系统：受雌激素的影响，味觉和嗅觉敏感，妊娠早期会有恶心、呕吐、食欲缺乏等现象，数周后减缓或自愈；增大的子宫压迫胃肠蠕动，易出现便秘等症状。

4）泌尿系统：由于子宫的增大和胎儿的生长压迫膀胱引起尿频；母体及胎儿的代谢产物增多，致使肾小球滤过率和肾血浆流量较平时增加。

5）骨骼、关节和韧带：由于骨盆韧带及椎骨间关节受激素影响略松弛，有的孕妇到妊娠晚期会感觉腰骶部、趾骨联合和肢体疼痛。

6）内分泌系统：孕妇内分泌腺在妊娠期有明显改变，垂体、甲状腺、甲状旁腺、肾上腺均有不同程度的增生。

2. 妊娠期心理特点

（1）情绪不稳定：怀孕初期，准妈妈可能会过多地注意自己的身体变化，依赖性增强，既因将为人母而高兴，又对分娩产生恐惧、不安。情绪的不稳定不仅影响到自己的精神状态，还通过神经系统对体内胎儿的健康发育产生影响，尤其是初次受孕者，容易出现情绪不稳定、好激动、易发怒或流泪的现象，特别需要家人的关怀。早孕反应的强弱与孕妇的性格、神经类型及孕妇对妊娠的态度有关；精神过度紧张，太专注于自身妊娠变化使孕妇妊娠呕吐反应更加强烈。

（2）对异性兴趣减少：随着妊娠的进展，孕妇体态逐渐发生改变，体重的增加给活动增加困难，动作及反应减慢。孕激素的增长使孕妇对异性的兴趣减少，或因孕中疲劳，担心胎儿受损，使孕妇性欲降低。妊娠中期孕妇非常注意和关心与胎儿有关的事情，竭力避免胎儿受到危险。

（3）性格改变诱发妊娠并发症：由于胎儿的迅速发育，母体的过度负荷使孕妇在体力、情感和心理状态方面处于异常脆弱的时期，表现为期盼、焦虑、恐惧和矛盾等。随着预产期的临近，孕妇对分娩的恐惧、对胎儿健康状况的担心日益增加，孕妇的睡眠常会因此受到影响，容易出现恐惧、焦虑、抑郁、神经衰弱和精神异常等问题。孕妇紧张、恐惧的情绪影响血流，可产生高血压而诱发先兆子痫。

（二）分娩期心理特点

分娩是一种自然的生理过程，但有些产妇不了解分娩知识，对分娩缺乏心理准备而感到紧张、恐惧。引起紧张和恐惧不安的因素还包括害怕分娩时的疼痛、害怕胎儿发育异常、害怕分娩时失去控制、害怕宫颈不扩张、害怕阴道分娩失败后改做剖宫术、害怕分娩时胎儿损伤等。因恐惧而紧张、紧张引起疼痛、疼痛加重恐惧，形成一个恶性循环。因精神紧张引起子宫肌肉收缩功能紊乱，结果导致产程延长，产妇精神和体力消耗大，疲惫不堪，甚至引起胎儿宫内缺氧，对母子双方均造成不可弥补的损失。因此，家人应陪伴，给予产妇心理上、感情上的支持和鼓励，使生产过程顺利，降低风险。

（三）产褥期

1. 产褥期生理特点

（1）生殖器官的复旧

1）子宫复旧：胎盘娩出，子宫逐渐恢复至未孕前状态，宫体肌纤维缩复、子宫内膜再生，子宫降至盆腔内，腹部检查时已触摸不到宫底。产后 6 周，子宫恢复到正常非孕时大小。

2）阴道及外阴：阴道腔逐渐缩小，阴道壁肌张力逐渐恢复。分娩后外阴轻度水肿，于数天后自行消退。

（2）乳房：乳房开始分泌乳汁，与产妇营养、睡眠、情绪和健康状况密切联系。

（3）全身性变化

1）血液循环系统：妊娠期血容量的增加于产后数周后恢复正常。产后的 24 小时内，由于子宫缩复，胎盘循环中断，大量血液由子宫涌入体循环，使心脏负担加重，此期患有心脏疾病的产妇易出现心力衰竭。

2）消化系统：产后食欲不佳，胃肠肌张力蠕动减弱，运动少，腹直肌和盆底肌松弛，肠蠕动弱，易发生便秘。

3）泌尿系统：产后最初几日尿量增多，于妊娠期发生的肾盂及输尿管生理性扩张，需 4～6 周恢复正常。

4）内分泌系统：于妊娠期增大及发生一系列内分泌的变化，于产褥期逐渐恢复。产后雌激素及孕激素水平急剧下降。

5）腹壁变化：妊娠期出现的下腹线色素沉着，逐渐消退。原有的紫红色妊娠纹，变成永久性银白色妊娠纹。

2. 产褥期心理特点　　产褥期是产妇感情脆弱、依赖性强、心理承受能力差的时期，还没有从妊娠到分娩的不适、疼痛、焦虑中恢复过来，家庭中新增了新成员，还需适应接纳新家庭成员的加入。在产妇心理转换的时期，外环境的不良刺激容易导致产后抑郁症和产后精神病的出现。

二、孕产期女性健康指导

（一）孕期健康指导

做好孕期保健，不仅关系到孕妇的健康，同时也关系到胎儿的生长发育。

1. 保持稳定的情绪　　怀孕期间，常由于早孕反应的恶心、呕吐导致情绪波动。此时孕妇应适应孕期身体发生的一系列变化，可听些自己喜欢的音乐，避免惊吓、悲哀以及其他不良精神刺激，家人应主动关心，使孕妇始终保持稳定的情绪。

2. 衣着舒适　　穿衣要宽松舒适，柔软得体，选择合适的乳罩，最好选用孕期专用的哺乳罩，以免影响孕期乳房的变化，不要穿紧身衣服和高跟鞋。

3. 注意个人卫生　　由于妊娠期代谢旺盛，汗腺及皮脂腺分泌增加，应勤洗澡，以淋浴为佳，经常清洗外阴，勤换衣裤。洗澡时要注意防滑，最好有家人陪伴。

4. 注意乳房保健　　孕晚期为了做好哺乳前准备，每晚可用温水轻轻擦洗乳房、乳头，并涂以油脂，以防产后哺乳时发生乳头皲裂，但在擦洗时不可过度揉捏乳头，以免刺激子宫收缩引起早产。

5. 合理安排饮食及睡眠　　孕妇的饮食要多样化，荤素搭配，注意营养的摄取，吃易消化的高蛋白，富含维生素食物，妊娠后期适当加含钙、铁的食物，多吃蔬菜、水果，少吃辛辣食物。

6. 定期进行产前检查　　密切观察胎儿情况。

7. 孕期心理卫生保健

（1）孕妇在整个孕期都要保持心境平和，要培养愉快、稳定的情绪，喜怒哀乐不可过分。

（2）遇到不愉快的事情时，切忌心情烦躁、焦虑，要学会心理调适，要多为未来的宝宝着想，也可找知心朋友谈天，丈夫及家人要多体贴和关心。

（3）遇到身体不舒服或心情不悦时，可及时去医院找医生诊治。

（二）分娩期健康指导

1. 做好分娩知识教育 可参加医院或社区组织的分娩知识讲座，了解分娩过程和分娩技巧，识别临产先兆，当出现临产先兆应尽快送往分娩医院，以确保母子平安。

2. 心理支持 孕妇存在对分娩既期待又恐惧的矛盾心理。担心分娩过程出现危险，常有焦虑的情绪反应，家人及护士应进行心理疏导，给予支持和鼓励，悉心陪护。

3. 分娩准备 包括分娩医院的选择、产后居住环境，尤其是孕妇的身心准备。可以通过医院、社区组织的学习班中与同伴学习，相互交流心得体会。医院应主动根据孕妇的需要，提供相关的信息，以协助孕妇做好分娩准备。

（三）产褥期

1. 生活起居

（1）居住环境条件：产妇应居住在冷暖适宜、安静舒适的环境，经常通风换气，使室内空气新鲜。冬季要注意保暖、夏季防暑，纠正不良的生活起居方式。

（2）营养要求：产妇要以均衡营养为宜，饮食要易于消化，应增加营养丰富的汤汁类食物，如鱼汤、鸡汤、骨头汤、小米粥等，以保证乳汁分泌量；适当摄入高质量的脂肪不仅有利于婴儿大脑的发育，也有利于脂溶性维生素的吸收；多饮用新鲜蔬菜和水果，避免辛辣、刺激性饮食。

（3）注意个人卫生：每天坚持梳洗、刷牙，勤换衣服及床单。保持外阴的清洁卫生，每日应冲洗外阴部，选用消毒卫生巾，以预防感染。

2. 心理调适 分娩后产妇需要调整适应新的角色要求和家庭成员结构的变化。在此过程，产妇的心理反应多受其性格特点、新生儿是否健康、其性别是否符合预期、家人的关心与支持、家庭的经济状况等影响。有部分产妇可能出现产后沮丧和产后抑郁，不仅影响家庭功能和产妇的亲子行为，严重者还可危及产妇和婴儿的健康与安全。因此，采取相应的护理措施以预防此问题的发生或缓解症状。

（1）消除产妇不良的社会、心理因素，减轻心理负担和躯体症状。

（2）对有发生抑郁倾向的产妇，应减少或避免精神刺激和生活压力，并给予心理疏导。

（3）鼓励和倾听产妇诉说心理感受，做好产妇心理指导工作。

（4）促进和帮助产妇适应母亲角色，指导产妇与婴儿进行交流、接触，通过对婴儿的照顾，培养和增强产妇的自信心。调动和发挥社会支持系统的作用，改善家庭关系和家庭生活环境。

（5）密切关注产妇的行为举止，及时发现并竭力阻止产妇的危险行为，确保母子安全。重症患者需要请心理医师或到相关医疗机构就诊。

3. 母乳喂养 提倡母乳喂养，增强母乳喂养的信心，了解母乳喂养的知识和优点，并掌握正确的母乳喂养方式和技巧。

第五节 围绝经期女性健康管理

绝经是指月经完全停止 1 年以上。围绝经期又称为更年期，是指妇女绝经前后的一段时间，是女性从生育能力旺盛和性生活正常逐渐衰退到老年的过渡时期。一般发生在 45～55 岁，平均持续 4 年，可以分为绝经前期、绝经期以及绝经后期。围绝经期妇女通常在家庭生活中担当着重要角色，她们的身心健康状况将直接影响整个家庭的和谐与稳定。

（一）围绝经期女性生理特点

围绝经期又称为更年期，实质上是卵巢功能衰退、生殖器官萎缩、生殖能力消失的老化过程。

1. 内分泌改变

（1）卵巢功能衰退、皮质萎缩：丧失排卵和内分泌功能。

（2）脑垂体：大量分泌促性腺激素、促甲状腺及促肾上腺皮质激素，引起甲状腺及肾上腺皮质功能亢进。

（3）胰腺功能改变，导致女性更年期后体重增加，体态变胖，脂肪和糖代谢失常，易发糖尿病、脂肪性大便、胰腺性腹泻、肠胃胀气等消化道系统症状。

2. 月经紊乱、绝经　月经周期不规律，出血量时多时少，当卵泡停止发育，分泌的雌激素量少，不足以维持子宫内膜生长时，子宫内膜萎缩，月经停止即绝经。

3. 生殖器官萎缩　子宫体及子宫内膜萎缩，子宫颈变小，阴道缩短变窄，黏膜变薄，外阴萎缩变薄，阴毛脱落。

4. 第二性征变化　乳房萎缩、下垂，女性体型消失。

5. 骨质疏松　雌激素缺乏影响骨骼钙质沉积，导致骨质疏松，容易发生骨折。

6. 自主神经功能紊乱　由于下丘脑控制失灵，自主神经功能紊乱，会突然出现面部潮红，头颈胀、热，全身发热后出冷汗等症状，有时还出现心慌气短、血压升高、头痛、耳鸣等。

7. 精神状态改变　常感头晕、烦躁、易怒、记忆力减退、失眠、焦虑等。

（二）围绝经期女性心理特点

生理上的改变往往是引起心理改变的导火索，面对不可抗拒的自然规律，更年期女性容易产生抑郁、绝望的消极情绪。有些更年期妇女退休后，会有失落感，而儿女长大后离家不在身边，感到孤独和不适应；有些妇女对更年期的生理变化缺乏认识，会感到焦虑不安而加重精神症状，延长过渡期。

第六节　妇女的健康干预

一、女性健康管理的内容

（一）建立健康档案

健康档案是用来记录女性的生命体征以及自身所从事过的与健康相关的行为与事件。具体内容主要包括女性的健康现状、既往病史、诊断治疗情况、家庭病史、历次体检结果及生活习惯等。它是一个动态连续且全面的过程，通过详细完整的健康记录，有以下方面功用：

（1）了解女性的健康状况，判断疾病指向。

（2）长期（终生）跟踪女性的健康。

（3）避免拖延病情，及时指导就医。

（4）最大限度减少重大疾病的发生。

（5）节省女性维护健康的时间和金钱。

（二）提出保健方案

保健方案是根据健康评估出的已有疾病和潜在的疾病危险因素进行有效干预的方案，是健康干预的重要内容，提出解决方案是通过女性体质、月经情况、气血情况等，针对女性的经、孕、胎、产、杂，提出调理、保健养生、疾病治疗等措施。

（三）提出饮食方案

健康与美丽是每位女性梦寐以求的理想，而饮食与美丽之间有着千丝万缕的联系。科学合理的饮食习惯与膳食选择，不仅有利于女性在不同年龄阶段的生理需求，更能增添女性由内而外的魅力。饮食方案应结合时令节气，应用食物来保健强身，预防和治疗疾病，或促进机体康复以及延缓衰老。而饮食美容方案应依据应用者不同年龄、不同体质的需要，食用不同的食物或药膳，从而达到美容的目的。

（四）提出运动方案

根据女性在月经期、围产期、更年期等不同的人生阶段，设计出不同的运动方案，根据不同需求，对运动减肥、运动塑身等做出科学指导。

（五）进行健康干预

健康干预指对健康风险因素进行有效的干预，从而避免和降低风险因素对健康的影响，并持续地干预计划执行情况，以及对健康状况和风险因子变化等干预效果进行持续跟踪，根据实际情况及时进行计划调整，以促进和保持女性长久的健康。

二、女性健康管理的措施

1. 坚持体检   女性体检除了正常体检之外还有如下重要检查。

（1）乳腺：乳腺检查有助于及早发现可能出现的乳腺疾病。作为成熟女性，乳房并不只是身材健美的标志，乳房健康更是身体健康的一个重要指标。

乳腺癌主要发生于女性，是危害妇女健康的主要恶性肿瘤。目前，全世界乳腺癌发病率的增长幅度是8%，我国主要城市 10 年来发病率增长了 37%，全世界每年有 120 多万人患乳腺癌，50 万妇女死于乳腺癌。我国女性乳腺癌的发病率和死亡率正呈逐年上升势头，特别是在 30～54 岁年龄组中，乳腺癌已成为威胁女性健康的"头号杀手"。早期检查、早期发现、早期治疗对乳腺癌患者来说至关重要。尤其是过了 30 岁的女性，每年应定期普查。

（2）阴道：阴道的检查主要看外阴有无肿瘤、炎症、尖锐湿疣之类，其次是阴道检查，看看有无畸形、炎症、白带异常。阴道炎主要依靠实验室检查白带。

（3）子宫：在妇女的各种恶性肿瘤中，宫颈癌的发生率仅次于乳腺癌，位居第 2 位，且年轻患者近年有明显上升的趋势。有 80% 的患者被确诊时已发展为浸润癌（即可扩散）。宫颈的检查就是要看有没有宫颈炎症、宫颈糜烂等。为了防止宫颈癌，还要做防癌涂片检查，也就是宫颈涂片细胞学检查，这是目前推行最广、最有成效的防止宫颈癌的方法，这种检查非常简单、无痛且准确性高，如果有问题，通过这种方法几乎 90% 都能查出来。

（4）卵巢：卵巢癌是生长在女性盆腔内的一种恶性肿瘤，不仅发病年龄最广，而且死亡率也是妇女生殖器官恶性肿瘤之首。但此疾病早期无任何症状，一般发现就是晚期。因此，女性应通过定期妇科体检的方式进行肿瘤筛查。每年 1 次的卵巢彩超检查，是早期发现卵巢癌的唯一方法。

女性体检时间应安排在月经结束后 3～10 天内。如果是单位集体体检，可向医生声明延期，或只做部分检查（如乳腺、卵巢等）。

2. 养成良好的生活习惯   良好的生活习惯包括心理平衡、合理膳食、适量运动（运动食品）、适当休息、有效补充、戒烟限酒等。

（1）心理平衡：是健康生活方式中最重要的组成部分，谁能保持心态平衡就等于掌握了身体健康的金钥匙。如果心态不好，爱着急、爱生气、不能很好地舒缓工作中、家庭中和社会上的压力，反而更容易促进自己的早衰，使自己的健康大大打折扣。

作为家庭的灵魂，女性应该对自己的心理健康负责，寻求工作、生活与家庭的最佳平衡点。身体一旦发出焦虑、抑郁的不良信号，必须引起重视，不可听之任之。可以借助锻炼或者外出旅游放松一下，或者买一些心理学读物来对情绪进行调节，此谓"自助型调节"。"自助型调节"在一定程度上可以收到不错的效果，但如果遇上严重的心理问题，如陷入严重抑郁状态的时候，最好还是选择"求助型调节"方式，即到精神卫生机构就诊或到专业的心理咨询机构咨询。

（2）合理膳食

1）每日食用一袋牛奶。特别是更年期前后的女性，钙更容易流失。每人每天需要 800mg 的钙，我们的膳食中仅有 500mg 左右，一袋 250ml 的牛奶正好补 300mg 钙。

2）每日食用碳水化合物。摄入量因个人的劳动量、性别、体重、是否有糖尿病而异。

3）每日食用高蛋白食物。人不能光吃素食，适量的蛋白还是必要的。女性吃豆制品更好，因为豆制品中含有大豆异黄酮，可以预防和缓解更年期综合征。

4）每日食用新鲜蔬菜（蔬菜食品）和水果（水果食品）。蔬菜和水果除了可以补充水分、维生素、微量元素、纤维素，在预防结肠癌、乳腺癌、前列腺癌、胃癌、降脂减肥、保持身材、防止便秘和心血管疾病等方面有着不可替代的作用。

还有必须提到的菇类，菇中含有多种多糖，可以有效地提高人体免疫力，增强抵抗能力，健康教育专家洪昭光有句明言：吃饭要一荤一素一菇。

吃水果的最佳时机是饭前 1 小时。

5）水。水在中青年人体中占到 70% 的比例，对女性而言，水还是美丽的重要元素，每天需饮用 7～8

杯水，不能等到口渴了再想到喝水，这时身体已明显缺水了。特别一提的是：早上起来后，最好饮用一大杯水。因为经过一夜后，身体比较缺水，可以帮助肾脏和肝脏解毒。

6）有粗有细。为均衡营养，应粗细搭配。粗粮有明显的蛋白质互补作用，能提高蛋白质利用率，还有维生素、微量元素、纤维素的互补效应。其中红薯是很好的低脂肪、低热能食品，能有效地阻止糖类变为脂肪，有利于减肥、健美，还含有大量膳食纤维，在肠道内无法被消化吸收，能刺激肠道，增强蠕动，通便排毒，对预防结肠癌等癌症有益。红薯属碱性食品，和很多水果、绿色蔬菜一样，这是最难得的；居于抗癌食物的首位。

7）不甜不咸。吃过多甜食对身体不利，吃过咸食品对高血压不利。

8）三四五顿。在总量控制的情况下，少食多餐。仅仅少食多餐这一习惯，就可以相当有效地预防糖尿病、高血脂。

9）七八分饱。吃饭七八分饱是最好的习惯，可以延年益寿，千万不要吃得过饱。

10）饭前喝汤。饭前喝汤不仅可以润滑口腔、食管，减少硬食物对消化道的不良刺激，还可以让汤占据胃容积，使食管中枢兴奋性下降，食量自动减少1/3，总摄入热卡减少，形成习惯，使人苗条健康。

11）尽量少吃的食物。动物脂肪（猪油、牛油）、动物内脏（脑、肝、肾）、富含胆固醇的食物（肥肉、鱼籽、蛋黄、松花蛋）、甜点、甜饮料、辛辣有刺激性的调味品（调味品食品），浓的咖啡、茶和肉汤。

（3）适量运动：有氧运动可以舒筋活血，促进机体新陈代谢，提高人体生命活力，可以推迟衰老。研究证明，坚持每天活动 60 分钟，可以恢复其所丧失健康的 20%，高血压平均推迟 10 年。医学流行病学的研究也反复证明：体育运动在很大程度上有效预防高血压、冠状动脉硬化性心脏病、脑猝死、非胰岛素依赖性糖尿病、骨质疏松、结肠癌、乳腺癌等主要慢性非传染性疾病；运动还可以有减肥和调整神经系统作用。

有氧运动是女性最适宜的运动。所谓有氧运动指的是运动时身体所需的氧气都能即时满足的运动。

有氧运动的方式：①原地跑；②上楼梯；③步行；④瑜伽；⑤跳舞；⑥跳绳；⑦晨操；⑧盐疗。

运动原则：区别对待、因人而异；循序渐进、量力而行；持之以恒、安全第一。

（4）适当休息：适当的休息是身体和心理上的调整。休息的方式包括充足、有效的睡眠和聊天、访友、旅游等多种休息方式。优质、充足的睡眠是身体健康调整、恢复的保障。

女性们应养成良好的睡眠习惯，保障 8 小时睡眠。养成生活上的好习惯——"三个半分钟"：醒后在床上躺半分钟；慢慢坐起半分钟；再将两腿垂在床边等半分钟，再站起来走动。

（5）有效补充：每个人的身体状况、习惯、所处的气候、水质、土壤、环境等都不一样，可以根据身体的需要，选择性地补充一些营养素补充剂，如维生素 B、维生素 C、维生素 E。

（6）戒烟限酒：吸烟害处已举世公认，戒烟越早越好。目前随着生活压力越来越大，吸烟的女性呈现上升趋势，这引起了很多人士的高度关注。如果一时戒不掉，可以把每天的吸烟量控制在 5 根以内。饮酒应限量。

三、妇女健康管理的评价

妇女健康管理的评价是对健康管理方案及其实施过程的客观总结，即对照原方案，衡量实施过程的效果，计划设计是否合理，完成的进度、效率及对方案满意的程度。效果评价是评定健康管理是否达到预期效果，并对健康管理工作的改进提供客观依据，因而效果评价工作当前日益受到重视。

妇女健康管理是一项综合性保健措施。其作用和效果的显示较为缓慢，有些效果是健康管理本身产生的，有些是在健康管理过程中逐渐显示的，因此，要对具体情况选用不同的评价指标。妇女健康管理的效果可表现为近期、远期和综合效果。

四、妇女健康管理的跟踪随访

（一）随访管理方式

1. 门诊随访　门诊医生利用患者就诊时开展患者管理，并按照随访要求进行记录。

2. 家庭随访　医生通过上门服务进行患者管理，并按要求记录。

3. 电话随访　对能进行自我管理的患者且没有检查项目的，可以通过电话进行随访，并记录。

4. 集体随访　　社区医生在社区定期开展讲座等多种形式的健康教育活动时进行集体随访。

（二）随访管理的内容

（1）健康管理体检按照早发现，早干预的管理原则来选定体格检查的项目。检查的结果对后期的健康干预活动具有明确的指导意义。坚持预防为主，从儿童青少年开始，从预防超重入手，必须终身坚持。

（2）通过分析个人健康史、家族史、生活方式和各项检查指标状况的个人健康体检报告，为受检者提供一系列评估报告。

（3）积极改善人们的生活方式包括女性各特定生理时期的饮食营养、运动锻炼、疾病预防、心理疏导、保健保养等。

（4）受检者可以得到不同层次的健康咨询服务，解释个人的健康信息及健康评估结果及其对健康的影响，制订个人健康管理计划，提供健康指导，制订随访跟踪计划等。

（5）监督随访是后续服务的一个常用手段，随访的主要内容是检查健康管理计划的实现状况，并检查（必要时的测量）主要危险因素的变化情况。健康教育课堂也是后续服务的重要措施，在女性健康观念改善、生活方式改变与疾病控制方面有很好的效果。

第二十三章 老年人健康管理

第一节 概 述

我国是世界上拥有老龄人口最多的国家，也是老龄人口增长最快的国家，人口的老龄化给社会的经济发展和医疗保健等事业带来巨大影响。老年人作为社会的弱势群体，是各种慢性病的多发人群，是健康状况最令人担忧、医疗费用耗费最多的群体，例如，经济合作与发展组织国家计量经济学模型测算表明，65 岁以上人群人均医疗费用是 65 岁以下人群的 2～8 倍；我国的调查亦显示，65 岁以上人群医疗服务需求明显高于 65 岁以下人群。随着人口老年化的不断加剧，探索一种综合的老年人健康管理模式成为缓解老年人医疗费用的不断增长、保障老年人晚年幸福生活的重要途径。老年人健康管理通过对老年人健康状况的动态了解和综合评估，早期发现常见慢性疾病、常见肿瘤、损伤的危险因素，早期诊断常见慢性疾病和常见肿瘤，及时向老年人进行相关健康教育，保障老年人的生活质量。对老年人健康管理的意义主要有以下两方面：

（一）控制慢性病的发生发展

老年人是慢性疾病患者群的主体，随着社会老龄化的进展，慢性疾病的发病率也有逐年上升的趋势，选择适当的、切实可行的预防和干预措施，对慢性非传染性疾病的控制有着重要的意义。美国疾病预防和控制中心在 1994 年所做的评估研究显示，通过改变个体行为可预防近 47%的早死，降低危险因素使冠心病的病死率下降了 49%，减少吸烟，每年死于癌症、心脏病、肺病、脑卒中的人数可减少 40 万；健康饮食和锻炼可显著减少心脏病、脑卒中、糖尿病和癌症，每年可防止 30 万人死亡。因而，通过健康管理，可以控制慢性病的发生发展，提高老年人生活质量。

（二）解决经费不足，促进医疗保障制度的改革

多数老年人经济收入有限，虽能基本解决温饱，但难以支付慢性病的医疗费用，由此经济原因直接影响慢性病的长期治疗。通过健康管理服务，可以针对这些问题，采取了免挂号费，免体检费，免测血压费，减免机器检查费用；可以采取个体化的措施，挑选既能解决问题又相对便宜的药品。从另一角度看，有效的健康管理必定可以减少住院治疗的时间，也降低了总的医药花费。

第二节 老年人的身体特点和健康标准

一、老年人健康的标准

不同群体，如男性、女性、特别是青年人和中老年人，其健康标准是有差异的。WHO 为中老人制订的健康标准的具体内容是"五好"和"三良"。

"五好"是：①胃口好，不挑食；②二便好，大小便通畅；③睡眠好；④语言表达好，说话流畅；⑤腿脚好，行动自如。

"三良"是：①良好的个性，温和坦荡；②良好的处世能力，能客观处理事情；③良好的人际关系，待人宽和，助人为乐。

我国在 2013 对老年人健康标准做了修订，本次修订基于国内外健康概念的新进展，有 5 条：

（1）重要脏器的增龄性改变未导致功能异常；无重大疾病；相关高危因素控制在与其年龄相适应的达标范围内；具有一定的抗病能力。

（2）认知功能基本正常；能适应环境；处事乐观积极；自我满意或自我评价好。

（3）能恰当处理家庭和社会人际关系；积极参与家庭和社会活动。

（4）日常生活活动正常，生活自理或基本自理。

（5）营养状况良好，体重适中，保持良好生活方式。

本标准适用于 60 岁以上人群，其中"老年人"指 60～79 岁人群，"高龄老年人"指 80 岁及以上人群。

高危因素指心脑血管疾病的相关危险因素，主要有高血压、糖尿病、血脂紊乱。评估健康老年人应用了许多量表及标准，如应用日常生活活动量表（ADL）评估时，总分 100 分，达到 100 分为正常，高龄老年人达到 95 分为正常。体重适中指体重指数（BMI）20～25kg/m²。良好生活方式指不吸烟，慎饮酒，合理膳食搭配，坚持科学锻炼等。

二、老年人的生理特点

老年人，在身体形态和功能方面均发生了一系列变化，主要表现在：①机体组成成分中代谢不活跃的部分比重增加，如 65 岁与 20 岁相比，体脂多出部分可达体重的 10%～20%；而细胞内水分却随年龄增长呈减少趋势，造成细胞内液量减少，并导致细胞数量减少，出现脏器萎缩。②器官功能减退，尤其是消化吸收、代谢功能、排泄功能及循环功能减退。

1. 老年人消化功能的改变

（1）老年人因牙周病、龋齿、牙齿的萎缩性变化，而出现牙齿脱落或明显的磨损，以致影响对食物的咀嚼和消化。

（2）舌乳头上的味蕾数目减少，使味觉和嗅觉降低，以致影响食欲。每个舌乳头含味蕾平均数，儿童为 248 个，75 岁以上老人减少至 30～40 个，其中大部分人出现味觉、嗅觉异常。

（3）黏膜萎缩、运动功能减退。年逾 60 岁者，其中 50% 可发生胃黏膜萎缩性变化，胃黏膜变薄、肌纤维萎缩，胃排空时间延长，消化道运动能力降低，尤其是肠蠕动减弱易导致消化不良及便秘。

（4）消化腺体萎缩，消化液分泌量减少，消化能力下降。口腔腺体萎缩使唾液分泌减少，唾液稀薄、淀粉酶含量降低；胃液量和胃酸度下降，胃蛋白酶不足，不仅影响食物消化，也是老年人缺铁性贫血的原因之一；胰蛋白酶、脂肪酶、淀粉酶分泌减少、活性下降，对食物消化能力明显减退。

（5）胰岛素分泌减少，对葡萄糖的耐量减退。肝细胞数目减少、纤维组织增多，故解毒能力和合成蛋白的能力下降，致使血浆白蛋白减少，而球蛋白相对增加，进而影响血浆胶体渗透压，导致组织液的生成及回流障碍，易出现水肿。

2. 神经组织功能的改变

（1）神经细胞数量逐渐减少，脑重减轻。据估计脑细胞数自 30 岁以后呈减少趋势，60 岁以上减少尤其显著，到 75 岁以上时可降至年轻时的 60% 左右。

（2）脑血管硬化，脑血流阻力加大，氧及营养素的利用率下降，致使脑功能逐渐衰退并出现某些神经系统症状，如记忆力减退、健忘、失眠，甚至产生情绪变化及某些精神症状。

3. 心血管功能的改变

（1）心脏生理性老化主要表现在心肌萎缩，发生纤维样变化，使心肌硬化及心内膜硬化，导致心脏泵效率下降，使每分钟有效循环血量减少。心脏冠状动脉的生理性和病理性硬化，使心肌本身血流减少，耗氧量下降，对心功能产生进一步影响，甚至出现心绞痛等心肌供血不足的临床症状。

（2）血管也会随着年龄增长发生一系列变化。50 岁以后血管壁生理性硬化渐趋明显，管壁弹性减退，而且许多老年人伴有血管壁脂质沉积，使血管壁弹性更趋下降、脆性增加。结果使老年人血管对血压的调节作用下降，血管外周阻力增大，使老年人血压常常升高；脏器组织中毛细血管的有效数量减少及阻力增大，使组织血流量减少，易发生组织器官的营养障碍；血管脆性增加，血流速度减慢，使老年人发生心血管意外的机会明显增加，如脑出血、脑血栓等的发病率明显高于年轻人。

4. 呼吸功能的改变

（1）老年人由于呼吸肌及胸廓骨骼、韧带萎缩，肺泡弹性下降，气管及支气管弹性下降，常易发生肺泡经常性扩大而出现肺气肿，使肺活量及肺通气量明显下降，肺泡数量减少，有效气体交换面积减少，静脉血在肺部氧气更新和二氧化碳排出效率下降。

（2）血流速度减慢，毛细血管数量减少，组织细胞功能减退及膜通透性的改变，使细胞呼吸作用下降，对氧的利用率下降。

5. 其他方面的改变

（1）皮肤及毛发的变化。因皮下血管发生营养不良性改变，毛发髓质和角质退化可发生毛发变细及脱发；黑色素合成障碍可出现毛发及胡须变白；皮肤弹性减退，皮下脂肪量减少，细胞内水分减少，可导致皮肤松弛并出现皱纹。

（2）骨骼的变化。随着年龄增加，骨骼中无机盐含量增加，而钙含量减少；骨骼的弹性和韧性减低，脆性增加。故老年人易出现骨质疏松症，极易发生骨折。

（3）泌尿系统的变化。肾脏萎缩变小，肾血流量减少，肾小球滤过率及肾小管重吸收能力下降，导致肾功能减退。加上膀胱逼尿肌萎缩，括约肌松弛，老年人常有多尿现象。

（4）生殖系统的变化。性激素的分泌自 40 岁以后逐渐降低，性功能减退。老年男性前列腺多有增生性改变，因前列腺肥大可致排尿发生困难。女性 45～55 岁可出现绝经，卵巢停止排卵。

（5）内分泌功能下降，机体代谢活动减弱，生物转化过程减慢，解毒能力下降。机体免疫功能减退，易患感染性疾病。

（6）五官变化。晶状体弹力下降，睫状肌调节能力减退，多出现老花眼，近距离视物模糊。同时听力下降，嗅觉、味觉功能减退。

（7）分解代谢大于合成代谢，若不注意营养及合理安排膳食，易发生代谢负平衡。

（8）性格及精神改变。老年人行动举止逐渐缓慢，反应迟缓，适应能力较差，言语重复，性情改变，或烦躁而易怒，或孤僻而寡言。如遇丧偶或家庭不和，更会对情绪产生不良影响。

第三节　老年人常见疾病

一、高 血 压

高血压是老年常见病，其患病率随着年龄增高而增加，另一方面，高血压又是老年人患冠心病、脑血栓病、心力衰竭、脑卒中的主要病因。

老年高血压日常生活注意事项：

1. 饮食要合理　老年高血压患者饮食应注意低盐、低脂、高蛋白的原则。食盐的摄入量每日不超过 10g，最好是 5g 以下。限制动物脂肪和胆固醇的摄入，主要食用植物油，这样不仅有利于预防动脉粥样硬化，也便于控制血压。摄入适量蛋白质，除谷物提供的蛋白质外，还应给予牛奶、瘦肉、鱼类等食品。同时，多食富含钾的食物，如蔬菜、水果，以补充维生素和调节体内电解质平衡，保证大便通畅。一定量的钾、钙摄入可降低老年人心血管系统对钠盐的敏感性，从而降低血压。

2. 运动要适量，睡眠要充足　老年高血压患者应做到起居有时，适当活动，劳逸结合，睡眠充足。有规律、科学的生活方式可以维持血压平稳；劳累过度可使血压升高，病情加重。老年人每天应保证 8～9 小时的充足睡眠。

3. 服饰穿戴要宽松　老年高血压患者的衣裤不可过于紧小，以柔软宽松为好。最好穿纯棉衣物，透气性好，既轻松又暖和。裤带、领带不可扎得过紧，以免引起血压波动。

4. 精神要愉快，情绪要稳定　不良的情绪可使心跳加快，血压升高，所以，老年高血压患者要保持平静的心态，避免情绪激动及过于紧张。

5. 坚持服药，不得自行停药　药物治疗是老年高血压的主要治疗手段。老年高血压患者应按医嘱坚持服用降压药，使血压逐步控制在正常范围内。在应用降压药物过程中，老年患者坐起、站起时，动作应尽量缓慢。

6. 重视直立性低血压　老年人容易产生直立位低血压。因此老年患者在降压治疗中由平卧改为直立位而出现头晕目眩时，提示有直立性低血压的可能，要高度重视。

老年高血压患者应该严格按照老年人高血压注意事项的要求，注意自我保健，合理饮食，适量运动，并在医生指导下，坚持做到"终生服药"。这对预防和推迟并发症的发生有重要意义。

二、糖 尿 病

老年人糖尿病注意事项主要有以下几点：

1. 不宜吃的食物

（1）易于使血糖迅速升高的食物：白糖、红糖、冰糖、葡萄糖、麦芽糖、蜂蜜、巧克力、奶糖、水果糖、蜜饯、水果罐头、汽水、果汁、甜饮料、果酱、冰淇淋、甜饼干、蛋糕、甜面包及糖制糕点等。

（2）易使血脂升高的食物：牛油、羊油、猪油、黄油、奶油、肥肉，对富含胆固醇的食物，更应特别注意，应该不用或少用，防止动脉硬化性心脏病的发生。

（3）不宜饮酒。因为酒中所含的乙醇不含其他营养素只供热能，每克乙醇产热约 7kcal（294J），长期饮用对肝脏不利，而且易引起血清甘油三酯的升高。少数服磺脲类降糖药的患者，饮酒后易出现心慌、气短、面颊潮红等反应。胰岛素的患者空腹饮酒易引起低血糖，所以，为了患者的安全还是不饮酒为佳。

2. 适宜吃的食物

（1）大豆及其制品：这类食品除富含蛋白质、无机盐、维生素之外，在豆油中还有较多的不饱和脂肪酸，既能降低血胆固醇，又能降低血甘油三酯，所含的胆固醇也有降脂作用。

（2）粗杂粮：如莜麦面、荞麦面、热麦片、玉米面，含多种微量元素、维生素 B 和食用纤维。实验证明，它们有延缓血糖升高的作用。可用玉米面、豆面、白面按 2：2：1 的比例做成三合面馒头、烙饼、面条，长期食用，既有利于降糖降脂，又能减少饥饿感。

三、肠胃病

胃病包括胃溃疡、十二指肠溃疡、各种慢性胃炎，这些患者都应忌吃腌制品、辣的食物、忌喝酒及茶，生冷的食物也忌吃。同时，要注意腹部保暖，吃东西不要吃得过饱、过快，不要洗冷水澡。平时可做健胃按摩操，用手掌逆时针方向按摩上腹部，每天早饭、晚饭后各做 15 分钟，胖者站立做，瘦弱者应仰卧做。还要注意饮食的温度。饮食的冷热和无规律，这种物理刺激可使胃炎患者疼痛发作。所以患胃炎的人要掌握食物的冷热适度，有规律地进食可使胃得到良性刺激，保证胃炎的痊愈。掌握进食的速度也很重要。胃炎患者特别禁忌暴饮暴食，吃饭时要养成细嚼慢咽的良好习惯，使磨碎的食物能和唾液充分混合，以达到对胃黏膜的刺激性减少和易于消化的目的。最好能做到少食多餐。

胃病重在保养，首先要注意饮食的质。应适当补充蛋白质、维生素丰富的食物，饭菜宜细软而容易消化，避免过于辛辣、香味过浓和太烫的食物，所谓营养丰富是指糖、蛋白质、脂肪、维生素和无机盐类齐全，搭配适当；所谓容易消化，一般有这样几个规律：发面好于死面，面食好于米食，流质饭好于普通饭，淀粉（糖）好于脂肪（肉），细粮好于粗粮。食物无刺激性是胃炎患者特别注意的问题，如辣椒常使慢性胃炎患者胃痛发作，白酒常使胃炎患者疼痛加重，生葱、大蒜常被胃炎患者所禁忌就是因为它对胃有刺激，浓茶因其增加胃酸的分泌使患者胃痛加重。

其次要关注饮食的量。食物量的多少标志着胃的工作量的大小和负担的轻重。食量过多，胃工作量大而负担重，对胃很不利。食量过少，工作量不足，胃活动无力也将使胃痛加重。一般提倡早饭吃得好一点，午饭吃饱一点，晚饭吃得少一点是可以参考的。这样可使胃肠恒定而有规律的活动，不容易得胃炎，即使得了胃炎，也很快会痊愈。

胃病五养：①保暖护养。秋凉之后，昼夜温差变化大，患有慢性胃炎的人，要特别注意胃部的保暖，适时增添衣服，夜晚睡觉盖好被褥，以防腹部着凉而引发胃痛或加重旧病。②饮食调养。胃病患者的秋季饮食应以温、软、淡、素、鲜为宜，做到定时定量，少食多餐，使胃中经常有食物和胃酸进行中和，从而防止侵蚀胃黏膜和溃疡面而加重病情。③忌嘴保养。胃病患者要注意忌嘴，不吃过冷、过烫、过硬、过辣、过黏的食物，更忌暴饮暴食，戒烟禁酒。另外，服药时应注意服用方法，最好饭后服用，以防刺激胃黏膜而导致病情恶化。④平心静养。

四、冠心病

1. 锻炼宜晚不宜早　"闻鸡起舞"是大多数老年人的健身习惯，但对于患有心脏病的老人来说，这个习惯却很容易引发危险。清晨是心脏病发作的高峰期。在一天 24 小时中，每天上午 6～9 时为心脏病发作的"高峰期"，心绞痛和猝死都多在上午 9 时左右发生。鉴于此，心脏病患者进行体育锻炼最好避开心脏病发作的"清晨峰"，以安排在晚上或下午为好。老年人，尤其是患有高血压、冠心病的人不宜晨练。

2. 锻炼全身忌局部　研究表明，一些心脏病患者在做全身性活动时心脏病不易发作，而在做局部性肌肉活动时，尽管没有全身性活动量大，反而容易诱发心脏病，这是由机体供血方式的改变而引起的血压变化导致的。全身性肌肉活动时，血压在运动开始后有轻微的升高，随着全身性肌肉血管舒张而恢复至正常水平。这样的活动既没有加重心脏负担，又达到了锻炼目的。局部肌肉活动（如上肢或下肢的运动）时，活动部位的肌肉血管舒张，大部分不活动的肌肉血管收缩，引起血压显著升高，加重了心脏负担。在心脏病患者心脏功能本来就弱的情况下，极易发生心肌严重缺血，诱发心脏病。

建议老年人和心脏病患者进行局部肌肉活动时必须得到医生的批准。老年人和心脏病患者宜进行一些轻松愉快又不至于增加心脏负担的全身性活动，如跳交谊舞、做广播操、打太极拳等，这样既能促进新陈代谢，又不至于增加心脏负担。

第四节　老年人健康管理流程

根据我国基本公共卫生服务要求，对本社区 65 岁以上的居民，均应在居民知情同意的情况下建议居民加入社区老年人健康管理。老年人健康管理由三部分工作组成：①健康相关信息采集；②健康状况评估；③健康指导。参照本节内容，每年定期实施。

一、流程图及说明

社区老年人健康管理流程见图 23-1。

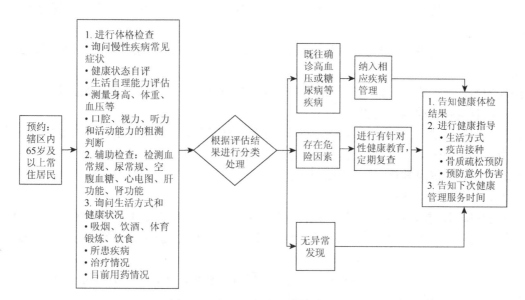

图 23-1　社区老年人健康管理流程图

1. 健康信息采集　对于第一次前来社区卫生服务机构并同意加入社区老年人健康管理的居民，应了解一般情况、生活方式、既往疾病等，并对居民的健康状况进行包括认知、情感、生活质量等方面的全面评估，注意早期发现常见疾病及危险因素。在有条件的社区，可筛查常见肿瘤及心血管疾病和跌倒的危险因素。

（1）询问

1）了解一般信息，填写在个人基本信息表中。

2）了解生活方式（吸烟、饮酒、体育锻炼、饮食等），填写健康体检表相应部分。

3）了解目前确诊的慢性疾病及目前用药情况，填写健康体检表相应部分。

（2）查体：检查居民一般状况，测体温、脉搏、呼吸、血压、量身高、体重、腰围，计算 BMI。粗筛认知功能。

1）检查重要脏器功能：用标准视力表测视力，戴眼镜者测矫正视力。

2）基本体格检查：基本体格检查条目见健康体检表，注意在检查中早期发现常见疾病，如高血压、慢性阻塞性肺疾病（COPD）、贫血、肝病、骨关节炎、骨质疏松、某些肿瘤等。

老年妇女除完成上述健康查体内容外，还需要完成乳腺及相关妇科检查内容。

（3）辅助检查

1）进行如下辅助检查，若本社区卫生服务机构无相应检查条件，建议老年人到上级医院检查并记录最近一次检查结果：血常规、尿常规；肝功能、肾功能；空腹血糖；心电图。

2）根据社区自身条件建议老年人进行以下辅助检查：大便潜血；血脂（总胆固醇、甘油三酯、低密度脂蛋白、高密度脂蛋白）；乙肝表面抗原；X 线胸片；腹部 B 超；宫颈涂片。

3）有高血压、糖尿病等慢性疾病者根据相应疾病管理规范填写特殊人群检查内容。

（4）判断是否需急（转）诊对出现下列情况之一者，须及时转上级医院或急诊处理：心率＞160 次/分或＜40 次/分；收缩压≥180mmHg（或）舒张压≥110mmHg；空腹血糖≥16.7mmol/L 或＜2.8mmol/L；症状及心电图怀疑急性冠状动脉综合征；其他无法处理的急症。

2. 健康状况评估　老年人健康管理重点在于通过对老年人健康状况的动态了解和综合评估，早期发现常见慢性疾病、常见肿瘤、损伤的危险因素，早期诊断常见慢性疾病和常见肿瘤，及时向老年人进行相关健康教育，保障老年人的生活质量。因此，我们将参加管理的老年人居民按以上目的分四种情况：存在慢性疾病、损伤危险因素；新发现的、需要确诊的常见慢性疾病、肿瘤患者；既往已经确诊高血压或糖尿病等慢性疾病患者；评估无异常发现。

（1）存在慢性疾病、损伤危险因素（主要指可干预的因素）：吸烟，饮酒，肥胖，不良的饮食习惯（如嗜盐和高热量食物、奶制品摄入量少等）；不良的生活习惯（如运动少、生活不规律）；视力、平衡能力差、步态不稳。

（2）新发现慢性疾病患者：指本次被医生发现达到高血压、糖尿病等疾病诊断标准，需要进一步确诊的老年居民。

（3）确诊的慢性疾病患者：指既往已经被医生确诊为患有慢性疾病的居民（如高血压、糖尿病等），包括目前疾病控制良好和控制不佳者。

（4）评估无异常发现者：指无基础疾病及危险因素，健康查体无异常发现，生活规律良好的居民。

3. 健康指导　对于已经明确诊断慢性疾病者，要根据相应慢性疾病诊疗规范进行管理；对于存在危险因素者进行有针对性的健康教育和危险因素干预。

（1）根据评估分类结果选择

1）存在慢性疾病、损伤危险因素的居民：吸烟者协助戒烟。饮酒者进行健康饮酒教育。肥胖者协助减重。心血管疾病危险因素干预。骨质疏松危险因素干预。预防跌倒损伤的干预。每 3 个月随访（可以电话随访）。

2）确诊的慢性疾病患者：将患者纳入相应的社区慢性疾病管理规范。同时参照本规范进行健康管理。

3）对需要确诊的居民：及时转诊，明确诊断。

（2）对所有参加管理的居民

1）告知居民参加健康管理的好处：能定期全面查体，了解健康知识，预防慢性疾病的发生，早期发现慢性疾病等。

2）建议居民每年检查一次，预约下次年检时间。

3）如有异常随时就诊。

4）根据患者的生活方式进行健康教育，提出改进意见和改进目标，在下次年检时评估。

5）对于有下列高危因素之一的老年人，推荐并督促其每年进行流感疫苗及肺炎链球菌疫苗的接种：慢性阻塞性肺病，慢性心功能衰竭，慢性肾功能不全，糖尿病，脾切除术后患者，居住在敬老院者，肿瘤或长期服用激素及免疫抑制剂者（此类人群属高发人群，但需咨询肿瘤专科医生或免疫专科医生是否进行免疫接种）。

6）对老年人进行防跌倒措施、意外伤害和自救等健康指导。家中日常用物放于可及处，避免登高、坠床。日常生活区域保持地面无水渍，减少障碍物，保持灯光充足。穿长短适宜的衣裤及防滑鞋。合理使用助行器及他人协助保护。遇到意外伤害及时求助（呼救，拨打 120 或附近亲朋电话）。

7）鼓励居民保持良好的心理状态，促进心理健康。

8）对生活自理能力明显下降（如出现从自理到依赖的转变，或是依赖程度出现转变）的老年居民要帮助寻找原因，提出改善与辅助的建议与措施。

二、疾 病 预 防

1. 疫苗接种 流行性感冒以及通常由肺炎链球菌感染引起的肺炎，是老年人尤其是患有慢性内科疾病的老年人发病和死亡的重要原因。

（1）建议所有参加管理的 65 岁以上的老年人每年注射流感疫苗和 23 价肺炎链球菌疫苗。

（2）对于所有参加管理的高危人群，强烈建议并督促居民每年注射流感疫苗和 23 价肺炎链球菌疫苗。高危人群是指有以下任何情况之一的中年人：慢性阻塞性肺病，慢性心功能衰竭，慢性肾功能不全，糖尿病，脾切除术后患者，居住在敬老院者，肿瘤或长期服用激素及免疫抑制剂者（高发人群，但需咨肿瘤专科医生或免疫专科医生是否进行免疫接种）。

2. 心血管疾病（冠心病）一级预防

（1）告知所有参加管理的居民冠心病是可以预防的。

（2）筛查冠心病的危险因素：年龄和性别，男性＞40 岁，绝经后女性；家族史；吸烟；缺乏运动；超重或肥胖；高血压；血脂异常；糖尿病或糖耐量异常。

以上 8 条，除前 2 条无法改变，后 6 条都是可干预的。

（3）告知居民其自身的危险因素。

（4）根据表 23-1、表 23-2 进行危险因素干预。

（5）如果有条件，还应正确运用中医药方法为老年人提供有关冠心病预防的健康指导。

表 23-1　危险因素干预目标和建议

干预措施	目标	建议
吸烟	戒烟	见健康教育部分
高血压管理	＜140/90mmHg；有糖尿病、慢性肾病者＜130/80mmHg	见第七章高血压患者健康管理
饮食	健康饮食结构	见健康教育部分
阿司匹林	对心血管病高危人群推荐服用小剂量阿司匹林（100mg/d）	阿司匹林过敏、消化性溃疡活动性出血、眼底出血、其他出血性疾病者禁用、既往脑出血、消化性溃疡等病史者慎用；向患者说明服用阿司匹林可能会增加出血的风险，但有循证证据说明获益大于风险
血脂管理	见表 23-1	高脂血症管理规范（待建立）
运动	每天 30 分钟以上中等强度体育活动	运动应循序渐进，适宜的运动有快走、慢跑、太极拳等。适宜的运动强度可用运动时的心率评价，健康人运动时适宜的心率可参考下面的公式推算，运动时的适宜心率=170–年龄
体重管理	BMI＜28；男性腰围＜85cm，女性腰围＜80cm	见健康指导肥胖部分
糖尿病管理	空腹血糖＜7mmol/L	见第八章糖尿病患者健康管理

表 23-2　血脂管理目标

人群	目标			
	LDL-C	HDL-C	Non-HDL-C	TG
≤1 个危险因素	＜160mg/dl	男性：＞40mg/dl 女性：＞50mg/dl	＜130mg/dl	＜150mg/dl
≥2 个危险因素	＜130mg/dl		＜160mg/dl	
≥2 个危险因素或糖尿病	＜100mg/dl		＜190mg/dl	

说明：LDL-C：低密度脂蛋白胆固醇；HDL-C：高密度脂蛋白胆固醇；Non-HDL-C：非高密度脂蛋白胆固醇=总胆固醇-高密度脂蛋白胆固醇；TG：甘油三酯。

3. 骨质疏松 骨质疏松对人体健康的危害是多方面的，如造成腰酸背痛、身高变矮和驼背，影响生活质量。此外，更严重的是导致骨折而致残。除了躯体方面的痛苦外，因骨质疏松导致的骨折还同时影响患者的心理健康和社会适应能力。世界卫生组织有一份报告，每年大约 170 万人发生髋部骨折，到 2050 年可能增加到 630 万人，其中 75%的患者会出现在发展中国家。

社区卫生服务机构根据自身条件，建议对参加管理的居民进行骨质疏松相关教育及危险因素筛查。

（1）告知所有参加管理的居民骨质疏松的危害性。

（2）绝经后女性和年龄＞65 岁的居民筛查骨质疏松导致骨折的危险因素：成年骨折史，父母骨折史，痴呆，吸烟，低体重（BMI＜19），早绝经（＜45 岁，包括手术绝经）或＞1 年的闭经，摄入钙不足（不吃奶制品），饮酒，经常摔倒，缺乏体育锻炼，生活不能自理。

（3）有与骨质疏松相关的疾病或服用可引起骨质疏松的药物。

（4）对于上述危险因素的居民，建议上级医院行骨质密度检查。

（5）对参加管理的居民进行预防骨质疏松教育（表 23-3）。

表 23-3　骨质疏松预防

措施	建议
补充钙质：推荐钙摄取量 1000mg/d，绝经后妇女为 1500mg/d 维生素 D：推荐 400～800U/d	低脂饮食，多吃奶制品、鱼肉和新鲜蔬菜，必要时补充钙制剂（钙片或冲剂等）
锻炼：推荐每日负重锻炼 30 分钟	负重锻炼如跑步、跳舞、爬楼、打球等（游泳、骑自行车等不属于负重锻炼）
戒烟	见健康教育
戒酒	见健康教育
安全的家庭环境，防止摔倒	扶手，浴室有防滑措施，卧室有夜灯等，使用拐杖、助步器等

三、随 访 流 程

对于评估中发现问题需要转诊的居民，社区医生需在 2 周内随访（可预约居民来基层卫生服务机构随访或电话随访）并将随访结果及时填写到居民的健康年检表中。评估中发现有任何异常（包括症状、检查异常、存在危险因素等）的居民，医生要每 3 个月随访 1 次（可预约居民来社区卫生服务机构随访或电话随访），了解居民的症状变化、危险因素干预情况、健康教育处方执行情况等，并填写随访表格。

附 录

附录1 健康体检基本项目目录（试行）

一、必 选 项 目

一级目录［健康体检自测问卷（见附录2）］	二级目录	主要检查内容（健康史、躯体症状、生活习惯、精神压力、睡眠健康、健康素养等）
体格检查	一般检查	身高、体重、腰围、臀围、血压、脉搏
	物理检查	内科：心、肝、脾、肺、肾
		外科：浅表淋巴结、甲状腺、乳腺、脊柱四肢关节、肛门、外生殖器（男性）
		眼科检查：视力、辨色力、内眼、外眼、眼压
		耳鼻咽喉科：外耳道、鼓膜、听力、鼻腔、鼻窦、咽喉
		口腔科：口腔黏膜、牙齿、牙龈、颞颌关节、腮腺
		妇科：外阴、内诊
实验室检查	常规检查	血常规：白细胞计数（WBC），红细胞计数（RBC）、血红蛋白（Hb）、血小板计数
		尿液分析：尿蛋白（PRb），尿潜血（BLD）、尿红细胞、尿白细胞、尿比重、亚硝酸盐、便常规+潜血试验
	生化检查	肝功能：谷草转氨酶、谷丙转氨酶、总胆红素
		肾功能：血尿素氮、血肌酐
		血脂：总胆固醇、三酰甘油、低密度脂蛋白胆固醇、高密度脂蛋白胆固醇； 血糖：空腹血糖、血尿酸等
	细胞学检查	妇科病理学检查
辅助检查	心电图检查	心率及心电图异常结论
	X线检查	胸片：肺部、心脏、胸廓、纵隔、膈肌
	超声检查	腹部超声：肝、胆、胰、脾、肾
体检报告首页		健康自测问卷、体格检查、实验室检查、辅助检查结果摘要

二、备 选 项 目

一级目录	二级目录	主要检查内容
心脑血管疾病风险筛查	高血压风险筛查（20岁以上）	早发高血压家族史、吸烟史、饮酒史、高盐饮食、长期精神紧张、头昏、眩晕等
		诊室血压（连续3次）、动态血压监测、脉搏被传导速度（PWV）、踝臂指数（ABI）、心电图、血管超声、胸部X线照片、眼底血管照相
		空腹血糖、血脂四项、同型半胱氨酸、超敏C反应蛋白、肾素等
	冠心病风险筛查（40岁以上）	冠心病病史及早发家庭史、心前区疼痛、压迫感及胸部不适等
		血压、PWV、ABI、血管内皮功能（FMD）检查、心脏彩色超声、颈动脉超声、动态心电图、心电图运动试验、螺旋CT断层扫描冠脉成像（CTA）

续表

一级目录	二级目录	主要检查内容
心脑血管疾病风险筛查	冠心病风险筛查（40 岁以上）	空腹血糖、血脂四项、载脂蛋白 a、载脂蛋白 b、脂蛋白（a）、血乳酸脱氢酶及其同工酶、血清肌酸激酶及同工酶、肌红蛋白、肌钙蛋白 1、血肌酐、尿微量向蛋白、超敏 C 反应蛋白、白介素-6、肿瘤坏死因子、纤维蛋白原、同型半胱氨酸等
	脑卒中风险筛查（40 岁以上）	高血压、慢性房颤、扩张性心肌病、风湿性心脏病病史及早发家族史、头痛、头昏、眩晕及短暂性脑缺血发作（TIA）等
		血压及动态血压检查、PWV、ABI、FMD、心脏彩色超声、颈动脉超声、经颅多普勒（TCD）、眼底血管照相、头颅 CT
		空腹血糖、血脂（同冠心病）、血肌酐、尿微量白蛋白、血黏度监测、血小板聚集、超敏 C 反应蛋白、纤维蛋白原、同型光胱氨酸等
	外周血管病风险筛查（50 岁以上）	高血压或脑卒中家庭史、高血压、脑卒中、房颤、颈动脉狭窄、腹主动脉瘤等病史、头痛、头晕、乏力、下肢水肿及跛行等
		血压及四肢血压测量，足背动脉触诊，颈部、腹部听诊（血管杂音），血管超声、PWV，ABI，FMD
		空腹血糖、血脂（同冠心病）、血肌酐、尿微量白蛋白、超敏 C 反应蛋白、纤维蛋白原、同型半胱氨酸等
2 型糖尿病风险筛查（35 岁以上）	空腹血糖受损（IFG）、糖尿量异常（IGT）、糖调节受损（IFG-IGI）	出生体重、糖尿病家庭史、妊娠糖尿病、高血压、冠心病史、血糖及血脂异常史、饮食与运动情况、口渴、多饮、多尿、多食、体重下降、倦怠乏力等
		体质指数、腰围与腰臀比、脂肪率、血压、PWV、ABI、FMD
		空腹血糖、餐后 2 小时血糖、OGTT、糖化血红蛋白、糖化白蛋白、血脂（同冠心病）、尿糖、尿酮体、尿微量白蛋白、胰岛素、C-肽、超敏 C 反应蛋白、同型半胱氨酸
慢性阻塞性肺疾病（DOPD）风险筛查（50 岁以上，吸烟者 40 岁以上）		吸烟史、慢性支气管炎、哮喘病史、慢性咳嗽、咳痰、气短、喘息、胸闷等
		肺功能检查、肺部 X 线检查、肺部 CT 检查
		红细胞沉降率、白细胞、红细胞、红细胞压积等
慢性肾病（CKI）风险筛查（40 岁以上）		肾脏疾病家庭史、慢性肾炎及蛋白尿、高血压、糖尿病史等、眼睑水肿、血尿、尿少、疲乏、厌食、恶心、呕吐等
		血压、肾脏超声检查
		血肌酐、尿微量白蛋白
恶性肿瘤风险筛查	肺癌（50 岁以上）	肺癌家庭史、吸烟史、咳嗽、胸痛、痰中带血、长期低热等
		肺部低剂量 CT、肿瘤标志物：NSE、CYFRA21-1、CEA、SCC
	乳腺癌（35 岁以上女性）	乳腺癌家庭史、乳腺疾病史、婚育史、月经史、乳房胀痛（与月经周期无关）、乳头异常分泌物等
		乳腺超声检查、乳腺钼靶检查、肿瘤标志物：CA-153、CA-125、CEA
	宫颈癌（21 岁以上女性）	宫颈癌家庭史、月经史、生育史、不洁性生活史、白带异常、阴道出血等
		宫颈超薄细胞学检查（TCT）、人乳头瘤病毒测试（HPV）、肿瘤标志物：SCC、CEA
	直结肠癌（50 岁以上）	直结肠癌家族史、慢性结肠炎及肠息肉病史、下腹痛、便血、黏液便、大便频次等肛诊、大便带血、结肠镜、气钡双重造影，肿瘤标志物：CEA、CA-199、CA-242
	胃癌（50 岁以上）	胃癌家庭史、胃溃疡、胃肠息肉病史等、腹痛、腹泻、消瘦、柏油便等
		胃镜检查、气钡双重造影、幽门螺旋菌检查（HP）、胃蛋白酶元及胃泌素测定等肿瘤标志物：CA72-4、CEA
	前列腺癌（45 岁以下男性）	前列腺癌家庭史、慢性炎症史、反复尿频、尿急及血尿等
		前列腺触诊检查、前列腺超声检查，肿瘤标志物：PAS、FPAS
其他项目		体适能检测、骨密度检测、心理测评、中医体质辨识、功能医学检测等

附录 2　健康体检自测问卷（试行）

一、基 本 信 息

姓名：

性别：□男　□女

出生日期：　年　月　日

身份证号：_____民族：□汉族　□少数民族_____

出生地：　省　市　县

婚姻状况：□未婚　□已婚（含同居）　□丧偶　□离异　□其他

文化程度：□小学及以下　□初中　□高中　□中专及技校　□大学本科/专科　□研究生及以上

职业：□国家公务员　□专业技术人员　□职员　□企业管理人员　□工人　□农民　□学生　□现役军人
□自由职业者　□个体经营者　□无业人员　□退（离）休人员　□其他

医保类别：□城镇职工医保　□城镇居民医保　□新农合医保　□其他　□无

联系电话：_____

二、健康史-家族史

1. 您的父母或兄弟姐妹是否患有明确诊断的疾病？A. 是　B. 否

1-1. 请选择疾病的名称：（可多选）

A. 高血压病　B. 脑卒中　C. 冠心病　D. 外周血管病　E. 心力衰竭　F. 糖尿病　G. 肥胖症　H. 慢性肾脏疾病　I. 慢性阻塞性肺病　J. 骨质疏松　K. 痛风　L. 恶性肿瘤　M. 风湿免疫性疾病　N. 精神疾病　O. 其他_____

1-2. 请确定所患的恶性肿瘤名称：

A. 肺癌　B. 肝癌　C. 胃癌　E. 食管癌　F. 结直肠癌　G. 白血病　H. 脑瘤　I. 乳腺癌　J. 胰腺癌　K. 骨癌　L. 膀胱癌　M. 鼻咽癌　N. 宫颈癌　O. 子宫癌　P. 前列腺癌　Q. 卵巢癌　R. 甲状腺癌　S. 皮肤癌　T. 其他

1-3. 您的父亲是否在 55 岁、母亲在 65 岁之前患有上述疾病吗？A. 是　B. 否

三、健康史-现病史

2. 您是否患有明确诊断的疾病或异常？A. 是　B. 否

2-1. 请您确认具体疾病或异常的名称：（可多选）

A. 高血压　B. 脑卒中　C. 冠心病　D. 外周血管病　E. 糖尿病　F. 脂肪肝　G. 慢性肾脏疾病　H. 慢性胃炎或胃溃疡　I. 幽门螺杆菌感染　J. 胃息肉　K. 肠道息肉　L. 慢性阻塞性肺病　M. 哮喘　N. 慢性胰腺炎　O. 骨质疏松　P. 慢性肝炎或肝硬化　Q. 慢性胆囊炎、胆石症　R. 结核病　S. 类风湿性关节炎　T. 前列腺炎或肥大　U. 慢性乳腺疾病　V. 人乳头瘤病毒（HPV）感染　W. 血脂异常　X. 尿酸升高　Y. 恶性肿瘤　Z. 其他

2-2. 请确定您所患的恶性肿瘤名称：

A. 肺癌　B. 肝癌　C. 胃癌　E. 食管癌　F. 结直肠癌　G. 白血病　H. 脑瘤　I. 乳腺癌　J. 胰腺癌　K. 骨癌　L. 膀胱癌　M. 鼻咽癌　N. 宫颈癌　O. 子宫癌　P. 前列腺癌　Q. 卵巢癌　R. 甲状腺癌　S. 皮肤癌　T. 其他

2-3. 请填写您被诊断患有上述疾病或异常的年龄：_____岁

四、健康史-过敏史

3. 您是否出现过过敏？A. 是　B. 否

3-1. 请选择过敏原：（可多选）

A. 青霉素　B. 磺胺类　C. 链霉素　D. 头孢类　E. 鸡蛋　F. 牛奶　G. 海鲜　H. 花粉或尘螨　I. 粉尘　J. 洗洁剂　K. 化妆品　L. 其他

五、健康史-用药史

4. 您是否长期服用药物？（连续服用 6 个月以上，平均每日服用一次以上）A. 是　B. 否

4-1. 您长期服用哪些药物？（可多选）

A. 降压药　B. 降糖药　C. 调脂药（降脂药）D. 降尿酸药　E. 抗心律失常药　F. 缓解哮喘药物
G. 解热镇痛药（如布洛芬等）　H. 泼尼松类药物　I. 雌激素类药物　J. 利尿剂　K. 镇静剂或安眠药
L. 中草药　M. 避孕药　N. 抗抑郁药物　O. 其他

六、健康史-手术史

5. 您是否因病进行过手术治疗？A. 是　B. 否

5-1. 请您选择手术的部位？（可多选）

A. 头颅（含脑）　B. 眼　C. 耳鼻咽喉　D. 颌面部及口腔　E. 颈部或甲状腺　F. 胸部（含肺部）
G. 心脏（含心脏介入）　H. 外周血管　I. 胃肠　J. 肝胆　K. 肾脏　L. 脊柱　M. 四肢及关节　N. 膀胱
O. 妇科　P. 乳腺　Q. 前列腺　R. 其他

七、健康史-月经生育史

6. 您第一次来月经的年龄：＿＿＿＿＿岁

7. 您是否绝经？A. 是（绝经年龄：＿＿＿＿＿岁）　B. 否

8. 您的结婚年龄：＿＿＿＿＿岁

9. 您是否生育过？A. 否　B. 是（初产年龄：＿＿＿＿＿岁，生产＿＿＿＿＿次，流产总次数＿＿＿＿＿次）

9-1. 您的孩子是母乳喂养吗？A. 是（哺乳时间＿＿＿＿＿月）　B. 否

9-2. 您是否曾患有妊娠糖尿病？A. 是　B. 否

9-3. 您是否曾患有妊娠高血压？A. 是　B. 否

八、躯体症状（最近 3 个月）

10. 您感觉身体总体健康状况如何？A. 好　B. 一般　C. 差

11. 您感到疲劳乏力或周身明显不适吗？A. 没有　B. 偶尔　C. 经常

12. 您视力有下降吗？A. 没有　B. 轻微　C. 明显

13. 您听力有下降吗？A. 没有　B. 轻微　C. 明显

14. 您有鼻出血或浓血鼻涕吗？A. 没有　B. 偶尔　C. 经常

15. 您出现过吞咽不适、哽噎感吗？A. 没有　B. 偶尔　C. 经常

16. 您有明显的咳嗽、咳痰吗？A. 没有　B. 偶尔　C. 经常

17. 您有过咳痰带血或咯血吗？A. 没有　B. 偶尔　C. 经常

18. 您感到胸痛或心前区憋闷不适吗？A. 没有　B. 偶尔　C. 经常

19. 您感到有胸闷气喘或呼吸困难吗？A. 没有　B. 偶尔　C. 经常

20. 您感到低热（体温偏高）吗？A. 没有　B. 偶尔　C. 经常

21. 您感到头晕或头昏吗？A. 没有　B. 偶尔　C. 经常

22. 您感到恶心、反酸或上腹部不适吗？A. 没有　B. 偶尔　C. 经常

23. 您有过食欲缺乏、消化不良或腹胀吗？A. 没有　B. 偶尔　C. 经常

24. 您有过不明原因跌倒或晕倒吗？A. 没有　B. 偶尔　C. 经常

25. 您感到明显的手足发麻或刺痛吗？A. 没有　B. 偶尔　C. 经常

26. 您双下肢水肿吗？A. 没有　B. 偶尔　C. 经常

27. 您排尿困难吗？A. 没有　B. 偶尔　C. 经常

28. 您有尿频、尿急、尿痛及尿血吗？A. 没有　B. 偶尔　C. 经常

29. 您有腹泻、腹痛或大便习惯改变（如厕时间、次数、形状等）吗？A. 没有　B. 偶尔　C. 经常

30. 您出现过柏油样便或便中带血吗？A. 没有　B. 偶尔　C. 经常

31. 您出现过不明原因的身体消瘦或体重减轻吗？（体重减轻超过原体重的 10%）A. 是　B. 否

32. 您是否发现乳房有包块，并伴有胀痛吗（与月经周期无关）？A. 是　B. 否

33. 您有不明原因的阴道出血、白带异常吗？ A. 是　 B. 否

34. 您身体有过明显的疼痛吗？（外伤除外） A. 是　 B. 否

34-1. 疼痛的部位？ A. 头　 B. 颈肩　 C. 咽喉　 E. 腰背　 F. 胸部　 G. 腹部　 H. 四肢　 I. 关节

九、生活习惯-饮食

35. 您通常能够按时吃三餐吗？ A. 能　 B. 基本能　 C. 不能

36. 您常暴饮暴食吗？ A. 是　 B. 否

37. 您常吃夜宵吗？ A. 不吃　 B. 偶尔吃　 C. 经常吃

38. 您参加请客吃饭（应酬）情况？

A. 不参加或偶尔参加（1～2 次/月）　 B. 比较多（1～2 次/周）　 C. 经常参加（3～5 次/周）　 D. 非常频繁（>5 次/周）

39. 您的饮食口味？ A. 清淡　 B. 咸　 C. 甜　 D. 高油脂　 E. 辛辣　 F. 热烫

40. 您的饮食偏好？ A. 熏制、腌制类　 B. 油炸食品　 C. 甜点　 D. 吃零食（适量坚果除外）　 E. 吃快餐　 F. 喝粥（≥2 次/天）　 G. 其他

41. 您的主食结构如何？ A. 细粮为主　 B. 粗细搭配　 C. 粗粮为主　 D. 不好说

42. 您喝牛奶吗？ A. 不喝　 B. 偶尔喝（1～2 次/周）　 C. 经常喝（3～5 次/周）　 D. 每天都喝（>5 次/周）

43. 您吃鸡蛋吗？ A. 不吃　 B. 偶尔吃（1～2 次/周）　 C. 经常吃（3～5 次/周）　 D. 每天都吃（>5 次/周）

44. 您吃豆类及豆制品吗　 A. 不吃　 B. 偶尔吃（1～2 次/周）　 C. 经常吃（≥3 次/周）

45. 您吃水果吗？ A. 不吃　 B. 偶尔吃（1～2 次/周）　 C. 经常吃（3～5 次/周）　 D. 每天都吃（>5 次/周）

46. 您平均每天吃多少蔬菜？ A. <100g　 B. 100～200g　 C. 200～500g　 D. >500g

47. 您平均每天吃多少肉（猪、牛、羊、禽）？ A. <50g　 B. 50～100g　 C. 101～250g　 D. >250g

48. 您吃肥肉吗？ A. 不吃　 B. 偶尔吃一点　 C. 经常吃

49. 您吃动物内脏吗？ A. 不吃　 B. 偶尔吃（1～2 次/周）　 C. 经常吃（≥3 次/周）

50. 您吃鱼肉或海鲜吗？ A. 不吃　 B. 偶尔吃（1～2 次/周）　 C. 经常吃（≥3 次/周）

51. 您喝咖啡吗？ A. 不喝　 B. 偶尔喝（1～2 次/周）　 C. 经常喝（3～5 次/周）　 D. 每天都喝（>5 次/周）

52. 您喝含糖饮料（果汁、可乐等）吗？

A. 不喝　 B. 偶尔喝（1～2 次/周）　 C. 经常喝（3～5 次/周）　 D. 每天都喝（>5 次/周）

十、生活习惯-吸烟

53. 您吸烟吗？（持续吸烟 1 年以上）

A. 不吸　 B. 吸烟　 C. 吸烟，已戒（戒烟 1 年以上）　 D. 被动吸烟（每天累计 15 分钟以上，且每周 1 天以上）

53-1. 您通常每天吸多少支烟？（含戒烟前）＿＿＿＿＿支,您持续吸烟的年限？（含戒烟前）＿＿＿＿＿年

53-2. 您戒烟多长时间了？ ＿＿＿＿＿年

十一、生活习惯-饮酒

54. 您喝酒吗？（平均每周饮酒 1 次以上） A. 不喝　 B. 喝　 C. 以前喝，现已戒酒（戒酒 1 年以上）

54-1. 您一般喝什么酒？ A. 白酒　 B. 啤酒　 C. 红酒　 D. 什么都喝

54-2. 您每周喝几次酒？（含戒酒前） A. 1～2 次　 B. 3～5 次　 C. >5 次

54-3. 您每次喝几两？（1 两相当于 50ml 白酒，100ml 红酒，300ml 啤酒）

A. 1～2 两　 B. 3～4 两　 C. >5 两

54-4. 您持续喝酒的年限？（含戒酒前）＿＿＿＿＿年

54-5. 您戒酒多长时间了＿＿＿＿＿年

十二、生活习惯-运动锻炼

55. 您参加运动锻炼吗？

A. 不参加　 B. 偶然参加　 C. 经常参加（平均每周锻炼 3 次及以上，每次锻炼>30 分钟）

55-1. 您常采用的运动锻炼方式：（可多选）

A. 散步　B. 慢跑　C. 游泳　D. 自行车　E. 爬楼梯　F. 球类　G. 交谊舞　H. 瑜伽　I. 健身操　J. 力量锻炼　K. 登山　L. 太极拳　M. 其他

55-2. 您每周锻炼几次？A. 1～2 次　B. 3～5 次　C. >5 次

55-3. 您每次锻炼多次时间？A. <30 分钟　B. 30～60 分钟　C. >60 分钟

55-4. 您坚持锻炼多少年了？_____年

56. 您工作中的体力强度？

A. 脑力劳动为主　B. 轻体力劳动　C. 中度体力劳动　D. 重体力劳动　E. 不工作

56-1. 您每周工作几天？A. <3 天　B. 3～5 天　C. >5 天

56-2. 您每天平均工作多长时间？_____小时

57. 除工作、学习时间外，您每天坐着（如看电视、上网、打麻将、打牌等）的时间是？

A. <2 小时　B. 2～4 小时　C. 4～6 小时　D. >6 小时

十三、环 境 健 康

58. 您的工作，生活场所经常会接触到哪些有害物质？

A. 无或很少　B. 噪声、震动　C. 电磁辐射　D. 粉尘　E. 化学污染　F. 空气污染　G. 建筑装修污染　H. 烹饪油烟　I. 其他

十四、心理健康-精神压力（最近两周）

59. 您感到闷闷不乐，情绪低落吗？A. 没有　B. 偶尔　C. 经常

60. 您容易情绪激动或生气吗？A. 没有　B. 偶尔　C. 经常

61. 您感到精神紧张，很难放松吗？A. 没有　B. 偶尔　C. 经常

62. 您比平常容易紧张和着急吗？A. 没有　B. 偶尔　C. 经常

63. 您容易发脾气，没有耐性吗？A. 没有　B. 偶尔　C. 经常

64. 您感到心力枯竭，对人对事缺乏热情吗？A. 没有　B. 偶尔　C. 经常

65. 您容易焦虑不安、心烦意乱吗？A. 没有　B. 偶尔　C. 经常

66. 您感觉压抑或沮丧吗？A. 没有　B. 偶尔　C. 经常

67. 您注意力集中有困难吗？A. 没有　B. 偶尔　C. 经常

十五、睡 眠 健 康

68. 最近 1 个月，您的睡眠如何？A. 好　B. 一般　C. 差

68-1. 您睡眠差的主要表现：

A. 入睡困难　B. 早醒　C. 多梦或噩梦中惊醒　D. 夜起　E. 熟睡时间短　F. 其他

68-2. 影响您睡眠差的主要原因：

A. 工作压力过大　B. 负性生活事件　C. 环境干扰（如噪声、配偶或室友打鼾等）　D. 身体不适或疾病　E. 气候变化　F. 药物　G. 倒班或倒时差　H. 其他

69. 您每天平均睡眠时间：（不等于卧床时间）

A. <5 小时　B. 5～7 小时　C. 7～9 小时　D. >9 小时

十六、健 康 素 养

70. 您多长时间做一次体检？A. 从来不做　B. 半年　C. 1 年　D. 2～3 年　E. >3 年

71. 您是否主动获取医疗保健知识？A. 是　B. 否

71-1. 您获取医疗保健知识的途径？

A. 电视　B. 广播　C. 图书和报刊　D. 上网　E. 卫生机构及医生　F. 其他

72. 您如厕观察二便（大小便）吗？A. 从不　B. 偶尔　C. 经常

73. 您自测血压、心率吗？A. 从不　B. 偶尔　C. 经常

74. 您出差或旅游带常用或急救药品吗？A. 从不　B. 偶尔　C. 经常

75. 您乘坐私家车或出租车时系安全带吗？A. 从来不系　B. 有时系　C. 每次都系

76. 您经常晒太阳吗？A. 从不　B. 偶然　C. 经常

77. 您认为以下血压值哪个最理想？　A. 140/90mmHg　B. 120/80mmHg　C. 150/100mmHg　D. 不知道

78. 您认为成年人腋下体温最理想的范围是？　A. 35～36℃　B. 36～37℃　C. 37～38℃　D. 不知道

79. 您认为安静状态下成年人最理想的脉搏次数是？

A. 30～50 次/分　B. 51～70 次/分　C. 71～90 次/分　D. ＞90 次/分　E. 不知道

80. 您认为成年人每天最佳食盐量不要超过多少克？

A. ＜6g　B. ＜8g　C. ＜10g　D. ＜12g　E. 不知道

81. 您认为成年人正常体质指数是［体质指数=体重（kg）/身高^2（m^2）］？

A. ≤18.5　B. 18.5～24.9　C. 25～29.9　D. 30 以上　E. 不知道

82. 您认为成年人正常腰围是？

男性：A. ≤80cm　B. ≤85cm　C. ≤90cm　D. ≤95cm　E. 不知道

女性：A. ≤70cm　B. ≤75cm　C. ≤80cm　D. ≤85cm　E. 不知道

83. 您认为成人空腹血糖正常值是？

A. ＜3.89mmol/L　B. 3.89～6.1mmol/L　C. 6.1～7.0mmol/L　D. ≥7.0mmol/L　E. 不知道

84. 您认为成人三酰甘油正常值是？

A. ＜0.56mmol/L　B. 0.56～1.7mmol/L　C. ＞1.7mmol/L　D. 不知道

85. 您认为成人总胆固醇理想值是？

A. ＜5.2mmol/L　B. 5.2～6.1mmol/L　C. ＞6.1mmol/L　D. 不知道

86. 答完该问卷后，您对自己的健康状态感觉如何？

A. 很好　B. 比较好　C. 一般（还可以）　D. 不好或较差　E. 不好说

87. 您对该健康自测问卷的总体印象是？

A. 很好　B. 比较好　C. 一般（还可以）　D. 不好说　E. 较差或不好

附录3　各主要体检项目的临床意义

一、血　常　规

主要检查血液中红细胞（RBC）、血红蛋白（Hb）含量，白细胞（WBC）的总数和分类及血小板的数量。有助于了解有无贫血、感染、查找出血的原因及异常形态粒细胞等。

（一）RBC 和 Hb

正常值：RBC　男性：（4.0～5.5）×10^{12}/L　女性：（3.5～4.5）×10^{12}/L

　　　　Hb　男性：120～160g/L　　　　女性：110～150g/L

临床意义如下：

1. RBC 和 Hb 增多

一般经多次检查男性 RBC＞6.0×10^{12}/L、Hb＞170g/L，女性 RBC＞5.5×10^{12}/L、Hb＞160g/L 就可认定为增多，原因为：

（1）血浆中水分丢失，血液浓缩：见于严重呕吐、腹泻、大量出汗、大面积烧伤、慢性肾上腺皮质功能减退、尿崩症、甲状腺危象、糖尿病酮症酸中毒等。

（2）缺氧：见于高原地区居民，严重的慢性心、肺疾患如阻塞性肺气肿、肺源性心脏病、紫绀型先天性心脏病，以及携氧能力低的异常 Hb 病等。

（3）促 RBC 生成素非代偿性增多：见于某些肿瘤或肾脏疾病如肝细胞癌、子宫肌瘤、卵巢癌、肾癌、肾胚胎瘤、肾盂积水、多囊肾等。

（4）真性 RBC 增多症：是一种原因不明的骨髓增殖性疾病。

2. RBC 和 Hb 减少　低于正常值的低限，通常称为贫血。临床上根据血红蛋白减低的程度将贫血分为四级：

轻度：90g/L≤Hb＜参考值底限

中度：60g/L≤Hb＜90g/L

重度：30g/L≤Hb＜60g/L

极重度：Hb＜30g/L

贫血的原因为：

（1）生理性减少：见于儿童和孕妇。

（2）病理性减少，见于：

1）RBC 生成减少

A. 骨髓造血功能障碍

a. 造血组织容量减少：　　再生障碍性贫血。

b. 骨髓浸润：　　　　　　白血病、骨髓瘤、骨髓纤维化等伴发的贫血。

c. 原因未明：　　　　　　慢性系统性疾病（慢性感染、炎症、恶性肿瘤、尿毒症、肝病、风湿性疾病、内分泌等）伴发的贫血。

B. 造血物资缺乏或失利用

a. 缺铁：　　　　　　　　缺铁性贫血（最常见）。

b. 铁失利用：　　　　　　铁粒幼细胞性贫血。

c. DNA 合成障碍：　　　　叶酸及维生素 B_{12} 缺乏所致的各种巨幼细胞性贫血（很常见）。

2）RBC 破坏过多

A. RBC 内在缺陷（遗传性缺陷）：遗传性球形细胞增多症、RBC 酶缺乏所致的溶血性贫血、地中海性贫血、异常 Hb 病、阵发性睡眠性 Hb 尿等。

B. RBC 外来因素（获得性因素）：免疫性溶血性贫血机械性溶血性贫血物理、化学、生物因素引起的溶血性贫血。

C. 失血

a. 急性失血：　　　　　　急性失血性贫血。

b. 慢性失血：　　　　　　慢性失血性贫血。

（二）WBC

正常值：（4～10）×10^9/L

临床意义：WBC 数高于 $10×10^9$/L 称 WBC 增多，低于 $10×10^9$/L 称 WBC 减少。由于外周血中 WBC 的组成主要是中性粒细胞和淋巴细胞尤其是中性粒细胞为主。故在大多数情况下，WBC 增多或减少，主要受中性粒细胞的影响。因此，WBC 增多或减少，通常就与中性粒细胞的增多或减少有着密切关系和相同意义。

1. 中性粒细胞

（1）中性粒细胞增多分为两类：反应性增多和异常增生性增多。

反应性增多见于：A：急性感染或炎症。B：广泛的组织损伤或坏死：严重外伤、手术创伤、大面积烧伤、以及血管拴塞所致局部缺血性坏死等。C：急性溶血。D：急性失血。E：急性中毒。F：恶性肿瘤。

异常增生性增多见于：A：粒细胞白血病。B：骨髓增殖性疾病：真性 RBC 增多症、原发行血小板增多症和骨髓纤维化、慢性粒细胞性白血病。

（2）中性粒细胞减少

1）感染性疾病：病毒感染是引起粒细胞减少的常见原因，如流感、麻疹、病毒性肝炎、水痘、风疹、巨细胞病毒等。细菌性感染如伤寒杆菌、粟粒性结核。

2）血液系统疾病：常见于再生障碍性贫血、粒细胞减少症、粒细胞缺乏症、部分白血病等。

3）物理、化学因素：如放射线、放射性核素、化学物品及化学药品均可引起粒细胞减少。

4）单核-巨细胞系统功能亢进：如脾功能亢进。

5）其他：系统性红斑狼疮、某些自身免疫性疾病等。

2. 淋巴细胞

（1）淋巴细胞增多

1）感染性疾病：主要为病毒感染，如麻疹、风疹、水痘、流行性腮腺炎、传染性淋巴细胞增多症、病毒性肝炎、流行性出血热、结核、梅毒等。

2）淋巴细胞白血病、淋巴瘤。

3）急性传染病的恢复期。

4）组织移植后的排斥反应。

（2）淋巴细胞减少：主要见于应用肾上腺皮质激素、接触放射线、免疫缺陷性疾病、丙种球蛋白缺乏症。

（三）血小板

正常值：（100～300）×10^9/L

临床意义如下：

1. 血小板减少　血小板数低于 $100×10^9$/L 称为血小板减少。

（1）血小板生成障碍：见于再生障碍性贫血、放射线损伤、白血病、巨幼细胞性贫血、骨髓纤维化等。

（2）血小板分布异常：脾肿大（肝硬化引起）。

（3）血小板破坏或消耗亢进：见于原发性血小板减少型紫癜、系统性红斑狼疮、恶性淋巴瘤、过敏性药物损伤（奎宁、磺胺药）、病毒感染等。

2. 血小板增多　血小板数超过 $400×10^9$/L 称为血小板增多。

（1）原发性增多：见于慢性粒细胞白血病、真性 RBC 增多症和原发性血小板增多症。

（2）反应性增多：见于急性或慢性炎症、缺铁性贫血、癌症患者。

二、尿　常　规

了解尿中是否有蛋白，尿糖、红细胞、白细胞及尿比重等异常情况，由此有助于发现肾、尿路和膀胱是否有炎症及糖尿病等疾患。

1. 尿糖（GLU）　正常情况下尿糖为阴性，定性检查阳性时称为糖尿。多见于：

（1）糖尿病。

（2）内分泌疾病：生长激素、甲状腺素、皮质醇、胰高血糖素、肾上腺素分泌增多引起。

（3）肾性糖尿：是一种遗传性疾病，血糖正常。

（4）假性糖尿：尿中维生素 C、尿酸、葡萄糖醛酸和一些药物，如异烟肼、链霉素、水杨酸、阿司匹林等的浓度增高时，尿糖定性检查也可出现阳性反应称为假性糖尿。

2. 蛋白尿（PRO）　尿蛋白定性试验呈阳性反应称为蛋白尿。见于：

（1）肾炎、肾小球肾病、肾盂肾炎。

（2）肾化学性损伤：如金属盐类（汞、镉、铀、铬、砷、和铋）或有机溶剂（苯、四氯化碳）以及药物（磺胺、卡拉霉素、庆大霉素、多黏菌素等）引起的肾脏损害。

（3）溢出性蛋白尿：如多发性骨髓瘤、急性溶血性疾病。

（4）生理性蛋白尿：剧烈运动、发热、受寒和精神紧张时可出现蛋白尿，但一般尿蛋白定性检查不会超过（+）。

3. 尿胆红素（BIL）　正常情况下，尿胆红素定性检查呈阴性。如果定性检查呈阳性反应称为胆红素尿。见于阻塞性黄疸（胆道结石、炎症、肿瘤、良性狭窄引起）及肝细胞性黄疸（肝脏的炎症、药物性肝损害、肿瘤等）。

4. 尿胆原（URO）　尿胆原是胆红素在肠道的分解产物，正常情况下做定性检查呈阴性或弱阳性反应。尿内尿胆原增多见于：肝功能受损、体内胆红素生成亢进且胆管畅通者（内出血或各种溶血性疾病）、肠管回吸收的尿胆原增加（顽固性便秘、肠梗阻）等。

5. 酸碱度（pH）　正常尿液一般呈弱酸性，其 pH 约为 6.5。

（1）酸度增高：如酸中毒、发热或服用氯化铵等药物、糖尿病、痛风、白血病的病人有时尿液也可呈酸性。

（2）碱度增高：如膀胱炎、碱中毒等。

6. 尿比重（SG） 正常值为 1.003～1.030。

（1）比重增高：见于急性肾小球肾炎、心力衰竭、高热、脱水、周围循环衰竭、糖尿病。

（2）比重减低：见于慢性肾衰竭、尿崩症等。

7. 尿隐血（BLD） 正常尿中 RBC 数不超过 3 个/高倍视野。如超过 3 个，而尿的外观无血色者，称为镜下血尿。见于：急性肾小球肾炎、慢性肾炎、肾结核、肾结石、肾肿瘤、肾盂肾炎、急性膀胱炎或血友病等。女性月经期体检时尿被经血污染也会出现镜下血尿。

8. 尿酮体（KNT） 酮体是体内脂肪代谢的中间产物。正常情况下定性检查为阴性。尿中酮体增高称为酮尿。见于：①糖尿病性酮尿。②非糖尿病性酮尿：在儿童可因为发热、严重呕吐、腹泻、未能进食等出现酮尿，在妊娠妇女可因严重的妊娠反应、妊娠剧烈呕吐、子痫、重症不能进食、消化吸收障碍等尿酮体呈阳性反应。

9. 亚硝酸盐（NIT） 一般无太大意义。

10. WBC（LEU） 正常情况下尿中 WBC 不超过 5 个/高倍视野。如超过 5 个/高倍视野称为镜下脓尿。根据其增多的程度标记为（+）～（++++）。尿中 WBC 增多常见于急性肾小球肾炎、肾盂肾炎、肾结核、膀胱炎、或尿道炎等，男性要注意前列腺炎症。

三、乙肝两对半

乙型肝炎存在三种抗原，即 HBsAg、HBeAg、HBcAg，由 3 种抗原刺激，产生相应的 3 种抗体，即 HBsAb、HBeAb、HBcAb，因为 HBcAg 在血清中不易检出，通常只查其余五项，称两对半检查。其意义在于了解是否感染了乙肝病毒，是大三阳还是小三阳；是否需要打预防针，还是已经有了抗体（具有防御能力）。

四、肝 功 能

（1）总胆红素（TBIL）正常值 2～22μmol/L。

（2）直接胆红素（DBIL）正常值 2～7μmol/L。

（3）间接胆红素（没查）正常值 1.7～10.2μmol/L。

临床意义：总胆红素升高表示有黄疸，如果总胆红素和间接胆红素升高为溶血性黄疸；总胆红素和直接胆红素升高为阻塞性黄疸（胆道的炎症、结石、狭窄、肿瘤引起）；总胆红素和直接胆红素及间接胆红素均升高为肝细胞性黄疸（肝炎引起）。

（4）总蛋白（TP）正常值 60～85g/L。

（5）白蛋白（ALB）正常值 35～60g/L。

临床意义：蛋白在肝脏合成，肝功能受损时，蛋白减少，常见于肝硬化、慢性肝炎、肝癌等。最早减少的是白蛋白，白蛋白持续下降者预后多不良，白蛋白减少 25g/L 以下，易产生腹水。

（6）谷丙转氨酶（ALT）正常值 0～40U/L。

（7）谷草转氨酶（AST）正常值 4～45U/L。

谷丙转氨酶和谷草转氨酶升高表示肝细胞受损，多见于急性病毒性肝炎、慢性肝炎、药物性肝损害、酒精性肝损害、脂肪肝、肝硬化和肝癌。

（8）碱性磷酸酶（ALP）正常值 40～160U/L。其升高多见于阻塞性黄疸及骨肿瘤。

（9）r-谷氨酰转肽酶（r-GT）正常值 7～50U/L。其升高多见于阻塞性黄疸、肝癌、慢性肝炎和肝硬化、酒精性肝损害等，急性肝炎可轻度升高。

五、血 脂 4 项

了解血脂情况，有助于高脂血症、高血压、冠心病、脂肪肝等的诊断。

（1）总胆固醇（TC）正常值 3.1～5.7mmol/L。

（2）甘油三酯（TG）正常值 0.56～1.7mmol/L。

总胆固醇和甘油三酯增高的人易患高血压、冠心病、脑血管病、脂肪肝。

（3）高密度脂蛋白（HDL）正常值 1.1～1.9mmol/L，是人体预防冠心病因子，其值减低者易患冠心病。

（4）低密度脂蛋白（LDL）正常值 2.1～3.1mmol/L，其值增高者易患冠心病。

六、血　糖

正常值：3.6～6.1mmol/L，升高见于糖尿病及其他内分泌疾病等。

七、血　尿　酸

血尿酸是诊断高尿酸血症、痛风病的主要指标，正常值：90～120mmol/L。

八、血肌酐、尿素氮

血肌酐、尿素氮是肾实质损伤的指标，尿素氮（BUN）正常值：1.8～7.1mmol/L，肌酐（Cr）正常值：50～120μmol/L。升高多见于慢性肾炎、肾动脉硬化、严重肾盂肾炎、肾结核、肾肿瘤的晚期等。也可见于消化道大出血、大面积烧伤时。

九、甲胎蛋白（又名胎甲球，AFP）

甲胎蛋白异常升高，有助于原发性肝癌的早期诊断。

十、癌胚抗原（CEA）

多种癌症（如直肠癌、结肠癌、食管癌、胃癌、肺癌、乳腺癌、卵巢癌、膀胱癌等）该指标会明显增高，且 CEA 水平与病情进展有关，可用于病情检测和预后判断。

十一、胸透、胸片

胸透、胸片可了解双肺、心脏、纵隔情况，对肺部疾患、心脏病、胸膜病变等诊断有特殊价值。

十二、心　电　图

心电图可判断心率、心律情况及心肌缺血与否，是心律失常、冠心病诊断的主要依据。窦性心律不齐、早期复极综合征、LGL 综合征多见于正常人。

十三、B 超

B 超的目的在于判断所查脏器是否有占位病变、炎症、结石等异常，尤其对占位病变的早期诊断及肾结石等有特殊意义。

附录 4　SF-36 量表

一、SF-36 量表的内容

1. 总体来讲，您的健康状况是：

①非常好　②很好　③好　④一般　⑤差

2. 跟 1 年以前比您觉得自己的健康状况是：

①比 1 年前好多了　②比 1 年前好一些　③跟 1 年前差不多　④比 1 年前差一些　⑤比 1 年前差多了

（权重或得分依次为 1，2，3，4 和 5）

健康和日常活动

3. 以下这些问题都和日常活动有关。请您想一想，您的健康状况是否限制了这些活动？如果有限制，程度如何？

（1）重体力活动：如跑步举重、参加剧烈运动等：

①限制很大　②有些限制　③毫无限制

（权重或得分依次为 1，2，3；下同）注意：如果采用汉化版本，则得分为 1，2，3，4，则得分转换时做相应的改变。

（2）适度的活动：如移动一张桌子、扫地、打太极拳、做简单体操等：

①限制很大　②有些限制　③毫无限制

（3）手提日用品：如买菜、购物等：

①限制很大　②有些限制　③毫无限制

（4）上几层楼梯：

①限制很大　②有些限制　③毫无限制

（5）上一层楼梯：

①限制很大　②有些限制　③毫无限制

（6）弯腰、屈膝、下蹲：

①限制很大　②有些限制　③毫无限制

（7）步行 1500 米以上的路程：

①限制很大　②有些限制　③毫无限制

（8）步行 1000 米的路程：

①限制很大　②有些限制　③毫无限制

（9）步行 100 米的路程：

①限制很大　②有些限制　③毫无限制

（10）自己洗澡、穿衣：

①限制很大　②有些限制　③毫无限制

4. 在过去 4 个星期里，您的工作和日常活动有无因为身体健康的原因而出现以下这些问题？

（1）减少了工作或其他活动时间：

①是　②不是

（权重或得分依次为 1，2；下同）

（2）本来想要做的事情只能完成一部分：

①是　②不是

（3）想要干的工作或活动种类受到限制：

①是　②不是

（4）完成工作或其他活动困难增多（如需要额外的努力）：

①是　②不是

5. 在过去 4 个星期里，您的工作和日常活动有无因为情绪的原因（如压抑或忧虑）而出现以下这些问题？

（1）减少了工作或活动时间：

①是　②不是

（权重或得分依次为 1，2；下同）

（2）本来想要做的事情只能完成一部分：

①是　②不是

（3）干事情不如平时仔细：

①是　②不是

6. 在过去 4 个星期里，您的健康或情绪不好在多大程度上影响了您与家人、朋友、邻居或集体的正常社会交往？

①完全没有影响　②有一点影响　③中等影响　④影响很大　⑤影响非常大

（权重或得分依次为 5，4，3，2，1）

7. 在过去 4 个星期里，您有身体疼痛吗？

①完全没有疼痛　②有一点疼痛　③中等疼痛　④严重疼痛　⑤很严重疼痛

（权重或得分依次为 6，5.4，4.2，3.1，2.2，1）

8. 在过去 4 个星期里，您的身体疼痛影响了您的工作和家务吗？

①完全没有影响　②有一点影响　③中等影响　④影响很大　⑤影响非常大

（如果 7 无 8 无，权重或得分依次为 6，4.75，3.5，2.25，1.0；如果为 7 有 8 无，则为 5，4，3，2，1）

您的感觉

9. 以下这些问题是关于过去 1 个月里您自己的感觉，对每一条问题所说的事情，您的情况是什么样的？

（1）您觉得生活充实：

①所有的时间　②大部分时间　③比较多时间　④一部分时间　⑤小部分时间　⑥没有这种感觉

（权重或得分依次为 6，5，4，3，2，1）

（2）您是一个敏感的人：

①所有的时间　②大部分时间　③比较多时间　④一部分时间　⑤小部分时间　⑥没有这种感觉

（权重或得分依次为 1，2，3，4，5，6）

（3）您的情绪非常不好，什么事都不能使您高兴起来：

①所有的时间　②大部分时间　③比较多时间　④一部分时间　⑤小部分时间　⑥没有这种感觉

（权重或得分依次为 1，2，3，4，5，6）

（4）您的心里很平静：

①所有的时间　②大部分时间　③比较多时间　④一部分时间　⑤小部分时间　⑥没有这种感觉

（权重或得分依次为 6，5，4，3，2，1）

（5）您做事精力充沛：

①所有的时间　②大部分时间　③比较多时间　④一部分时间　⑤小部分时间　⑥没有这种感觉

（权重或得分依次为 6，5，4，3，2，1）

（6）您的情绪低落：

①所有的时间　②大部分时间　③比较多时间　④一部分时间　⑤小部分时间　⑥没有这种感觉

（权重或得分依次为 1，2，3，4，5，6）

（7）您觉得筋疲力尽：

①所有的时间　②大部分时间　③比较多时间　④一部分时间　⑤小部分时间　⑥没有这种感觉

（权重或得分依次为 1，2，3，4，5，6）

（8）您是个快乐的人：

①所有的时间　②大部分时间　③比较多时间　④一部分时间　⑤小部分时间　⑥没有这种感觉

（权重或得分依次为 6，5，4，3，2，1）

（9）您感觉厌烦：

①所有的时间　②大部分时间　③比较多时间　④一部分时间　⑤小部分时间　⑥没有这种感觉

（权重或得分依次为 1，2，3，4，5，6）

（10）不健康影响了您的社会活动（如走亲访友）：

①所有的时间　②大部分时间　③比较多时间　④一部分时间　⑤小部分时间　⑥没有这种感觉

（权重或得分依次为 1，2，3，4，5）

总体健康情况

10. 请看下列每一条问题，哪一种答案最符合您的情况？

（1）我好像比别人容易生病：

①绝对正确　②大部分正确　③不能肯定　④大部分错误　⑤绝对错误

（权重或得分依次为 1，2，3，4，5）

（2）我跟周围人一样健康：

①绝对正确　②大部分正确　③不能肯定　④大部分错误　⑤绝对错误

（权重或得分依次为 5，4，3，2，1）

（3）我认为我的健康状况在变坏：

①绝对正确　②大部分正确　③不能肯定　④大部分错误　⑤绝对错误

（权重或得分依次为 1，2，3，4，5）

（4）我的健康状况非常好：

①绝对正确　②大部分正确　③不能肯定　④大部分错误　⑤绝对错误

（权重或得分依次为 5，4，3，2，1）

假如对条目 7 和 8 均做了回答，假如条目 8 的编码为 1 且条目 7 的编码为 1，那么条目 8 的积分应该

为 6 分；假如条目 8 的编码为 1 但条目 7 的编码为 2～6，那么条目 8 的积分应该为 5 分；假如条目 8 的编

码为 2 而条目 7 的编码为 1～6，那么条目 8 的积分应该为 4 分；其余的以此类推（附表 4-1）。

附表 4-1 计分规划

影响	条目 8 的编码	条目 7 的编码	条目 8 的计分
根本没有影响	1	2～6	6
根本没有影响	1	1～6	5
有一点影响	2	1～6	4
有中度影响	3	1～6	3
有较大影响	4	1～6	2
有极大影响	5	1～6	1

二、SF-36 各条目的权重和初始评分转换方法

SF-36 量表的条目 2，作为"健康转换"，表示 QOL 与 1 年前健康状况的关系，其余 35 个条目归纳为 8 个维度，根据各条目对 QOL 影响的程度，赋予相应的权重，每个维度都换算成 100 分（附表 4-2）。

附表 4-2 SF-36 量表各维度得分计算表

维度	各条目实际评分	初评最低可能评分和最高可能评分	一般平均可能评分
躯体健康	3a+3b+3c+3d+3e+3f+3g+3h+3i+3j	10，30	20
躯体角色功能	4a+4b+4c+4d	4，8	4
躯体疼痛	7+8	2，12	10
总体健康	1+11a+11b+11c+11d	5，25	20
精力	9a+9e+9g+9j	4，24	20
社会功能	6+10	2，10	8
情绪角色功能	5a+5b+5c	3，6	3
心理健康	9b+9c+9d+9f+9h	5，30	25

注：a、b、c、d、e、f、g、h、i、j 等分别代表（1）、（2）、（3）、（4）、（5）、（6）、（7）、（8）、（9）、（10）。

量表评分转换公式为：各维度转换得分=[(实际评分–最低可能评分)/一般平均可能评分]×100。举例：躯体健康实际评分为 21，转换得分为：[(21–10)/20]×100=55。此时，最低可能评分为 10，一般平均可能评分为 20。

附录 5 中国人心理健康量表

1. 中国人心理健康量表的构成 中国人心理健康量表是由 80 个项目构成（附表 5-1）。

指导语：下面是一些你近 10 天有关心理状况的题目，请仔细阅读每一道题，然后根据自己的实际情况认真填写。每一个题目没有对错之分，请你尽快回答，不要在每一道题目上过多地思考。

每一道题目后面都有 5 个等级供你选择，分别用程度的高低 1、2、3、4、5 来表示。

注意：①每一道题目的后面只能选一个等级，在相应的数字上面画√。②每一道题目都要回答。③填完表后请你仔细检查一遍，是否每一道题都做了选择，如果有遗漏的话请补上；请你检查一下，是不是每一道题目只选择了一个，如果有选择两个的话，请你更正过来。

	无	轻度	中度	偏重	严重
1. 我的情绪忽高忽低	1	2	3	4	5
2. 做什么我都感觉很困难	1	2	3	4	5
3. 我喜欢与人争论、抬杠	1	2	3	4	5

续表

	无	轻度	中度	偏重	严重
4. 我对许多事情心烦	1	2	3	4	5
5. 遇到紧急的事我手发抖	1	2	3	4	5
6. 我怕应付麻烦的事	1	2	3	4	5
7. 我情绪低落	1	2	3	4	5
8. 我感到人们对我不公平	1	2	3	4	5
9. 我觉得大多数人都不可信任	1	2	3	4	5
10. 感到别人对我不友好	1	2	3	4	5
11. 我不能控制自己而发脾气	1	2	3	4	5
12. 我感到前途没有希望	1	2	3	4	5
13. 我喜怒无常	1	2	3	4	5
14. 我要求别人十全十美	1	2	3	4	5
15. 我抱怨自己为什么比不上别人	1	2	3	4	5
16. 我觉得别人想占我的便宜	1	2	3	4	5
17. 我觉得活着很累	1	2	3	4	5
18. 看见房间杂乱无章，我就安不下心来	1	2	3	4	5
19. 我着急时，嘴里有味	1	2	3	4	5
20. 我感到我有坏事发生	1	2	3	4	5
21. 我觉得疲劳	1	2	3	4	5
22. 我常为一些小事而心情不好	1	2	3	4	5
23. 我不能容忍别人	1	2	3	4	5
24. 别人有成绩我生气	1	2	3	4	5
25. 我想法与别人不一样	1	2	3	4	5
26. 遇到挫折，我便灰心	1	2	3	4	5
27. 我经常责备自己	1	2	3	4	5
28. 害怕别人注意我的短处	1	2	3	4	5
29. 我一紧张就头痛	1	2	3	4	5
30. 我有想打人或骂人的冲动	1	2	3	4	5
31. 感到别人不理解我，不同情我	1	2	3	4	5
32. 我固执己见	1	2	3	4	5
33. 我对什么事情都无兴趣	1	2	3	4	5
34. 我心理焦躁	1	2	3	4	5
35. 我过人多、车多的十字路口心理发慌	1	2	3	4	5
36. 遇到紧急的事我尿多	1	2	3	4	5
37. 我心情时好时坏	1	2	3	4	5
38. 我对新事物不习惯	1	2	3	4	5
39. 我感到别人亏待我	1	2	3	4	5
40. 我感到很难与人相处	1	2	3	4	5
41. 我有想摔东西的冲动	1	2	3	4	5
42. 我觉得我出力不讨好	1	2	3	4	5
43. 总觉得别人在背后议论我	1	2	3	4	5
44. 我爱揭别人短处	1	2	3	4	5

	无	轻度	中度	偏重	严重
45. 我喜怒都表现在脸上	1	2	3	4	5
46. 我紧张时睡不好觉	1	2	3	4	5
47. 我无缘无故感到紧张	1	2	3	4	5
48. 遇到应采取果断行动时，我就犹豫不决	1	2	3	4	5
49. 我与人相处，关系紧张	1	2	3	4	5
50. 该做的事做不完我放不下心	1	2	3	4	5
51. 我不分场合发泄我的不满	1	2	3	4	5
52. 我控制不住自己的情绪	1	2	3	4	5
53. 当别人看我或议论我时，感到不自在	1	2	3	4	5
54. 别人对我成绩的评价不恰当	1	2	3	4	5
55. 我感到自己没有什么价值	1	2	3	4	5
56. 我总觉得别人在跟我作对	1	2	3	4	5
57. 我情绪波动性大	1	2	3	4	5
58. 我担心别人看不起我	1	2	3	4	5
59. 我感到忧愁	1	2	3	4	5
60. 我心情紧张，胃就不舒服	1	2	3	4	5
61. 在变化的情况下，我不能灵活处事	1	2	3	4	5
62. 我觉得我的学习或工作的负担重	1	2	3	4	5
63. 我对比我强的人不服气	1	2	3	4	5
64. 我不能接受别人意见	1	2	3	4	5
65. 我对亲朋好友忽冷忽热	1	2	3	4	5
66. 我觉得生活没意思	1	2	3	4	5
67. 我担心自己有病	1	2	3	4	5
68. 遇到紧张情况，我心跳厉害	1	2	3	4	5
69. 我与陌生人打交道感到为难	1	2	3	4	5
70. 我心理总觉得有事	1	2	3	4	5
71. 我在公共场合吃东西感觉不舒服	1	2	3	4	5
72. 我的朋友有钱，吃好穿好我感到不舒服	1	2	3	4	5
73. 我做事想怎么做就怎么做	1	2	3	4	5
74. 我难以完成工作任务或学习任务	1	2	3	4	5
75. 紧张时我手出汗	1	2	3	4	5
76. 我常用刻薄的话刺激别人	1	2	3	4	5
77. 我遇到脏、乱、差环境，强烈躁声，不能承受	1	2	3	4	5
78. 我容易激动	1	2	3	4	5
79. 我的感情容易受到别人伤害	1	2	3	4	5
80. 到一个新环境，我不能很快适应	1	2	3	4	5

2. 中国人心理健康量表的内容　中国人心理健康量表包括 10 个分量表，每个分量表各自包括 8 个项目，10 个分量表的名称和包括的项目如下：

（1）人际关系敏感分量表：主要反映被试者人际关系敏感与紧张等。包括 10，14，23，31，49，53，71，79 共 8 个项目。

（2）心理承受力差分量表：反映受试者容易感觉困难，容易受挫折，觉得学习与工作负担过重，难以承受，对环境脏、乱、差难以承受等。心理承受力差分量表包括 2，17，26，40，50，62，74，77 共 8 个项目。

（3）适应性差分量表：反映被试者对事、对人、对环境的不适应等问题。适应性差分量表包括 6，18，35，38，48，61，69，80 共 8 个项目。

（4）心理不平衡分量表：表示被试者感到别人对自己不公平，抱怨自己赶不上别人，看到别人有成绩自己生气，自己出力不讨好，对比自己强的人不服气等。包括 8，15，24，39，42，54，63，72 共 8 个项目。

（5）情绪失调分量表：反映被试者情绪不愉快、情绪不稳定与控制情绪差等问题。包括 1，13，22，37，45，52，57，65 共 8 个项目。

（6）焦虑分量表：反映受试者对许多事情心烦，预感有坏事情发生，无缘无故紧张、心理烦躁、担心自己有病等无故紧张、心理烦躁、担心自己有病等。包括 4，20，28，34，47，58，67，70 共 8 个项目。

（7）抑郁分量表：反映受试者情绪低落，感觉事情忧愁，对事情不感兴趣，对前途感觉没有希望，生活没意思等问题。包括 7，12，21，33，55，59，66 共 8 个项目。

（8）敌对分量表：反映受试者爱与争论，爱挑人毛病，爱刺激别人，有摔东西的冲动，不能控制脾气等问题。包括 3，11，41，44，51，76，78 共 8 个项目。

（9）偏执分量表：反映被试者不信任别人，固执己见，总认为别人在背后议论自己，不能接受别人的意见，我行我素等问题。包括 9，16，25，32，43，56，64，73 共 8 个项目。

（10）躯体化分量表：反映被试者心理紧张，特别是情绪紧张产生躯体不适的症状，手发抖、头痛、尿多、睡不好觉、胃不舒服、心跳加快等躯体症状。包括 5，19，29，36，46，60，68，75 共 8 个项目。

3. 中国人心理健康量表的评分方法　中国人心理健康量表的每一个项目都采用 5 级评分法。即无评为 1 分，轻度评为 2 分，中度评为 3 分，偏重评为 4 分，严重评为 5 分。每个分量表得分之和除以 8 就是该量表的得分。怎么知道心理健康测试的结果是否正常，心理健康是否存在问题呢？我们以 2 分为判断正常与否的分界线。中国人心理健康量表的平均分分为两种，一种是分量表的平均分，一种是心理健康总体的平均分。①如果分量表的得分小于 2 分，就表示被试者该项不存在心理健康的问题。②如果该分量表得分在 2～2.99 分，表示被试者在该分量表存在轻度的心理健康问题。例如，在人际关系敏感分量表中即 10、14、23、31、49、53、71、79 共 8 个项目之和被 8 除为 2.8 分，表示被试者存在轻度的人际关系敏感的问题。③如果该量表得分在 3～3.99 分之间，表示被试者在该方面存在中等程度的心理健康问题。④如果该量表得分在 4～5 分，表示被试者在该方面存在着严重的心理健康问题。分量表表示被试者心理健康 10 个方面是否存在问题或存在问题在问题的程度，中国人心理健康量表总均分评定被试者在总体上心理健康状况。

中国人心理健康量表 80 个项目的得分之和除以 80，即成为心理健康问题检测的总均分。①总均分小于 2 分，表示被试者总体看来心理健康。②总均分为 2～2.99 分，表示被试者总体看来存在轻度的心理健康问题。③总均分为 3～3.99 分，表示被试者总体看来存在中度的心理健康问题。④总均分为 4～5 分，表示被试者总体看来存在严重心理健康问题。

4. 如何对待中国人心理健康量表测试得分　中国人心理健康量表某些得分为 2～2.99 分表示有轻度的心理健康问题，被试者可以通过自我心理调适，如果一周后自我调适不满意，效果不明显，可找心理医生帮助。①心理健康量表得分如果某量超过 4 分，可以找心理医生咨询，请求帮助。②心理健康量表总分为 2～2.99 分，可以自我心理调适予以解决。③心理健康量表总分在 3～4 分，可以自我调适，如果调适效果不满意，可找心理医生进行咨询，寻求解决方法。④心理健康量表总均分超过 4 分，建议请心理医生帮助解决。[①]

---

① 以上是由中国著名心理学家、高考研究专家、中国科学院心理学博士生导师王极盛编写。